软组织外科学
——密集型银质针治痛

刘荣国 ◎ 主 编

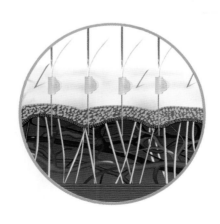

清华大学出版社
北 京

内容提要

本书内容分两部分，总论回顾总结了软组织外科学的基本原理和治疗方法，诠释了压痛点、传导痛、影像学等在软组织损害鉴别诊断中的意义，脂肪组织与疼痛的关系，软组织损害内脏相关征象机制等软组织外科学新进展。各论总结了七大类慢性疼痛的银质针诊治体会，包括成功经验和失败教训，涵盖了银质针治痛的新进展；特别是银质针用于治疗纤维肌痛综合征、阴部神经痛、三叉神经痛、带状疱疹后神经痛、脊柱术后疼痛综合征、强直性脊柱炎、痛风、骨质疏松压缩骨折疼痛等常见疑难痛症，对重点疑难痛症均提供真实病例，通过病例分析和治疗心得来加深读者对软组织外科学的理解，提升疼痛诊疗能力。

本书凝聚了作者多年的临床实践经验，注重临床实用性和疗效；对针灸科、骨伤科、疼痛科、康复科、骨科和运动医学科医师有重要参考意义。

图书在版编目（CIP）数据

软组织外科学：密集型银质针治痛 / 刘荣国主编 . — 北京：清华大学出版社，2022.6（2023.8 重印）
ISBN 978-7-302-61124-0

Ⅰ.①软… Ⅱ.①刘… Ⅲ.①软组织损伤—外科学 Ⅳ.① R686.05

中国版本图书馆 CIP 数据核字（2022）第 112399 号

责任编辑：肖　军
封面设计：陈　日
责任校对：李建庄
责任印制：杨　艳

出版发行：清华大学出版社
　　　　　网　　　址：http://www.tup.com.cn，http://www.wqbook.com
　　　　　地　　　址：北京清华大学学研大厦 A 座　　邮　　编：100084
　　　　　社总机：010-83470000　　　　邮　　购：010-62786544
　　　　　投稿与读者服务：010-62776969，c-service@tup.tsinghua.edu.cn
　　　　　质量反馈：010-62772015，zhiliang@tup.tsinghua.edu.cn
印 装 者：天津鑫丰华印务有限公司
经　　销：全国新华书店
开　　本：210mm×285mm　　印　张：21　　字　数：510 千字
版　　次：2022 年 8 月第 1 版　　印　次：2023 年 8 月第 2 次印刷
定　　价：198.00 元

产品编号：089521-02

编 委 会

序 一

随着我国居民生活水平的提高和人均寿命的延长，老年相关疾病比重显著增大。生理机能的衰退和软组织劳损使老年人并发各种慢性疼痛，本人从事老年医学多年，深感慢性疼痛患者基数大，特别是疼痛伴失能的老年患者具有治疗难度大，容易复发，医疗资源消耗大等特点，临床急需这方面的相关研究，更有效解决以上难题。

2007年，卫生部颁布227文件在《医疗机构诊疗科目名录》中增设一级诊疗科目"疼痛科"，业务范围为慢性疼痛的诊断与治疗；我院积极响应，成为福建省早期成立疼痛科的综合性三甲医院。刘荣国教授为我院资深的疼痛科专家，专注慢性疼痛的临床诊疗和科学研究多年，牵头组织疼痛领域的诸多专家编著《软组织外科学-密集型银质针治痛》。作者依据软组织外科学治痛新理论，采用密集型银质针针刺导热方式治疗了大量的慢性痛患者，取得很好的临床效果；并将宝贵的临床经验介绍给同行。《软组织外科学-密集型银质针治痛》分总论、分论两部分，总论涵盖软组织外科学理论的形成、针刺治痛历史、软组织相关疼痛的诊断和鉴别诊断、软组织相关疼痛治疗现状和未来展望，分论阐述了如何以软组织外科学理论的视角认识和治疗ICD11版疾病谱中的七大类慢性痛，为了加深广大读者的理解，每个病种均配以典型病例分析和治疗心得，这是本书的一大特色。

"千淘万漉虽辛苦，吹尽狂沙始到金"，临床工作十分忙碌，编者能够利用宝贵的业余时间，不懈努力完成此书，这种钻研学术的精神值得赞赏，相信此书的出版，有助于提升慢性疼痛的诊疗，未来造福更多的慢性痛患者。

福建省立医院党委书记 院长
二级主任医师
2022年4月20日

序 二

自原卫生部在《医疗机构诊疗科目名录》中增加"疼痛科"的通知发布，已走过了十五个春秋，全国疼痛诊疗事业蓬勃发展，广大疼痛科工作者已成为医学界诊治慢性痛的一支主力军。软组织疼痛以其普遍性及难治性等特点给个人及社会带来巨大的身心和经济负担，尤为值得关注。本书作者结合自己的丰富临床经验，各展所长，通力合作，编著《软组织外科学 - 密集型银质针治痛》，是对数十年银质针治痛的临床经验和科研成果的全面总结，这是疼痛事业发展进程中的一件喜事，我很乐意向广大读者推荐此书。

20 世纪中叶，我国著名骨科专家宣蛰人教授采用银质针，依据其所创立的软组织外科学理论，对 6000 多例顽固性软组织损害疼痛患者实施密集型方式针刺，取得了长达 5 至 20 年以上的远期治痛疗效。本书主编刘荣国教授、副主编王震生主任早年师从宣蛰人教授。此书的新颖之处是根据世界卫生组织最新疾病分类标准中 (ICD-11 版) 慢性疼痛的分类，系统叙述软组织损害在各类慢性疼痛中的作用，在继承软组织外科学"以松治痛"的精髓上，进一步探索压痛点、传导痛、补偿调节机理和理论，分析常见临床布针错误，提出麻醉新方式，并将密集型银质针治痛技术拓展应用于神经病理性疼痛、内脏痛、头面痛等相关领域，取得了可喜的临床实践成果。本书融入了作者的宝贵临床经验，具有很强的实用性。此书既可作为广大软组织疼痛工作者的实用参考书，还可以借此了解慢性疼痛的中西医结合治疗新方式。

本书编者在繁琐沉重的临床工作之余，发扬知识共享、携手进步的精神，编写此书，完成了一项极具意义的工作。此书的出版，必将积极推动慢性疼痛的临床及科学研究迈向更高的水平。

中国医师协会疼痛科医师分会会长
中华医学会疼痛学分会第五届主任委员

序 三

慢性疼痛是导致当今人类痛苦与失能最常见、最直接的原因之一。软组织疼痛作为最常见的一类疼痛，因其普遍性及难以根治，已成为危害广大人民群众健康和社会发展的重要公共卫生问题。今恰闻数位疼痛专家，不吝分享丰富的临床经验，集思广益，编著了《软组织外科学 - 密集型银质针治痛》专著，是针对银质针治痛的核心技术，以理论与实践相结合式的系统性论述。

银质针治疗有别于传统的针灸治疗，是中西合璧的产物：中医的针具、西医的理论。2003 年中华医学会编写的临床技术操作规范（疼痛学分册）中，银质针治疗技术被正式写入，刘荣国等教授在继承了宣蛰人软组织外科学的基础上，进一步探索软组织损害的致痛机制，并将银质针治疗拓展应用至神经病理性疼痛，内脏痛等相关领域，取得了一些令人振奋的新成果。此书根据国际最新 ICD-11 慢性疼痛的分类标准进行编排，与时俱进，从疼痛医师的视角出发，结合具体的临床病例，阐述了软组织损害在各类疼痛中的作用，融入了作者大量的临床经验和独到的思考，具有较强的启示性。针对密集型银质针治疗过程中的难点之一，麻醉问题，本书中也做了研究探索和新阐述，对很多临床工作者具有一定的借鉴作用。另外，本著作的插图形象生动，诸如银质针针刺治疗时的布针、行针等不易表述的解剖空间位置问题，采用图文并茂的方式叙述，对读者的正确理解银质针大有裨益。作者在阐述机理方面吸收了一些国内外慢性痛研究的新进展，使本书在理论上达到较高水平。此书集实用性与理论性于一体，值得细细品读。

感谢编者的辛勤付出，相信《软组织外科学 - 密集型银质针治痛》的出版有助于推动软组织疼痛诊疗的发展，我由衷地向大家推荐这本专著并为之作序。

中华医学会疼痛学分会主任委员
南昌大学第一附属医院疼痛科主任

前　言

目前，慢性疼痛已成为困扰人类正常生活的一大疾病。据估计，世界人口中经受过慢性痛困扰的超过 20%，占就诊人数的 15% ~ 20%，宣蛰人教授曾将慢性痛比喻为人类难以克服的堡垒。密集型银质针针刺导热疗法为宣蛰人教授晚年在其软组织松解手术的基础上发展而来，其卓越的治痛疗效逐渐被业界所认可。但在临床实践中仍有一些医师，特别是初学者，对其理论理解不透彻，诊断不正确，病例筛选不严格，治疗不彻底，以及患者不能耐受治疗过程的痛苦等原因而疗效不佳和失败，导致部分业界同道对于密集型针刺的不认同，严重阻碍了该技术的推广普及。笔者作为宣蛰人教授的弟子，曾治愈不少疑难痛症，同时总感觉有这样或那样的认识不足，本不想、也不敢贸然动笔，然而鉴于自身同样经历过以上化茧成蝶的痛苦蜕变，为了避免后学者重蹈以上的错误，有必要对一些关键环节予以层层解惑。

2007 年，国家卫生部颁布 227 号文件，要求全国二甲以上的医院成立疼痛科，从事慢性疼痛的诊疗工作。对于从事慢性痛的医务工作者，这具有开天辟地的划时代意义。2015 年世界卫生组织颁布的 ICD-11 版疾病分类标准中根据病因和部位将慢性痛分为七大类，分别为：慢性原发性疼痛、慢性癌痛、慢性手术后和外伤后疼痛、慢性神经病理性疼痛、慢性头面痛、慢性内脏痛和慢性骨骼肌疼痛。2016 年国家卫生和计划生育委员会医政医管局颁布《三级综合医院医疗服务能力指南》，其中银质针技术被列为疼痛科的关键技术之一。

本书的内容有别于其他银质针著作，之前的银质针图书多集中在软组织损伤致痛方面的具体针刺操作技术与体会，很少有拓展用于以上疼痛病的治疗分享。本书分两部分，总论回顾总结了软组织外科学的基本原理、治疗方法，展望了未来发展，还增添了近年来对压痛点、传导痛、影像学等在软组织损害鉴别诊断中的意义、脂肪组织与疼痛的关系、软组织损害内脏相关征象机制的新认识。各论总结了这七大类慢性痛的银质针诊治体会，包括成功经验和失败教训。内容涵盖了银质针治痛的新进展，特别是银质针用于治疗纤维肌痛综合征、阴部神经痛、三叉神经痛、带状疱疹后神经痛、脊柱术后疼痛综合征、强直性脊柱炎、痛风、骨质疏松压缩骨折后疼痛等常见疑难痛症，如何做到从软外的角度科学认识、精确鉴别、有效治疗、久久为功，以及无痛化治疗所需的表面麻醉、静脉基础麻醉、神经阻滞镇痛、连续硬膜外腔阻滞镇痛麻醉方法、细银质针治疗类风湿关节炎等等，均毫无保留地分享给各位同仁。

本书的副主编王震生医师多年来沉潜、执着研究软组织疼痛，具有丰富的临床经验和独到的认识。一门手艺，半生心血，本书是两位作者联合软外弟子们克服各种困难、苦心孤诣、长期坚持临床实践的经验总结，是传承宣蛰人软组织外科学所结出的累累硕果，也是我们为所热爱的疼痛事业和中国疼痛科的发展所尽的绵薄之力。读者们如有收获，既是宣蛰人软组织外科学理论的学术之美，也是我们的工作获得大家的切实肯定；如有错误，敬请见谅和斧正，同时恳请业界同道能够提出错误、修改建议或意见，我们会谦虚接受并改正，借此共同提升慢性疼痛的诊疗服务能力。

福建医科大学省立临床学院的研究生李兴财、杨静、汪钰航、余幼芬、柳丽萌、黄淑婷，他们积极配合主编检索、梳理了大量相关参考文献并提取相关重要知识点，福建省立医院疼痛科的詹爱华主管护师协助拍摄相关照片，中国民间中医医药研究开发协会宣蛰人银质针专业委员会汪忠会长给予诸多建议和指导，在此一并表示感谢！

祝愿新时代的中国疼痛科发展越来越好！

期盼软组织外科学理论指引下的密集型银质针针刺治痛技术能够在世界范围内广为普及，未来造福越来越多的慢性痛患者！

刘荣国　王震生

2022.1.17

目　录

第一章

软组织外科学的历史发展概述

在现代社会，随着人们工作和生活方式的改变，软组织疾病的发病率呈逐年上升趋势，慢性软组织损害性疼痛及并发的相关征象更成为一种疑难杂痛，不仅严重影响患者的生活质量和工作质量，也对社会和经济造成严重的负担。软组织慢性疼痛作为一种疾病，已引起全世界的高度重视。

在我国上海，宣蛰人医师自 20 世纪 60 年代开始，以其毕生的精力研究软组织疼痛性疾病。在经历了 28 年研究治疗颈肩腰腿痛的基础上，创建了完整的软组织外科学理论体系，形成一门新的临床分支学科。在其治疗体系中，压痛点密集型银质针针刺疗法以创伤小、操作简便、适应范围广、远期疗效卓越而被临床广泛应用和推广。

第一节 软组织外科学理论体系的形成

在人类历史上，软组织损害性疼痛一开始就伴随劳动而发生，祖国医学称其为经筋病，历代的医学名著如《灵枢·经筋》等均有关于经筋病的详细论述。古代西方也早已重视软组织疼痛的研究，并认识到治疗的复杂和困难。近代的国外研究中也注意到软组织疼痛，20 世纪 30 年代 Heyman、Freiberg、Ober 等学者就分别提出切开髂嵴后 1/3 及髂后上棘附着处软组织、切断梨状肌、横切髂胫束可缓解腰痛和坐骨神经痛，但由于对软组织疼痛本质缺乏整体性的认识，早期的软组织松解手术远期效果欠佳。1934 年 Mixter 等报道了手术治疗"腰椎间盘突出症"，引起国际上的普遍重视。1955 年 Verbiest 提出腰椎管狭窄症的概念，认为由此产生的脊髓和神经根的机械性压迫是引起腰骶痛的原因。1952 年我国骨科先驱方先之教授首先报道了"腰椎间盘突出症"。

宣蛰人教授作为一名骨科医师在医疗实践中接触到大量颈肩腰腿痛患者，发现许多"腰椎间盘突出症"的患者，做了切除手术后除极少数患者完全无效外，多数病例有比较满意的近期疗效，但两年以后几乎都复发；少数病例手术中发现有巨大的椎间盘压迫神经根，但切除后腰腿痛无丝毫减轻；还有少数病例手术中没有发现椎间盘突出，术后却消除了腰腿痛。这些反常现象引起宣蛰人教授对当时"腰椎间盘突出"单纯机械压迫神经根产生腰腿痛理论的怀疑。

1954 宣蛰人教授负责上海市运动创伤防治工作。临床研究中发现不少运动员由于股内收肌群损伤，逐渐发展成为原因不明的同侧腰痛、坐骨神经痛，且在其耻骨上下支肌附着处均有高度敏感的压痛点，进行推拿或糖皮质激素痛点注射后，腰腿痛症状能明显缓解或消失。借鉴前人运用软组织松解手术治疗软组织疼痛的经验，这一临床现象启迪宣蛰人教授对这类患者采用大腿根部软组织松解手术的考虑。1962年12月他首次为一位严重的腰腿痛患者在局部麻醉下行"左大腿根部软组织松解手术"，术中切开耻骨（压痛点部位）附着处的肌群时，患者感左侧腰腿痛突然消失。这一手术的成功，揭开了椎管外软组织松解手术治疗慢性软组织疼痛的序幕。以后，宣蛰人教授根据此类患者主诉疼痛部位、压痛点分布及手术疗效等，在传承前人软组织松解手术的基础上，结合自身的临床研究，改进、组合、创新，设计了适用于头、颈、背、肩、腰、骶、臀及四肢多部位的系列的软组织松解手术方法，为软组织外科学理论的创立，奠定了坚实的实践基础。

研究过程中，宣蛰人教授又与上海中山医院、中科院上海生理研究所合作进行病理学的相关研究，将手术中切取的病理组织进行光镜和电镜下的组织学观察。发现椎管内脂肪结缔组织表现为毛细血管的增生、炎性细胞的浸润以及纤维组织的变性、增生、钙化等，椎管外病变组织也有相似的病理改变。电镜下见少数游离神经末梢轴突鞘膜破坏，胶原纤维变性、增生，红细胞变形，血小板聚集、胞质颗粒增多等，这些病理变化的表现具有无菌性炎症的病理特点。在此研究基础上，宣蛰人提出了软组织无菌性炎症致痛学说，明确地指出引起腰臀腿痛或头颈背肩臂痛的发病机制，不是神经根或神经干受单纯机械性压迫，而是软组织损害部位存在无菌性炎症的病理变化，其化学性刺激作用于神经末梢才引起疼痛。软组织松解手术就是通过对肌肉、筋膜、韧带、关节囊、滑膜、脂肪等病变软组织骨骼附着处以及血管、神经鞘膜周围炎症变性的结缔组织、挛缩变性的肌筋膜组织等进行切痕、切开、切断、分离、剥离、游离等手术操作，松解病变软组织，消除无菌性炎症及其对神经末梢的刺激和卡压。病变的软组织在松解手术后，通过一段时间的积极功能锻炼，会在机体自身调整后的合理位置上重新附着长牢并完全恢复其功能。26年中，宣蛰人运用软组织松解手术先后治疗6000余例严重软组织损害性疼痛患者，经严格随访，远期疗效优良率达95%以上。

在软组织松解手术的临床研究过程中，揭示了慢性软组织损害性疼痛的发病机制和病理发展过程，其致病的原发因素可能是急性损伤后遗、慢性劳损形成以及一些未知的全身因素。急性损伤后遗主要指运动系统软组织在遭受外力的作用下引起急性损伤后未能得到及时正确的治疗和处理，急性损伤性炎症逐渐转化为慢性无菌性炎症病变，形成慢性疼痛；慢性劳损形成是指在日常工作生活中由于运动、姿势、体位等不正确，使相应的软组织受到长期反复的牵拉刺激，这种微损伤日积月累，由量变到质变，逐渐形成慢性无菌性炎症病变，引起疼痛及其他相关征象；临床研究中还发现一些软组织疼痛病例同时伴有不明原因的发热、白细胞减少、血小板减少、血沉增快等异常表现，而通过对病变软组织的治疗能恢复正常，考虑人体是一个有机的整体，存在某些全身致病因素的可能，这需要进一步研究和探讨。其继发性的致病因素为疼痛引起长期的保护性肌痉挛以及由此引起的肌筋膜等软组织的供血不足和代谢障碍形成的变性和肌挛缩。同时，持续的肌痉挛破坏了机体的动力性平衡，而机体为保持平衡将进行自身调节，一组肌痉挛会引起其前、后、左、右等相应部位软组织的适应性变化，这称为对应补偿调节，其上下相应部位软组织出现的适应性调节称为系列补偿调节，在此病理过程中，如果得不到及时正确的治疗和康复，这两类调节所产生的肌痉挛和肌挛缩将会形成新的继发性损害，从而局部慢性疼痛会发展成为全身性慢性疼痛。可见原发致病因素形成的软组织疼痛与继发致病因素的肌筋膜软组织痉挛或挛缩互为因果、恶性循环，不断加重扩大椎管外软组织损害性病变。"痛则不松""不松则痛"，所以软组织疼痛的预防和治疗主要就是针对其原发致病因素，"以松治痛"减少软组织疼痛的形成；利用密集型银质针等各种技术消灭病灶部位软组织损害性无菌性炎症，阻断其向晚期肌挛缩发展；对于形成晚期肌挛缩病例需要行软组织松解手术，以缓解、消除疼痛及其他相关征象，重建机体软组织平衡。

同时，研究还发现软组织损害性特定病灶部位均存在敏感的规律性压痛点，这些压痛点构成立体的致痛区，即软组织损害病变区，针对这些压痛点进行相应的治疗则可以消除疼痛。根据病理发展过程，压痛点可分为原发性压痛点和继发性压痛点。软组织损害的原发病灶部位所查得的压痛点为原发性压痛点，由原发性痛点散发出的疼痛可在病灶周围正常软组织形成疼痛反应区，也可向远隔部位传导形成疼痛传导区，查得的压痛点分别为反应性压痛点和传导性压痛点，当早期原发病灶得到治愈时，这些反应区或传导区的疼痛及压痛点可不治而愈。否则后期原发性疼痛的反应区和传导区可发生病理变化形成继发性病灶，所查得的压痛点为继发性压痛点，治疗时应先进行原发病灶治疗，后续进行继发病灶治疗。这些压痛点是软组织疼痛的诊断和治疗的重要依据。

根据软组织病变区的解剖位置不同，宣蛰人教授总结出软组织损害性头颈肩臂痛及腰骶臀腿痛的大体解剖分型：椎管外软组织损害性疼痛、椎管内软组织损害性疼痛及椎管内外混合型软组织损害性疼痛，并提出了颈脊柱"六种活动功能结合压痛点强刺激推拿"和腰脊柱"三种试验"检查作为椎管内外软组织损害性疼痛鉴别诊断的重要参考依据，结合其他物理学、生化及影像学检查，形成了软组织损害性疼痛性疾病的诊断标准。

综合软组织松解手术后患者的症状、体征及功能变化情况等，制订了慢性软组织损害性疼痛的疗效评定标准：

1. **治愈**　征象完全消失，恢复正常工作和劳动，无复发，无后遗症。无显性和潜性压痛点存在。

2. **显效**　征象消失，仅过度劳累或气候改变时感到不适，无痛或麻等征象，恢复正常工作或劳动未复发。特定部位的病变软组织未治疗或治疗不彻底处可查得潜性压痛点。

3. **有效**　征象大部分明显改善，但残留不同程度的麻痛，或征象消失后又复发不重的麻或痛，能从事一般劳动或正常工作。特定部位有显性压痛点残留。

4. **无效**　征象略改善或无效，或征象消失后又复发严重的麻胀痛紧等征象。有广泛的显性压痛点或软组织挛缩。

随着椎管内外软组织松解手术的创用，结合临床与相关基础研究，又带动了压痛点强刺激推拿疗法和密集型压痛点银质针疗法等非手术疗法的开展。由于在软组织损害性疼痛的病因学、病理学、生理学、诊断学、治疗学、预防学等方面取得了系统性的研究进展，形成了完整的理论体系，并得到了充分的临床验证，1981年宣蛰人教授第一次提出"软组织外科学"的全新理论和崭新认识。明确软组织外科学是研究椎管外骨骼肌、筋膜、韧带、滑膜、脂肪垫或椎管内脂肪、黄韧带、椎间盘等人体运动系统软组织损害引起的疼痛和相关征象及其诊治的一门新的临床分支学科。

（董宏然　刘荣国）

第二节　银质针治痛技术的传承与发展

传统银质针又称长银针，从古代的"九针"基础上演变而来，从其形状和作用似乎与"鍉针"类似，但有别于鍉针，它又吸取鍉针、圆利针、长针和大针的特点制造而成，系 80% 白银制成，针身直径为 1 ~ 1.1 mm，约为普通不锈钢毫针的 3 倍。针柄末端铸成圆球状，便于安装艾球，不易脱落。长银针曾是浙江宁波陆氏伤科的治伤工具，陆氏伤科自明末清初（公元 1658 年前后）由陆氏伤科始祖陆士逵创立，三百多年来在临床中一直世代沿袭应用，1937 年由陆氏伤科第六代传人陆银华（1895—1967）从浙江带到上海，陆氏伤科第七代传人陆云响医师 1959 年进入上海市静安区中心医院中医伤科工作，主要将长银针用于治疗脊柱软组织疼痛性疾病，形成了"循经取穴""以痛为腧"和"功能运动中的痛点"三结合的银质针取穴原则，在治疗颈肩腰腿痛疾病中取得比较显著的功效，也引起了当时静安医院骨科医师宣蛰人的注意，并于 1963 年始合作进行了数年的腰腿痛科研工作。

尽管宣氏的软组织松解手术治疗腰腿痛取得了显著的远期疗效，但是由于切口长、剥离面积广泛、创伤大、出血多、年老体弱患者无法耐受等不足，本着对真理的追求，在对腰腿痛的发病机制和治疗原理认识的基础上，宣蛰人 1974 年起在继续软组织松解手术研究的同时，独立开展了长银针针对疼痛病灶规律性压痛点进行针刺治疗腰腿痛的研究工作，针刺非传统的"循经取穴"，而是针对病灶区软组织骨骼附着处敏感压痛点，针刺由皮肤经皮下组织、筋膜、肌肉直至骨骼表面骨膜或肌腱附着处。由于传统不锈钢毫针也常被称为"银"针，为以示区别，宣蛰人把此长银针正名为"银质针"，并在临床应用过程中结合自身的研究对银质针进行了改造。宣氏银质针是由 80% 白银加 20% 红铜、锌、镍熔化的合金拉丝制成，由针尖、针身、针柄、针尾（球）四部分组成，针身直径 1.1 mm，根据其针体总长度不同分四种型号，1 号针 24 cm、2 号针 21 cm、3 号针 18 cm、4 号针 16 cm，四者的针柄长度均为 6 cm（图 1-1）。在针身离针尾 6 cm 处用 0.4 mm 细银丝紧密缠绕达针尾，将两者熔合成直径 4 ~ 5 mm 的针球，便于装艾球加热之用。针尖部分尖而不锐，针刺过程中不易损伤神经、血管，可起到钝性分离的作用。1 号针针身长度 18 cm，多适用于髂翼外行骨膜下刺；2 号针针身长度 15 cm，多适用于肌筋膜软组织肥厚部位的直刺或斜刺；3 号针针身长度 12 cm，多适用于肌筋膜软组织稍厚部位的直刺或较薄部位的斜刺；4 号针针身长度 10 cm，多适用于软组织较薄部位的直刺或斜刺。

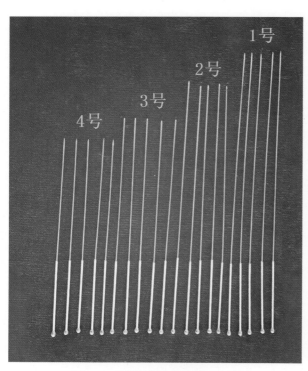

图 1-1　宣氏银质针四种型号全貌

同时，宣蛰人对银质针针刺的技术操作方法

也进行了改进，分为六种：针身垂直水平线刺入皮肤、皮下组织、筋膜、肌肉直至骨骼表面骨膜或肌附着处者，称为直刺；针身平行水平线刺入皮肤、皮下组织、筋膜、肌肉直至骨骼表面骨膜或肌附着处者，称为平刺；针身刺入皮肤、皮下组织、筋膜、肌肉直至骨骼表面骨膜或肌附着处与水平线成角者，称为斜刺；针身直刺入皮肤、皮下组织、筋膜、直至骨面，然后再作斜刺，将针尖刺入骨骼表面骨膜下并继续推进进入病灶区者，称为骨膜下刺；针对局部软组织变性严重、单纯手力直刺不易穿透皮肤和筋膜者，运用一侧手捏针柄作快速左右旋转，另一手捏针身下段向下发力，两手协调动作将针尖连旋带压刺入皮肤、筋膜至骨面，称为钻刺；以一病灶区为中心，由其周围皮肤相隔适当距离作深至骨面的扇面状多针斜刺或骨膜下刺者，称为围刺。

在银质针针刺治疗软组织疼痛的研究过程中，随着临床实践的增多，以及针刺方法的改进和进针数量变化与临床疗效的对比研究，宣蛰人发现，针对那些肌筋膜软组织出现轻度组织变性和挛缩病例，当每个病变部位的银质针进针数普及接近定型的椎管外软组织松解手术，完全彻底消灭深浅各层软组织压痛点的要求，则这种密集型针刺也起到与软组织松解手术不相上下的治痛作用，达到了"以针代刀"的效果。宣蛰人将这种在软组织外科新学说指导下自己创用的银质针针刺疗法称为压痛点密集型银质针针刺疗法，其较传统银质针针刺疗法更加优良的远期治痛而非镇痛疗效得到了临床的充分验证，为人类解除软组织慢性疼痛作出了新的贡献！

（董宏然 刘荣国）

第三节 压痛点密集型银质针针刺导热治痛的机制

宣蛰人自1962年始开展软组织松解手术治疗腰腿痛，逐步认清了软组织损害性疼痛的发病机制，并挖掘出软组织损害病灶部位存在的规律性压痛点，针对这些压痛点进行治疗，彻底消灭病灶部位的压痛点则疼痛得到彻底治愈。压痛点在软组织疼痛诊断及治疗中的作用及其重要性得到了临床充分验证。在软组织松解手术治疗软组织疼痛取得优良远期疗效的基础上，宣蛰人从1972年开始探索采用针对压痛点的密集型银质针针刺治疗软组织损害性疼痛，发现既有迅速的镇痛作用，又有远期的临床疗效，其针刺效应与热效应的双重作用机制仍未完全清楚，目前研究认为有以下几方面。

（一）病变肌筋膜松解作用

银质针针体粗、针身较长，发挥了"粗针重刺""长针深刺"的针刺作用。针尖而不锐，有相当的柔软度，又具有相当的坚韧度，适合深浅各层软组织的针刺，银质针从皮肤进针，一直刺到软组织骨骼附着处，可以对浅层到深层的软组织立体病灶起到全面的治疗作用。针刺入人体后，配合各种行针法，则可对粘连组织起到一定的钝性剥离和松解的作用。软组织损害性病变局部可触及紧绷带及压痛点，肌电图可观察到运动单元活动电位，磁共振弹性成像可发现紧张带的硬度较周围肌肉组织高约50%。Simon提出能量危机学说认为肌筋膜疼痛综合征时运动终板释放过量的乙酰胆碱，引起静息状态自发电活动以及持续性肌纤维收缩，持续性肌收缩不仅消耗肌节能量，还会压迫局部血管引起组织缺血缺氧，进一步加剧能量危机，引发恶性循环。因此，肌筋膜的松解可改善缺血缺氧状态，阻断这一恶性循环。动物实验发现，银质针治疗后可明显减少病变局部静息状态自发电活动和改善病理状态，王福根等临床研究也证实腰椎间盘突出症伴有椎管外软组织损害的腰部竖脊肌静息状态自发电活动经银质针治疗后可明显减少，能解除肌痉挛和肌挛缩，改善患者疼痛。因此，肌筋膜松解作用是银质针镇痛的机制之一。

（二）神经调控作用

伤害性信息经初级感觉神经元传递到脊髓背角，再进一步加工整合上传到脊髓上高级中枢最终形成痛觉感受。针刺时通过小提插方法可以挖掘出最强针感的病灶部位，同时针刺对部分神经末梢还具有压毁作用，可阻止末梢感受器对疼痛信号的传导。针刺还可以使机体产生一个生理性的调整过程，神经、体液因素在整个过程中发挥了重要作用，许多化学递质及调质参与了这个复杂的生理过程，这些物质包括阿片肽、缩胆囊素肽、5-羟色胺、去甲肾上腺素、P物质等。如，秦乐等发现肌筋膜疼痛综合征大鼠热痛阈降低，脊髓 nNOS、SP 表达升高，而银质针治疗后热痛阈明显升高，脊髓 nNOS、SP 表达明显降低，脊髓 5-羟色胺表达明显升高，提示银质针可对神经递质产生影响，可能通过中枢神经调控作用产生镇痛。脊髓是针刺信号和伤害性信号的初级整合中枢，一部分针刺信号可以使脊髓背角内发生节段性抑制，从而影响痛觉信号进一步向上传递。还可以通过激活从大脑皮质到脊髓背角的下行抑制系统，对脊髓背角产生抑制性影响。尤浩军等通过内热针研究发现 46℃肌肉内热刺激能同时激活痛觉内源性下行易化和抑制作用，而 43℃非伤害性肌肉内热刺激仅激活下行抑制。银质针疗法治疗过程中针尖温度在 43℃左右，因此，推测银质针疗法也可能通过激活下行抑制系统产生镇痛作用。

（三）消除无菌性炎症作用

软组织损害性无菌性炎症病变部位存在炎性细胞因子增高。徐振涛等研究发现，打击损伤结合离心疲劳运动的方法复制筋膜疼痛综合征大鼠模型后，局部肌组织和血清 SP、NGF、IL-1β、TNF-α 表达显著增高，经银质针导热治疗后，这些细胞因子及疼痛介质表达明显降低，局部肌组织病理形态得到明显改善。冯传有等应用银质针治疗兔股四头肌慢性损伤，发现经银质针治疗后，可引起局部骨骼肌组织 IL-8 明显改变。这些提示银质针可能通过调控炎性细胞因子及疼痛介质发挥镇痛作用。

（四）改善局部血液循环

银质针本身具有优良的导热效能，研究显示，当针尾进行艾球加热时，针尖温度可以达到 40 ～ 42℃，体内针身温度达 55℃，这种热效应很好地消除软组织病灶部位的无菌性炎症病变的同时，可改善局部的血液循环和新陈代谢，促进病变软组织的修复和再生。临床研究发现，经银质针治疗后即刻局部血流量明显增加达 50% 以上，最高达 150%，甚至治疗后 1 个月也较治疗前增加 20% ～ 40%，动物实验中也发现经银质针治疗 2 周后，局部骨骼肌中见大量新增小血管，这些研究证实了银质针治疗能够改善局部血液循环，推测可能是银质针近期效果与远期疗效的基础。

（五）传统艾加热的其他作用

1. **艾叶有吸除炎症的特能**　艾草具有一种性向下的特性，有自动寻找水源的功能，艾草燃烧后产生的艾热会顺着地下走串，当遭遇水源时，就会将随水一同蒸发升腾，一会儿就有水冒出。将艾草用到人体治疗疾病，亦是如此。艾热入人体后，随气血循环，也具有自动祛除湿气的作用，特别是导热部位深部的无菌性炎症物质，会经加热后开放的皮肤毛孔而排出，软组织附着处的神经末梢不再受到炎症的刺激，疼痛缓解。

2.艾灸对机体功能的影响

（1）局部作用：实验证明，艾熏具有抑菌杀菌作用，其范围及效果随着熏灸时间的延长而扩大和增强。用艾烟治疗皮肤外伤性感染，能够使其中的挥发油敷布疮面，形成一层黄色油状薄膜，对金黄色葡萄球菌、大肠埃希菌、链球菌等有明显的抑菌作用，而且能保护创面免受再污染。艾灸对局部的影响研究除了局部温热刺激和微循环外，还涉及局部的基因表达、穴位局部瞬时感受器电位（TRP）通道的激活、穴位局部嘌呤信号的变化等。

（2）全身作用：艾灸还能调节神经内分泌免疫网络，改善疲劳和睡眠，调节免疫功能。研究证实，艾灸能纠正机体细胞免疫功能的异常，能够改善、稳定和协调免疫系统，起到延年益寿的作用。张传英等认为艾灸能够抑制关节滑膜细胞因子分泌，控制滑膜细胞过度增生，诱导滑膜炎症细胞凋亡及促进成纤维细胞凋亡等多种途径对类风湿关节炎起治疗作用，其机制在于通过抗炎免疫来达到改善机体免疫功能。

综合以上，针刺和热疗的双重作用可以减轻和消除肌筋膜软组织的无菌性炎症病变，消除继发的肌筋膜软组织痉挛，松解初期肌挛缩，起到"去痛致松、以松治痛"的作用。另外，还可利用反馈调节机制纠正机体病理紊乱状态，调节免疫力，调动人体的免疫功能，增强治疗作用。因此，银质针治痛的作用机制既有针对局部肌筋膜软组织原发和继发病灶，也有全身性的镇痛机制的参与。随着疼痛学相关基础研究的深入和完善，密集型银质针治痛的详细原理必将得到进一步阐明。

（董宏然　刘瑾怡　刘荣国）

参考文献

［1］宣蛰人.软组织外科学［J］.颈腰痛杂志，1988，9（3）:1-5.

［2］Minerbi A, Vulfsons S. challenging the cinderella hypothesis: a new model for the role of the motor unit recruitment pattern in the pathogenesis of myofascial pain syndrome in postural muscles［J］. Rambam Maimonides Med J, 2018, 9(3): e0021.

［3］秦乐.银质针治疗对肌筋膜疼痛综合征大鼠脊髓神经递质表达的影响［D］.贵阳：贵州医科大学，2016.

［4］王福根，江亿平，王素平.银质针治疗腰椎间盘突出症的临床肌电图观察［J］.中国疼痛医学杂志，1999，1（4）：194-197.

［5］秦乐，徐正涛，于子龙，等.银质针导热治疗对 MPS 大鼠脊髓中枢神经递质的影响［J］.中国疼痛医学杂志，2016，22（6）：417-421.

［6］陈涛."下病上治"——肌肉内热针刺激对弗氏佐剂大鼠肌肉痛的影响及机制研究［D］.大连：大连医科大学，2016.

［7］徐正涛，秦乐，于子龙，等.银质针导热疗法对肌筋膜疼痛综合征大鼠的疗效及对 SP、NGF、IL-1β、TNF-α 表达的影响［J］.实用疼痛学杂志，2016，12（4）：248-253.

［8］冯传有，陈华，王福根，等.热传导银质针治疗对股四头肌慢性损伤兔骨骼肌白细胞介素8水平的影响［J］.中国临床康复，2005，9（18）：98-99.

[9] 王福根，富秋涛，侯京山，等. 银质针治疗腰椎管外软组织损害后局部血流量变化观察 [J]. 中国疼痛医学杂志，2001，7（2）：80-82.

[10] 冯传有. 热传导银质针治疗慢性骨骼肌损伤的实验研究 [D]. 北京：中国人民解放军军医进修学院，2005.

[11] 张会芳. 不同灸温调脂通脉效应及 TRPV1 介导灸法"以温促通"效应机制研究 [D]. 南京：南京中医药大学，2013.

[12] 张传英，蔡荣林，唐照亮. 艾灸对类风湿性关节炎大鼠炎症因子和滑膜细胞凋亡的影响 [J]. 北京中医药大学学报，2014，37（3）：190-194+5.

第二章

密集型银质针治痛的现状和未来

第一节　密集型银质针治痛的现状概述

一、密集型银质针治痛的应用普及和培训现状概况

压痛点密集型银质针针刺疗法已成为现代针刺疗法中一个独特的分支，其指导理论《宣蛰人软组织外科学》及临床疗效已得到业界广泛的认可，在王福根教授的推动下，2004 年和 2007 年银质针疗法分别被收录入中华医学会编著的《临床技术操作规范·疼痛学分册》和《临床诊疗指南·疼痛学分册》中。2013 年 3 月，银质针技术被列入国家中医药管理局第二批中医医疗技术推广项目。2016 年 10 月，国家卫计委组织制订的《三级综合医院医疗服务能力指南》明确了银质针技术为疼痛科的关键技术。密集型银质针技术包括改良的细银质针密集型治痛方法目前在疼痛科、康复科、针灸科、骨伤科等全国范围内被广泛应用。在万方数据库检索关键词"银质针"有 1530 篇文献，其中期刊论文 1068 篇，近 5 年 514 篇。银质针与疼痛相关检索 410 篇，可见学术交流亦日益繁荣，但以上文献绝大多数是单中心的临床治疗研究报告，高质量多中心的临床随机对照研究严重缺乏。以上海中医药大学针推学院、浙江中医药大学、浙江余杭市中医院、依托中国民间中医药研究开发协会软组织疼痛诊疗专业委员会和宣蛰人银质针专业委员会举办的培训班培养了大批学术骨干，而近年来以福建省立医院、浙江省人民医院、青岛大学附属医院、中国人民解放军总医院、云南省第三人民医院等相关专题讲座亦受到医界的关注。银质针技术在中国已获得了中医和西医两方面的认可，全面进入中国的医疗体系，也必将得到广泛的推广应用和发展，更好服务于国家的全民健康事业，造福广大慢性软组织疼痛患者。

二、目前临床密集型银质针治痛存在的问题

《礼记》云："知不足，然后能自反也；知困，然后能自强也。"首先，要系统总结目前密集

型银质针治痛甚至软组织外科学发展的不足与困境，才能充分改进和推广其学术与应用价值。主要问题如下：

（一）软组织外科学理论认识方面

过于重术，疏于阐理，缺乏空杯精神，对宣蛰人软组织外科学理论理解不够深入或者认识不到位。不少医师只重视针术或技术、手法等具体"术"，在理论上的精研与悟理不透，以致形成重术轻理的现状。密集型银质针针刺疗法是宣蛰人在其创立的软组织外科学理论基础上设计、研发的治疗慢性顽固性软组织疼痛新手段。限于当时的基础研究条件，虽然对其机制无法做出科学完美的解释，但大量临床患者的卓越疗效证实完全超越了传统诸多手段。其核心的指导思想就是无菌性炎症致痛，治疗原则是"以松治痛"，离开这个理论去操作银质针，不是真正意义上的银质针。宣蛰人之所以把银针改命名为银质针，就是为了将之区别于建立在传统中医理论之上的银针疗法，因为在大量软组织松解手术基础上创立的软组织外科学，更加完整、细致、系统地总结了慢性软组织疼痛发生、发展、变化规律，只有在软组织外科学理论指导下的密集型银质针疗法才能使银质针的疗效发挥到极致。虽然传统中医对痹症的描述以及传统针刺法对银质针针刺疗法有一定的借鉴作用，但对于顽固性软组织疼痛，治疗不够彻底，远不能满足临床的需要。而银质针治痛疗法如果不能抛弃传统机械压迫性学说，而代之以软组织无菌性炎症致痛理论，就不能选择好确切的适应证，从而无法发挥出其该有的威力。

（二）病理病机研究方面

宣蛰人提出了"无菌性炎症致痛学说"，但是对无菌性炎症仍停留在光学显微镜等病理学上。无菌性炎症存在条件下，才有压痛点，无菌性炎症的具体构成是什么？无菌性炎症是一个笼统的概念，无菌性炎症是否可以再分为具体的诸多亚型？宣蛰人发现急性损伤后遗、慢性劳损、不明原因的全身因素为无菌性炎症的原发因素，对于不明原因的全身因素他坦诚未能深刻认识。针刺除了激活内源性阿片肽系统、增强内源性下行疼痛抑制信号（5-羟色胺、多巴胺、去甲肾上腺素）外，软组织无菌性炎症通过什么信号转导机制直接影响到自主神经系统产生内脏相关征象？银质针针刺对患者的细胞免疫和体液免疫有无不同影响？刺及骨膜而增强免疫力的主要机制？为什么同一部位的软组织损害在不同患者发生不同方向的传导痛？为什么同一个患者同一部位的软组织损害，在不同的治疗阶段出现不同方向的传导痛？对于以上的现象，还是停留在推理论证阶段，尚无确切的动物实验和临床试验进行证明。"因痛致痉"是基本规律，为什么部分患者，例如纤维肌痛症患者未见严重肌痉挛和肌纤维的缩短？这些认识不足导致了诊断模糊、治疗方面缺乏共识和规范。另外，银质针针刺治疗后如何抑制大脑皮质和皮质下中枢的神经源性炎性反应而改善睡眠障碍和抑郁焦虑？这些都是未来努力研究的方向和内容，也是新时代软组织疼痛科研工作者所必须回答的课题。

（三）诊断鉴别不足方面

这是目前密集型银质针针刺治痛中最大的问题，初学者早期唯压痛点是尊，体格检查不全面，鉴别诊断不细致，误诊、漏诊较多，短时间内难以形成整体思维诊治方式。软组织外科学的理论与传统医学有较大的差异，这需要医者认真学习软组织外科学的理论知识，掌握好软组织外科学的查体基本功，通过体格检查、压痛点检查、传导路线评估、强刺激推拿预示性诊断，结合病史、影像、检验等辅助检查，从而制订出相应的个性化治疗方案。软组织外科学中关于椎管内外、传导路线、原发继发压痛点、补偿调节机制的认识，目前还无更完美的理论可以替代。用传统的神经学理论并不能诠释，但却与古中医中描述的经络和经筋线路相近，用之于临床颇为实用。也就是根据患者主诉通过传导线路去推测可能的原发病灶，然后通过主被动体格检查结合功能评估，进一步判断发病部位，最后通过压痛点推拿预示性诊断，确认原发病灶。比如：膝关节内侧痛，从传导线路推测有可能源于内收肌群，髂翼外三肌或腰骶后部，再通过选择性动作及肌肉功能评估寻找阳性体征，最后通过压痛点检查进一步确认原发性、继发性压痛点，再通过压痛点推拿行预示性诊断，这是软组织外科学查体中必需的流程，只有严格细致地诊断评估，才能制订出高效的治疗方案。宣蛰人教学时经常说：不是他针扎得多好，而是他检查诊断做得好。

宣蛰人经过长期临床实践发现一系列有规律性的软组织损害性压痛点，但是对于原发性压痛点的识别还是停留在临床经验的判断，强刺激推拿治疗后的症状改善等进行判断，诊治者耗时、费力，特别是在三甲大型医院，门诊量很大时，接诊医师很难保证对每位慢性痛患者进行全面、细致的传导痛检查，加之疼痛是主观感受上的不愉快体验，在识别方面存在受患者主观因素的影响干扰，难免出现假阳性和假阴性等情况。如何精细识别出椎管外软组织损害晚期挛缩病例？其临床诊断的依据是什么？如何鉴别内脏痛的原发是椎管外软组织损害而非内脏本身？无菌性炎症与有菌性炎症不同，化脓性炎症表现为红肿热痛等温度方面的明显改变，红外热像图的鉴别容易，而无菌性炎症不具备红肿热痛的改变，其红外热成像的诊断使用是否具有推广价值？如果可行，能否识别出原发性压痛点和继发性压痛点？特别是基层医院缺少 MRI、CT 等先进大型医疗设备，出现一定比例漏诊、误诊，治疗效果参差不齐是可想而知的。

（四）密集针刺治疗方面

部分诊治医师对于适应证的选择把控不严，密集型银质针针刺的患者是肌挛缩初期的患者，而不是肌痉挛的患者。密集型银质针针刺对患者无论是在刺激量方面，还是直观视觉的冲击上，所带来的生理、心理创伤都是不容忽视的。而针刺前的皮内麻醉、破皮、针刺、插艾等操作，繁琐程度不亚于一台小型手术。另外，热损伤后轻者出现较长时间色素沉着，重者出现针眼处局部形成点状或片状瘢痕，影响银质针技术的推广。对于长期慢性、顽固性软组织损害性疼痛患者，密集型银质针治疗的次数增多，患者心生畏惧，初学者信心不足、定力不够，最终半途而废。

对于严重软组织损害的全身疼痛患者，通常需要一千多针次的针刺治疗，笔者也曾有近二千针次的病例。经常有人提出为什么进行密集、多次针刺，可不可以少针而减少患者的治疗痛苦。长期的临床实践证明，不行。因为若病程很长，软组织损害重，继发性无菌性炎症在全身形成，其发生机制与系列补偿调节和对应补偿调节有关，此时每个部位都要针刺才能达到定型的椎管外软组织松解手术的范围。如果看过"鹰的重生"这个视频，有助于理解。鹰是世界上寿命最长的鸟类，可长达 70 岁。40 岁时，它的喙变得又长又弯，叼取食物困难；爪趾老化、角化，无法捕捉猎物；羽毛又浓又厚，翅膀变得沉重，飞翔十分吃力。此时的鹰只有两种选择：要么等待死亡，要么经过一个十分痛苦的 150 天的重生蜕变过程，它必须很努力地飞到山顶，在悬崖上筑巢，并停留在那里。首先用它的喙击打岩石，直到完全脱落，然后静静地等待新喙长出。鹰会用新喙将爪上老化的趾甲一根根拔掉，鲜血一滴滴洒落。当新趾甲长出后，鹰用新趾甲把身上的羽毛一根根拔掉。5 个月后，新羽毛长出来，鹰开始重新飞翔，再度过 30 年的岁月。同样，当患者全身发生顽固性软组织损害时，身体功能严重下降，通常伴有焦虑、抑郁。通过密集型银质针对全身多部位进行多次针刺治疗，无菌性炎症消退后，患者就像老鹰一样获得"重生"。密集型银质针针刺就是这样"以针代刀"，彻底治愈疼痛。

（五）改良针具与加热方面

宣蛰人所研制的银质针疗法是借鉴了传统银针的特点，并以软组织外科学为理论指导，通过大量的临床实践设计出了密集型银质针疗法，但其疗效即使接近手术，仍不能称为松解术（宣蛰人语），其作用机制基于当时的研究条件，认为银质针的疗效是基于针尖40℃左右的温度能消除无菌性炎症，这个结论现在看来仍有待商榷。在未完全明确其机制之前，盲目试图用其他针具（如更细的射频针或内热针）或其他加热方式能否维持原有疗效有待研究，当然宣蛰人生前是渴望改进治疗器具的。个人以为温热密集型银质针的疗效在诊断确切的前提下，密集的布针和小幅度的提插是最主要的，而艾球加热从皮肤到浅深筋膜整体的温热理疗效应对无菌性炎症的消除也起到了一定作用。所以，针具的粗细对损害组织的治疗强度也是有一定差异的。宣蛰人选用1.1 mm直径的银质针是在临床中经过大量对比权衡筛选出来的。尽管可以根据个体差异、不同治疗部位选用不同直径的针具，但不可以随意替代。另外，现今部分厂家生产的银质针含银量低，硬度高而柔韧性不足，导热性能不足，可出现断针现象。表2-1为国内温控银针治疗仪所配备的多种规格的银质针。

表2-1　不同银质针的规格参数（mm）

规格	直径	针身长	银针总长	规格	直径	针身长	银针总长
1.1×120		70±2	120±3	0.9×90		40±2	90±3
1.1×130		80±2	130±3	0.9×100		50±2	100±3
1.1×140		90±2	140±3	0.9×110		60±2	110±3
1.1×150	1.1±0.05	100±2	150±3	0.9×120	0.9±0.05	70±2	120±3
1.1×160		110±2	160±3	0.9×130		80±2	130±3
1.1×170		120±2	170±3	0.9×140		90±2	140±3
1.1×180		130±2	180±3	0.9×150		100±2	150±3
0.8×90		40±2	90±3	0.6×90		40±2	90±3
0.8×100		50±2	100±3	0.6×100		50±2	100±3
0.8×110		60±2	110±3	0.6×110		60±2	110±3
0.8×120	0.8±0.05	70±2	120±3	0.6×120	0.6±0.04	70±2	120±3
0.8×130		80±2	130±3	0.6×130		80±2	130±3
0.8×140		90±2	140±3	0.6×140		90±2	140±3
0.8×150		100±2	150±3	0.6×150		100±2	150±3
0.45×70		20±2	70±3	0.35×70		20±2	70±3
0.45×80		30±2	80±3	0.35×80		30±2	80±3
0.45×90	0.45±0.04	40±2	90±3	0.35×90	0.35±0.04	40±2	90±3
0.45×100		50±2	100±3	0.35×100		50±2	100±3
0.45×110		60±2	110±3				

关于加热方式，传统的银质针是利用艾球燃烧时对具有良好导热性能的银质针产生从外到里整体的热效应。选择更简便、更安全、无污染的方式来代替艾燃烧导热，近年来取得一定进展。

目前加热方式主要有外加热（艾球、艾炷、无烟艾炷、加热探头）和内加热两种，下面将其各自的优缺点罗列出来，供大家参考。

1. **艾加热**　这是经过几千年验证过的方法，明确可以提高针刺的疗效，在具有良好导热性能的银质针上，艾球燃烧，加热高峰期针柄温度达 300℃ 以上，针体和皮肤的接触点温度高达 80℃ ~ 100℃，而针尖 1 cm 左右的针体温度保持在 40℃ 左右。密集型的艾球产生的深层热辐射的理疗作用也不可忽视。然而操作时护理不便，不注意时容易出现火星掉落，烫伤皮肤，术后可留下瘢痕，燃烧烟量大，易造成环境污染。

2. **加热探头外加热**　温控银质针也是由银 > 85%，铜、锌等制成银质合金针。采用模拟艾加热的形式，通常改为恒温式加热（图 2-1），优点是可控，无污染。但即使较低温长时间加热常使患者适应致热损伤而不觉察。疗效上与艾加热有多大区别，目前还缺乏临床试验数据，也有学者尝试用变频式加热方式，很难下结论。

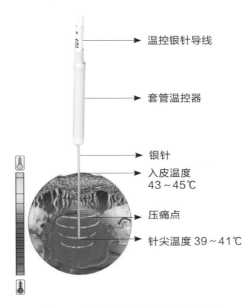

温控银针导线
套管温控器
银针
入皮温度 43 ~ 45℃
压痛点
针尖温度 39 ~ 41℃

图 2-1　银质针加热探头外加热示意

3. **钛合金针管内发热丝加热**　钛合金的内热针针体，全密闭设计，可控温度 38 ~ 60℃，总长度 70 ~ 160 mm（针柄 40 mm 固定不变），针体外径规格有 0.5 ~ 1.3 mm 不等。优点是针尖段可达到理想的 40 ~ 45℃，缺点是浅层筋膜处无艾加热的温度。同时针体较为坚硬，没有银质针的柔韧，银质针针刺操作上的一些手法无法完成。另外，因为是内加热，对针体的要求更高，存在一定的安全隐患，如漏电所致的电灼伤等。

（六）治疗设备方面

目前银质针治疗相关设备品牌主要有：上海曙新银质针导热巡检仪（图 2-2）、山西航中靶向温控银针治疗仪（图 2-3）、陕西鑫带路电子科技有限公司银质针导热巡检仪（图 2-4），西咸聚鑫医疗器械有限公司温控银针治疗仪（图 2-5）以及淄博前沿等公司根据软组织外科学理论和传统银质针导热而研发的内热式针灸治疗仪、深圳市百士康医疗设备公司内热针治疗仪（图 2-6）。根据近年来的临床实践发现均有很好的治疗效果，虽然目前体表温度可形成自身反馈调控、面板显示清晰、加热探头已多样化，但是部分治疗仪的导线硬，易于老化折断现象仍有待改进。

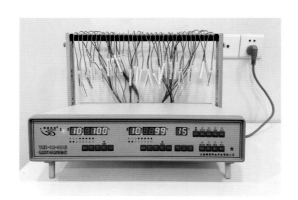

图2-2　上海曙新银质针导热巡检仪

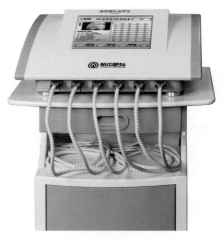

图2-3　山西航中靶向温控银针治疗仪

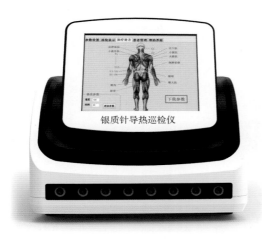

图2-4　陕西鑫带路电子科技有限公司银质针导热巡检仪

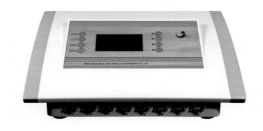

图2-5　西咸聚鑫医疗器械有限公司温控银针治疗仪

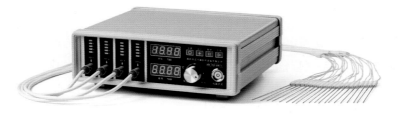

图2-6　深圳市百士康医疗设备公司内热针治疗仪

（七）银质针治疗立项

密集型银质针治痛为新技术，由于立项需要时机和流程，一定程度延迟了该项技术的推广普及。可喜的是，经过业内同道们的积极努力，近年来部分省市立项或拟立项，少数省市收费纳入了医保范围，相信随着该技术的普及推广，立项问题必将在不远的将来得到彻底解决。

另外，当今冠以"软组织外科学"的各种治疗流派或学派现象呈现方兴未艾的势头。但与此同时，又显得过于凸显个性、观点纷陈，只及一术或一见，包容性、共融性较差，容易形成学术上的偏颇，离形成共识还有较远的路程。

（王　鸿　林　强　刘荣国）

第二节　密集型银质针治痛的未来研究和发展方向

宣蛰人说，"软组织外科学是中西医结合研究病痛的产物"，是一门新的学科，还远未被前人所开掘和认识，"具有深邃的研究内容和广阔的发展前途"。密集型银质针治痛是软组织外科学的重要组成部分，其未来的研究和发展必将丰富软组织外科学的理论内涵。

一、病理病机方面

在各学科日益交叉融合的今天，分子学、基因组学、运动力学、影像学等现代技术与研究手段为软组织外科学的机制研究提供了可能；在现有软组织外科学理论基础上，结合运用上述学科的新理论和新工具，论述软组织外科学独特的概念内涵、属性分类、生理病理、诊治方法、针具应用、杂合以治等相关内容，特别要结合对肌肉、肌腱、肌筋膜链、骨膜、韧带、神经、结缔组织的功能探索，以独特的视野与思维，以无菌性炎症为核心，研究软组织外科学理论生理病理机制，逐渐加强相关诊治机制与解决问题的对策研究，丰富属于软组织外科学自身的理论新框架。

具体而言，未来要针对不明原因的全身因素致痛方面进行深入研讨，进行软组织损害相关征象的机制研究，特别是研究椎管外软组织损害性压痛点主要通过什么机制导致内脏相关征象、促发不同方向传导痛的产生机制、软组织损害引起精神神经系统功能紊乱、睡眠障碍的相关机制研究等。进行大规模的流行病学调研、筛查、易感基因的识别，疾病诱发因素的识别，加强针对易感基因的精准医疗，研发相关药物，达到以药代针的目的。

二、精确诊断方面

随着医学科技的发展，研发有助于识别原发性压痛点和压痛点量化测定的医疗设备具有很重要的临床意义。红外热成像系统（图 2-7）在临床诊断中发挥着日益重要的作用，针对无菌性炎症的识别，红外热像软件系统如何进行精细化调整参数而减少假阳性和假阴性？研发识别内脏相关征象的磁共振、红外热像诊断图谱以鉴别原发是椎管外软组织损害而非内脏本身。精细识别出椎管外软组织损害晚期挛缩病例临床诊断的特点，椎管内、外无菌性炎症的影像学特点（MRI、红外热像图），以降低漏诊的发生率。

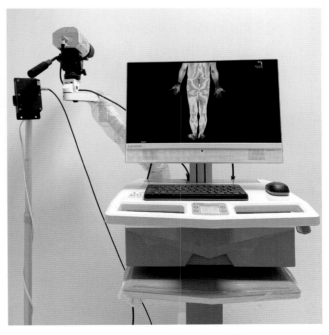

图 2-7　杭州远舟医疗红外热成像仪

三、无痛治疗方面

为了减轻患者的治疗痛苦，适应舒适化医疗的要求，采用静脉麻醉、硬膜外麻醉甚至超声引导下外周神经阻滞治疗在有条件的医院可以开展，但是前提是必须在专业的麻醉科医师配合下，在保证医疗安全的前提下，有多年的临床经验的软组织外科学银质针治疗经验的医师主导治疗。近年来，超声引导下的外周神经阻滞治疗值得重视。另外，遵循软组织外科学理论的多元化治疗方案值得提倡和推广，例如，软组织外科学思路下的冲击波、超声波治疗等应值得临床医师重视、学习和推广。但是，冲击波和超声波的治疗对于顽固性软组织损害患者存在治疗次数多、疗效不稳定、易于复发等不足。因此，应针对性地研发不同治疗部位的个性化治疗探头，特别是椎管内治疗探头，目前已知超大功率超声波椎管内治疗探头用于椎管内软组织损害取得一定的进展，建立规范化的不同部位的治疗方案并达成共识、研发人工智能化冲击波机器人操作系统、尝试将人工智能操作系统与体外冲击波治疗仪相连接，进行辅助诊断和操作治疗的一体化，以提高诊治效率和疗效。

四、临床规范方面

软组织外科学理论的发展需要规范，要开展与临床疗效相关的银质针针具规格规范、疗效评价标准方面的课题，特别是多中心、随机对照的临床研究，以纤维肌痛综合征、会阴神经痛等为代表的疑难顽痛的治疗规范，发表经得起同行评审的高质量的学术论文，赢得更多国内外同行的肯定和支持，争取在地区甚至国家层面形成适宜推广技术。

五、对外交流与未来推广

广大软组织外科学工作者都是对外宣传的参与者和推动者，尤其是综合性大医院的软组织外科学工作者，未来要利用自身的平台优势和拥有的话语权，加大对外交流，将软组织外科学的治痛理念、银质针针刺技术与相关研究成果积极地展示给国外同行，创造机会培训国外医师，让更多的国外同道认可和应用，造福更多的慢性疼痛患者，为此项技术推广至国际做出应有的贡献。

软组织外科学理论研究舞台的大幕正在开启。众多学者都在思考软组织外科学未来如何发展，包括未来学科人才的不断壮大，理论框架的重新架构，机制研究的不断阐明，无创技术的不断涌现，共识意见的陆续达成，将共同勾勒出一幅属于软组织外科学的绚丽画卷。恰如《离骚》所云："乘骐骥以驰骋兮，来吾道夫先路"。

让我们在这个舞台上演出属于新一代软组织外科学人有声有色的话剧，推动软组织外科学理论下的银质针治痛研究，完成我们共同的历史使命！

（刘荣国　董宝强）

第三章

软组织外科学基础理论概述

俗话讲，基础不牢，地动山摇。笔者接诊过一些曾接受密集型银质针针刺导热治疗而疗效不佳的患者，发现存在头痛医头、脚痛医脚的错误认识，这是对软组织外科学基础理论的学习不认真、理解不深刻所致。因此，要取得确切的近远期治痛疗效，必须下决心加强软组织外科学基础理论的学习。特别是对一个致痛核心"无菌性炎症"，两个补偿调节"对应补偿调节"和"系列补偿调节"，三个软组织损害发展病理过程"肌痉挛""肌挛缩初期""肌挛缩晚期"、压痛点的四个规律特点等，一定要能深刻理解、排除杂念并熟练应用于临床工作中，这是一个治痛医师能够胜任临床治痛工作的必然要求。

第一节　无菌性炎症的形成和致痛病理发展过程

一、原发因素：急性损伤后遗、慢性劳损形成和自身气血功能不足

（一）急性损伤后遗

急性损伤后遗是椎管外软组织损害性头、颈、背、肩、臂、腰、骶、臀、腿痛发病因素中的局部因素之一。人体的软组织遭受外力的作用可以引起不同程度的损伤。损伤部位多在骨骼肌的肌腱、筋膜、韧带、关节囊、脂肪等骨骼附着处，其中以肌肉骨骼附着处和筋膜骨骼附着处比较重要和多见。因为：①这些附着处的软组织多是牵拉应力的集中区，容易发生急性损伤，引起创伤性无菌性炎症反应；②这些骨骼部位的软组织分布丰富的神经末梢，受到创伤性无菌性炎症的化学刺激引起疼痛；③这些附着处的软组织受伤后未及时正确治疗，由于经常受到持续性牵拉和重复性损伤，已有的损伤不易痊愈，在该处椎管外软组织损伤的特定部位形成有规律和具有无菌性炎症病理变化的压痛点，局部众多的压痛点还会构成软组织疼痛区，表现为原发性局限痛或并发传导痛。宣蛰人认为急性损伤并非慢性软组织损害真正的原发因素，而是未能治愈而后遗下来的软组织无菌性炎症之病理变化，才会引起慢性疼痛。为此宣蛰人提出，如何彻底治愈软组织的急性损伤，尽可能消除其内在的创伤性无菌性炎症的病理基础，乃是预防人体椎管外软组织损害性头、颈、背、肩、臂、腰、

骶、臀、腿痛和四肢各个部位痛反复发作的重要措施。

（二）慢性劳损形成

慢性劳损形成是椎管外软组织损害性头、颈、背、肩、臂、腰、骶、臀、腿痛的原发因素之一。它与软组织急性损伤后遗的区别在于不具备任何明显的外伤史，也无疼痛、淤血、肿胀或功能障碍等软组织损伤征象。人体的软组织特别是肌肉、筋膜等在日常工作或生活中经常受到不能察觉到的牵拉性刺激，如经常弯腰工作常会使腰部深层肌和筋膜等骨骼附着处受这类刺激，容易产生腰部或腰骶部软组织损害，又如经常低头工作也常会使枕项、项颈、背、肩胛骨背面等部位的软组织附着处受这类刺激，容易产生头颈背肩部软组织损害，两者均会引起原发性疼痛。早期的这些牵拉性刺激实质上就是一种最为轻微的、临床上不具备任何征象的损伤。如果骨骼肌和筋膜等受到这类长期和频繁的牵拉性刺激，这样微量损伤因素日积月累，量变到质变，就使骨骼的软组织附着处逐渐形成无菌性炎症反应、炎性粘连、炎性纤维组织增生、炎性组织变性和挛缩（统称无菌性炎症病变），引起不同程度的疼痛。其发病率也远较急性损伤后遗要高得多，为原发性椎管外软组织损害性局限痛以及包括头、颈、背、肩、臂、腰、骶、臀、腿等全身痛在内最为常见的原发因素。

（三）自身气血功能不足

自身气血功能不足是椎管外软组织损害性头、颈、背、肩、臂、腰、骶、臀、腿痛原发因素中的全身因素。它会引起与急性损伤后遗或慢性劳损形成相类似的软组织无菌性炎症病变，产生慢性疼痛。在做出这类头、颈、背、肩、臂、腰、骶、臀、腿痛的诊断以前，基本上已经排除了脊椎、骨盆、骨关节、椎管内、脑中枢、内脏等与内、外、神经、泌尿、妇科等所引起类似疼痛的某些有因可查的疾病。至于目前业界所诊断的"肌纤维织炎""纤维织炎""纤维肌痛症"等疼痛的病理基础也是肌肉筋膜等软组织骨骼附着处产生无菌性炎症病变及其中神经末梢受周围的炎性结缔组织的化学性刺激的表现，实际上就是椎管外软组织损害，并非另外的一种疾病。不少病例伴有畏寒、失眠、焦虑、抑郁、疲惫、认知能力下降、社交活动能力减退。脉象常常表现为细、紧、弦甚至虚弱无力等不足的表现。血液检查可见白细胞数和血小板数减少。少数病例伴有长期低热，应该引起重视和进一步深入探讨和研究。我们经过长期的临床观察认为，此全身不明因素极可能是先天遗传因素占主导作用所致的患者免疫能力下降、脾胃功能紊乱或明显下降，机体组织不能够获得充足的气血津液濡养，软组织附着处微循环灌注相对不足和新陈代谢障碍，继发性无菌性炎症产生，故见全身多处对称性肌肉触压痛、僵硬等，而失眠、焦虑、抑郁、脾气暴躁、记忆障碍等与大脑皮质和皮质下中枢的富氧血液灌注相对不足导致的代偿性交感神经的兴奋刺激以及神经源性炎症刺激以上中枢系统有关。以上机制的推论是结合当前神经科学、精神科学、疼痛医学等相关学科的最新认识并经过银质针治痛的成功临床实践所论证的，是符合客观实际的。

二、无菌性炎症致痛发作的诱导因素

损害的软组织受到上呼吸道感染、发热、过度劳累或内分泌紊乱等内部因素的影响，或轻度外伤、气压改变、温度变化、潮湿等外界因素的诱导，即中医理论中所说的风、寒、暑、湿、燥、火"六淫"及"正气不足""邪胜正负"，则往往引起疼痛的发作。当无菌性炎症加剧，疼痛也就加重；炎症消退时，疼痛也会减轻或消失。这些也是宣蛰人对人体各个部位的软组织损害之所以容易突发的初步体会。由于这种研究是建立在病理学基础上，把正在遭受软组织损害的严重疼痛患者作为研究对象，故而其研究结果符合客观现实，具有现实的临床治痛意义。

三、继发因素：软组织损害的三个发展阶段

（一）肌痉挛

人体有生命力的骨骼肌具有兴奋－耦联作用而保持一定的张力现象，称为肌肉紧张力，简称肌紧张。这些在骨骼上附着的肌肉起点或止点，由于肌紧张而出现持续性牵拉作用，形成肌肉适度收缩，使人体的整个骨骼在这种肌肉紧张力导致的持续性纵行牵拉压迫作用下，保持站立或者保持身体的力学平衡。所以肌紧张是有生命力的骨骼肌的生理现象，并非病理状态。但是，在上述原发因素所造成的骨骼肌、筋膜、韧带、关节囊、脂肪等软组织骨骼附着处的疼痛，必然累及所属肌肉或与其相关联的肌群进一步收缩，出现过度的肌紧张，称为肌痉挛。肌痉挛是机体为减少关节活动，减少对损伤部位的刺激，从而达到减轻疼痛的一种反射性和保护性反应。它是早期继发因素的临床表现，其病理变化除肌肉和筋膜因过度紧张而产生形态上的改变外，不具备肌肉和筋膜本身在组织学上的病理变化。肌痉挛虽是一种保护性反应，但其本身可破坏身体的协调和力学平衡。腰部发生疼痛性肌痉挛，常出现脊柱僵硬、腰脊柱的正常生理弯曲消失变直、过度后凸或前凸、脊柱侧凸、上肢或下肢的运动范围受限等临床表现。

（二）肌挛缩初期

因疼痛引起的肌痉挛经久不愈，受到持续性恶性循环的影响，其肌肉和筋膜本身因供血不足和新陈代谢障碍，有可能出现在组织学上不同程度的病理改变，造成肌挛缩，发展成肌挛缩时，则肌肉和筋膜本身，包括皮下脂肪或血管和神经干鞘膜周围的结缔组织在内等软组织，均已发生不同程度的变性，它是晚期继发因素的临床表现。肌痉挛和肌挛缩在治疗上具有不同的意义。

当肌挛缩的初期阶段，这种软组织变性的程度较轻，对这些患者采用针对原发因素的肌骨骼附着处和继发因素的肌腹本身的压痛点同时进行解除组织变性挛缩的非手术疗法如密集型银质针针刺等，也可完全消除其征象和转化轻度变性软组织为正常。

（三）肌挛缩晚期

在肌挛缩的晚期，这种组织变性的程度严重，非手术疗法难以转化正常，就需采用各个部位定型的椎管外软组织松解手术，方能彻底治愈。这种非可逆性组织挛缩的机械性压迫作用影响血管时常会引起肢体的血运障碍，发生肢体远端的发绀、发凉、水肿或变厚和脉搏减弱等临床表现。

肌挛缩的患者常伴有一定程度的肌萎缩，是指肢体在运动减退、制动、失重等状态下，骨骼肌所发生形态体积变小及功能下降。临床上许多疾病（如瘫痪、肌肉拉伤）或治疗措施（如骨折固定）常常伴有运动减退或要求制动，肌肉萎缩对于患者的肌力、耐力、运动以及日常活动能力都会产生较大的负性影响，严重影响患者的康复。

总之，肌痉挛和肌挛缩所引起的病理变化，可成为椎管外软组织损害性头、颈、背、肩、臂、腰、骶、臀、腿痛的主要继发因素。

（四）肌痉挛后引起的一系列病理变化和调节过程

1. 由于痉挛肌肉的持续性牵拉，骨骼肌起止点上附着的肌腱或骨膜进一步发生牵拉性劳损，它

会加剧上述软组织骨骼附着处的病理改变，特别是神经末梢的周围组织所产生的炎症反应逐渐发展为炎性粘连、炎性纤维组织增生，加重疼痛。

2.在肌痉挛阶段中，肌肉和筋膜仅出现缩短和增粗的形态改变，并无本身的组织变性等病理变化。

3.病变组织中，小血管受周围组织的炎症刺激产生痉挛，影响血液循环，产生新陈代谢障碍及营养障碍，加之持续性肌痉挛，使这些血管周围结缔组织的炎症反应加重发展成为炎性粘连、炎性纤维组织增生等继发性病理改变，加剧软组织骨骼附着处的原发性疼痛。

4.持续性肌痉挛本身还会导致肌肉本身的供血不足，产生新陈代谢障碍及营养障碍，引起肌附着处新的疼痛。如此就使本来不严重的原发性疼痛变为严重疼痛。

5.肌痉挛破坏了身体的动力性平衡，机体为了保持重新的平衡而进行调节。一组肌肉的痉挛，必将引起对应肌肉（协同肌和拮抗肌）发生与其相适应的变化，以达到补偿原发部位肌痉挛引起的功能障碍和失调。例如：一侧腰部的肌痉挛可以引起对侧腰部肌肉的补偿调节；腰背部的肌痉挛可以引起腹部肌肉的补偿调节。这类向前、后、左、右方向的调节称为对应补偿调节。如果原发部位的肌痉挛经过对应补偿调节，仍然不能保持其正常功能和平衡，则又将引起其上方和下方的一系列肌肉进行补偿而再调节。例如：腰部疼痛和肌痉挛经久不愈，可以导致臀部或背肩部肌肉的补偿调节。这类向上下的纵向调节称为系列补偿调节。这两类补偿调节所产生的肌痉挛或肌过度伸引的牵拉性刺激，又会在其无病变的对侧或无病变的上方和下方等肌肉骨骼附着处继发一系列无菌性炎症病变，引起新的继发性疼痛。所以一侧的腰痛日久可向对侧发展，而单独的腰痛日久可以向下沿臀、髋、大腿根部、下肢发展，又可以向上沿背、肩胛骨背面、项颈、枕颈、头颅、上肢发展。也就是高位的疼痛日久可以向低位，低位又可以向高位发展。这些腰痛病例为时较久，往往多数均有可能继发腹部、臀髋、骶尾、大腿根部、下肢，以及背胸、肩胛、上肢、锁骨上窝、项颈、枕颈、头颅、面部、五官、口腔等部位的继发性疼痛或并发其他征象；而病程很长的原发性颈项痛或枕颈痛患者，往往多数也均有可能继发有头颅、面部、五官、口腔以及锁骨上窝、背胸、肩胛、上肢和腰腹、骶尾、臀髋、大腿根部、下肢等部位的继发性疼痛或并发其他征象。

6.因疼痛引起的肌痉挛经久不愈，受到持续性恶性循环的影响，发展成肌挛缩。肌挛缩时，则肌肉和筋膜本身、包括皮下脂肪或血管和神经干鞘膜周围的结缔组织在内等软组织，均已发生不同程度的变性。如果正常神经组织受急性机械性压迫的刺激，会按受压程度的不同立即引起神经功能障碍从麻木、麻刺到完全麻痹，但也不是疼痛。对鞘膜外具有无菌性炎症病变脂肪的神经根或神经干而言，则这种慢性机械性压迫刺激时，均可出现先痛而后因压迫作用特强而有可能合并麻木；如果炎性神经干受周围损害性软组织突发性肌痉挛或肌挛缩的急性压迫的刺激，则轻者显著加重痛麻的程度，重者极有可能在剧痛后立即并发相应的肢体局限性麻痹，严重病例由于在这个椎管外软组织病变部位中的众多炎性周围神经干（支）受突发性肌痉挛或肌挛缩的急性压迫的刺激，常表现为肢体的不完全或完全瘫痪。

7.部分疼痛严重而病程较长的患者常并发椎-基底动脉供血紊乱、自主神经功能紊乱、循环系统功能紊乱、呼吸系统功能紊乱、神经系统功能紊乱、消化系统功能紊乱、泌尿生殖系统功能紊乱，包括眼、耳、鼻、咽喉、口腔等功能失调在内的诸种临床表现。

8.有关肌肉萎缩可能与以下有关：正常情况下运动神经对其所支配的骨骼肌具有"营养作用"，

其末梢经常释放某些活性物质，持续地调整被支配的肌肉组织的内在代谢活动，影响其结构、生化和生理发生变化。当挛缩软组织压迫血管导致运动神经微循环障碍以及对运动神经直接压迫作用，肌肉失去其运动神经的营养性作用时将逐渐发生萎缩。肌肉保护性痉挛或制动废用时，运动神经冲动降低，可能是引起肌肉萎缩的直接原因之一。还有，在肌肉保护性制动的初期，由于氧化应激的作用，体内产生的分子氧和自由基可使膜内不饱和脂肪酸大量氧化，形成过氧化脂质，从而破坏膜系统的正常功能，导致线粒体肿胀，溶酶体膜通透性增强等。线粒体功能减退，能量产生不足，因而蛋白质合成降低；溶酶体膜破坏释放各种水解酶，可使蛋白质分解加强，两者共同作用使肌肉蛋白质净含量减少，于是肌肉发生萎缩。另外，肌肉代谢的紊乱、肌肉张力与紧张性的降低以及细胞凋亡等在肌肉萎缩的发生中可能都具有一定的作用。因此，肌肉萎缩的发生实质上是由多源性因素引起的。

综上所述，椎管外软组织损害的发生和发展过程中有两个主要的环节。一个是原发因素导致无菌性炎症病理变化；一个是因疼痛所引起的肌痉挛、肌挛缩。这两个因素可以互为因果，造成恶性循环，不断加重椎管外软组织损害的病变，最后发展成为严重的椎管外软组织损害性疼痛。

（王震生　刘荣国）

第二节　压痛点和传导痛

一、软组织外科学理论中压痛点的成因、特点、意义

疼痛是一种与实际或潜在的组织损伤相关的不愉快的感觉和情绪情感体验，或与此相似的经历。压痛点是软组织外科学理论的基础，检得压痛点是因为存在炎症和一定的压力作用，这种压力可由牵拉或挤压产生。在无菌性炎症存在的条件下，施加一定压力，患者感觉到疼痛。很多患者平时可能存在高度敏感的压痛点，然而日常生活劳作感觉不到疼痛，这是因为压力强度在阈下范围内而感受不到。所以对压痛点的认识一定要有这个基本的概念，即一定压力是触发疼痛感的重要因素，"以松治痛"的治疗原理就是通过松解手段减轻牵拉性或挤压性压力，即使在炎症存在的情况下，疼痛感也会下降。当然要注意每个人对疼痛的感受阈值不一样。

这里需要说明的是，漫无目的检查后的随意按压痛，不是软组织外科学理论提出的经过软组织松解手术所验证的压痛点。软组织外科学理论提出的压痛点多位于软组织的骨组织附着处，多分布于脊柱中轴线附近，也就是应力集中易于劳损的部位，软组织损害性压痛点不是单一的痛点而是很多压痛点形成的立体致痛区，压痛点不是一成不变的，机体在不同的状态下压痛点的敏感性可以变化。消除压痛点是取得远期治痛疗效的根本保证。压痛点发掘是软组织外科学检查的基本功，要把原发压痛点、继发压痛点，以及对应补偿调节、系列补偿调节识别出来并非易事。

二、传导痛的形成和不同传导痛的发展机制

在人体骨骼各个特定的软组织损害性病变部位必具备有规律的压痛点。滑动按压这些压痛点，可以产生与主诉相符合的局限痛；不少病例当在压痛点上滑动按压时还可以引出沿向肢体循行的传导痛，有时并发传导性麻刺感，直至手指或足趾。传导痛的形成与躯体内在的生物力学平衡调节有关，涉及对应补偿调节和系列补偿调节两个方面的内容。对应补偿调节是单功能力学调节的主要形式，如一侧骶棘肌腰骶部附着处的损害可引起对侧骶棘肌的紧张，这种对抗是单侧骶棘肌收缩引起脊柱侧弯动作的对抗，与骶棘肌收缩引起的腰脊柱后伸动作没有对抗关系。系列补偿调节是一组与损害软组织功能有关的肌群进行的力学平衡调节，如一侧骶棘肌腰骶部附着处损害引起的对侧同节段的骶棘肌调节不能满足躯体对抗重力的需要，则与对抗肌功能相似的不同节段的骶棘肌或其他肌群会参与力学平衡调节，此时会有一系列的肌群参与进行再调节，平衡躯体的抗重力功能。一旦这些补偿调节出现失代偿的情况，就会出现主诉症状，主要表现为疼痛。

针刺治疗当中传导痛的表现各不相同，针刺同一个部位在不同的患者可出现不同的传导痛表现，例如，针刺髂后上棘内上缘、骶髂关节内侧缘时，一名患者出现了向患侧大腿根部方向的传导痛，而其他患者则传导至大腿的后外侧、髋外侧、膝关节等，表现不一致。可能的机制如下：当针刺松解髂后上棘内上缘，刺入骶髂关节所致的高压力，引起骨盆和腰骶段会发生急性调整，如果患者存在严重内收肌损害，则内收肌出现急剧的对应补偿调节，此时类似于发生内收肌急性痉挛或挤压性刺激无菌性炎症增强，则出现明显的大腿根部的传导痛。而这个患者原发髂后上棘内上缘附着处软组织损害，如没有在臀肌、髋部继发严重软组织损害，针刺时，尽管下肢调整中不同部位出现类似的挤压性刺激或者牵拉性刺激，但是因为软组织损害性炎症不严重，臀部、髋部甚至下肢等的酸痛、胀痛就不是很明显，这是属于临床症状不明显的系列补偿、对应补偿的调节反应。第二，在针刺治疗中疼痛神经递质向脊髓初级中枢部位的传递后，同节段神经分支受影响而出现牵涉痛。如属于 $L_{4/5}$ 同一个节段的神经分支，当病变处神经处于超敏状态时，针刺触及炎性神经末梢，疼痛感觉神经递质传导到脊髓中枢，可以再传向其他属于 $L_{4/5}$ 神经元的分支，就像谐共振反应，出现连锁性的疼痛不适反应。

在同一个患者同一个部位不同的时间治疗也会出现不同方向的传导痛。这是因为在之前的针刺治疗后，下肢的部分肌群在调整过程中得到完全放松，炎症得以吸收，下次治疗时，传导痛就会消失。如果没有完全调整好，一些部位还存在着继发性无菌性炎症，因为治疗不彻底，下次治疗时就会出现另外一个部位传导痛，即仍然存在着无菌性炎症之处。再次针刺后，再次调整时，就会出现另外不同方位的传导痛。就是说第一次可能传导到臀部，如果臀部的无菌性炎症消退，而内收肌炎症却没有吸收，那么就引起内收肌方向的传导痛。不同治疗当中，同一个部位的传导痛可能是不一样的，随着治疗次数的增加，治疗彻底后，传导痛就会消失，并且症状得到比较彻底的缓解。

三、传导痛的检查方法

传导痛检查可单人操作也可有助手配合，一般有助手配合检查的较容易操作。检查者查到主诉

疼痛部位的一个最明显压痛点 A，嘱其助手或者其另一只手以拇指尖端按压确认后，拇指不动，检查者按压其可能引起传导痛的上源部位 B，如上源可能引起疼痛的部位 B 存在明显的压痛或肌紧张，则以拇指按压其最敏感压痛点并引出疼痛，以患者能耐受为度，不可做强刺激推拿，避免上源部位肌肉松弛，影响传导痛的检查。此时嘱助手或另一拇指滑动按压其拇指所压部位 A，如疼痛消失，检查者松开按压 B 的手指，助手或其另一拇指继续滑动按压 A，疼痛又出现，视为传导痛试验阳性。提示主诉疼痛部位所查得的压痛为传导痛，不是软组织损害的原发部位。如果检查者按压上源可能引起传导痛的部位引出疼痛，助手或另一拇指按压时压痛明显减轻但不能完全消失，说明两者存在传导关系，但继发传导部位已形成炎症损害或继发传导部位不是由一个原发部位传导形成的，存在立体致痛区，应将所有可能的传导部位全部查出。如果检查者按压上源可能引起传导痛的部位引出明显疼痛，而助手或另一拇指滑动按压的疼痛点仍存在，则说明此处软组织损害与所按压的可能上源压痛点没有因果关系，需另找可能上源原发传导部位进行鉴别，所有可能上源传导部位均鉴别完毕后如未发现传导关系，主诉疼痛的部位就极可能是原发性软组织损害的部位。

四、传导痛检查的注意事项

1. 进行传导痛检查时，两手力量不一致，可使检查出现假阳性和假阴性。保持两手按压力量的一致，是减少误诊的前提条件。大约需要 4 kg 的压力，压力过大，引出疼痛不能承受，患者会绷紧肌肉，使手指按压不到软组织的骨面附着部位，出现按压部位疼痛减轻或消失的情况。在传导痛的检查中，有可能被主观因素干扰，如对涉及的可能性上源软组织进行强烈按压，引出严重的疼痛使主诉疼痛部位的压痛明显减轻，因痛觉的转移而出现假阳性结果。或按压其可能的上源软组织引出明显疼痛后，加压滑动按压主诉疼痛部位，引出疼痛而出现假阴性结果。这些都对诊断产生明显影响。出现制约关系后，强刺激推拿其上源压痛部位后，主诉疼痛消失的，可以确定传导痛检查的准确性。

2. 反复强刺激滑动按压主诉疼痛的位置，使其神经末梢对疼痛的感受能力降低，在进行传导痛检查时，易出现假阳性表现，需要在检查时避免反复滑动按压主诉疼痛部位，以减少对传导痛上源的误判。

3. 一个主诉部位的疼痛形成，可能存在多个上源软组织损害部位，也就是立体致痛区。如膝关节主诉疼痛可能是由腰骶后部、腰部深层肌、臀部和大腿根部中的两个或两个以上因素共同作用的结果。在检查时，每个部位对照按压检查传导痛的制约情况，尽量找到所有引起主诉痛的软组织损害部位，避免遗漏造成残余痛。

4. 传导痛的形成并非一对一的关系。有可能查到的传导痛原发部位是中间传导部位，它还存在更上一级传导部位。在所查得的压痛部位再进行传导痛鉴别，最终确定是多部位传导，还是单部位逐级传导。分出主次，首先解决主要矛盾，再解决次要矛盾，避免治疗后病情不稳定、变症频出。

5. 传导痛存在逐级传导和跳跃式传导的情况，如臀旁侧软组织损害可以经腹肌髂骨附着部位上传至肩部，也可直接上传至肩部。前一种情况是逐级传导，后一种情况是跳跃式传导。在检查时会涉及一个问题，肩痛的出现考虑是臀旁侧软组织损害引起的，但做传导痛按压检查时找不到制约关系，出现阴性结果，其实忽略了逐级传导的中间环节存在继发性软组织损害，如果逐级检查就不会漏掉临床检查的阳性结果。

五、压痛点之间制约关系的阐释

在软组织外科学中，压痛点和压痛点之间传导制约关系的检查，对于软组织疼痛的诊断和鉴别诊断非常重要。慢性软组织疼痛的主诉疼痛部位并非原发损害部位，原发损害部位通常远离主诉疼痛部位，需要传导痛的制约性检查才能明确诊断。按压或者点压原发性软组织损害性压痛点可以减轻继发性软组织损害部位的传导痛，不仅在临床实践中客观存在，而且对于选择针刺部位和评估预期疗效有极大的提示作用。遗憾的是，软组织外科学理论没有对于以上现象做出科学阐释，有人认为这是按压时的剧痛干扰或模糊了另一个部位的按压痛，对此传导痛制约关系质疑。经多年临床探索和检索相关文献，笔者认为，以上现象可以根据压痛区域感受器的反馈调节进行解释。

人体在运动中需要以机械肌肉调节和神经肌肉调节维持平衡状态。其中机械肌肉调节涉及肌梭和腱梭的调节。肌梭一般位于肌纤维之间，与梭外肌纤维呈平行并联关系排列，是一种感受骨骼肌长度的感受器，当骨骼肌受牵拉时肌梭兴奋，其传入冲动刺激同一骨骼肌的 α- 运动神经元兴奋，引起肌肉收缩，这一过程称为牵张反射。除肌梭外，骨骼肌中还有一种能感受肌肉张力的感受器，称为腱器官又称腱梭。它位于肌腹与肌腱的移行部分，分布于肌腱胶原纤维之间，与梭外肌纤维呈串联关系，其传入神经为 Ib 类纤维，Ib 类纤维进入脊髓后与脊髓内抑制性中间神经元形成突触联系，进而对支配同一肌肉的 α- 运动神经元发挥抑制作用。当骨骼肌受外力牵拉而被拉长时，首先兴奋肌梭感受器产生牵张反射，使被牵拉的骨骼肌收缩以对抗牵拉。当牵拉力量加大时，腱器官可因受牵拉张力的增加而兴奋，其反射效应是抑制牵张反射。这种由腱梭兴奋引起的抑制牵张反射作用，称为反牵张反射。另外，刺激兴奋腱梭可通过体内抑制、交互抑制机制同时影响拮抗肌作反射性松弛。腱梭的抑制作用保护肌肉与肌腱免受损伤，在保持站立，调节姿势，保持平衡，控制运动中起重要作用。

根据软组织外科学理论，软组织损害原发部位在软组织于骨附着处，点压原发部位软组织损害附着处的压痛点（区），通常位于肌腹与肌腱的移行处，也就是富含腱梭的部位。由于软组织损害性无菌性炎症刺激伤害性感受器导致肌痉挛病理改变，软组织损害两端附着处的牵拉力增高。点压 / 按压软组织损害压痛点（区），一方面刺激伤害性感受器引发剧痛的同时，另一方面腱梭也被按压的高张力所刺激后兴奋，反牵张作用使得痉挛性肌腹得以放松，痉挛肌另一端附着处的牵拉性刺激减轻，相应引发的系列补偿调节作用削弱。另外，由于点压 / 按压刺激腱梭可以同时反射性放松拮抗肌，进一步打破对应补偿调节机制。以上综合作用机制使经系列补偿调节的代偿状态恢复为正常承重状态，代偿承重时的肌紧张得以放松，相应的挤压性刺激或者牵拉性刺激减轻。再次以同等压力按压继发性压痛点时，主诉疼痛明显减轻或消失。

例如，传统膝关节内侧半月板损伤的患者，查体发现患侧内侧半月板和股骨内上髁压痛明显，令患者患侧下肢屈膝外展位，检得大腿根部高度敏感压痛点并按压引出剧痛时，由于按压处压力瞬时上升，兴奋腱梭的 Ib 类神经纤维向内传导，脊髓内抑制性中间神经元兴奋后对支配同一肌肉的 α- 运动神经元产生抑制作用，引起即时的反牵张反射增强，这使痉挛的内收肌群放松。内收肌群肌腹放松后，股骨内上髁附着处的拉应力减轻。另外，由于大收肌后束为长短收肌的拮抗肌，随着长短收肌按压而使大收肌作反射性松弛，进一步降低了对隐神经的挤压性刺激。此时，再次以同等压力按压股骨内上髁和半月板压痛点时，两者的压痛明显减轻或者消失。

（刘荣国　王震生）

第三节　椎管外软组织损害相关征象

一、椎管外软组织损害相关征象的定义、临床表现、既往认识

椎管外软组织损害晚期引起相应躯体疼痛的同时还会引发椎基底动脉供血紊乱、呼吸系统功能紊乱、神经系统功能紊乱、消化系统功能紊乱、泌尿生殖系统功能紊乱等诸多临床表现，称之为椎管外软组织损害相关征象。

这些传统概念公认的器质性病变所引起的诸种临床表现，实际上多由躯干背部的椎管外软组织损害和传导引起。例如，头颅、五官、口腔、心胸、腹腔、膀胱、生殖器等功能紊乱或失调的诸种临床表现，分别由枕颈部、背部、肩胛骨背面、腰部、骶部、臀部等软组织骨骼附着处或锁骨上窝、大腿根部等软组织骨骼附着处特定部位的压痛点所支配传导，具有必然的规律性。

椎管外软组织损害相关征象既往被非软组织外科工作者混淆为脊柱相关疾病，又称脊源性疾病或脊柱源性疾病，被认为是颈、胸、腰椎及骶髂部的骨、关节、椎间盘及椎周软组织遭受损伤或退行性改变，在一定诱因条件下，发生脊柱关节突关节错位、椎间盘突出、韧带钙化或骨质增生、椎旁软组织肿胀、痉挛或粘连等，直接或间接对脊神经根、椎管内外血管、脊髓或交感神经等产生刺激或压迫，引起相应的内脏和其他器官出现的临床症状和体征，涉及神经、循环、呼吸、泌尿、生殖、内分泌等多个系统，不包括脊柱骨折、脱位、结核、肿瘤、类风湿等疾病。值得说明的是，脊柱相关疾病不能等同于椎管外软组织损害相关征象，例如，临床上常见的冈下三肌软组织损害、锁骨上窝的软组织损害均可以引起类似心肌缺血诱发的心绞痛的临床表现，脊柱相关疾病被涵盖在椎管外软组织损害相关征象内。

二、椎管外软组织损害相关征象的病机学说概述和诊断方法

尽管宣蛰人根据大量的临床实践提出椎管外软组织损害相关征象这一概念，但是由于历史的原因和局限于当时的科学认识，他对于椎管外软组织相关征象的具体发病机制并未进行清晰的阐述。对于软组织损害内脏相关征象曾被业界狭隘地认为是脊柱相关疾病，其发病机制主要有三种学说：一是骨性学说，这是医学界较早普遍遵循的理论。半个世纪以来，骨性学说长期处于独尊地位。二是软组织损伤学说，也称软性学说。目前，骨性学说认为脊柱相关疾病病因一般分为两大类，即基础病因和诱发因素。其中基础病因包括：①腰椎间盘退行性病变导致脊柱失稳；②颈肩腰背软组织

慢性劳损导致相关脊柱椎间失稳；③椎间盘突出；④脊柱骨质增生；⑤韧带增生肥厚或钙化；⑥椎间孔缩小、椎体移位损伤等。上述病因中，以椎间盘退变、椎周软组织劳损造成脊柱失稳而发生脊柱错位最为常见。但是软组织外科学理论提出，从不进行针对各种骨组织增生、退变、骨赘、狭窄等形态学方面的治疗，更从无刻意地整脊处理，而仅仅针对病变软组织实施各种以松治痛的治疗方法，则取得症状明显消退的近远期疗效。因此，软组织外科学的临床实践充分地否定了骨性学说。扭伤、过度疲劳、睡眠姿势不良、工作及生活中不良姿势、寒冷、内分泌失调等仅是发病的诱因而已。三是骨性病变和软组织损伤互为因果学说，认为过分强调骨性病变的临床意义，忽视软组织损伤的客观存在，或过分强调软组织损伤，而否定骨性病变的作用，两种观点均较片面。既然针对软组织的松解治疗能够达到预期的临床疗效，能够指导临床实践，再提出骨性病变和软组织损伤互为因果学说则毫无必要了。

因此，椎管外软组织损害相关征象的发生是椎管外软组织的急性损伤后遗、慢性劳损等病变所产生的无菌性炎症。一方面直接刺激相应的脊神经、自主神经及椎管外的动静脉；另一方面无菌性炎症所继发的肌痉挛和肌挛缩加重对脊神经、自主神经及动静脉的牵拉或压迫，从而引起多种类似呼吸、消化、心血管、内分泌、神经、泌尿、妇科、五官等一系列相似的临床症状。具体的病理变化包括：软组织结构改变、无菌性炎症产生、自主神经调节障碍等。

但须指出的是，在肯定这一新认识之前，有必要鉴别这些功能紊乱的诸种临床表现是否由各个系统的器质性病变而来。在较长时期的实践中，宣蛰人摸索出一种比较可靠的鉴别方法，在利用CT、MRI、超声等医疗设备排除了有因可查的其他疾患后，以强刺激推拿、冲击波击打、银质针针刺这些特定部位的压痛点，而使这些局限痛和相应的功能紊乱或失调立即消失或显著改善者，基本上可以肯定这些临床表现主要由于椎管外软组织损害而来；反之，仍应考虑来自其他器质性病变。这种预示性治疗在诊断上具有十分重要的意义。

为了便于理解，本文将椎管外软组织损害相关征象分解为椎管外软组织损害相关颜面部征象和椎管外软组织损害相关内脏征象分别进行阐述。

三、软组织损害性颜面部相关征象的临床表现和发病机制

（一）眼科相关疾病

宣蛰人在长期的大面积软组织松解手术治疗严重椎管外软组织损害性疼痛的临床实践中发现，部分患者伴有视力下降、视力模糊、眼痛、眼干、眼球震颤、复视以及引起眼底、眼肌、屈光不正、甚至失明等病变，软组织疼痛治愈的同时以上症状明显改善或者消失。国内有学者称为软组织颈性视力障碍。

发病机制：自颈上神经节发出的主要交感神经和分支，有颈内动脉神经、颈内静脉神经、颈外动脉神经、心上神经、喉咽支以及支配上部颈脊柱的韧带和骨骼的细小分支。颈内动脉周围的交感神经，伴随动脉的分支，分布到眼部，支配扩瞳肌和上睑的平滑肌。由于颈椎软组织损害，颈部产生无菌性炎症改变，分布在椎动脉、关节囊、项韧带等组织的交感神经末梢以及横突旁颈上神经节受到炎症的浸润刺激，从而对眼部产生反射性影响而出现眼胀痛、眼干涩、视物模糊、易疲劳、眼裂增大和瞳孔扩大等交感神经兴奋症状，亦可出现流泪、眼睑下垂和瞳孔缩小等交感神经抑制症状，

类似霍纳综合征，可出现视力障碍。颈上神经节异常兴奋可引起眼底动脉痉挛，出现飞蚊症。

已知椎动脉供应脑干和枕叶视觉中枢，椎动脉从锁骨下动脉发出后上行在前斜角肌和颈长肌之间，入横突孔急转向后，历经寰椎后弓上的椎动脉沟，又转向上与对侧椎动脉相遇入枕骨大孔进颅腔汇成基底动脉。颈项部的软组织损害加之颈椎关节突关节错位，可以牵扯刺激、压迫椎动脉，令椎动脉供血不足，是视觉中枢损害的主要原因之一。颈动脉和椎动脉痉挛后眼底血液循环障碍而致视网膜病损。当大脑皮质视觉投射中枢血流量低于视区脑组织正常代谢过程中的需要量时，造成视觉通路及视中枢缺氧而致视物模糊、视野缩小、黑矇等视力障碍。

（二）耳鼻咽喉科相关疾病

耳鸣、耳聋都是听觉异常的病症，是听觉系统受到各种刺激或本身病变产生的一种主观的声音感觉。颈椎急慢性损伤所致的耳鸣、耳聋，又称为颈源性耳鸣、耳聋。来源于锁骨下动脉的椎动脉，左右各一支，大多进入第6颈椎横突孔通过相应的颈椎横突孔向上，自枕骨大孔入颅内，约在脑桥下汇合成椎－基底动脉，其分支到达小脑、脑桥基底部、延脑、大脑枕叶及内耳。其中从小脑前下动脉分出的迷路动脉进入内耳道，主要供应内耳血液；其主干向前为耳蜗总动脉，一条动脉向后为前庭动脉前支，耳蜗总动脉在内分为两个终末支，前后分为螺旋蜗轴动脉与前庭耳蜗动脉。迷路动脉的各个分支在达到耳蜗和前庭器官前，都要经过扭曲或螺旋状走行，这种解剖形态特点决定了当颈椎发生病变容易影响椎动脉血运，进而内耳发生微循环障碍引起耳鸣、耳聋。

发病机制：主要是内耳供血障碍学说。颈椎的急性损伤后遗、慢性劳损导致无菌性炎症病理变化，继发肌痉挛和肌挛缩，引起颈椎解剖位置的改变。由于机体有效的系列补偿作用，尚不至于出现临床症状。若机体补偿调节失败，颈椎的解剖位移，就会加重挤压或牵拉性刺激颈部的交感神经或椎动脉，椎动脉周围的交感神经进入颅内后伴随迷路动脉分布到内耳，发生椎－基底动脉系统供血不足或迷路动脉血管反射性痉挛，从而导致内耳血循环急慢性障碍，交感神经的鼓室丛受到刺激后可产生耳鸣、耳聋。

咽喉异物感是指患者自觉咽中如物梗塞不适，吞之不下，吐之不出，对饮食并无影响，是咽部感觉和运动功能紊乱的一种症状。凡咽部及邻近组织的病损或有关咽部神经受各种病因的刺激均可诱发。

发病机制：咽部的感觉和运动是由舌咽神经、迷走神经和位于 $C_1 \sim C_3$ 横突前颈上神经节发出的交感神经构成的咽丛所司理。三叉神经的分支也支配咽部一些部位的感觉，咽部交感神经随着感觉神经的径路走行，支配咽肌的张力和黏膜腺体的分泌。与颈椎有关的咽部异物感多是由于颈椎骨关节或周围软组织病损引起的。①颈椎骨关节和软组织的无菌性炎症，反射性引起颈肌的保护性痉挛，牵引和压迫咽部产生症状。②颈椎的软组织损害炎症刺激压迫颈交感神经和椎动脉，引起椎－基底动脉系统供血不足，后颅窝血循环障碍，致舌咽神经和迷走神经支配的自主神经功能失调，腺体分泌紊乱，出现咽部异物感。③肌痉挛和肌挛缩导致颈椎椎体偏歪加重刺激颈上神经节发出的交感神经，影响咽肌的张力和黏膜腺体的分泌而产生症状。

四、软组织损害性内脏痛相关征象的临床表现和发病机制

目前，涉及胸部、腹部或盆腔的软组织损害性疼痛在临床常见，特别是慢性复发性的内脏痛困

扰着庞大的人群。社区调查显示，超过 25% 的人有断断续续的腹痛，包括慢性功能性腹痛综合征、肠易激综合征；20% 存在胸痛，例如非心源性胸痛 / 功能性胸痛；超过 24% 的女性存在各类盆腔疼痛。虽然慢性内脏痛比例如此之高，但仅有一部分人因此考虑就医。

（一）内脏痛的定义和分类

内脏痛是指伤害性刺激激活内脏器官痛感受器而产生的疼痛，是临床上常见的一种疼痛现象，常伴有情绪反应和防御反应。在 ICD-11 版慢性疼痛的分类中，慢性内脏痛被划归为第六大类。慢性内脏痛是起源自颈部区域的内脏和胸部、腹部和盆腔的持续性或反复发作性疼痛。源自内脏的疼痛通常在接受相同的感觉神经支配的体壁组织（皮肤、皮下、肌肉）继发性痛觉过敏。

关于内脏疼痛的主要病因机制有：持续炎症，血管机制（缺血，血栓形成），阻塞和扩张，牵引和压缩，组合机制（如阻塞和炎症）。而根据传导疼痛的不同神经通路，可分为真性内脏痛、假性（壁性）内脏痛和牵涉痛。一般而言，病变位于胸、腹、盆腔内脏器官的疼痛称为真性内脏痛。壁胸膜、腹膜上和纵隔、横膈上的胸腹膜，以及肠系膜、小网膜上部分分布着脊髓感觉神经末梢，当病变累及上述部位时发生的疼痛称为假性（壁性）内脏痛。内脏痛所引起的远隔部位的某些躯体部位的疼痛或痛觉过敏称为牵涉痛。内脏痛的临床表现十分复杂，同样的疾病在不同的患者之间的差异性也比较明显。根据上述分类标准，软组织损害的内脏相关征象实际上可以归类于假性内脏痛。

（二）胸背部软组织损害内脏相关征象

上胸部（$T_1 \sim T_5$）交感神经节的一部分节后纤维分布到食管、气管、支气管和肺。而颈交感神经的几个灰交通支组成颈上心支、颈中心支和颈下心支与 $T_1 \sim T_5$ 交感神经联合组成心丛（有的与迷走神经的分支吻合）支配心脏。因此，胸背部软组织损害，除了表现为局部放射性或局限性疼痛、麻木、肌肉痉挛或肌肉萎缩，晚期严重者还刺激以上邻近的自主神经导致功能紊乱症状。上段胸椎主要表现为心血管和呼吸功能异常，如心悸、心律失常、假性心绞痛、胸闷、胸部堵塞和压迫感、呼吸不畅、喘咳或痉挛性呛咳以及哮喘等。

下胸部（$T_6 \sim T_{12}$）脊髓侧角发出的节前纤维，通过 $T_6 \sim T_{12}$ 交感神经节后纤维，组成内脏大、小神经，达腹腔神经节和肠系膜上神经节，在节中交换神经元，节后纤维随腹腔血管分布到腹腔器官。中、下胸段脊柱旁软组织损害性无菌性炎症若发展蔓延，可激惹邻近的内脏大小神经，而内脏大小神经节后纤维分布于肝胆胰脾、双肾、结肠左曲以上消化管，可引起季肋区范围内的腹痛、食欲缺乏、腹胀、腹痛、腹泻、便秘等。

（三）腰骶部软组织损害内脏相关征象

由于 $T_5 \sim T_9$ 胸交感神经节的节后纤维下行至 T_{10} 以下汇聚为内脏大神经，$T_{10} \sim T_{12}$ 胸交感神经节的节后纤维下行而汇聚为内脏小神经，内脏大小神经在 T_{11} 和 T_{12} 椎体之间的侧面汇聚下行入 T_{12} 和 L_1 之间的腹腔神经节加入腹腔丛。另外，L_1 和 L_2 交感神经节的部分节后纤维进入腹主动脉丛。L_2 横突附着处的多裂肌、回旋肌向上跨越 $2 \sim 4$ 个节段附着在胸椎棘突旁，起点在 L_2 横突而止点在 T_{11}、T_{12} 棘突旁。因此，在 $T_{11} \sim L_2$ 椎体前侧面之间集中分布了与感知上腹部疼痛的内脏大小神经、腹腔神经节和腰交感节。因此，L_3 以上的软组织损害发展到后期，无菌性炎症可刺激以上自主神经，发生上腹痛。

腹壁浅层感觉由 $T_6 \sim T_{12}$ 的肋间神经支配，腰骶段软组织损害向上发展，继发胸脊柱段软组织损害，无菌性炎症刺激脊神经前支时，上腹痛也会发生。

　　腹部肌群及相关组织有许多起源于腰背，如腹内斜肌、腹横肌均附着在 $L_1 \sim L_4$ 的横突上，附着处由上而下分布着髂腹下神经、髂腹股沟神经，腹外侧皮神经及股神经均位于髂腰筋膜之后，并穿行腹横肌筋膜、腹内斜肌、腹外斜肌之间，其中髂腹股沟神经进入腹股沟管中。上述腰丛的神经分支在腹壁肌肉间的走行呈多次曲折迂回，因此，腰部软组织损伤引起肌肉的痉挛、肌筋膜的挛缩或变性直接或间接地刺激或卡压这些神经，引起腰源性腹痛。

　　由于 L_3 以下腰交感神经的节后纤维分布于结肠左曲以下的消化管、盆腔脏器及下肢，而骶交感神经节的节后纤维，支配盆腔脏器、会阴部及下肢，因此，由腰骶下部深层软组织损害无菌性炎症蔓延刺激腰交感干末节与骶前孔内侧的骶交感干时，可出现下腹部、盆腔疼痛不适等表现。

　　总体而言，软组织损害性病因与内脏相关疾病的基础研究，相对于临床研究较少，对软组织损害相关征象的发病机制也多为推理性，交感神经参与确有直接的关联。目前，还不能透彻地揭示椎管外软组织损害与内脏相关疾病的内在联系，随着今后神经解剖学、神经生理学、神经生化学、生物力学等领域的更深入研究，将有助于阐述椎管外软组织损害相关征象疾病的发病机制，从而得到更深入的认识，提升这些疑难杂痛的诊治。

（刘荣国　王震生）

第四节　脂肪组织与疼痛的关系

　　软组织外科学是研究椎管外骨骼肌、筋膜、韧带、滑膜、脂肪垫或椎管内脂肪、黄韧带、椎间盘等人体运动系统软组织损害引起的疼痛和相关征象及其诊治的一门新的临床分支学科。由上述定义可知，脂肪组织在椎管内、外软组织损害形成无菌性炎症的病理改变中发挥了重要作用，细致了解脂肪组织的构成成分、生理作用、病理改变，对于深刻理解银质针针刺加热导热方式、椎管内手术的治疗靶点选择、多次针刺促进慢性疼痛患者康复的机制，具有重要的临床指导意义。

　　过去人们认为脂肪组织作为人体最大的储能库，具有维持体温，支持和保护作用。20 世纪 90 年代 TNF-α 以及瘦素相继在脂肪组织中被发现，经过近 30 年的大量研究，脂肪组织作为一种重要免疫、内分泌器官已被广泛接受。研究表明，脂肪组织可以调节内分泌系统参与的代谢过程，作为脂质和碳水化合物代谢以及维持整个机体能量平衡的关键，同时也参与了免疫应答和炎症反应。以下从脂肪组织的形态构成、生理作用以及一些重要脂肪因子的分子结构和功能出发，重新认识这个既往被忽视的独特组织。

一、脂肪组织的组织学构成与分类

　　脂肪组织主要由大量的脂肪细胞聚集而成，并且被结缔组织分隔成许多的小叶结构。此外，脂肪组织内还包含其他非脂肪细胞、结缔组织基质、血管和神经组织等成分。非脂肪细胞成分包括炎症细胞（巨噬细胞）、免疫细胞、前脂肪细胞和成纤维细胞。脂肪组织储存和释放脂肪以满足能量代谢平衡的需要，同时具有免疫调节、内分泌、再生、机械和热功能。脂肪细胞主要分为白色脂肪细胞和棕色脂肪细胞两种类型，具有各自独特的结构和功能特征。白色脂肪细胞为单室脂肪滴细胞，棕色脂肪细胞则为多室脂肪滴细胞。棕色脂肪细胞内含有大量的线粒体，线粒体内膜表达高浓度的解耦联蛋白（uncoupling protein 1，UCP-1），提示其可能参与人体的体温调节系统，并且作为体温调节的效应器而发挥重要作用。在机体分布的各类脂肪组织，根据组织中所含细胞类型的不同，将脂肪组织分为白色脂肪组织（white adipose tissue，WAT）和棕色脂肪组织（brown adipose tissue，BAT）两大类。由于棕色脂肪组织主要在体温调节方面发挥重要作用，本文不作过多阐述，下文主要针对 WAT 的组织特点及相关功能进行分述。

（一）白色脂肪组织的构成及相关功能

主要由致密的白色脂肪细胞组成，以含有丰富血管的结缔组织构成支撑网架。白色脂肪细胞是一个巨大的球形细胞，直径 30 ～ 130 μm，它以单眼液滴的形式储存脂质而被称为脂滴，约占细胞体积的 90%，脂肪细胞的大小与细胞的脂质含量有关，脂肪细胞的体积是决定细胞功能的一个因素，较大的脂肪细胞通常表现出较高的代谢活性，且随着脂肪细胞大小的变化，表现出促炎和抗炎症因子的表达差异。由于脂肪细胞是构成白色脂肪组织主要实质，因此，一个强大的外部结缔组织框架是维持适当的脂肪细胞和组织结构的先决条件。每个脂肪细胞产生一个典型的基底膜成分，并由基底膜、大量的细胞外基质蛋白和蛋白聚糖构成细网状纤维组成脂肪组织网络支架，保护细胞免受机械破坏而保持脂肪组织结构和功能的完整性。除细胞外基质外，WAT 的其他非脂肪细胞组分称为间质血管组分，由多功能干细胞、前脂肪细胞、纤维细胞、周细胞、血管和淋巴管内皮细胞以及浸润的免疫细胞组成，包括巨噬细胞、淋巴细胞（自然杀伤细胞、辅助 T 细胞、调节 T 细胞和 B 淋巴细胞）和肥大细胞等不同数量的免疫细胞浸润。其中，不同细胞群间的信号传递是调节脂肪组织功能的主要方式。值得注意的是，脂肪细胞释放的脂肪酸与巨噬细胞上的 TLR-4 受体结合，导致 TNF-α 的合成和释放，并通过旁分泌作用，诱导脂肪细胞的脂解作用，增强促炎脂肪因子基因的表达。脂肪组织中存在的干细胞，不仅能分化为中胚层细胞（脂肪细胞），而且还能分化为非中胚层细胞（神经元、肝细胞等）。前脂肪细胞占所有 WAT 细胞的 15% ～ 50%，在不同的 WAT 中细胞显示出不同的增殖潜能。此外，WAT 主要受交感神经系统支配，其由神经纤维、动脉和小动脉构成。交感神经神经末梢释放的神经递质具有调节脂肪细胞的脂解活性功能。

（二）白色脂肪细胞的显微结构与生理作用

白色脂肪细胞为单泡脂肪细胞，巨大的单房脂滴位于细胞中心并占据了大部分的细胞体积。脂滴没有磷脂膜结构，而是由波形蛋白网络、脂滴包被蛋白和 CIDE 蛋白构成的笼状结构所直接包围。而新合成的脂质最初在细胞质周边层形成小液滴，然后沿着微管运输，最终与中央液滴融合。脂肪细胞也存在肌动蛋白皮质网络系统。皮质肌动蛋白丝的连续周转使细胞能够对外界刺激迅速应答，并很快适应这些机械或生化信号。杯状细胞核被巨大脂滴挤到胞质周围，其核纤层与波形蛋白网络耦联。而细胞核附近的细胞质，含有高尔基体、光滑和粗糙内质网、游离核糖体以及功能活跃的线粒体。不同区域脂肪细胞的线粒体及其酶的数量的差异，导致其生理功能的多样性。通过透射电子显微镜观察到，脂肪细胞表面覆盖着粗糙外衣结构，为被覆的糖蛋白，包括多种类型的受体，如激素受体、神经递质（主要是去甲肾上腺素）受体、细胞因子以及其他信号分子。值得注意的是，脂肪细胞还表达 Toll 样受体，负责识别病原体相关的分子和其他参与先天性和获得性免疫的信号分子。

（三）白色脂肪组织的分类和相关生理作用

目前认为，脂肪组织在身体不同部位的分布变化较人体脂肪总量的变化对代谢性疾病的影响更重要。这对认识区域脂肪组织改变对于慢性炎症的发生、发展以及能量代谢系统变化之间可能存在的一些重要联系，提供了一个新的思路。根据 WAT 分布区域不同，可分为皮下脂肪组织（subcutaneous adipose tissue，SAT）和内脏脂肪组织（visceral adipose tissue，VAT）两大类。VAT 包裹腹腔内器官，而 SAT 在皮肤真皮下形成脂肪层，即皮下组织。SAT 的储存量占体内脂肪总量的 80% 以上，最常见的 SAT 分布于腹部、臀部和大腿部。VAT 又可分为浅表的网膜脂肪组织和深部的肠系膜脂肪组织。另外，还有一些 VAT 分布在纵隔以及特定的器官，如心脏（心外膜脂肪组织）、胃（腹上部脂肪组织）、肾（肾周脂肪组织）、性腺（女性附于子宫和卵巢，男性附于附睾和睾丸）和血管（血管周围脂肪组织）。这些 WAT 的分布特点，对于理解软组织损害性无菌性炎症的发生部位以及软组织内脏相关征象的机制，有很大的帮助作用。目前发现，VAT 具有很强脂肪分解代谢活性，是维持循环游离脂肪酸水平的重要器官，特别是网膜脂肪组织和肠系膜脂肪组织异常是冠心病和糖尿病的危险因素。在病理状态下，脂肪也可以积聚在非脂肪组织中形成异位脂肪库，特别是在肝脏、骨骼肌、心脏、胰腺和血管壁内。这些异位脂肪组织将会影响其周围器官功能，一方面可能通过机械压迫作用，另一方面，也可能通过其分泌的脂肪因子、细胞因子和其他生物活性因子而改变周围组织功能。在一项研究中发现，调节糖脂代谢相关的基因在 SAT 和 VAT 中表达，值得注意的是，SAT 中一些特定基因表达与血浆高密度脂蛋白水平相关，VAT 中相关特定基因表达与血糖水平相关，尽管这些脂肪组织拥有相同的基因组，但却存在选择性表达差异，这种差异进一步说明 SAT 和 VAT 具有各自独特的生物学作用。

（四）白色脂肪组织的分泌功能

白色脂肪组织不仅仅是储存和分解脂质的脂库，还是作为具有分泌脂肪因子（主要由脂肪细胞产生的蛋白质）以及细胞因子的内分泌器官，这一观点已经被广为接受。事实上，WAT 是分泌蛋白质的主要来源。对脂肪组织中的互补 DNA 进行随机测序，发现分泌蛋白的转录水平占总转录量的 19.6%。脂肪组织产生和释放多种促炎及抗炎因子，包括脂肪因子，如瘦素、脂联素、抵抗素和黏着素，以及 TNF-α、白细胞介素和单核细胞趋化因子 -1 等非脂肪细胞特有的细胞因子、趋化因子以及其他通过自分泌、旁分泌或内分泌中起作用的蛋白。对一系列脂肪分泌因子的研究表明，其参与多种生物学功能，如能量代谢、胰岛素敏感性、脂质代谢、炎症反应和免疫应答。WAT 通过分泌这些细胞因子在局部或者全身发挥调节作用。值得注意的是，脂肪组织形态和功能特征存在区域差异。不同的脂肪组织表达分泌各自不同的糖蛋白、脂肪因子和旁分泌蛋白，并对激素具有不同的敏感性。造成这些差异的因素与不同区域脂肪组织中存在的"微环境"和细胞类型差异有关，特别是巨噬细胞亚型的不同，如 VAT 和 SAT 在合成和释放脂肪因子能力就存在差异。皮下脂肪库是瘦素的主要来源，而脂联素在 VAT 的表达就高于 SAT。对于肥胖症，VAT 产生代谢紊乱是导致肥胖症发生代谢并发症的重要因素。

脂肪组织分泌的多种生物活性蛋白，包括细胞因子、脂肪因子、趋化因子、血管生成因子、凝血因子和血管活性因子，其中超过 600 个不同的蛋白被确定为脂肪组织产生和分泌并影响糖脂代谢、食欲、血管功能、炎症、凝血和心血管功能。然而，对于脂肪细胞因子及其功能的完整列表尚未完全了解。瘦素是来源于脂肪细胞的信号分子，这一发现对认识脂肪组织作为内分泌器官有着重要的推动作用。进一步研究发现，瘦素通过刺激能量消耗、抑制食物摄取和调节血糖水平等方式调节全身能量代谢。与瘦素不同，脂联素能增加胰岛素敏感性、脂肪酸氧化和能量消耗，减少肝脏葡萄糖的生成。而抵抗素与视黄醇结合蛋白 4 都与胰岛素抵抗的发展密切相关。最近研究表明，巨噬细胞是脂肪组织分泌功能的重要组成部分，也是炎性细胞因子的主要来源，如 TNF-α、IL-6 等。这些巨噬细胞源性因子在体内循环水平的增加导致了一种慢性低度炎症状态。脂肪组织分泌的这些蛋白质起着能量代谢动态调控中心的作用，并通过信号调控控制能量摄入和支出以及胰岛素敏感性而调节组织机体营养状况。

1. **瘦素**　瘦素是 ob 基因表达产物，是由 167 个氨基酸残基组成的一种多肽类激素，几乎全部由脂肪组织分泌产生。通过小鼠 ob 基因分析发现，瘦素受体（ObR）属于 I 类细胞因子受体超家族，与信号转导膜蛋白 gp130、白血病抑制因子（LIF）受体、粒细胞集落刺激因子受体密切相关，在大脑和周边组织均有表达。在小鼠中已经发现了 5 种不同长度的 C- 末端 ObR 异构亚型。这其中 ObRb 完全能够激活细胞内的信号传导而受到广泛关注。中枢部位的瘦素受体存在于能够表达特定的食欲调节神经肽的神经元群体中，瘦素通过调控这些肽类的表达和释放而影响能量代谢平衡。瘦素参与广泛功能调节，如血压、神经内分泌轴、骨量和免疫功能。对外围组织也产生影响，包括对免疫细胞、胰腺细胞、脂肪细胞和肌肉细胞的直接调节作用。瘦素参与先天性免疫和适应性免疫过程。在参与先天免疫应答方面：瘦素诱导一些促炎介质，如 IL-1、IL-6、IL-12 和 TNF 表达，并且还能够激活中性粒细胞趋化作用和刺激产生活性氧。此外，促进单核细胞 / 巨噬细胞活化和吞噬作用以及诱导其产生白三烯、环氧化酶 -2 和一氧化氮；瘦素在参与先天性免疫应答的另一种方式是激活 NK 细胞，通过激活信号传导受体和转录激活因子 -3（STAT3）以及 IL-2 影响 NK 细胞的细胞毒性作用。在参与适应性免疫应答方面：瘦素对适应性免疫应答的影响，对人类 CD4$^+$T 细胞进行了广泛的研究。瘦素对人类幼稚（CD45RA$^+$）和记忆（CD45RO$^+$）CD4$^+$T 细胞（都有表达瘦素受体）的增殖和细胞因子产生都有不同的影响。瘦素促进了幼稚 T 细胞增殖和 IL-2 表达，而对记忆 T 细胞的增殖影响微弱。瘦素在适应性免疫中作用也在小鼠中得到证实，在 ob 基因缺乏的小鼠表现出免疫抑制和胸腺萎缩。

2. **脂联素**　脂联素是参与调节葡萄糖水平以及脂肪酸分解的蛋白质激素。在人体中，它由 ADIPOQ 基因编码，在脂肪组织中产生。在结构上，脂联素与补体 C1q 家族相似，含有羧基末端的球状结构域和一个氨基末端的胶原域，并通过三螺旋胶原域结构经过非共价相互作用形成低分子量三聚体（90kDa）。脂联素通过三聚体 N- 末端上 cys-39 形成二硫键连接成六聚体和高分子量脂联素复合体。脂联素可与两种不同受体（ADIPOR1，ADIPOR2）结合而发挥作用。尽管这两种受体也包含 7 个跨膜域，但它们与 G 蛋白耦联受体不同。ADIPOR1 主要表达在骨骼肌中，而 ADIPOR2 则主要表达在肝脏中，并在人类大部分的单核细胞、B 细胞、NK 细胞以及小部分 T 细胞上都有表达脂联素，与 ADIPOR1 和（或）ADIPOR2 的结合可以引起过氧化物酶增殖激活受体 -α（PPAR-α），丝裂原活化蛋白激酶（AMPK）和 p38 丝裂原活化蛋白激酶的活化。与瘦素发挥促炎作用不同，脂联素则表现出抗炎作用。脂联素诱导人类单核细胞、巨噬细胞和树突状细胞产生一些抗炎细胞因子，如 IL-10 和 IL-1RA（IL-1 受体拮抗剂），抑制 IFN-γ 的表达。与此同时，一些促炎介质还可抑制脂联素基因表达，如 TNF-α 和 IL-6。尽管脂联素具有良好的抗炎特性，但在某些特殊情况下，脂联素也具有促炎作用。事实上，在脂多糖的存在下，高分子量的脂联素促进人类巨噬细胞和凋亡吞噬细胞表达 IL-8。脂联素还参与能量代谢调节，Kubota 等通过消除脂联素受体 -1（AdipoR1 siRNA）或者 AMPK 信号通路（AMPK 显性负相），脂联素刺激食欲和降低能量消耗的影响被消除，表明脂联素通过激活下丘脑 AMPK 通路调节能量消耗。

3. **抵抗素** 抵抗素是脂肪细胞分泌的肽类激素，已被证实在肥胖导致的胰岛素抵抗中发挥重要作用，人类表达的抵抗素是含有 16 个残基的 N- 末端信号肽的一个富含半胱氨酸的 108 个残基的前体。抵抗素的结构与脂联素相似，它的每个蛋白质亚基包含一个 N- 末端 α- 螺旋"尾部"片段和 C- 末端的 β 折叠"头部"结构域，并通过二硫键形成六聚体结构。"头部"结构域包含五个分子内二硫键。抵抗素也表现出一些炎症因子特性，如抵抗素增加一些促炎细胞因子转录翻译，包括 IL-1、IL-6、IL-12 和 TNF-α，并且抵抗素上调细胞间黏附分子 -1（ICAM-1）、血管细胞黏附分子 -1（VCAM-1）和单核细胞趋化蛋白 -1（MCP-1），而这些趋化因子对炎症反应过程中白细胞的募集发挥着关键作用。抵抗素直接诱导内皮细胞的人内皮细胞增殖和迁移，同时通过激活细胞外信号调节激酶（ERK1/2）和 p38 来促进体外血管生成。这些作用与抵抗素上调血管内皮生长因子受体（主要是 VEGFR-1 和 VEGFR-2）和基质金属蛋白酶（主要是 MMP-1 和 MMP-2）的 mRNA 表达相关。

（五）脂肪因子与关节炎

对于脂肪组织分泌众多活性蛋白及其参与免疫应答和炎症反应取得丰硕成果的背景下，脂肪组织与关节炎病理相关研究也取得一些实验证据。研究发现，脂联素能够显著降低胶原诱导性关节炎的临床疾病活动度。此外，在关节炎进展前期，脂联素治疗可以显著降低关节炎症和软骨损伤病理评分，减轻骨破化，抑制关节内促炎性细胞因子的 mRNA 水平。事实上脂联素不仅能显著减轻大鼠胶原诱导性关节炎和组织病理学的严重程度，还能降低 TNF-α、IL-1 和 MMP-3 的表达。然而，也有研究提出相反的报道，类风湿关节炎患者的脂联素水平升高，其升高水平与疾病的严重程度相关，可能是脂联素诱导 IL-6 和 MMP-1 表达，而这是类风湿关节炎的两个主要炎症介质。此外，脂联素还与骨性关节炎的发病机制有关，因为它诱导软骨细胞表达促炎介质，如一氧化氮、IL-6、MCP-1、MMP-3 和 MMP-9 等。

（六）脂肪组织与炎症病理反应

脂肪组织参与炎症过程主要由脂肪组织分泌的生物活性产物调节，脂肪细胞因子同时具有促炎和抗炎特性，可影响局部和全身炎症。在代谢状态正常的个体中，促炎和消炎脂肪细胞因子之间存在平衡，但随着脂肪细胞质量的增加，脂肪因子的合成随之增加，介导局部炎症和炎症反应相关的病理过程。脂肪细胞的肥大、增生导致脂肪组织中存在的脂肪细胞和免疫细胞分泌多种促炎性脂肪因子、细胞因子和趋化因子。这些促炎因子导致单核巨噬细胞浸润，介导单核巨噬细胞表型改变，这其中主要以促炎性 M1 型巨噬细胞增加和抑炎性 M2 巨噬细胞减少为主要特点。上述这些组织病理学改变最终导致脂肪组织慢性炎症的发生。我们进一步推测，当局部脂肪组织生物力学或（和）炎症因素刺激导致局部脂肪组织发生代谢改变和代谢并发症，脂肪组织肥大增生，线粒体分解代谢增加促进氧化应激和自由基的产生，这些改变又引起内质网应激增加和随后的脂肪组织功能失调和死亡，而这些肥大脂肪细胞通过分泌促炎性脂肪因子促进单核巨噬细胞浸润和巨噬细胞表型极化（M1 型巨噬细胞增加）。这些巨噬细胞通过吞噬包裹死亡的脂肪组织形成网状结构，并且分泌 IL-6、IL-8、TNF 和趋化因子 CCL2 募集更多的巨噬细胞和淋巴细胞而导致局部的慢性炎症状态。

二、硬膜外脂肪组织与疼痛

硬膜外间隙位于硬脊膜囊和骨性椎管之间的窄小间隙，硬膜外脂肪组织的异常改变可造成硬膜囊受压和神经根刺激，引起相应临床改变。

（一）硬膜外脂肪组织的分布、形态及分型

成人硬膜外脂肪呈连续分布，由一根血管蒂管连接到韧带的中线，颈段的硬膜外脂肪较少，向下至腰段增多，在硬膜前间隙，硬膜囊借较致密纤维固定于后纵韧带，其间含大量脂肪组织，尤其以 $L_5 \sim S_1$ 部位丰富，以保护脊髓。正常人椎管内硬膜外间隙存在不同程度的脂肪沉积，其厚度与肥胖无必然关系。身高与皮下脂肪厚度呈负相关，但与硬膜外脂肪含量无显著相关性。肥胖的存在与皮下脂肪有关，但不与任何特定或累及的硬膜外脂肪测量有关，硬膜外脂肪的分布在病理状态下可以改变。

硬膜外腔脂肪组织内的脂肪细胞是单室的，属于白色脂肪组织。根据饮食中的胡萝卜素含量，它们的颜色从白色到黄色不等，呈球状大细胞（直径 120 μm），大量的细胞连接在一起成为一个大的、多面形的脂肪组织。每个脂肪细胞在中心都有一个大的脂质空泡，在边缘有一椭圆形的细胞核。在显微镜下观察到的胶原纤维在脂肪组织包的下端凸出，脂肪细胞有时会被这些纤维所分隔。硬膜外脂肪通常被描述为半流体组织，有助于保护硬膜囊。青年者脂肪细胞成圆球形，排列紧密，细胞质多，核小，血管多。高龄者多呈大而长形，细胞质小，核大扁平，血管小。随着年龄增长，脂肪细胞从球形细胞转化为大而扁平的细胞增加。

根据形态学观察，硬膜外脂肪可分为四型：Ⅰ型（漂浮型）脂肪呈金黄色，颗粒粗大，重叠排列布满硬膜外腔，有时膨出随硬膜搏动有漂浮游动现象。Ⅱ型（胶冻型）脂肪呈黄白的颗粒粗大均匀，表面有一层薄膜覆盖呈胶冻状。Ⅲ型（网膜型）脂肪，丰厚的网状结缔组织和脂肪团块呈网膜状覆盖于硬膜外表面，抵抗力强易于保护。Ⅳ型（膜型）硬膜表面覆盖纤维膜和少许脂肪颗粒，此型多与黄韧带、硬膜囊有粘连，分离困难。

（二）硬膜外脂肪改变与疼痛的关系

硬膜外腔被硬膜囊及两侧神经根分为硬膜前间隙和硬膜后间隙，具有丰富的脂肪组织、大量静脉丛、小动脉和淋巴组织等，硬膜外脂肪组织不是简单的附带组织，它表现出特定的组织学特征，其半流体的特征有助于保护硬膜囊、神经根和马尾随脊柱的生理性运动，减轻硬膜囊和神经根对应力的震荡，参与硬膜囊、神经根和马尾的营养代谢。硬膜外脂肪组织增多或减少都将对硬膜外隙产生重要影响，硬膜外脂肪减少，纤维组织增生，易导致硬膜囊失去保护，硬膜外纤维粘连，产生神经根症状；硬膜外脂肪组织炎性硬化易导致脊髓或神经根压迫，从而出现脊髓压迫症状。

基于以上解剖特点结合白色脂肪组织的特性和功能作用，以往的椎间盘突出症实际是硬膜间隙特别是前间隙及神经根周围的脂肪结缔组织形成无菌性炎症病理变化，释放的各种炎性介质刺激神经根产生疼痛，同时脂肪组织形态体积减小甚至消失，代之以纤维肉芽组织病理改变，容易粘连神经根和硬膜囊，脂肪组织的减少，还意味着硬膜囊、神经根及马尾在生理运动上的缓冲消失，形成恶性循环加重临床症状。

研究发现，适当的硬膜外脂肪通过保护和缓冲硬膜囊可有效减轻老年人腰痛，导致更低的疼痛

和残疾水平。腰椎间盘突出的患者，突出平面的硬膜外脂肪分布与正常人不同，与突出距离相关。椎弓板切除术后造成硬膜外脂肪破坏，以致引起硬膜外纤维粘连被认为是背部手术失败综合征的主要原因。有研究利用从脂肪衍生的干细胞，在兔椎弓板切除术模型中利用脂肪组织来恢复硬膜外脂肪，发现可以有效防止硬膜外纤维化的形成，因此，适当含量的硬膜外脂肪组织有利于脊髓及神经根的保护。

总之，脂肪组织通过分泌脂肪因子、细胞因子参与全身能量代谢调节、免疫应答和炎症反应。目前，在调节免疫方面，对脂肪因子研究正不断深入，特别是明确 WAT 显著影响炎症进程。未来加强脂肪组织的代谢功能、免疫以及脂肪因子信号传导网络与软组织损害发病机制之间的联系，有助于对靶向治疗干预措施的研发。

（李兴财　刘荣国）

参考文献

［1］Tchkonia T, Thomou T, Zhu Y, et al. Mechanisms and metabolic implications of regional differences among fat depots［J］. Cell Metab, 2013, 17(5): 644-656.

［2］Verstraeten V, Renes J, Ramaekers F, et al. Reorganization of the nuclear lamina and cytoskeleton in adipogenesis［J］. Histochem Cell Biol, 2011, 135(3): 251-261.

［3］Kershaw EE, Flier JS. Adipose tissue as an endocrine organ［J］. J Clin Endocr Metab, 2004, 89(6): 2548.

［4］Wolfs M G, Rensen S S, Dijk B V, et al. Co-expressed immune and metabolic genes in visceral and subcutaneous adipose tissue from severely obese individuals are associated with plasma HDL and glucose levels: a microarray study［J］. B Med Genomics, 2010, 3(1): 34.

［5］Greenberg AS, Obin MS. Obesity and the role of adipose tissue in inflammation and metabolism［J］. Am J Clin Nutr, 2006, 83(2): 461S.

［6］Trayhurn P, Wood IS. Adipokines: inflammation and the pleiotropic role of white adipose tissue［J］. Br J Nutr, 2004, 92(3): 347-355.

［7］Murray PJ, Wynn TA. Protective and pathogenic functions of macrophage subsets［J］. Nat Rev Immunol, 2011, 11(11): 723-737.

［8］Wajchenberg BL. Subcutaneous and visceral adipose tissue: their relation to the metabolic syndrome［J］. Endocr Rev, 2000, 21(6): 697-738.

［9］Galic S, Oakhill JS, Steinberg GR, et al. Adipose tissue as an endocrine organ［J］. Mol Cell Endocrinol, 2010, 316(2): 129-139.

［10］Kadowaki T, Yamauchi T. Adiponectin and adiponectin receptors［J］. Endocr Rev, 2005, 26(3): 439.

［11］Pang T T, Narendran P. The distribution of adiponectin receptors on human peripheral blood mononuclear cells［J］. Ann N Y Acad Sci, 2008, 1150(1): 143-145.

［12］Wolf AM, Wolf D, Rumpold H, et al. Adiponectin induces the anti-inflammatory cytokines IL-10 and IL-1RA in human leukocytes［J］. Biochem Biophys Res Commun, 2004, 323(2): 630-635.

［13］Ouchi N, Walsh K. Adiponectin as an anti-inflammatory factor［J］. Clin Chim Acta, 2007, 380(1-2): 24-30.

［14］ Tilg H, Moschen AR. Adipocytokines: mediators linking adipose tissue, inflammation and immunity［J］. Nat Rev Immunol, 2006, 6(10): 772.

［15］ Steppan CM, Bailey ST, Bhat S, et al. The hormone resistin links obesity to diabetes［J］. Nature, 2001, 409(6818): 307.

［16］ Ebina K, Oshima K, Matsuda M, et al. Adenovirus-mediated gene transfer of adiponectin reduces the severity of collagen-induced arthritis in mice［J］. Biochem Biophys Res Commun, 2009, 378(2): 186-191.

［17］ Lee SW, Kim JH, Park MC, et al. Adiponectin mitigates the severity of arthritis in mice with collagen - induced arthritis［J］. Scand J Rheumatol, 2008, 37(4): 260.

［18］ Lago R, Gomez R, Otero M, et al. A new player in cartilage homeostasis: adiponectin induces nitric oxide synthase type II and pro-inflammatory cytokines in chondrocytes［J］. Osteoarthr Cartilage, 2008, 16(9): 1101.

［19］ Ouchi N, Parker JL, Lugus JJ, et al. Adipokines in inflammation and metabolic disease［J］. Nat Rev Immunol, 2011, 11: 85-97.

［20］ Hummasti S, Hotamisligil GS. Endoplasmic reticulum stress and inflammation in obesity and diabetes［J］. Circ Res, 2010, 107: 579-591.

第四章

软组织损害的诊断和鉴别诊断

第一节　病史的问诊

慢性软组织损害性疼痛病史的问诊除了常规的问诊项目外，还需特别询问疼痛的性质、发作时间、诱发因素、疼痛加重或者减轻的因素、治疗史、既往史、女患者的月经情况、有无其他伴随症状及其他系统疾病、日常工作特点和生活习惯等。

慢性软组织损害性疼痛的病史长短对评价软组织损害的程度有积极意义。病史越长，软组织损害越重，治疗需要的时间越长，治疗总针数越多。疼痛的性质及发作时间对鉴别软组织损害性疼痛和非软组织损害性疼痛有积极意义，例如，自发性的针刺样或刀割样疼痛一般不符合软组织损害性疼痛的特点，可能存在带状疱疹神经痛或内脏缺血牵涉痛的问题；软组织损害性疼痛常为动作、体位诱发痛，可伴有被动体位。发病时的诱发因素包括急性外伤、急性扭挫伤和劳累后的凉冷刺激、天气变化等。急性外伤或急性扭挫伤能提示原发软组织损害部位的线索。劳累后的凉冷刺激对于原发软组织损害部位的诊断有重要的参考价值，受凉在何处，提示此处损害机会较多，如夜晚睡着后受凉，身体蜷曲一晚上，晨起腰痛与内收肌一晚上持续收缩有明显关系。疼痛加重的诱发因素为软组织损害的诊断提供依据，例如，劳累后疼痛加重和阴雨天疼痛加重都提示软组织损害的存在。慢性软组织损害的软组织处于微循环灌注不良状态，劳动增加耗氧量、阴雨天来临前大气低压状态都导致组织缺氧加重，出现无氧代谢增多，对游离神经末梢的阈下刺激发展为阈上刺激而出现突发疼痛或原有的疼痛加重。环境温度降低使体表血液循环下降，肌肉对抗寒冷的收缩使小血管受压，加重软组织缺血缺氧，这些都会诱发疼痛突发加重。体位变动期间疼痛明显加重而静息平卧期间疼痛显著缓解则可能存在承重部分的水肿挤压或老年人压缩性骨折的情况。多关节疼痛伴晨僵提示自身免疫紊乱，如果免疫学检查不支持的，软组织损害范围会比较大；而夜间出现疼痛或症状加重，日间缓解甚至消失则需警惕肿瘤的存在。治疗史能提供支持银质针治疗的依据，当推拿、针灸、理疗、外用药物等有效但不持久时，提示软组织损害程度较重，需要密集型银质针治疗才能稳定。如果其他的保守疗法没有丝毫效果，要高度怀疑椎管内软组织损害或存在未被检出的其他疾病。在软组织损害出现疼痛的同时常会伴随出现一些查不出原因的症状，如胃脘不适、食欲缺乏、小腹胀痛、心悸、胸闷等，还有女性的性交痛、痛经、经期头痛、经期乳房痛等，提示软组织损害范围较广，治疗范围和难度增大。日常的工作特点和生活习惯是诊断慢性软组织损害原发部位的重要线索，例如，现代白领会因为工作或生活习惯的姿势而导致静力点的劳损，出现静力点及周围的软组织损害。静力点为人体运动过程中处于静止或相对位移较小的点，属于物理力学上持续受力的部分。如久坐的姿势会造成腰骶部软组织损害；久站姿势会造成臀部及大腿根部的软组织损害；长期低头姿势会造成颈肩部软组织损害；手工工作者伴随久坐时出现肩部、腰骶部软组织损害，伴随久站时出现肩部、臀部和大腿根部的软组织损害。静力点损害后不一定出现其所在部位的疼痛，有可能出现远离软组织损害部位的远端疼痛，所以需要进一步的临床检查才能得到准确的信息。

（王震生　刘荣国）

第二节　体格检查之望诊（体态分析）

正常情况下，身体外在表现为匀称和近似左右对称的体态，尤其坐位或站立位时，重力对人体的作用增加，只有重力线尽量通过人体的骨性结构时，人体克服重力做功的耗能才会最小，这是维持身体平衡，减少肌肉组织过度做功产生劳损的重要条件。一旦某个部位的软组织出现慢性损害，黏弹性紧张会缩短肌肉的整体长度，软组织的延展性下降，日久导致身体的平衡状态打破，出现身体的重力线通过骨骼结构减少，需要软组织过度应用来维持骨骼结构的空间稳定性，这种过度应用是软组织疼痛产生的重要因素。通过对骨骼空间结构改变的分析，直观上就是通过对自然坐位或自然站立时身体形态的分析，初步判断软组织损害的原发部位。

体态分析的原则：基于解剖学定位的三平面原则，即矢状面、冠状面和水平面。矢状面为通过身体重力线前后方的平面。冠状面为通过身体重力线左右方的平面。水平面为与身体重力线垂直的平面。正常人体的体态表现为在矢状面或冠状面两侧的骨骼距身体重力线的距离总和最小。水平面上表现为矢状面左右对称的骨骼结构无轴向偏移，即在同一水平面上发生了以身体重心所在垂线为旋转轴的骨骼空间位置的旋转；或无出现脱离同一冠状面的现象，如脊柱侧弯的患者，在肩部水平的同一水平面上不会出现两个肩峰。

一、站立位时的体态分析

首先，观察患者的脊柱形态是否有过度前凸、后凸及侧凸情况。腰脊柱段过度前凸时出现深坑，为竖脊肌过度拉紧缩短造成，多提示椎管外软组织损害；腰脊柱段过度后凸则可能存在椎管内压力增加，为了增加椎管容积，减少椎管内压力，出现保护性后凸的情况，多提示存在椎管内软组织损害。在椎体压缩楔形变时，脊柱多出现后凸，尤其胸脊柱段的压缩性骨折，影像学检查有一定的参考价值。如果为胸腰段后凸伴有腰部活动障碍或疼痛，则考虑存在强直性脊柱炎。脊柱侧凸的椎管外病因多为脊柱两侧肌群收缩力不一致，无菌性炎症刺激一侧肌紧张度加大，脊柱偏向紧张度大的一侧，其上端脊柱通过系列补偿调节而偏向另一侧形成"S"形。如果脊柱侧凸超过30°，则必伴有脊柱水平旋转的存在，骨盆的旋转及肩胛骨附着肌肉的张力异常都可能成为脊柱侧凸的原发因素。椎管内病因为一侧神经根周围脂肪结缔组织内无菌性炎症刺激神经根，机体为了减轻挤压性刺激，脊柱弯向健侧，出现保护性椎管扩张。一般椎管内软组织损害的患者都存在不同程度的腰脊柱前屈前倾表现，当被动直立身体时会有明显酸胀疼痛出现或有不适感下传患肢。

站立位是以双足为身体克服重力的支点，通过双下肢汇聚至骨盆，沿脊柱向上至颅底，支撑头颅。头部是人体采集周围环境信息的重要部位，需要持续保持头颅处于良好的空间位置。任何部位的支撑结构异常，都会导致头颅空间位置的改变，需要身体的其他部位进行代偿纠正。

在矢状面上出现踝部背屈、膝关节屈曲、髋关节屈或伸、脊柱生理曲度的改变，需要对足踝、骨盆周围、腰骶部及头颈部的软组织进行压痛点的检查，结合病史特点及辅助检查结果做出正确分析。如足踝部需要询问是否有过扭伤、日常工作特点等，持续的站立或行走可造成跗骨窦及踝后脂肪垫的过度应用，出现慢性损害，从而引起足踝站立时形态的改变。髋关节的屈或伸与腹型肥胖或久坐久站有关，需要检查骨盆周围对髋关节形态有影响的软组织，髋关节的屈或伸的改变向下对膝关节产生影响，向上对脊柱的前后弯曲度产生影响。髋关节疼痛都可能造成躯干上部重心的改变，膝关节的屈曲可以使已改变的重心重新回到正常的身体承重范围，所以膝关节主诉疼痛的患者一定要观察髋关节的自然站立位形态改变。髋关节的屈或伸都可能造成躯干上部重心的改变，也可通过脊柱的曲度改变得到纠正，如增加腰部曲度纠正躯干上部的重心前移，减小腰部曲度纠正躯干上部重心的后移。腰部曲度的增加需要骶棘肌的主动收缩，这种长期过度使用会出现腰痛。腰部曲度的减小需要骶棘肌的被动承重牵拉，时间久也会出现腰痛，被动牵拉乏力时会出现棘上韧带或棘间韧带的过度应用，出现所谓的棘上韧带炎或棘间韧带炎。脊柱生理曲度的改变对躯干上部重心的移动有明显的影响，尤其是下脊柱段的影响最为明显，当腰部浅层肌出现损害后，腰部曲度加大会造成胸部曲度代偿性增加，出现胸段软组织牵拉增多，造成背痛；颈部曲度增加造成颈痛，合并颈部深层软组织损害后，颈部曲度消失造成枕颈部角度增加，出现头晕、头痛及颜面部症状。颈部曲度消失还会造成颈胸椎脊柱曲度加大，导致颈前交感链紧张，出现心慌、胸闷等症状。颈部曲度的改变通常是受腰部曲度改变而影响的，当然颈部软组织损害造成的颈脊柱曲度的变化对胸腰部曲度和肌肉力量的影响也是不可忽视。

在冠状面上出现两侧骨盆的高低不等、脊柱侧凸、高低肩等。两侧骨盆高度不一致在排除先天性因素外，臀旁侧的阔筋膜张肌、臀小肌、臀中肌前部损害是造成骨盆两侧高低不一致的重要因素。臀旁侧的软组织损害导致整体长度的缩短，如果骨盆固定即表现出下肢外展的趋势，而当站立位时下肢处于相对固定状态，骨盆侧缘向下牵拉，出现两侧骨盆高度不一致现象。当骨盆高度不一致出现侧方倾斜时，直接影响脊柱的冠状面上的形态结构，出现脊柱的侧弯变形，同时导致肩部水平高度不一致。脊柱的侧弯会同时伴有水平旋转，侧弯越明显，旋转角度越大，这些都是需要相应的肌肉代偿的。骨盆周围有旋转作用的软组织出现损害后可导致骨盆的旋转，相继出现骨盆以上的躯体向相反方向旋转代偿，出现两肩峰连线与两髂前上棘连线不平行的现象。

二、坐位时的体态分析

坐位时身体以两个坐骨结节为重力支撑点，保持坐骨结节以上身体的重力支撑作用。此时已经排除了骨盆侧倾为主动因素的人体重心调节，体现为骨盆上缘以上软组织损害的调节过程。例如，站立位时出现的脊柱侧弯，坐位时脊柱侧弯得到纠正，则软组织损害的始动因素在骨盆上缘以下；相反，站立位时的脊柱侧弯坐位时仍然存在，则骨盆上缘以上附着的软组织已出现损害。坐位时头部侧偏，提示与肩部软组织损害或脊柱侧凸的失代偿有关。坐位时习惯弓腰驼背，提示腰部深层损害或内收肌损害的存在。腰部深层损害需要腰脊柱段后凸，降低腰部深层压力；内收肌损害需要骨盆后旋转放松内收肌。

三、仰卧及俯卧位时的体态分析

患者自然仰卧时如观察到髂前上棘的不等高，与骨盆周围的软组织损害造成的骨盆旋转有关；患者下肢的不对称摆放，与臀腿间软组织的紧张度不一致有关，可观察到足部的旋转现象；患者下肢的不等长，与臀旁或腰骶部的软组织紧张度过高有关，如为腰骶部的软组织损害，同时会伴有脊柱侧凸的出现；膝关节屈曲而不能平放，提示内收肌、腰大肌损害或膝关节本身出现了功能障碍。足踝外翻提示内踝关节囊周围损害，足踝内翻提示外踝关节囊周围或跗骨窦的损害。患者自然俯卧位时可以观察到脊柱是否存在侧凸，在俯卧位时人体纵向压力受重力影响消失，如果脊柱两侧的软组织没有损害，则不会出现脊柱侧凸的情况；反之，则脊柱两侧软组织附着的某个部分存在软组织损害。两下肢的不等长在俯卧位时更容易被观察到，臀旁侧损害表现为同侧腿短，内收肌损害表现为同侧腿长。俯卧位有脊柱侧凸的存在，提示有腰骶部的软组织损害、单侧脊柱段深层损害或冈下三肌损害可能性大；站立脊柱侧凸，卧位没有脊柱侧弯的存在，提示有臀部以下软组织损害。

（王震生　刘荣国）

第三节　体格检查之徒手检查

徒手检查：包括软组织的触诊、压痛点检查、传导痛鉴别检查、压痛点强刺激推拿四个部分，属于不断精细的过程。

一、触诊

为检查者用手触摸皮肤和皮下软组织及肌肉的主观感觉，触诊内容包括触皮肤温度、皮肤感觉、皮肤滑动度、肌肉张力、组织内条索硬结、血管搏动等。皮肤温暖、光滑、丰满有弹性、移动度好等为局部血液循环良好，没有明显的软组织损害。

1. **皮肤温度** 是检查者用手接触检查部位与患者其他部位对比的直观温度感觉，检查部位的冷热变化对软组织损害的性质及程度有明显的提示作用。临床上也可采取红外热成像技术评价的方法来判断皮肤及皮下浅层的温度变化，对评估全身皮温变化有良好的诊断价值。

皮肤温度降低提示局部血液循环功能减退，与自主神经调节紊乱、软组织黏弹性紧张、小动脉弹性收缩或血管内血流缓慢有关。皮肤温度相对正常组织越低，提示软组织损害越重。

皮肤温度升高伴有红肿疼痛，与局部软组织存在急性细菌性炎症或痛风病的尿酸结晶刺激造成的炎症改变有关，这种疼痛单一部位出现较多，若为多部位同时出现则考虑风湿、免疫性疾病，如风湿性关节炎、类风湿关节炎、结节性多动脉炎等。

2. **皮肤感觉检查** 为检查者通过手指或棉签接触患者皮肤时，患者的自主感觉差异。通常会表现为感觉过敏、感觉正常或感觉减退乃至消失。

皮肤感觉过敏，多存在神经末梢周围软组织水肿，寒冷刺激或病毒感染者居多，常可自愈。出现痛觉超敏者，提示神经伴有炎性刺激严重，如带状疱疹出疱前会有皮肤敏感度增加的情况。

皮肤感觉正常，为此部位感觉功能未受影响，并不代表没有软组织损害。

感觉减退或缺失表现为麻、木或无感觉。对比健患侧皮肤的触觉敏感性能判断出患者所说的麻、木的准确性。检查者在做健、患侧对比时须双手同时进行。患者主诉的麻，在触诊时健、患侧均能感觉到检查者手指的接触，只是患侧在感觉到手指接触的同时略带麻或轻微感觉减退的现象。患者主诉的木，则在触诊时多有患侧皮肤手指接触感觉敏感度明显下降或根本感觉不到手指的接触，这种情况存在神经系统受严重压迫或损伤的情况，多为神经根受压或脊髓受压，但没有明显的化学炎症刺激。如果有疼痛感觉，则同时伴有神经鞘膜外无菌性炎症刺激。一旦出现木或无感觉的情况，手术减压为首选方法。

3. **皮肤滑动度** 为自然放松状态下用手提捏或推按皮肤时，皮肤的移动范围。皮肤作为人体运动的综合性量角器，有赖于皮肤良好的滑动牵张相应的感受器完成。对比皮肤的提捏程度及提捏痛，或皮肤的移动距离，判断皮肤与皮下组织间的粘连情况。

皮肤较其他部位提捏高度明显下降的，提示皮下软组织粘连，常出现在颈侧方、肩外侧、背部等。皮肤提捏时出现明显疼痛，提示皮下软组织存在无菌性炎症，常出现在颈部、肩部、背部、臀部、大腿内侧等部位。

皮肤滑动度在皮肤松弛部位检查时应用较多，如背部、腹部，尤其有瘢痕的部位。无论是创伤瘢痕还是手术瘢痕，只要发生与皮下组织的粘连，都会影响人体的整体运动协调性，增加软组织损害的发生机会。

4. **肌张力** 肌肉静息放松状态下的紧张度称为肌张力，肌张力是反应肌肉所处状态的直观表现。肌张力不是单纯评价肌肉紧张状态的指标，其中还包括肌细胞周围的细胞外基质，细胞外基质属于人体框架结构的软性框架部分，有黏弹性特质，是维护肌细胞功能的重要组织，一旦其顺应性下降，就会出现整块肌肉的紧张度增高，表现为肌张力增高的情况。如触诊肌组织较硬，表明肌肉处于高度的紧张状态，有两种情况：一种为肌痉挛，支配肌肉的神经在其发出和走行的部位存在软组织无菌性炎症，刺激神经产生其支配区域的肌肉痉挛，如下颈段深层软组织损害刺激支配肩胛冈下三肌的神经，出现肩部疼痛伴功能障碍，检查时冈下三肌的肌张力是增高的。另一种为肌细胞周围的细胞外基质顺应性下降，出现黏弹性紧张，如肩胛冈下三肌黏弹性紧张出现肩部疼痛伴功能障碍。所以肌张力增高的部位可能是软组织疼痛的原发部位也可能是继发部位。肌肉软硬适度，与其他部位肌肉硬度无明显异常，说明此处肌肉处于正常状态，没有肌肉痉挛或黏弹性紧张，不存在无菌性炎症刺激或无菌性炎症刺激较轻微。肌肉松软，提示此处肌肉完全放松，没有肌痉挛或黏弹性紧张，也就不存在无菌性炎症。当肌张力增高时，进行压痛点检查只能压到硬性肌肉组织，没有发现明显的压痛点，易被忽视，但此处正是肌肉痉挛或黏弹性紧张最厉害的地方。如临床常遇到腰腿痛的患者，髂后上棘检查时压痛不明显，骶棘肌很紧绷而压不下去。这时应对照两侧骶棘肌的硬度，腰腿痛重的一侧，骶棘肌摸起来硬度较高。如果还不能确定软组织损害情况，可在局部做皮内麻醉，进行银质针探刺，能引出明显疼痛即可明确诊断。肌肉柔软而有弹性多为正常组织。

在进行肌张力触诊检查时，有些肌肉走行的部位会摸到像绳索一样的组织或在肌束上有结节状组织，上述情况表明肌肉在处于持续收缩状态时，有部分肌束出现挛缩，如果这些挛缩涉及的软组织较少，可以通过原发部位和局部的治疗使其放松，进而整体消除肌痉挛。如果这些条索、硬结没有针刺到，则对其所涉及部分肌肉的整体松弛存在着明显的影响，可能导致疼痛的复发或延缓疼痛的消退速度。条索和硬结的出现明确提示这些软组织存在无菌性炎症刺激，部分晚期肌挛缩病例要考虑手术松解。

触诊时扪及血管搏动表明此处有较大动脉通过，在设计针刺时应标记并避开。在进行耻骨内收肌附着处针刺时，男性可摸到精索，针刺时应避开。在肘关节和膝关节触诊时，可能触到明显的皮下波动感，表明有积液的存在。皮下摸到有明显边界的质地较软包块时，可能为皮脂腺囊肿、脂肪瘤或较大淋巴结。如果是皮脂腺囊肿为银质针的禁刺位置，针刺可能造成软组织感染的蔓延。

二、压痛点检查

压痛点检查的具体方法：检查手握拳，拇指末节微曲，螺面紧抵屈曲食指的桡侧面，以拇指尖端靠近指甲处着力，按照软组织外科学理论中压痛点的分布区域寻找压痛点。按压时指甲应修平，避免引起皮肤划伤，以一点着力可明确产生压痛的部位，力度不能太大，通常为 4 kg 左右的压力，引出明显疼痛后即应停止加压，存在明显压痛的部位应采取三段式按压模式，即分三次加力将拇指按压至骨面，征求患者同意后方可进行滑动按压，也就是强刺激推拿。

颈、肩、臂部检查可坐位时进行，背、腰、臀、腿部检查应在患者卧位时进行，患者较舒适，易于放松，检查时也较方便。具体检查顺序有两种：一种是一开始就进行系统检查，自颈、背、腰部开始向四肢逐步检查，另一种是自主诉痛部位开始，向颈、背、腰部检查。前一种检查方法，从常见的原发部位开始检查，例如，一个肱骨外上髁主诉疼痛的患者先进行腰骶部的按压检查，再沿脊柱两侧进行按压，一直到颈部，然后肩部，最后主诉疼痛部位，一遍按压后即可大体了解疼痛的原发部位。后一种检查方法则从主诉疼痛部位开始，例如，一个肱骨外髁主诉疼痛患者，先按压疼痛部位，了解疼痛范围的大小及疼痛程度，再向肩背颈部按压查找压痛点，对照压痛点的制约关系，然后向腰臀部按压检查压痛点。这种方法易被患者理解和接受，但在逐级寻根的过程中可能会漏掉某些部位，造成检查范围变窄，易漏诊原发部位，往往只检查到颈肩部即确立原发部位，影响治疗效果，造成日后复发。

（一）颜面部压痛点检查

颜面部压痛点主要包括颞肌、咬肌、颏舌骨肌、下颌舌骨肌、二腹肌、翼内肌的附着处。颞肌、咬肌及翼内肌的损害是导致面肌痉挛、三叉神经痛的原因之一，并对下颌关节疼痛存在明显影响。颏舌骨肌、二腹肌、下颌舌骨肌对吞咽、咀嚼功能有明显的影响。

咬肌检查其下颌角和颧弓的附着部位，一手轻扶患者头部，另一手拇指按压下颌角或颧弓下缘，如有软组织损害会引出明显的酸胀疼痛。颞肌附着于头颅两侧，向下连接下颌骨冠突，检查时一手轻扶头部，另一手拇指尖顶压颅骨侧面颞肌附着处查找压痛点。翼内肌附着于下颌角下部的边缘，检查时一手轻扶患者头部，另一手拇指螺面按压下颌角边缘骨面或拇指与其余四指分开，四指轻扶患侧面部，拇指按压下颌角边缘并延伸至下颌骨内侧面，检查压痛的分布及程度。颏舌骨肌、下颌舌骨肌、二腹肌附着于下颌骨的内侧缘，患者取坐位，检查者站于患者后方，双手拇指与其余四指分开轻扶患者颜面部，拇指探入下颌骨内侧面自后向前轻按骨面查找压痛点，有言语不利、吞咽困难或流涎的患者常可在此处找到压痛点。

（二）颈部压痛点检查

1. **项平面**　项平面为颅骨枕部上下项线所夹的骨面，所涉及的肌肉由浅层到深层包括胸锁乳突肌腱膜、斜方肌、头夹肌、头半棘肌、头上斜肌、头后大直肌、二腹肌后腹、头后小直肌、乳突部的头最长肌。检查时一手扶住患者头部，另一手拇指尖端自下而上顶压项平面，手法由轻到重逐渐加力，以患者能耐受为度。按压时局部会有酸胀疼痛的感觉，可向上传至前额或面部。

2. **颈椎旁**　检查者一手轻扶患者头部，另一手拇指与其余四指分开形成对峙，以拇指指腹靠近尖端处顶压颈椎棘突侧缘检查压痛点，检查时自第二颈椎棘突开始向下检查至第七颈椎棘突，第二颈椎棘突易于体表定位，在枕颈连接处向下第一个明显的骨性凸起即为第二颈椎棘突。按压检查时应以患者能耐受为度，不可猛用暴力，患者不易接受，如果出现患者的肌紧张抵抗，直接影响检查准确性。颈椎棘突旁压痛点检查完毕后，扶持头部的手向后轻推头部使颈部后伸肌群放松，仍以拇指与其四指对峙提捏颈部浅深层肌，了解颈部后伸肌群的损害情况。然后双手握拳，拇指掌侧面紧贴示指近侧指间关节屈曲的桡侧缘，拇指尖略探出，自双侧第五颈椎横突后缘与上斜方肌外侧缘所夹间隙插入并向前按压第五颈椎椎弓板，向内下按压第六、七颈椎椎弓板，关节突，向内上逐一按压第四、三、二颈椎椎弓板后缘、关节突，检查压痛点的分布情况。也可采取一手扶患者头部，另一手拇指自上而下或自下向上按压颈椎椎弓板后缘、关节突，查找压痛点。双手张开轻扶颈部，中指尖按压颈椎横突自上向下或自下向上查找压痛点。每查到一处压痛即给予适当力度滑动按压，以患者不产生明显痛苦为标准。

3. **锁骨上窝区**　患者取坐位，检查者站立于患者身后，双手拇指螺面向下依次按压胸骨上切迹、胸锁关节、锁骨上缘的肌肉附着处，查找压痛点，此处压痛与胸锁乳突肌损害有关。锁骨后方第一肋上缘按压前、中斜角肌附着处查找压痛点，以食指或中指按压较方便，此处有臂丛神经、锁骨下动脉、膈神经通过，结构复杂，进行银质针治疗风险性较大，最好通过强刺激推拿或软组织松解手术解决这个部位的软组织损害。

（三）肩部压痛点检查

1. **肩胛内上角与冈上窝**　肩胛提肌的检查需要患者将上臂后伸，前臂旋后放于下背部，使肩胛内上角翘起，拇指螺面按压肩胛内上角侧缘骨面检查疼痛情况。肩胛冈以上的斜方肌和肩胛提肌在自然解剖位置上有重叠，不能直接按压到肩胛提肌的骨面附着处的，往往按压产生的疼痛为斜方肌受挤压引起，这与斜方肌走行有关，肩胛内上角所在的部位正是斜方肌力线拐点的部位，在上斜方肌与肩胛提肌之间有脂肪组织填充，肌束间易产生摩擦形成脂肪组织水肿，产生敏感压痛。沿肩胛内上角向外下按压，即冈上窝内侧冈上肌附着处，如存在冈上窝软组织损害则会产生明显压痛，因冈上窝在活体上处于较深位置，按压冈上窝外侧半时不能对冈上肌产生明显按压作用，如果按压方向靠近肩胛冈上缘，多数情况下沿冈上窝向外按压所查得的疼痛与斜方肌的冈上部分损害有关。

2.冈下窝区　肩胛冈以下部分包括冈下肌、大圆肌、小圆肌。冈下肌附着于冈下窝的大部分骨面，大、小圆肌附着在冈下窝外侧肩胛骨外侧缘骨面。在进行冈下部分的软组织按压检查时，应采取宣氏经典的检查姿势，即患者上肢外展功能在120°以上，检查者以与患者同侧的手臂自患臂下方穿过，手扶紧患臂的肩上方使患肩固定不动，另一手的拇指与其余四指分开，四指触摸肩胛骨内侧缘，拇指摸肩胛骨外侧缘，确定肩胛骨冈下部分的轮廓，以拇指按压轮廓内的软组织自中心向周围或自内侧向外侧按压查找压痛点，并做适度推拿。患者上肢外展90°～120°，检查者站在患者的患侧，一手抓握患肢的上臂，另一手拇指与其余四指分开，捏持患侧肩胛骨的内外侧缘，确定肩胛骨冈下窝的轮廓，拇指按压轮廓内的软组织，自中心向周围或自内侧向外侧按压查找压痛点。患者上肢外展小于90°的，检查者站于患者患侧，一手自患者侧前方扶持患肩固定，另一手拇指与其余四指分开，捏持患侧肩胛骨的内外侧缘，确定肩胛骨冈下窝的轮廓，拇指按压轮廓内的软组织，自中心向周围或自内侧向外侧按压查找压痛点。一般情况，患者肩臂主被动活动均受限的，多存在肩背部软组织损害，肩臂活动功能正常的，虽然主诉有肩臂痛，也多为其他部位软组织损害传导而来，而非原发于肩背部软组织。

3.肩外侧　肩外侧包括肩峰、喙突、肱骨大小结节及周围的软组织附着处。检查者一手固定患肩，另一手拇指分别按压肩峰周围、喙突、肱骨大小结节及周围的软组织附着处，查找压痛点，了解肩外侧压痛点的分布情况。肩外侧软组织压痛多为继发传导而来，需与肩胛冈下或颈胸椎旁软组织做原发、继发鉴别，在扩大诊断范围时也可以与腰臀部软组织做原发和继发损害的鉴别诊断。

（四）肘关节压痛点检查

肘关节外侧由肱骨外上髁和桡骨小头构成的肱桡关节组成，肱骨外上髁及外侧髁上嵴为前臂伸肌群骨骼附着处，远端为肱桡关节，桡骨小头由环状韧带约束，此处骨面凹凸不平。检查者一手握住腕部，另一手托住肘部，拇指按压肱骨外上髁及桡骨小头处可查到明显压痛点，提示前臂伸肌总腱软组织损害，桡骨小头处因旋后肌覆盖，压痛点多提示旋后肌损害引起。

肘关节内侧由肱骨内上髁和尺骨滑车构成的肱尺关节组成，肱骨内上髁为前臂屈肌群骨骼附着处，此处易出现主诉痛，有时会伴有尺神经沟的压痛及前臂、小指等尺神经分布区的放电感、麻木感。检查者一手握住腕部使肘部微屈，另一手托住肘关节，拇指按压肱骨内上髁及前外侧骨面，查找压痛点。此处压痛提示肘内侧软组织损害。

肘部疼痛多为颈、背、肩、腰、骶、臀、大腿根部软组织损害传导而来，检查时应做原发和继发损害的鉴别检查。

（五）腕关节压痛点检查

检查者一手固定腕部，另一手拇指尖伸入腕关节内外侧及腕背关节处，滑动按压查找压痛点，腕关节的明显肿胀、压痛提示腕关节软组织损害，此时需要排查风湿免疫因素引起的可能。按压腕掌侧检查腕管周围的软组织损害情况，如果腕管压痛明显并有向手指的放射感，提示腕管水肿。腕关节周围软组织疼痛多为肘、颈、肩、腰骶部传导痛，应予鉴别。

（六）背部压痛点检查

背部软组织损害性压痛点主要分布在胸脊柱段两侧，而背部棘突压痛提示可能有骨质疏松的存在，压痛、叩痛剧烈者，警惕压缩性骨折。患者取俯卧位，上肢放于身体两侧，全身放松，头转向检查者，便于随时观察患者表情。检查者一手拇指沿胸椎棘突两侧及棘突旁开 2 cm 处关节突关节位置自上向下或自下而上做按压检查，查找到压痛点后标记或做适度按压，提示胸脊柱段软组织损害。软组织损害时间长的患者在胸脊柱段两侧可以摸到较硬条索，按压时有橡皮样感觉，为部分竖脊肌挛缩引起。另外，棘突旁开 3 cm 左右的肋横突关节处也可查到压痛点，此处压痛点上下为肋间隙，针刺存在相应风险，原发于肋横突关节的软组织损害多采取强刺激推拿治疗。背部的压痛点多继发于腰骶、臀、大腿根部软组织损害，应予鉴别。

（七）腰骶部压痛点检查

腰骶部包括腰脊柱段两侧、骶骨背面及髂后上棘内上缘，向外至髂嵴、下至髂后下棘的髂骨边缘软组织附着处的压痛点检查。患者俯卧位，头转向检查者，便于随时观察患者表情。

1. 腰椎旁　检查者一手自上而下或自下而上沿腰椎棘突两侧及腰椎棘突旁开 2 ~ 2.5 cm 处后关节突关节所在位置按压检查，因腰部肌肉较粗壮厚实，有时拇指按压查不到压痛点或查到的压痛不明显，影响诊断的准确性。遇到这种情况可选择叩诊的方法：检查者一手握拳，小手指掌指关节的尺侧面向下扣击需要检查的部位，如有深部软组织损害可在扣击时产生明显的扣击痛或向下肢传导的感觉。横突压痛点检查为检查者双手拇指与其余四指分开，沿背部下滑至肋弓下缘后，双手拇指向内顶压，即为 L_3 横突检查部位，然后拇指尖向内上推压，即为 L_2 横突检查部位，最后拇指尖向下推压，即为 L_4 横突检查部位，可查得明显压痛点。L_3 横突最长，在腰部运动中产生应力损伤机会最多，出现压痛机会也多。横突压痛多继发于腰骶后部及臀部软组织损害，需要进行传导痛鉴别。

2. 骶骨背面　在进行腰椎旁压痛点检查时向下顺延至骶骨背面，沿骶中嵴两侧按压软组织，查找压痛点的分布情况。

3. 腰骶后部　自髂后上棘内上缘骨面沿髂骨边缘向两侧按压，查找压痛点的分布情况及敏感程度，向外至髂嵴外侧，向下至骶髂关节下端及骶骨角，这是腰骶臀腿痛检查的重点位置，也是发生疼痛及治疗疼痛的一个核心位置。检查时常可查到高度敏感的压痛点，有时因浅层软组织损害较轻或骶棘肌张力过大，不能在此处查到明显的压痛点，可以用一根银质针自髂后上棘刺下至骨面，探查有无明显胀痛的针感来判断深层的肌肉是否存在软组织损害。

（八）臀髋部压痛点检查

1. 患者取俯卧位，检查臀大肌、臀中肌内侧附着及走行部位的压痛点分布情况。检查者一手拇指自骶尾部沿髂骨边缘向外逐点按压检查臀内侧臀大肌附着处压痛点，直到髂嵴外缘，然后向大转子后侧按压臀中肌下行部位，查找压痛点，最后自髂嵴最高点向下 8 ~ 10 cm 处自坐骨大切迹外下方向上推压坐骨大切迹处软组织，查找压痛点。

2. 患者取侧卧位，被检侧在上，检查者站立于患者背后，以一侧臂膀托起在上的大腿使臀旁侧肌肉处于放松状态，另一手拇指自股骨大转子高点至髂前上棘连线的中点阔筋膜张肌走行部位开始按压，然后拇指沿髋臼上缘向髂骨外面按压，直到髋臼内后侧坐骨大切迹外侧缘处，查找压痛点分布情况。股骨大转子高点与髂前上棘连线中点为阔筋膜张肌检查部位,股骨大转子上方为臀小肌检查部位,股骨大转子后上方为臀中肌检查部位。如有臀旁侧软组织损害,按压检查时常有明显疼痛并有酸胀疼痛感觉下传小腿外侧,提示存在臀旁侧软组织损害。

(九)大腿根部压痛点检查

仰卧位,患者放松肢体,检查者一手拇、食指或食、中指捏持耻骨上支确定耻骨结节位置,拇指尖垂直骨面按压耻骨结节并向外按压耻骨上支,向下按压耻骨下支,查找压痛点的分布情况。此处软组织损害与腰痛、臀髋痛、不典型坐骨神经痛、腿痛、膝内侧痛、足跟内侧痛、性交痛有关。拇指螺面按压耻骨联合上缘及耻骨上支上缘骨面,查找腹直肌、锥状肌、耻骨肌压痛点,此处压痛与不明原因胃脘痛、下腹痛、盆腔炎、性交痛有关。

耻骨部检查完毕后,患者屈膝屈髋外展膝关节,检查髋关节的外展情况并暴露坐骨结节及坐骨支,拇指按压坐骨结节明显凸起处,循按坐骨结节及坐骨支查找压痛点并做适度按压,坐骨支按压包括外侧面及内侧面两部分,此处软组织损害与大腿内侧痛、膝内侧痛、肛周不适、性交痛、阳痿、前列腺炎等症状有密切关系。如有直腿抬高受限,按压并做强刺激推拿后直腿抬高试验多能立即改善。

在腹股沟股动脉波动外侧垂直按压髂腰肌走行处,对髂腰肌损害进行评价,部分慢性软组织损害患者可继发髂腰肌损害。

(十)大腿前侧压痛点检查

患者仰卧位,下肢自然放松,拇指尖垂直股骨干骨面按压查找股四头肌的骨面附着部分,如果存在明显压痛,说明存在股四头肌损害。大腿前侧软组织损害多继发于腰臀部软组织损害,也可独立出现,对膝关节疼痛的治疗有明显影响。

(十一)膝关节压痛点检查

1.**膝内侧** 患者仰卧膝伸直位,触摸膝内侧收肌结节所在位置,拇指按压收肌结节并循按整个股骨内侧髁骨面,查找压痛点。此处软组织损害与膝内侧痛、胫骨内侧髁痛、踝内侧痛有关。多原发于耻骨内收肌附着处或腰骶后部,日久有继发性病变出现。按压膝关节内侧间隙,分别按压股骨内侧髁与关节面移行骨缘、胫骨平台内侧与关节面移行骨缘,查找压痛点。此处压痛点可为继发性损害,股骨内侧髁收肌结节的按压多可消除此处疼痛。如为原发病灶,常被诊断为膝关节内侧半月板损伤,实际为膝内侧半月板附着处软组织损害。

2.**膝外侧** 患者仰卧膝伸直位,触摸膝外侧股骨外侧髁,按压骨面查找压痛点,此处有髂胫束筋膜附着,发生损害时出现膝外侧痛,膝外侧痛多为臀腰部软组织损害继发。此处损害可以下传出现踝外侧或足跟外侧痛。

3.**膝前方** 膝前方最经典的检查为髌下脂肪垫的检查。患者仰卧伸膝位,大腿放松,如膝关节不能伸直的,可在腘窝处垫一薄枕。检查者一手拇食指推压髌骨上缘使髌骨下移,髌尖翘起,此时常在推压部位出现明显疼痛,多与髌下脂肪垫损害及股四头肌上端附着处软组织损害有关,也有在髌骨上缘形成继发性损害者。另一手拇指螺面向上,拇指尖端按压髌下脂肪垫髌尖附着处,自中间向两侧按压,如整个髌下脂肪垫附着处均有明显压痛,则髌下脂肪垫髌尖附着处多为原发性软组织损害或已形成继发性炎症改变,常需对此处进行治疗。如髌尖骨面的压痛点仅局限在内侧或外侧,则膝前下方痛的发生多由上源传导而来。可以通过传导痛的鉴别进行区分。内侧压痛常与膝内侧收肌结节处软组织损害、大腿内侧耻骨及坐骨部软组织附着处损害有关。外侧压痛常与臀、腰部软组织损害有关。髌下脂肪垫损害与膝前下方痛，膝上方痛，大腿前侧痛，小腿前侧痛，腘痛，小腿后侧痛，足跟痛，足背及二、三、四足趾发麻等有关。

（十二）小腿压痛点检查

患者坐位或卧位，检查者一手固定需要检查的小腿，另一手拇指分别按压胫骨后内侧缘、胫骨前外侧缘、腓骨前内侧缘和腓骨外侧缘，查找压痛点分布情况。

胫骨后内侧缘为小腿后肌群的筋膜附着处，同时涉及腘肌、比目鱼肌附着，拇指尖沿小腿内后侧骨面自上而下或自下而上按压，查找压痛点。

胫骨前外侧缘和腓骨前内侧缘为小腿前肌群附着处，拇指尖沿着小腿前侧按压查找压痛点，有时小腿前肌群只表现为高张力，也是存在软组织损害的。

腓骨外侧缘为腓骨长肌、腓骨短肌附着处，拇指尖垂直腓骨骨面按压查找压痛点。腓骨长短肌压痛多与跗骨窦损害有关。

（十三）踝关节压痛点检查

1. **踝后脂肪垫**　患者屈膝、屈髋、足底着床或检查者一手握持足底，另一手针对跟骨结节上方、胫、腓骨后侧踝后脂肪垫附着处进行按压，查找压痛点。此处软组织损害与跟底痛、足底麻、踝后痛有关。

2. **踝内侧**　患者侧卧暴露踝内侧或检查者一手托扶踝部，另一手沿踝关节内侧缘自前向后或自后向前按压关节囊周围及跟骨内侧骨面，查找压痛点。此处软组织损害与踝内侧痛、跟底内侧痛、足内侧痛、踇趾疼痛及感觉异常有关。

3. **踝外侧**　患者侧卧暴露踝外侧或检查者一手托扶踝部，另一手沿踝关节外侧缘自前向后或自后向前按压关节囊周围及跟骨外侧骨面、外踝前方跗骨窦，查找压痛点。跗骨窦周围窦壁均应按压了解压痛情况，此处软组织损害与踝外侧痛、跟底外侧痛、足心痛、足背外侧痛、小趾痛及感觉异常有关，同时与蹲起膝内侧痛、大腿内侧痛、腰痛、下颌关节紊乱、偏头痛有关。

4. **踝前关节囊**　患者仰卧或坐位暴露踝关节，检查者一手托扶踝部，另一手拇指分别对踝前关节囊的边缘及中心部进行按压，查找压痛点的分布情况，此处软组织损害与踝关节痛、足背痛及感觉异常有关。

三、传导痛的检查和鉴别

传导痛检查是软组织损害原发部位查找的重要手段，临床检查中会经常用于一些软组织损害部位的检查。

（一）以头颈部疼痛为主诉症状的传导痛检查

首先涉及局部软组织损害的压痛点检查，然后展开对局部压痛点的制约关系检查，如肩胛冈下三肌与胸脊柱段、腰骶部、臀髋部、大腿根部，腰骶部与臀部、大腿根部、髌下脂肪垫再进行制约关系的检查，大腿根部需要与跗骨窦进行制约关系检查。头痛患者需要做颅脑影像学检查排除颅内疾病。

（二）以手部疼痛为主诉症状的传导痛检查

首先进行肘内外侧软组织压痛点的制约检查，向上检查肩背部，然后由肩背部检查扩展到颈部深层软组织和腹内外斜肌髂骨边缘附着部位，颈部深层的软组织损害与腰骶部、臀旁侧和大腿根部软组织损害有关。找到主诉症状的手部压痛部位，按压引出明显疼痛，保持压力不变，在肘内外侧前臂屈伸肌总腱和旋前圆肌、旋后圆肌的附着部位检得敏感压痛点并诱发出疼痛后，滑动按压手部疼痛的部位，疼痛消失，放开肘部按压，手部疼痛又出现，视为制约关系存在，可以这样逐级向上查找，当出现某一部位没有压痛时，也可以跳过此部位继续检查。最终确定是否有制约手部疼痛的原发部位。如果传导痛检查时，手部压痛不能缓解一半以上，视为无制约关系。

（三）以腰骶部疼痛为主诉症状的传导痛检查

首先进行局部软组织损害性压痛点检查，腰骶部的浅层肌与深层肌之间存在制约关系的检查，然后是臀髋部、大腿根部、颈部、冈下三肌、项平面对腰骶部制约关系的检查。

（四）以臀腿痛为主诉症状的传导痛检查

首先检查臀腿疼痛部位的压痛情况，再检查腰骶部、大腿根部、胸段、颈椎、项平面及肩胛冈下三肌对臀腿部压痛点的制约情况。

（五）以膝关节疼痛为主诉症状的传导痛检查

首先涉及膝关节局部的压痛点检查，包括髌下脂肪垫、髌骨周围、膝关节内外侧间隙、股骨内外侧髁。然后进行膝关节局部压痛与跗骨窦、大腿根部、臀髋部、腰骶部、胸腰段、颈部、项平面及肩胛冈下三肌制约关系检查。膝关节疼痛成因复杂，需要全面寻找制约关系才能减少漏诊可能。

（六）以足跟痛为主诉症状的传导痛检查

首先进行足跟底压痛及足踝周围的压痛点制约关系检查，然后是髌下脂肪垫、臀髋部、大腿根部、腰骶部、胸腰段、枕颈部对足底局部的制约关系检查。

（七）以上腹痛为主诉的传导痛检查

前提是通过包括影像学在内的一系列检查排除其他病因引起的上腹痛。患者取站立位，脊柱过伸位上，用手压上腹部的疼痛部位，检查者站在患者后边，用双手两个拇指按压患者双侧 L_2 的横突尖，诱发出剧痛时保持压力不变，若患者感觉腹痛及腹部压痛立即消失，即可诊断为腰椎横突软组织损害的传导痛。如果腹痛明显好转但仍有残余痛，顺序按压第 12 肋骨下缘与 $L_1 \sim L_3$ 椎弓板和关节突关节高度敏感压痛点引发剧痛时腹部残余痛随之消失者，多为腰部软组织损害的传导痛。按照上述方法按压，上腹痛无明显减轻，则考虑其他病变。

通过大腿根部或耻骨联合上缘检得高度敏感压痛点，滑动按压引发局限痛而上腹痛立即暂时性消失，可明确诊断。

（八）以下腹痛为主诉的传导痛检查

通过大腿根部或耻骨联合上缘检得高度敏感压痛点，滑动按压引起局限痛而下腹痛或下腹部压痛立即暂时性消失，可明确诊断为内收肌损害的传导痛。

通过滑动按压检得 $L_4 \sim S_2$ 椎弓板和关节突关节区高度敏感压痛点引发剧痛时，下腹部疼痛明显缓解或消失者，多为腰骶部软组织损害的传导痛。

四、压痛点强刺激推拿

压痛点强刺激推拿的具体操作是检查者以一手握拳，拇指掌侧面紧贴食指桡侧面，稍露出拇指尖端，以拇指螺面针对压痛部位深压至骨面，并进行滑动按压，如果压痛部位有明显抵抗，应维持此压力 10 s 左右，待指下松弛后再继续加力，直至拇指尖端触及骨面后做以骨面为依附的滑动按压，至指下松弛为度。强刺激推拿有一定的刺激性痛苦，如患者耐受性较差，应该将按压分阶段进行，即出现耐受不了的疼痛就保持压力稍停一会儿，适应后再继续加压，直到完全缓解软组织紧张，最终把所有压痛部位都治疗完毕。推拿完毕，患者自感主诉痛完全缓解或者明显消失，多可明确诊断。压痛点强刺激推拿一方面可以对早期肌痉挛病理变化的软组织疼痛具有卓越的近远期疗效，另一方面对于肌挛缩病理变化的软组织损害性疼痛具有预示性诊断的作用。

（王震生 刘荣国）

第四节 影像学检查

在软组织损害疼痛疾病的诊断与鉴别诊断过程中，影像学检查具有非常重要的参考价值，特别是磁共振检查对于鉴别炎症水肿的发生部位、治疗方案的科学设计提供了重要依据。

一、X线

对了解骨骼的形态及骨连续性提供很大的帮助，对了解肌肉的形态上提供一定的信息。它能发现骨折及明显的骨小梁变化，骨关节力线的改变，肌肉的明显水肿。骨骼力线的改变，尤其下肢力线的改变与软组织损害存在密切联系，骨骼与肌肉的改变存在相互影响。骨骼变形，肌肉的牵拉力就会发生变化，对骨骼滋养血管产生明显的压力，影响骨组织的正常代谢。在疼痛患者中以骨质增生和骨质疏松为常见影像学表现，骨骼是沿着其承载力量的方向生长的，制动导致骨量减少，甚至出现明显的骨质疏松，而肌肉对骨骼拉力高的地方会出现骨质增生。例如，膝关节疼痛患者在 X 线检查时常伴有胫骨平台髁间嵴增生，与交叉韧带的过度应用来维持膝关节的前后稳定性有关，间接说明膝关节长期处于过屈或过伸的不稳定状态，这种状态与膝关节以上的躯干重心出现向前或向后的位移有关，对于原发病的寻找提供了线索。膝关节内侧间隙变小，提示有膝关节内侧半月板磨损，提供的间接证据是膝关节内侧压力增高，与膝关节周围软组织张力增高造成下肢外旋有关。足部的跟底痛在检查时常伴有跟骨骨质增生，跟骨结节前方的增生与跖腱膜张力增高有关，提示长期存在足踝以上的躯干重心前移的情况，使前足分力增加，造成跖腱膜被动牵拉增多，需要考虑足踝、膝、髋、腰、脊柱段及头颅的空间位置改变的问题；跟骨结节跟腱附着处的增生与跟腱长期拉力增高有关，跟腱对维持小腿与足踝的空间结构有重要作用，当站立位小腿前倾时，跟腱的拉力会随之增高来维持足踝的相对稳定性，在站立位时任何导致小腿前倾的因素都可能造成增生的出现。腰段和颈段的疼痛在检查到椎间盘突出的同时，常伴随出现椎体前缘的增生，椎间盘向后突出伴有椎体前缘的增生提示椎间盘突出的漫长病变过程，在椎体前缘连接的是前纵韧带和椎体间纤维环的前部，这些连接位置的增生提示在椎间盘向后突出之前存在髓核向前挤压纤维环和前纵韧带的情况，这种情况是脊柱段过度前凸造成的，说明在椎间盘突出前存在漫长的浅层肌紧张史，这是符合慢性软组织疼痛由浅入深的病变过程的，此时对于浅层肌的治疗非常必要。其他部位的增生也存在这种特点，通过对骨骼改变的分析能找到更原始的致病因素，对于软组织疼痛的治疗很重要。

　　另外，X 线检查对骨囊肿、骨肿瘤、骨髓炎、骨结核都有很高的诊断价值。在软组织疼痛与骨源性疾病的鉴别过程中发挥重要作用。

二、CT

　　CT 是一种快速有效的评估肌肉骨骼系统的技术，特别适合评估如脊柱、肩、骨盆、足、踝、手部的复杂骨性解剖结构，提供骨和软骨的微小病变、肿瘤、关节病和轻微或复杂骨折病变。另外，CT 检查对内脏疾病引起的疼痛有鉴别作用，如脑部的肿瘤、寄生虫、血管栓塞均可引起颅脑的疼痛症状，常与头颈部软组织损害引起的颅脑疼痛混在一起，这些疾病引起的颅脑疼痛均可通过强刺激推拿暂时减轻症状，诊断不能过于主观，以免造成误诊误治。心、肺、纵隔及腹腔脏器疾病均可出现疼痛症状，即内脏牵涉痛。还有早期的椎体结核、椎体转移瘤、腹主动脉夹层动脉瘤均不能在强刺激推拿时做出鉴别，而 CT 检查能提供重要线索。

三、MRI

　　MRI 通过氢离子的反复激发后释放能量而成像，所以水含量高的组织就会表现出很高的信号。软组织发生无菌性炎症，充血、水肿会出现不同程度的信号增高现象，对软组织损害的诊断有积极的评价作用，脊柱 MRI 检查对椎管内肿瘤、囊肿、血肿、神经脊髓的病变有诊断意义。骶髂关节的 MRI 检查可以发现早期骨侵蚀前的骶髂关节炎和椎体 Romanus 病灶，对于骶髂关节和脊柱关节旁骨髓水肿、软骨的异常改变及骨髓内脂肪沉积有明显提示作用，能够显示关节和软骨下活动性炎症病变，可作为强直性脊柱炎、骶髂关节炎的早期诊断方法。髋关节的 MRI 检查，可以早期发现股骨头的缺血坏死改变，对股骨头缺血坏死引起的髋膝痛与软组织损害引起的腰膝痛有鉴别诊断意义。

四、放射性核素骨扫描

　　是根据放射性示踪剂在体内成骨代谢活跃的部位浓聚而对疾病进行诊断。浓聚情况反映局部无机盐代谢与程度，对局部炎症，损伤修复部位进行提示，可对关节炎性病变、应力性骨折、骨缺血坏死、肿瘤骨转移等进行诊断。在缺血坏死、骨梗死部位则表现为放射性缺损。对于反射性交感神经营养障碍，放射性核素扫描也具有重要的诊断价值。放射性核素骨扫描对骨性疾病与软组织疾病的鉴别诊断有重要意义。

五、超声

超声不能穿透骨皮质，对皮肤、皮下组织、肌肉、肌腱等软组织及神经、骨骼、关节结构及血流情况具有良好的显现力，对软组织病变有较高的敏感性，是 X 线、CT、MRI 检查的极好补充。超声主要适应证包括青枝骨折、骨髓炎、关节疾病、肌肉、肌腱及滑膜疾病等。现有的肌骨超声成为介入性治疗的良好引导方法，具有无创、无放射性的特点，在危险部位的针刺治疗时，肌骨超声的引导能明显降低针刺风险，对顽固性疼痛的治疗起到保驾护航作用。

六、红外热成像技术

红外热成像运用光电技术检测物体热辐射的红外线特定波段信号，将该信号转换成可供人类视觉分辨的图像和图形，并可以进一步计算出温度值。红外热成像技术使人类突破了视觉障碍，由此人们可以分析物体表面的温度分布状况。对于人体温度变化的研究发现软组织损害伴随局部温度变化。利用 CT、MRI 等了解患者的组织结构变化情况后，通过红外热图了解局部组织的代谢、血液循环等变化，对软组织损害的诊断提供影像学依据，并且红外热成像对人体无不良影响。急性疼痛，局部因有炎症性充血水肿，出现温度升高，随着充血性炎症的改善及症状的消退，这种偏高温热图的范围、温差会相应变小，并逐渐恢复正常。慢性炎症，由于组织激化、粘连，病灶局部血液循环功能下降而呈现偏低温改变。红外热成像技术与临床检查相结合，完善软组织损害的诊断依据，可为治疗提供更好的保障。

（王震生　刘荣国）

第五节　实验室检查

实验室检查在疼痛性疾病的定性诊断中具有重要作用，是疼痛性疾病诊断和鉴别诊断的重要依据。

一、血常规

通过血常规检查可以发现血液成分的改变，提示某些疾病的存在。如白细胞增多提示感染性疾病的存在，包括结核病。骨结核，尤其是椎体结核可以出现与软组织损害性疼痛类似的疼痛现象，如伴随出现低热、盗汗、乏力、消瘦、体重下降都应排查结核。白细胞异常增多，则提示有白系恶性增殖性疾病的存在，白血病的患者可以出现骨痛现象，青年出现的胸骨痛、胫骨痛都应尽量排查血液系统疾病。红细胞的减少提示贫血的存在，某些以贫血为表现的疾病可以引起骨痛，贫血患者骨髓造血活跃，对骨髓腔产生异常压力是疼痛产生的因素。红细胞的异常增多提示红系增殖异常性疾病，如真红细胞增多症，直接影响微循环，造成组织内缺血，也会有疼痛的表现。

二、红细胞沉降率（血沉）

血沉的快慢反映血液的稳定程度，也反映血液中炎症介质的多少，血沉加快时说明血液中炎症介质增多，血沉加快超过 40 mm/h 时，机体的内环境稳定性很差，免疫性炎症处于活动状态，针刺治疗后疗效稳定性差。

三、C 反应蛋白

是一组急性时相反应蛋白。在各种急慢性感染、组织损伤、恶性肿瘤、手术创伤、放射性损伤后数小时迅速升高，病变消退时又迅速降至正常水平，且不受放疗、化疗、皮质激素治疗影响。可用于监测风湿热的活动性，对急性心肌梗死患者有早期提示作用。因此，C 反应蛋白的明显升高对疼痛性疾病的鉴别提供了线索。

四、HLA-B27 因子

HLA-B27 是强直性脊柱炎的特异性指标，凡无明显过度劳损及外伤史而有腰背部明显疼痛，以夜间、晨起为甚的患者，特别是年龄偏小的患者，都应考虑 HLA-B27 因子的检查，HLA-B27 因子阳性的患者应高度怀疑强直性脊柱炎。

五、抗链球菌溶血素 "O"

链球菌溶血素 "O" 是 A 簇链球菌的重要代谢产物之一。临床常用抗链球菌溶血素 "O" 的效价来辅助诊断风湿热。如患者出现多关节疼痛肿胀，不明原因的低热，应考虑此项检查。

六、类风湿因子（RF）

RF 是一种以变性 IgG 为靶抗原的自身抗体，对类风湿关节炎的诊断、分型和疗效观察有重要意义。

七、血尿酸

随着饮食结构的变化，尿酸增高引起的疼痛逐渐增多，突发的单关节红肿、疼痛或全身多关节的肿胀疼痛，均应进行血尿酸检查，排除痛风性关节炎。

八、补体 C3

在机体组织损伤和急性炎症时,常增高或为正常,肿瘤患者,尤以肝癌,血 C3 含量升高更为显著,但胰腺癌晚期与隐性淋巴细胞白血病则呈降低趋势。免疫性疾病血补体 C3 含量常有降低。补体 C3 的异常对排查肿瘤和免疫系统疾病有一定的提示作用。

九、降钙素原（procalcitonin，PCT）

PCT 是一种在严重系统感染,特别是细菌感染条件下,释放到患者循环系统的可溶性蛋白,用于感染性疾病的诊断。PCT 反映感染性疾病的活动程度,动态监测用于感染性疾病严重程度及治疗效果评估、预后判断和用药指导。PCT 在严重细菌感染后 2～3 h 即可升高,具有早期诊断价值,其浓度和感染严重程度正相关。PCT 在局部感染、病毒感染、慢性非特异性炎症、癌症发热、自身免疫性疾病等条件下的浓度不升高或轻微升高。

十、肿瘤相关抗原

主要有甲胎蛋白、癌胚抗原、CA125、CA724、CA199、CA153 等相关指标的检测。甲胎蛋白是诊断肝癌的重要指标。癌胚抗原是一种广谱肿瘤标志物,虽然不能作为诊断某种恶性肿瘤的特异性指标,但在恶性肿瘤的鉴别诊断上有重要参考价值。凡存在顽固性疼痛,查找不到病因,有消耗倾向的,均可增加癌胚抗原的检查。此外,还有多种相关抗原的测定对诊断肿瘤有参考价值,可以结合临床作相应的检查。

十一、结核杆菌

（一）培养结核分枝杆菌是诊断结核病的金标准

① BACTEC 法近来在临床实验室得到广泛应用,BACTEC 法还可鉴别非结核分枝杆菌。②改良琼脂培养基用于结核菌培养及药敏试验,初生时间及阳性率高也得到公认。③噬菌体生物扩增法（PhaB）是一种灵敏度和特异度均较高的方法。

（二）免疫血清学检查

①结核抗体检测特异度较高而灵敏度很低,对活动性结核的诊断具有重要意义。②聚合酶链反应是一种灵敏、快速的简便方法,对结核杆菌的阳性检出率达 74.4%。③免疫荧光试验、环介导等温扩增技术均具有快速、灵敏度高、特异度强等优点。④反向斑点杂交技术能直接检测结核分枝杆菌 katG、rpoB 基因突变。⑤时间分辨免疫荧光法准确度好,特异度强,临床符合率高。另外,结核感染 T 细胞试验（T-SPOT.TB）具有较高的灵敏度和特异度。以上试验方法可以根据取样检测部位、不同器官类型结核病的实际情况,灵活选择检测。

十二、布鲁杆菌病

布鲁杆菌病作为牧区流行病有逐渐向全国扩大的趋势，很多患者在出现发热前有明显的疼痛表现，尤其以腰腿痛为主的患者，容易漏诊。布鲁杆菌病的检查有虎红平板凝集试验（RBT）、胶体金免疫层析试验（GICA）、酶联免疫吸附试验（ELISA）、布鲁菌培养物涂片革兰氏染色。存在布鲁菌流行病史及相应临床表现，以上一个试验阳性即可诊断。

（王震生　刘荣国）

第六节　椎管内外软组织损害的鉴别诊断

在对椎管内外软组织损害引起的疼痛及相关征象的诊治过程中，存在着强刺激推拿和银质针通常不能触及诊治的部位，即被脊椎骨包围形成的椎管内腔，因存在着骨骼的包围，间隙狭窄，是强刺激推拿不能触及的部位。椎管内有脊髓和神经等重要组织，是银质针盲探不能刺入的，一旦刺伤脊髓和神经会导致严重的并发症，所以精确鉴别出椎管内软组织是否存在无菌性炎症病变，是后续安全有效治疗的要求。

一、C_2 ~ C_7 椎管内外软组织损害的鉴别方法

患者坐位，检查者站立于患者后方，双手配合使患者头部做前屈、后伸、左右侧弯及左右旋转动作，即颈脊柱六项活动（前屈 45°，后伸 45° ~ 55°，左右侧弯 45°，左右旋转 80° ~ 90°），检查这些动作的活动情况及是否产生疼痛。所有动作都应轻柔，以患者能耐受为度。左右侧弯检查时，患者头应略向后仰，增加关节突关节的重叠程度，该姿势可以引出颈段椎管内软组织损害的症状。有些患者在做颈脊柱的六种活动功能检查时会因为疼痛或肌肉的拉紧而不能做到位，或做到位后出现酸胀疼痛加重，将这些症状记录下来，然后自项平面、颈椎棘突旁、颈伸肌群、椎板、关节突关节、肩胛内上角、肩胛冈上缘、锁骨上缘、前中斜角肌第一肋附着处进行强刺激推拿的预示性检查，边推拿边进行颈脊柱的六种功能活动，以明确是某一部位或某几个部位的软组织损害造成的颈脊柱六种活动功能受限，为银质针治疗方案的确定收集依据。在对颈脊柱段软组织进行强刺激推拿后，如果颈脊柱六种活动功能所查得的体征及主诉症状不能减轻，说明这个颈部软组织损害很大程度上来源于椎管内，也就是颈脊柱六种活动功能结合强刺激推拿检查阳性，不是强刺激推拿和银质针治疗的适应证。如果颈脊柱左右侧弯时出现挤压侧痛麻向臂手部传导的现象则考虑椎管内可能存在软组织损害性无菌性炎症。

二、$T_1 \sim L_2$ 的椎管内外软组织损害的鉴别方法

患者俯卧位，双手自然放于身体两侧，面部转向检查者一侧，便于压痛点检查时观察患者的表情变化。检查者一手拇指尖自 $T_1 \sim L_2$ 依次按压胸、腰椎的棘突旁、椎弓板、关节突关节，查找压痛点。如果所查得的压痛点分布与主诉疼痛部位相符，则给予适度的强刺激推拿，再让患者活动体会主诉痛的消失与否，强刺激推拿后主诉疼痛消失，说明这个主诉痛是由所查得的压痛部位软组织损害引起的，强刺激推拿后主诉疼痛未消失或未明显减轻，提示所查得的压痛部位软组织损害与主诉疼痛没有必然的因果关系，应继续查找。如果所有查得的压痛点均进行强刺激推拿后，患者主诉症状仍未消失，则应考虑椎管内软组织损害的可能性大，或是由其他部位软组织损害传导而来，还有可能存在椎旁的肿瘤或内脏牵涉痛，应予进一步检查。如果所查得的压痛部位强刺激推拿后，患者主诉症状有部分减轻，但不完全，则应考虑椎管内外混合型软组织损害的可能性。

当然在 $T_1 \sim L_2$ 的椎管内外软组织损害的鉴别诊断时也可以采用利多卡因局部麻醉的方法，即用 0.5% 利多卡因做痛点浸润麻醉，当对痛点进行局部麻醉后，椎管外软组织损害的患者疼痛会有不同程度的减轻，单纯椎管内软组织损害的患者疼痛不会有丝毫减轻，这也是鉴别椎管内外软组织损害有广泛适应性的方法。局部浸润麻醉时避免浓度过高，用量过大，易出现试验偏差。另外，背部疼痛的患者多数情况为腰骶臀部软组织损害向上传导形成，应进行原继发软组织损害的鉴别，减少漏诊、误诊机会。

三、$L_3 \sim S_2$ 椎管内外软组织损害的鉴别方法

主要通过腰脊柱"三种试验"完成，即站立位腰脊柱侧弯试验、俯卧位腰脊柱屈伸位加压试验和胫神经弹拨试验。

（一）站立位腰脊柱侧弯试验

腰脊柱侧弯试验是在检查者帮助下被动完成的。检查者一手扶患者髋部，另一只手推患者另一侧肩部，使患者腰脊柱向一侧被动弯曲，询问患者是否有不适症状出现及何处出现不适症状。侧弯时应使腰部略向后，形成侧后弯曲趋势，关节突叠加及侧隐窝缩小明显，容易引出疼痛症状。如果腰脊柱侧弯时出现凹侧椎旁疼痛或伴酸胀痛麻下传肢体，即为腰脊柱侧弯试验阳性，则考虑有椎管内、腰神经根管周围或腰部深层肌存在软组织损害。尤其伴有下肢放射性痛麻酸胀的患者，若放射部位非常明确，则多为神经根管周围软组织损害引起，若放射部位较模糊，范围不确定，则椎管内软组织损害的可能性较大。因为神经根管周围软组织损害时，所涉及的神经多为一条或两条，其分布区的感觉较明显，而椎管内软组织损害的刺激存在多节段性，感觉分布广，较为模糊。如果腰脊柱侧弯时，出现凸侧椎旁或髂骨边缘疼痛，拉紧感，则多为腰部浅层肌损害。为腰部浅层肌受牵拉所致。如果腰脊柱向凹侧弯时，原有的凸侧疼痛减轻或消失，提示存在凸侧腰骶深层肌损害或腰椎管内存在无菌性炎症。

站立位腰脊柱侧弯试验操作不当时，容易出现试验误差。对患者进行检查时，患者出现主动弯腰或腰向前侧方弯曲都会对检查结果产生影响。当患者主动侧弯腰时，弯曲脊柱的凹侧肌肉主动收

缩，尤其是浅层肌有损害时，主动收缩会激发疼痛，出现假阳性结果。而患者腰脊柱侧弯时，身体前屈不能有效地缩小椎管内容积，不能缩小神经根管口容积，导致出现假阴性结果。

（二）俯卧位腰脊柱屈伸位加压试验

患者俯卧于检查床上，全身放松，双腿伸直，双上肢放于身体两侧，头转向检查者一侧，便于检查者观察患者面部表情变化。

检查者沿腰脊柱两侧关节突和椎弓板自下而上或自上而下检查压痛点的分布情况，检查到敏感压痛点后，手不移开，给患者腹部垫一个直径约为 30 cm 的圆枕，然后按压敏感压痛点的手施以同样的压力，观察其疼痛变化情况，如疼痛程度不变，说明腰脊柱向后隆起产生的腰椎管腔空间加大并不能减轻致痛软组织的刺激，软组织损害发生在椎管外，如果疼痛程度减轻，说明腰脊柱向后隆起时产生的腰椎管腔空间加大对疼痛有明显影响，软组织损害很可能发生椎管内或关节突关节周围腰部深层肌附着处。完成上述检查后，将腹部垫枕撤出，垫于胸部，使腰脊柱向前凸起，如果所查得的压痛部位疼痛明显加重，考虑腰脊柱向前凸起幅度加大，腰椎管腔容积缩小，椎管内压力加大，炎症介质刺激神经鞘膜机会增多，疼痛加重，说明疼痛可能来源于椎管内。当然腰椎关节突关节周围软组织损害时，也可能因为这一动作而造成关节突关节内压力加大，牵拉刺激关节周围软组织而引起疼痛加重。如果所查压痛部位疼痛程度不变，说明疼痛的产生没有受腰椎管腔缩小或关节突关节挤压的影响，软组织损害源于椎管外。当腹部垫枕后疼痛减轻而胸部垫枕后疼痛加重，则视为俯卧位腰脊柱屈伸位加压试验阳性。

在临床诊查过程中可能会经常遇到腰弯不能直，直起来疼痛就加重的患者，疼痛可能源于椎管内、腰部深层关节突周围或限制骨盆向后旋转的软组织。这些人可能根本无法完成俯卧位腰脊柱屈伸位加压试验，因为根本就不能俯卧在床上，只能跪在床上或腹部垫起 40 ~ 50 cm 的枕头。另外，部分老年患者骨质增生明显，椎间有明显骨桥形成，甚至已完全融合，此类患者不适合"三种试验"的检查方法鉴别。要综合分析腰脊柱"三种试验"的结果，结合临床其他表现，如推拿后可直立或口服消炎镇痛药物能缓解症状等，多提示椎管外软组织损害占主要部分，很多患者是可以通过银质针治疗达到痊愈的目的。只是治疗次数要相应增多，治疗早期锻炼不要太剧烈，随着椎管外软组织损害的治疗，椎管内较轻的无菌性炎症会逐渐变轻，从而消除症状。

（三）胫神经弹拨试验

患者俯卧位，全身放松，检查者拇指与其余四指分开自踝部将被检查侧小腿轻轻托起，使小腿屈曲与大腿呈 90° ~ 110° 夹角，这个位置能使腘窝部软组织得到充分放松，另一手食指在腘窝偏内侧寻找胫神经走行部位并轻轻弹拨，操作时不可用力，以免产生假阳性。如果弹拨时，有痛、麻及向小腿传导的任何不适感觉，均为胫神经弹拨试验阳性，如无任何不适感觉为胫神经弹拨试验阴性。有些患者不能俯卧，胫神经弹拨试验也可仰卧位操作，仰卧屈膝屈髋位，使膝关节呈 90° ~ 110° 角，用手指轻弹腘窝后方的胫神经。

胫神经为坐骨神经干的直接延续，在腘血管后方与之伴行下降，在腘肌下缘经比目鱼肌腱弓深面入小腿后区，发肌支支配小腿后群肌，其终支至足底分布于足底肌与皮肤。胫神经在腘窝上份发出至腘肌、腓肠肌、比目鱼肌与跖肌的肌支，并发出关节支与腓肠内侧皮神经。胫神经弹拨试验结果容易受臀中下部及膝部软组织损害影响，以上部位软组织损害可向腘部软组织传导，当胫神经弹拨时对腘部软组织触及较大，易出现疼痛、不适等感觉而影响试验结果，出现假阳性。如果压痛点检查时，查得以上部位有敏感压痛点，胫神经弹拨试验又呈阳性结果，可在上述部位进行低浓度利多卡因麻醉（0.25% ~ 0.5%）消除传导痛影响，增加胫神经弹拨试验的准确性。

为什么胫神经弹拨试验阳性者绝大多数属于椎管内软组织损害性病变？笔者认为可能的机制如下：①带状疱疹神经痛是潜伏在背根神经节内的水痘 – 带状疱疹病毒经再复活后导致的神经源性无菌性炎症，向脊髓端发展引起椎管内神经根及周围脂肪结缔组织甚至脊髓背角处炎性反应，向周围端蔓延引起相应支配区域的皮肤、皮下组织发生炎症反应。在后遗神经痛期间，尽管患处皮肤疱疹愈合，外周皮内炎症已经消退，但触碰皮肤仍出现痛觉超敏、感觉异常等不适，表明椎管内有病变时，远端的神经末梢也会有一系列异常敏感表现。②显微外科发现，胫神经在腘窝及小腿处神经束数目增多、最表浅，而且神经束逐渐增粗成圆形。受以上两点启发，由于椎管内存在无菌性炎症病理改变，在腘窝表浅处行胫神经弹拨试验时，这种远端神经刺激方式类似于在带状疱疹后神经痛患者的皮损区行触诱发痛试验，故而出现酸胀、疼痛不适的异常感觉。

腰脊柱"三种试验"的检查对腰椎管内外软组织损害的鉴别有较高的准确性。腰脊柱"三种试验"阳性，说明腰部软组织损害以椎管内为主，腰脊柱"三种试验"阴性，说明腰骶段软组织损害发生在椎管外。胫神经弹拨试验在这三个试验中发挥重要作用，如果站立位腰脊柱侧弯试验阳性，俯卧位腰脊柱屈伸位加压试验阳性，而胫神经弹拨试验阴性，则不能确定腰脊柱段软组织损害源自椎管内。如果胫神经弹拨试验阳性，站立位腰脊柱侧弯试验和俯卧位腰脊柱屈伸位加压试验其中一个是阳性，也说明腰骶部软组织损害以椎管内为主。

四、其他体格检查试验

直腿弯腰试验、直腿伸腰试验、直腿抬高试验、腓总神经按压试验、踝阵挛试验、跗趾背屈和踝跖屈力量检查，双小腿外侧皮肤感觉的对照检查等用于临床鉴别软组织损害的原发部位、病理改变程度以及非软组织损害性疼痛等，具有一定的临床意义。

（一）直腿弯腰试验

嘱患者直立双脚并拢，双手自然下垂于身体两侧，保持放松状态。患者直腿弯腰双手摸地做腰脊柱前屈动作，正常情况患者双手可触地或离地面距离 10 cm 以下，无不适症状出现。如果在弯腰过程中，出现腰部疼痛加重，多提示腰部浅层肌损害，能准确指出哪个部位有疼痛则多为单纯浅层肌损害，不能准确指出哪个部位有疼痛，只能圈定一个疼痛范围的则多为浅、深层肌损害同时存在。直腿弯腰时，出现臀腿后侧拉紧或疼痛多提示臀大肌臀内侧附着处或臀中肌存在软组织损害，臀大肌臀内侧附着处软组织损害也能造成弯腰痛，并且定位较模糊，常被误诊为腰部浅层肌损害，应引起重视。直腿弯腰 70° 以上才出现腰痛，提示存在内收肌群损害，屈髋 70° 后，内收肌群转变为主要的骨盆控制肌群，牵拉时容易引起腰部肌肉的反射性兴奋，出现疼痛症状。

（二）直腿伸腰试验

患者做直腿伸腰动作时，出现腰部疼痛或原有症状加重则提示腰骶深层肌——多裂肌、回旋肌存在软组织损害，也可因为椎管内无菌性炎症时腰脊柱后伸椎管腔容积缩小而出现疼痛加重的情况。髂翼外三肌存在无菌性炎症时，也会出现腰脊柱后伸时的腰痛，此处易被忽视，在银质针治疗过程中，腰骶后部和腰部深层肌针刺后，仍有腰后伸痛可筛选出此部位。在做直腿伸腰动作时，头部不能后仰，避免因头颈部软组织损害引出的腰痛被定为是腰骶部软组织损害导致。

（三）直腿抬高试验

患者平卧于检查床上，下肢伸直，患肢踝部屈曲90°，检查者慢慢抬起患肢，同时膝关节保持伸直，如果患者此时感觉患肢疼痛，并且患肢的感觉异常与患者平时的疼痛吻合，则直腿抬高试验阳性。在进行软组织压痛点的临床检查时，先做主动直腿抬高试验，再做被动直腿抬高试验，两者进行对比观察。如果被动直腿抬高较主动直腿抬高明显增高，并无疼痛明显加重，提示屈髋动力不足，可能存在脊柱段软组织损害。进行被动直腿抬高时出现腰骶部疼痛、臀内侧及臀后侧疼痛、大腿内后侧拉紧疼痛、大腿后侧拉紧疼痛、腘窝拉紧疼痛、小腿后侧拉紧疼痛、大腿根部疼痛等。直腿抬高动作涉及大腿前屈及骨盆上旋这两个动作，因为是被动完成的动作，所涉及的软组织不存在主动收缩因素，只有被动的牵拉和挤压，牵拉的软组织有臀大肌、臀中肌后部肌束、骶棘肌、大收肌后束、腘绳肌，当其中的某个或某几个软组织附着部位出现无菌性炎症时，直腿抬高的牵拉都会引起拉紧感和疼痛。坐骨神经走行于大腿后侧并被固定于骨筋膜鞘中，直腿抬高时也会受到牵拉，如果存在坐骨神经发出及走行部位周围的软组织炎症，在牵拉时也会出现疼痛，这时涉及的范围从单纯的椎管外变成椎管内外均有。被动抬高对臀部深层软组织、臀小肌前部肌束、髋关节前部有挤压作用，如果存在软组织损害，直腿抬高的挤压都会引起酸胀疼痛。在进行椎管外软组织压痛点强刺激推拿后，常常使直腿抬高得到明显改善。当对腰臀大腿根部所有压痛点推拿后不能改善直腿抬高动作的，要考虑椎管内软组织损害刺激坐骨神经引起的。在进行压痛点强刺激推拿时，直腿抬高大腿后侧或后内侧拉紧疼痛，通过耻骨结节内收肌附着部位的按压能立即增加直腿抬高的高度。对骨盆空间位置的分析不难发现耻骨结节和坐骨结节在矢状面上分别位于股骨干的前方和后方，其上附着的软组织对骨盆产生不同的力的作用，形成骨盆矢状面平衡的一对力，耻骨结节附着的软组织存在原发性损害，进行压痛点按压和强刺激推拿后松弛，坐骨结节附着的继发紧张部位随之放松，所以直腿抬高功能明显改善。

还有部分患者存在髌下脂肪垫损害，因损害组织都存在疼痛避让趋势，腘绳肌、腓肠肌被动收缩微屈膝关节，进行直腿抬高时牵拉腘绳肌，踝关节背屈90°增加腓肠肌的牵拉作用，在腓肠肌和腘绳肌共同拉紧的情况下，集中在腘窝出现拉紧感和疼痛，当对髌下脂肪垫强刺激推拿后，这种症状立即缓解。

通过观察直腿抬高的角度，询问患者的不适症状，初步判断不适症状产生的原因及部位。如不适症状在大腿的内侧，则产生症状的原因可能与大腿内收肌损害有关；如不适症状在大腿的外侧，则产生症状的原因可能与臀旁侧髂翼外三肌有关；如不适症状在大腿或小腿后侧，则产生症状的原因可能与大腿内外侧肌群的损害均存在着关系，或与股二头肌坐骨结节附着处损害有关。

（四）腓总神经按压试验

患者仰卧位，全身放松，检查者拇指与其余四指分开自踝部将被检查下肢轻轻托起，另一手掌尺侧面轻按膝上方，被检查的下肢处于伸直体位，下肢与床面呈60°夹角，然后以膝上手循膝部向下扪摸腓骨小头外下方，腓总神经走行位置，摸到腓总神经后轻轻按压、弹拨，检查是否有疼痛出现，如有疼痛为腓总神经按压试验阳性，提示软组织损害以椎管外为主。这是因为腓总神经在出骨盆处容易受到梨状肌张力及炎症的影响，抬高下肢，拉紧坐骨神经，增加腓总神经与梨状肌的接触面积都是为了增加腓总神经按压试验阳性率。同时腓总神经绕着腓骨头紧贴骨膜上，位置表浅，若此处骨膜上存在炎症，按压刺激腓总神经时，则出现疼痛，提示椎管外有问题。有些患者走路时脚尖下垂，足趾不能上翘，表现为胫前肌群无力的现象，当进行腓总神经按压后，症状明显减轻或消失，提示此足下垂与椎管外软组织损害有关。如果进行腓总神经按压后症状没有改善，说明可能存在神经损伤，不是软组织外科学诊疗范围内的疾病。

（五）踝阵挛试验

患者坐位或仰卧位放松，检查者一手持患者小腿，另一手持其足前端，用力使踝关节过伸，出现腓肠肌与比目鱼肌有节律的收缩为踝阵挛阳性，提示存在上运动神经元损害。多用于颈部软组织损害的鉴别诊断，传统诊断为脊髓型颈椎病的患者，踝阵挛试验阴性，可以银质针治疗。但是肢体出现无知觉，不能进行随意运动，则为神经元损害或失神经支配，不是银质针治疗适应证。

（六）踇趾背屈、踝跖屈力量的检查

患者仰卧，检查者用手做与患者踇指背屈、跖屈方向相反的对抗，检查肌力情况。踇趾背屈力量减弱，提示 L_5 神经损伤。当踝跖屈乏力时，说明腓肠肌肌力下降；踝背屈乏力时，说明小腿前群肌肌力下降，双腿对照进行，患侧力量较弱。如果双侧肌力均明显下降，则可能存在进行性肌营养不良或脊髓空洞症等神经系统损害。

（七）皮肤感觉的测试

常用于下肢的检查，双手食指同时轻划下肢的相同部位，询问患者有无感觉异常，如存在感觉异常与影像学检查结果对照，判断是否与神经定位相符，如与神经定位相符，则考虑椎管内软组织损害可能性较大。如不相符，则多为椎管外软组织损害造成。如果出现感觉缺失，应考虑神经元损伤的可能性。

值得提出注意的是，在进行软组织损害性压痛点、传导痛等相关检查的同时，切勿疏漏病理征（霍夫曼征、巴宾斯基征、奥本海姆征和戈登征），认真检查，病理征阳性患者，虽然有时具有高度敏感性软组织损害性压痛点，但不是银质针针刺治疗的适应证。

（王震生　刘荣国）

第七节　与其他非软组织损害疼痛性疾病的鉴别

以疼痛为主诉就诊者，存在着一些原发疾病为非软组织损害性患者，需要悉心鉴别，以免误诊、漏诊。

一、强直性脊柱炎

强直性脊柱炎好发于青少年，男性与女性的发病比例为 10.6∶1，是一种自身免疫性慢性炎性疾病，易累及骶髂关节、中轴骨，有时也可累及外周关节及关节外器官。早期表现为夜间腰骶部疼痛、发僵，向上发展出现背痛，脊柱前屈变直、变形，向下发展出现髋关节疼痛，有时可伴发股骨

头缺血坏死，早期干预性治疗能明显延缓强直性脊柱炎的发展，降低致残率。一般具有腰背痛、僵腰、HLAB-27 阳性、骶髂关节炎的影像学支持，即可诊断为强直性脊柱炎。血清 HLAB-27 阴性的强直性脊柱炎也可见到，骶髂关节的影像学检查（MRI：T2 高信号和 CT：关节面增生或者虫蚀样改变）等结果尤为重要。另外，有以颈背部疼痛、胸部疼痛、足跟痛为主要表现的强直性脊柱炎，在临床工作中偶有发现。

二、股骨头缺血坏死

可发生在任何年龄，多有饮酒、服用激素类药物、外伤等病史，也可无任何诱因而发病。早期多表现为顽固性膝关节疼痛、腹股沟痛、髋部疼痛或臀腿痛。易与软组织损害性疾病引起的疼痛相混淆，凡有大腿屈曲外展功能受限的患者，髋臀部疼痛并伴有下肢功能障碍者均应考虑髋关节的影像学检查，尤其 MRI 的检查能早期发现股骨头缺血性坏死。

三、类风湿关节炎

多为女性，对称性上肢远端多关节炎，伴晨僵，类风湿因子阳性，X 线显示骨质疏松和侵蚀囊变为其主要特点。凡疼痛表现在多关节发生，伴肿胀、晨僵，均应做自身免疫全套、类风湿因子检查及相关影像学检查以区别软组织损害造成的关节疼痛性疾病。如单纯关节肿胀、疼痛，自身免疫全套检查无异常、类风湿因子阴性，则可能为关节周围软组织紧张度增高所致。

四、风湿性关节炎

多急性起病，伴有关节肿胀、积液、发热，常发生在大关节，是链球菌感染造成的一种以关节疼痛、炎症改变为主要表现的疾病。抗链球菌溶血素"O"滴度明显增高有助于风湿性关节炎的诊断。

五、痛风性关节炎

易见于青壮年男性，关节炎发作主要累及下肢，并多呈单关节，发作突然，与饮酒、高蛋白饮食相关，血尿酸常明显升高，轻症可在 1 周左右自行缓解。凡突发单关节红肿疼痛患者，均应进行血尿酸检查，尤其是近期有高蛋白摄入史的患者。

六、代谢性骨病

是一组与钙磷代谢密切相关的疾病，主要包括骨质疏松、骨质软化和骨质纤维化为病理改变，以肌肉骨骼疼痛，尤以中轴骨疼痛，甚至骨折为临床表现的一种疾病。凡有无明显诱因的脊柱弯曲、椎体压缩，骨小梁稀疏均应考虑血清钙、磷的检查，甲状旁腺激素的检查。有甲状腺包块者怀疑本病。

七、银屑病关节炎

是一种免疫源性、慢性炎症关节疾病，累及外周关节、脊柱、肌腱，与银屑病相伴。凡存在关节疼痛与关节周围皮损并存的现象，均应考虑本病存在的可能性，应做银屑病的相关检查以排除此病。

八、多发性骨髓瘤

常见的典型症状之一为骨痛，其特异性诊断需要骨髓穿刺，分为无症状（冒烟型）和有症状（活动性）两种。特别是活动性多发性骨髓瘤，易误诊为单纯骨质疏松压缩性骨折疼痛。

其诊断需满足以下第 1 条及第 2 条，加上第 3 条中任何 1 项。

1. 骨髓单克隆浆细胞比例 ≥ 10% 和（或）组织活检证明有浆细胞瘤。

2. 血清和（或）尿中出现单克隆 M 蛋白。

3. 骨髓瘤引起的相关表现

（1）靶器官损害表现：［C］校正血清钙＞ 2.75 mmol/L；［R］肾功能损害（肌酐清除率＜ 40 ml/min 或血清肌酐＞ 177 μmol/L）；［A］贫血（血红蛋白低于正常下限 20 g/L 或＜ 100 g/L）；［B］溶骨性破坏，通过影像学检查（X 线片、CT 或 PETCT）显示 1 处或多处溶骨性病变。

（2）无靶器官损害表现，但出现以下 1 项或多项指标异常（SLiM）：［S］骨髓单克隆浆细胞比例 ≥ 60%；［Li］受累 / 非受累血清游离轻链比 ≥ 100；［M］MRI 检查出现＞ 1 处 5 mm 以上局灶性骨质破坏。

九、肿瘤相关性疼痛

包括肿瘤局部浸润、远隔转移甚至部分副癌神经系统综合征。很多肿瘤患者早期仅表现为疼痛，其他阳性体征少，易于漏诊和误诊。当患者出现乏力、消瘦、疼痛昼轻夜重，常用非甾体抗炎药难以缓解时，均应详细询问病史，补充肿瘤的相关检查，尽早确诊。有时银质针治疗有效，但很短时间复发的患者也应考虑肿瘤存在的可能性。

十、骨关节结核

为结核感染性疾病，临床表现为骨、关节的疼痛，存在劳累后加重和变天加重等软组织损害性疾病的特点，强刺激推拿后能迅速缓解病症，但很快复发，银质针治疗疗效不稳定。血沉加快，结核菌素试验阳性，影像学检查发现骨关节感染病灶对本病有诊断价值。低热、盗汗、乏力等提示本病存在的可能性，晚期冷脓肿及窦道有诊断意义。

十一、抑郁型体质引起的全身疼痛

多发于青年女性，随着工作和生活节奏的加快，抑郁状态的人群呈明显增多趋势，此类患者常抱怨全身不适及疼痛，有些患者出现不同类型的头痛，以紧张性头痛最为多见。体格检查时，找不到明显压痛或全身都是压痛，情绪低落，对疾病治疗缺乏信心，经常更换就诊医师及治疗方法。心理疏导及抗抑郁药物治疗有效。此类患者可通过强暗示配合银质针治疗缓解症状，但不是密集型银质针疗法的适应证，应予鉴别。

十二、内脏疾病的牵涉痛

很多内脏疾病，有时没有明显的内脏痛局部表现，而单纯表现为远隔部位的疼痛，如心脏冠状动脉缺血梗死引起的胸背痛，胆囊炎症、结石引起的右背痛，肾、输尿管结石引起的腹股沟痛及腰痛，食管病变引起的背痛均易与软组织损害性疼痛相混淆，临床检查时应注意鉴别，避免误诊。

十三、其他

还有一些疾病可以出现疼痛表现，因发病率不高而易被漏诊，如肠病性关节炎、结节性红斑、脓疱病性关节炎等。

（王震生　刘荣国）

第五章

银质针治疗相关院感规范和护理

　　密集型银质针治疗慢性疼痛是当代中西医结合的新技术，在国内各级医院日益普及应用，但是由于大量艾燃烧加热方式产生的烟雾致环境污染、不符合院内消防条例，严重制约了在西医综合性医院的开展，目前正被电加热方式的银针温控仪、银质针巡检仪所代替。近年来，一些地区先后发生银质针治疗相关的感染事件，在业界负面影响很大；同时，院感防控日益规范、严格，为了此项技术的顺利开展，更是为了患者的医疗安全，本文根据目前微创技术的院感要求，结合我院疼痛科在微创治疗室内银质针治痛的实际情况，编写了以下银质针治疗相关的院感要求、消毒方法、治疗前准备、注意事项和护理康复内容。

第一节　银质针治疗相关的预防感染控制规章要求

一、人员管理要求

　　1.相关技术人员严格落实微创技术相关性感染的防控工作和操作规程，参加院感知识相关培训，执行情况纳入医院的院感质控管理。

　　2.治疗医师须熟练掌握银质针针刺导热技术诊疗操作规程，掌握预防要点，落实防控措施。

　　3.参观人员应佩戴帽子、口罩，人数不应超过5人。有明显皮肤感染或者患感冒、流感等呼吸道疾病，以及携带或感染多重耐药菌的医务人员，在未治愈前不能参与治疗。

　　4.患者施治部位存在皮肤感染及出血倾向等禁忌证时，禁止进行针刺治疗。

二、微创治疗室相关要求

　　1.银质针针刺治疗需在微创治疗室进行，微创治疗室可以参考门诊手术室的设置条件，不应与换药室等其他治疗室共用，应划分无菌准备区、微创治疗区，区域之间要有实际隔断，微创治疗区内治疗全貌见图5-1，非医务人员不得随意进入或穿行无菌准备区。

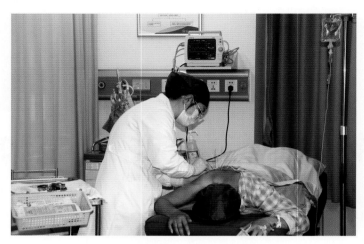

图 5-1   微创治疗区内治疗场景

2. 无菌准备区应配置手卫生设施及用品、帽子、口罩、无菌手套、外科手消毒剂等。微创治疗区内有治疗床、治疗车、无菌物品存放柜等。

3. 微创治疗室应具备良好的通风、采光条件，采用自然通风和（或）机械通风保证诊疗场所的空气流通和换气次数。

4. 每日诊疗活动前后或接诊呼吸道传染病患者后应进行空气消毒，遵循《医院空气净化管理规范》的要求，可采用下列方法之一：空气消毒器、紫外线灯照射、其他合法达标的空气消毒产品。不宜常规采用化学喷雾进行空气消毒。

5. 物体表面清洁与消毒，依据《医疗机构环境表面清洁与消毒管理规范》（WS/T 512-2016）的要求，遵循先清洁、再消毒的原则，采取湿式卫生的方法，抹布等清洁工具使用后应及时清洁与消毒，干燥保存。或采用清洁、消毒"一步法"完成的产品，如消毒湿巾。环境要求达到干净、干燥、无尘、无污垢、无碎屑、无异味。

6. 微创治疗室的桌、椅、床、地面等无明显污染时，采用清水清洁为主，每天 ≥ 2 次。全天诊疗活动结束后，在清洁的基础上实施消毒。发生血液、体液、排泄物、分泌物等污染时，应先用可吸附的材料将其清除，再用有效氯 400 ~ 700 mg/L 的含氯消毒液擦拭，作用 30 min。

7. 床单（罩）、被套、枕套等直接接触患者的用品应每人次更换，亦可选择使用一次性床单。被血液、体液、分泌物、排泄物等污染时立即更换。

8. 被芯、枕芯、褥子、床垫等间接接触患者的床上用品，应定期清洗与消毒；被污染时应及时更换、清洗与消毒。

9. 配备洗手设施、手卫生及干手物品，包括流动水、非手触式水龙头、洗手液、一次性干手纸、洗手流程图、免洗手消毒剂等。使用一次性包装的洗手液（含醇成分），开启后 30 d 内使用；重复灌装的洗手液容器，应每周清洁与消毒。

10. 按规范落实医务人员洗手与卫生手消毒，手卫生用品应符合《医务人员手卫生规范》（WS/T 313-2019）的要求。

11. 治疗车配备快速手消毒剂。

（刘荣国　陈　日）

第二节　银质针针刺治疗前准备

一、患者治疗前的检诊评估准备

治疗前，主治医师应当充分了解患者的基本情况，包括：心肺疾病、肝肾功能情况、神经系统疾病、认知功能、目前的治疗用药等，特别是有无抗凝治疗。如果需要全身麻醉下行针，为了预防麻醉时胃内容物的反流误吸，还应了解其最后一次进食和饮水的时间及数量。一般应至少6 h内禁食，禁饮3～4 h。女性患者须了解其月经情况。每次治疗前，主治医师须详细询问疼痛变化、承受能力、上次治疗后针刺部位的恢复情况等，再次对患者进行体格检查，特别是压痛点的检查和变化评估，根据实际情况制订当日的具体方案。汇总拟治疗的人数和部位，需要的麻醉方法等，最后将每位患者的针刺计划列入治疗计划清单，可以贴在微创治疗区墙壁的治疗栏（图5-2），供大家遵照执行。

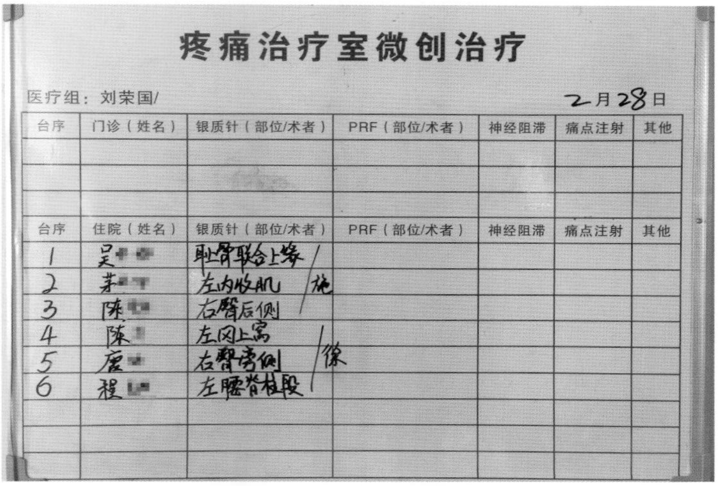

图 5-2　微创治疗计划展栏

二、银质针治疗前的常规物品器械准备

治疗室每天早晨进行空气消毒30 min。专职护士检查治疗室内的急救药品和设施，包括心血管活性药、止吐药、局部麻醉药、监护仪、氧源、吸氧管、面罩和简易呼吸囊等。

治疗器械应包括治疗车、消毒穿刺包、注射器、（筋膜）无针注射推进器/麻醉剂助推器、各型号银质针、银质针导热巡检仪等，由专职护理人员定期检查、维护和补充。

三、进入微创治疗室后的核对、监测和相关准备

患者进入治疗室后，专职护士核对患者姓名、确认治疗部位。患者平卧后，嘱其放松、安静呼吸，进行血氧饱和度监护并吸氧，观察脉率以及情绪是否稳定，必要时进行言语安慰，待患者情绪稳定后方可进行治疗。如果患者无法配合或者心电脉率异常，须进一步评估和判断是否继续治疗。

如患者畏惧治疗期间疼痛，有条件的单位可以使用静脉镇痛泵，泵中的药液组成参见总论的第七章第二节。治疗前可在血氧饱和度、心电监护并吸氧情况下首剂给药 10 ml，但具体给药总量应根据患者身体耐受情况酌情判断。

治疗前，由护士取出由医院供应室提供的消毒穿刺包（图 5-3），并查看灭菌日期，是否已开启、是否干燥。检查分装银质针的包装封皮，确保完整无破损并在有效限期内。无菌包装开包超过 4 h 不应继续使用。将消毒穿刺包放在清洁干燥的治疗车桌面上，解开系带卷或封口胶布放于包布角下，依次揭左右角，最后揭开内角，注意不可触及包布内面。开包后，检查包内 132℃ 4 min 压力蒸汽灭菌化学指示卡，如果指示剂达到或者深于标准色，表示满足灭菌条件。准备 30 ml 碘伏、棉球、6 cm × 6 cm 8 层纱布（用于操作部位消毒），10 cm × 10 cm 8 层纱布（用于操作中压迫止血），准备盐酸利多卡因注射液 5 ml：0.1 g（使用前稀释至 20 ml）、10 ml 注射器、牙科针、心包穿刺针（用于深部局部麻醉，图 5-4）。

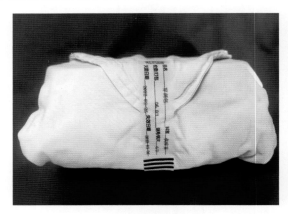

图 5-3　穿刺包内的准备用品

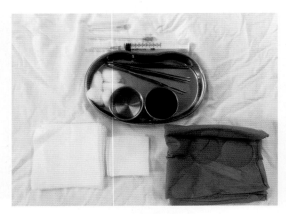

图 5-4　消毒穿刺包

四、各部位治疗所需的银质针型号及患者体位准备

银质针长短不一，传统宣氏银质针按针身的实际长度区分为：Ⅰ号 18 cm，Ⅱ号 15 cm，Ⅲ号 12 cm，Ⅳ号 10 cm。电导热巡检仪按针身实际长度区分的型号分为：1号 16 cm，2号 14 cm，3号 12 cm，4号 10 cm（图 5-5）。建议打包消毒时，以每小包银质针 20 根为计量单位打包消毒（图 5-6）。

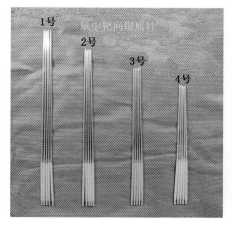

图 5-5　四种型号的电导热银质针

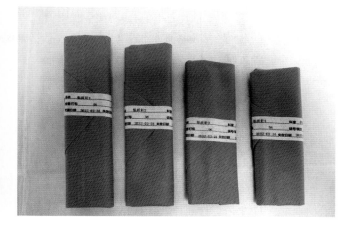

图 5-6　四种型号分装消毒后的银质针簇包

各部位选择相应的银质针型号：

1. **项平面**　通常根据患者体型差异，术前可准备一包 4 号或 3 号针。患者俯卧位，枕颈部治疗区毛发应术前备皮，充分暴露治疗区域。

2. **脊椎旁**　根据患者体型和具体治疗部位选择相应规格的银质针，每个单侧部位使用一包。①颈椎：3 和（或）2 号针；②胸椎：3 和（或）2 号针；③腰椎：内排可选择 3 和（或）2 号针，外排 2 号针。患者俯卧位，充分暴露治疗区域。

3. **肩胛骨背面**　通常选择 2 号或 3 号针，术前一般准备两包（40 根）。患者侧卧位，治疗侧朝上，充分暴露治疗区域。

4. **腰骶后部**　单侧治疗，根据患者体型一般准备 1 包 2 号和（或）3 号针，腰背肌肥厚者，备用 1 包 1 号针，酌情选择数枚补充使用。患者俯卧位，腹下垫一薄枕，充分暴露治疗区域。

5. **髋外侧**　通常选择 2 号针和辅以 1 号针联合，根据患者具体治疗针数，一般选择 2～3 包。患者侧卧位，治疗侧朝上，充分暴露治疗区域，为了治疗舒适，可在其双腿中间和患侧踝关节下各垫一软枕。

6. **大腿根部**　根据患者体型差异，一般准备一包 3 号或 2 号针。患者仰卧位，治疗侧腿屈膝外展以充分暴露治疗部位，如果患者内收肌挛缩后外展不适，可在其外展侧大腿下垫一软枕。

7. **髌下脂肪垫及股骨内、外侧髁**　根据患者体型差异，一般各选择 3 号针一包。患者仰卧位，充分暴露治疗区域。

8. **跗骨窦、内外踝**　根据患者足型差异，一般可各选择一包 4 号或 3 号针。患者侧卧位，充分暴露治疗区域。

五、无菌操作要求

1. 落实手卫生，实施洗手及手消毒。

2. 操作者应当佩戴帽子、外科口罩、无菌手套。

3. 皮肤消毒用浸有碘伏消毒液的无菌棉球擦拭 3 遍，或其他合法有效的皮肤消毒产品，遵循说明书使用。

4.皮肤消毒范围以针刺部位为中心，由内向外环形或者回字形消毒，不留空隙，逐步涂擦，共 3 次，每遍范围逐渐缩小，消毒皮肤范围直径应超过治疗区域边缘 15 cm。

5.治疗结束后叮嘱患者避免沾水等预防感染措施。

（刘荣国　陈　日）

第三节　相关护理康复和针具处理

一、相关护理和康复

银质针治疗期间受麻醉因素影响，在观察护理不当的情况下，容易发生烫伤；治疗加热过程中，应不断询问患者针刺部位的感觉，灼热感是否强烈，如发现加热探头距离皮肤过近，可适当外拉加热探头并在加热探头与银质针接触部位用夹子夹住。术后观察针刺部位的皮肤发红情况，如一旦发生烫伤，可采取以下方法处理：

1.立刻在烫伤的部位，用冷毛巾或包裹冰袋的毛巾冰敷。注意时间不宜过长（30 min 左右），避免造成冻伤。

2.冷敷处理后将创面拭干，然后涂抹一些乳酸依沙吖啶溶液、蓝油烃、林可霉素利多卡因凝胶等抑菌消毒药物，预防创面感染，促进损伤处组织新生。

3.颜面部烫伤须暴露，不必包扎。

4.如有水泡形成，可用消毒针筒抽吸放出组织液。

5.水泡已经破溃应使用消毒棉签擦拭，以保持烫伤部位干燥。

银质针治疗结束后清理针口附近的血渍，按压数分钟止血，并且叮嘱患者避免沾水等预防感染。

患者治疗完毕后，没有深部麻醉或者神经阻滞镇痛的患者肢体功能恢复快，麻醉药可一定程度影响肌力的恢复速度，术后护士或者助手需要协助患者平卧位，主动与被动相结合进行患侧下肢的屈伸活动 10 ~ 15 min，注意不要在疼痛状态下强制功能锻炼。待麻醉明显消退，方可起身下床主动功能锻炼，否则易出现肢体不稳而摔倒。

治疗后针刺局部的物理康复治疗：待肢体功能恢复，患者治疗部位可进行威伐光深部照射消炎，有助于改善针刺后的酸胀不适反应。

二、治疗后的银质针清洗和消毒管理

一次性注射器等应使用符合相关标准要求的产品。必须一人一用一废弃，遵照《医疗废物管理条例》规定，按损伤性医疗废物处理，针头直接放入利器盒，集中处置，严禁重复使用。

银质针为可重复使用的微创针具，应遵照《医疗机构消毒技术规范》（WS/T 367）要求，严格一人一用一灭菌，遵循"清洗－修针－整理－灭菌－无菌保存"程序处理。

（一）清洗

超声波清洗器清洗（图 5-7）和手工清洗均可。

1. **超声波清洗**

（1）冲洗：银质针放置篮筐内，于流动水下冲洗，初步去除污染物。

（2）洗涤：清洗器内注入洗涤用水，根据污染程度使用医用清洁剂（或含酶洗液），水温应 < 45℃，将银质针篮筐放置清洗器内浸没在水面下。超声清洗时间宜 3 ~ 5 min，可根据污染情况适当延长清洗时间，不宜超过 10 min。

（3）漂洗：将银质针篮等整体端出用流动水冲洗，滤干水分。

（4）超声清洗操作应遵循生产厂家的使用说明或指导手册。清洗时应注意盖好超声清洗机盖子，防止产生气溶胶。

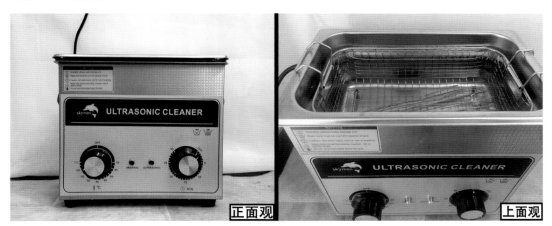

图 5-7　超声波清洗器

2. **手工清洗**

（1）冲洗：将银质针放置篮筐内，于流动水下冲洗，初步去除污染物。

（2）洗涤：将银质针篮筐完全浸没于医用清洁剂中，水温宜为 15 ~ 30℃，浸泡时间和医用清洁剂使用液浓度参考生产厂家使用说明书，浸泡后再用长把毛刷反复刷洗或擦洗针体，达到洗涤目的。刷洗工作应在水面下进行，防止产生气溶胶。

（3）漂洗：用流动水冲洗干净，滤干水分。

（二）修针

1. 用清洁纱布包裹针具沿针柄至针尖方向单向反复擦拭，去除残存的水渍，手持两片竹板夹持银质针压拉，将弯曲的银质针捋直。

2. 疲劳严重的银质针或已经折断的银质针，应废弃，不再使用，作为损伤性医疗废物直接放入利器盒。

（三）整理

将修针后的银质针根据规格大小分类，整齐插入置于硬质容器中的纱布棉垫上、或塑封包装、或有封口的玻璃针管中，玻璃针管内置棉垫保护针尖。

（四）压力蒸汽灭菌法

1. 将整理包装后的银质针遵照《医院消毒供应中心：清洗消毒及灭菌技术操作规范》（WS310.2）进行压力蒸汽灭菌后无菌保存备用。

2. 银质针盛放容器不得使用普通不锈钢或铝制饭盒替代。有侧孔的不锈钢盒可以作为银质针容器，但外层布巾应包装并符合《医院消毒供应中心：清洗消毒及灭菌技术操作规范》（WS310.2）灭菌包装要求。

3. 包装容器及内衬纱布棉垫一用一清洗，衬垫发黄变硬有色斑等及时更换不得再用。

（五）无菌保存

灭菌后的银质针有效期：塑封包装 180 d；封口玻璃管、有侧孔的不锈钢容器外层布巾包装 7 d；开包使用后 4 h 内有效；开包后未用完或未开包过期者应重新灭菌后使用。

三、职业暴露的预防与处理

1. **应遵循标准预防的原则**　治疗中正确使用防护用品，熟知利器伤害事件处理报告流程等。

2. **银质针清洗、消毒防护要点**　①银质针清洗、修针、整理过程易于发生液体喷溅、针刺伤害等，应注意防范职业暴露风险，穿戴防水围裙、护目镜、手套等防护用品；②清洗过程中应持器械操作，整筐拿取，严禁徒手抓取针具；③修针应持竹制夹板夹紧针体向针尖方向拉直整理，避免手拿取时损伤；④整理银质针插入衬垫时，应整齐排列，方向一致。

3. **针刺伤处理及报告**　在银质针针刺或针具清洗消毒过程中一旦发生针刺伤害，立即使用皂液和流动清水反复冲洗伤口，尽可能挤出伤口处的血液，用 75% 的乙醇或 0.5% 的碘伏对伤口进行消毒处理。

医务人员针刺伤处理流程报告科室负责人和院感科和防保科，院感科进行职业暴露监测随访。

四、无针注射推进器／麻醉剂助推器的维护和消毒

尽管两者均采用优质不锈钢材料，但在使用过程中药物多选择利多卡因溶液，利多卡因是盐酸类制剂，对金属和密封垫具有高度的腐蚀性，每次使用后，应及时用生理盐水或蒸馏水及时冲洗除去药液的残留，更换大 O 型圈（如不更换，会因被腐蚀而堵塞喷嘴细孔）并用纱布擦拭干净，再送供应室高温高压灭菌。助推器锥形体内六角压帽平垫下有密封圈，每次用完一管麻醉剂后就需更换一个连接管。为避免交叉感染，助推器在使用后每人次必须灭菌。所有组件高温高压灭菌 30 min。

（陈　日　詹爱华）

银质针布针针刺剖析与注意事项

  遵循软组织外科学理论实施银质针针刺治疗慢性疼痛，用一句话总结可谓"初若易，继则大难矣"，也就是宣蛰人教授常告诫学生们学习银质针看似简单，实则很难。因此，银质针治疗好比围棋，仅黑白二子世界，易会而不易精。以下是笔者根据多年的临床实践经历，将常治部位布针、针刺方法、可能出现的错误及并发症分析说明。

第一节 躯干下部的布针

一、腰骶后部（髂后上棘内上缘与骶髂关节内侧缘）

  腰骶后部起自腰三角区外段髂嵴 – 髂后上棘内上缘 – 骶髂关节内侧缘止于 S_4 水平区域。根据宣蛰人软组织外科学理论，此部位常规两排布针，第一排为下排，第二排为上排。第一排为扪及髂后上棘定为第一点，然后分别沿髂嵴外唇向外侧和向内侧骶髂关节下端直至 S_4 外缘标记定点，每点间距为 2 cm；第二排为向上距离第一排 3 cm 的进针点群，第二排点定在下排的两个邻近进针点的中央上方。两排共 20 针左右（图 6-1）。

  定点布针的错误如下：①定点偏下外（以髂嵴外唇为参照），第一排偏下外时松解的是臀肌筋膜。第二排偏下外时，对髂后上棘内上缘、骶髂关节内侧缘附着处的背阔肌、骶棘肌、髂肌、胸腰筋膜、腹肌部分针刺不彻底，刺入骶髂关节内侧面的深度不足，遗留残余痛。②髂后上棘针刺范围不够，髂后上棘是一个凸圆扁形的立体结构，有时针对髂后上棘单纯两排针的松解不够，可在传统布针的基础上再于第一排髂后上棘中央外下加 2 ~ 3 针进行向内上方针刺提插而避免遗漏压痛点，参见图 6-1A 中的红色标记。③定点布针偏上内（以髂后上棘为参照），有可能髂后上棘、髂嵴缘的外缘浅筋膜针刺松解的范围不够，而遗留残余痛。④骶骨背面外缘的第一排定点偏内，没有对骶骨背面外缘进行充分针刺，而留下残余痛。⑤髂嵴中前部定点偏少，腰方肌和腹肌附着处针刺不全，遗漏压痛点导致部分肋弓痛、腰腿痛患者疗效不佳。⑥骶尾部不布针，有一部分背痛、下肢痛的患者效果不好，可能与骶角包括尾骨尖部分未行针刺有关。

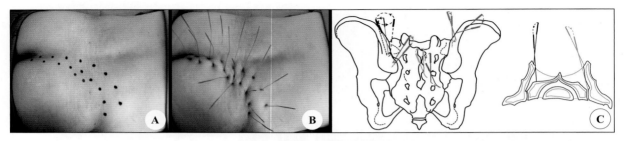

图 6-1　腰骶后部针刺治疗示意

注：A 为治疗前定点标记图，B 为针刺后全貌图，C 为针刺行针轨迹示意图（C 中左图为后面观、右图为骶髂关节横切面观）。C 中左图内【黑针】下排针在髂后上棘行针轨迹：直刺髂后上棘内上缘，小幅度提插后至骶骨背面外上部。【深蓝针】下排针在髂嵴外唇行针轨迹：直刺髂嵴外唇贯穿髂嵴缘腹肌附着点。【蔚蓝针】下排针在骶髂关节下端行针轨迹：直刺骶髂关节下端内侧缘，骨膜下刺至骶骨背面外侧部。【红针】上排针在髂后上棘行针轨迹：由后外向前内斜刺抵髂后上棘内上缘，小幅度提插贯穿骶棘肌附着处。【绿针】上排针在髂嵴缘行针轨迹：后上向前下斜刺抵髂嵴内唇，小幅度提插贯穿骶棘肌附着处，沿髂嵴内面骨膜下刺 1.5 cm。【黄针】上排针在骶髂关节下端行针轨迹：后内向前外斜刺抵骶骨背面，小幅度提插贯穿骶棘肌附着处。C 中右图内的【黑针和绿针】分别代表下排及上排针在骶髂关节行针轨迹的横切面观。

二、大腿根部

大腿根部内收肌群主要包括耻骨肌、长收肌、短收肌、股薄肌、大收肌。对此处进行银质针治疗，宣氏常规定五针（图 6-2），第一针以耻骨结节为靶点，第二针定在第一针外侧耻骨上支前方平行线上，针距 6 cm 左右，股动脉外侧，第三针定点为以第一针、第二针连线为底边，方向向下的等边三角形顶点，第四针定点为等边三角形中心，但针刺向内上方触及耻骨结节下方骨面后沿耻骨下支直至坐骨支的骨膜下刺，第五针是用来探测臀小肌有无病变。耻骨上支的针刺要在皮下斜前行到股静脉内侧的骨面后，方可沿耻骨上支骨面针刺提插，要注意避免损伤股动脉、股静脉、股神经，以及一些变异分支血管、闭孔动脉、精索等，加热时注意不要烫伤，拔针后要压迫，避免形成血肿。

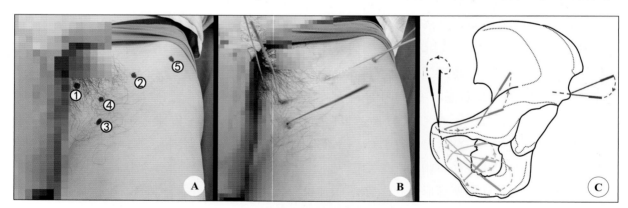

图 6-2　大腿根部常规针刺方法示意

注：A 为治疗前定点标记图，B 为针刺后全貌图，C 为针刺行针轨迹示意图。①【黑针】耻骨结节行针轨迹：直刺耻骨结节骨面并固定。②【浅蓝针】耻骨上支行针轨迹：由前外向内斜刺至耻骨上支近端骨面，再向外小幅度提插至较远的耻骨上支前上方骨面。③【绿针】耻骨下支坐骨支前方行针轨迹：直刺耻骨下支下端后，转向远端耻骨下支坐骨支外侧面做广泛骨膜下刺。④【黄针】耻骨下支外侧面行针轨迹：由下前向后上斜刺至耻骨结节外下方骨面，转向外下方做骨膜下刺至股薄肌附着处。⑤【蓝绿针】臀小肌深层肌附着处行针轨迹：自髂前上棘直刺髂翼外面。

　　我们在临床实践中发现，很多内收肌病理变化严重的病例，仅仅行常规4针提插松解，力度显然不足，很难达到治疗效果。特别是屈髋、屈膝、分腿加压试验阳性，大腿与床边呈45°以上时，表明内收肌挛缩严重，另有一些耻骨弓内侧压痛敏感者，此时需要进行技术上的必要改良，针刺的密度、力度必然增大（图6-3）。第1针也是以耻骨结节为靶点，要扪清耻骨下支、坐骨支、坐骨结节外侧面这些骨性标记后加密定点布针，沿耻骨下支向下间距1.5～2 cm定点，约20针。在耻骨结节下外方，也就是闭孔的内上方，为耻骨上、下支交界稍下处，此处骨膜面相对较宽，可以稍加2～3针。通过增加布针数量，减少治疗次数，达到"以针代刀"的疗效。

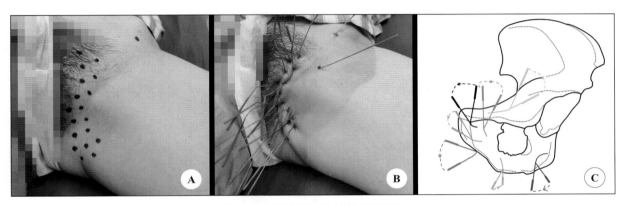

图6-3　大腿根部改良针刺方式示意

　　注：A为改良针刺标记图，B为改良针刺全貌图，C为改良针刺行针轨迹示意图。【黄针】耻骨上支行针轨迹：直刺耻骨结节后，转向外沿耻骨上支行骨膜下刺。【黑针】耻骨结节行针轨迹：直刺耻骨结节，转向外做骨膜下刺。【绿针】耻骨下支内排针行针轨迹：由外前向内后斜刺耻骨下支骨面，转向外做骨膜下刺。【蓝针】耻骨下支外排针行针轨迹：由外前向内后斜刺耻骨下支骨面，转向外做骨膜下刺。【红针】耻骨弓内侧行针轨迹：由外前向内后斜刺耻骨下支边缘骨面，转向内侧面行骨膜下刺。【橙针】坐骨支行针轨迹：由外前向内后斜刺坐骨支骨面，转向外做骨膜下刺。【紫针】坐骨体行针轨迹：由坐骨结节向外后方行骨膜下刺。

　　在开始治疗前，要根据患者的具体临床症状进行相应的布针定点和必要调整，比如对单纯腰腿痛的患者，可仅在耻骨上支、沿耻骨结节向下直至坐骨结节外侧面的定点针刺；如果患者还主诉有肛门、会阴区痛，就要考虑增加坐骨结节内侧面、坐骨体这个部位的治疗，针刺方向不仅沿耻骨弓内侧面针刺，还要沿坐骨体方向深达坐骨棘针刺。如果直腿抬高严重受限，大收肌挛缩严重的患者，大腿后内侧疼痛，须加强坐骨结节处的针刺，一般10针左右（图6-4）。

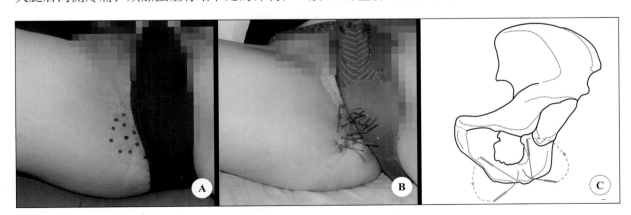

图6-4　坐骨结节处针刺治疗示意

　　注：A为治疗前针刺标记图，B为针刺后全貌图，C为行针轨迹示意图。【浅红针】坐骨支行针轨迹：斜刺至坐骨支外缘，自前向后外行小幅度骨膜下刺。【深红针】坐骨结节行针轨迹：斜刺至坐骨结节边缘，自前向后行小幅度骨膜下刺。

如果合并泌尿系统功能紊乱、生殖器官疼痛，要考虑增加耻骨联合上缘、耻骨弓上缘的定点针刺，两排针，每排 6 ～ 7 针（图 6-5），耻骨联合上缘针刺贯通腹直肌、棱锥肌即可，不可过深。治疗前要排空膀胱，避免损伤盆腔脏器。

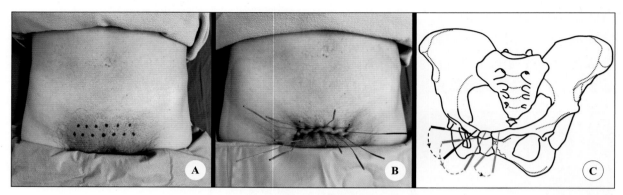

图 6-5　耻骨联合上缘针刺治疗示意

注：A 为针刺前定点标记图，B 为针刺后全貌图，C 为针刺行针轨迹示意图。【黑针、红针和蓝针】耻骨联合上缘行针轨迹：右、中、左侧针直刺耻骨联合前缘，沿耻骨联合上缘贯穿腹直肌、棱锥肌附着点。

三、髋外侧

髋外侧又称为臀旁侧，为阔筋膜张肌、部分臀中肌、臀小肌附着处，并称为髂翼外三肌。患者需要侧卧位治疗，为了髋部肌群有效放松，患者侧卧位固定和舒适，可以使用三个枕头，患者怀抱一个作为支撑依靠、两大腿间夹一个有利于患肢外展放松，患侧踝关节垫一个作为小腿部支撑。否则操作过程中，患者容易前后摆动，时间过长，不易耐受坚持。

在侧卧位下，操作者扪及股骨大转子（第一点），再往上到髂嵴最高点（第二点），第三点是在髂前上棘，第四点大约是在臀后部坐骨大切迹前方，乙形结构顶点位置。这四个点定好以后，从股骨大转子上方开始直至髂嵴最高点之间布 6 ～ 7 排，每排间隔约 2 cm，一排一排往上定点，注意不要疏漏。臀肌粗隆的定点，常规方法是定一针，但对于一些下肢痛的患者，为了效果更好，达到臀肌粗隆彻底的针刺松解，可以增加三四针。髂翼外三肌针刺治疗通常须 40 针以上（图 6-6）。

要注意在髂骨最高点针刺时不要刺入腹腔，可以先触及髂骨上缘骨面向上松解，然后再回针向下。股骨大转子上方髋臼上缘是臀小肌附着的位置，是引起小腿外侧痛、下肢后侧痛非常重要的部位，通常挛缩严重，治疗痛苦大，但是一定要认真彻底针刺。坐骨棘是骶棘韧带附着的位置，会阴神经由此绕向前方，此处无菌性炎症刺激会阴神经导致会阴痛、肛门痛，针刺勿疏漏。坐骨大切迹外侧也是臀小肌髋后内侧、臀髋交界处附着处，坐骨神经由梨状肌下孔出骨盆后途经此处，针刺后使坐骨神经居于宽松的环境，从而减轻炎性物质的刺激。患者侧卧位时，医者站于患者的后侧，银质针由最后一排向下斜刺 45° 接触到髋后侧骨面逐步向后可以滑到坐骨棘进行针刺。在髂前上棘针刺时，触及髂前上棘后要对其前侧面阔筋膜张肌进行针刺，然后再回针，最后在髂前上棘后外侧面进行骨膜下针刺。髋外侧骨膜面附着的臀小肌、阔筋膜张肌需要进行彻底的骨膜下针刺松解，这样疗效才能够稳定。

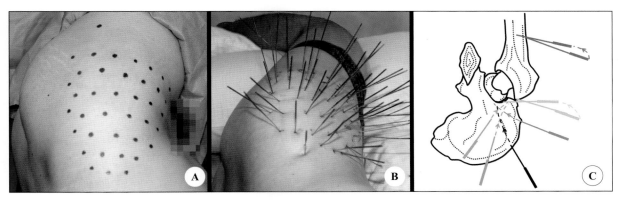

图 6-6 髋外侧针刺治疗示意

注：A 为针刺前标记图，B 为针刺后全貌图，C 为针刺行针轨迹示意图。【黄针】股骨大转子行针轨迹：直刺股骨大转子臀小肌附着点，小幅度提插斜刺至髋臼上缘。【绿针】髂嵴最高点行针轨迹：由上向下斜刺髂嵴最高点外侧下 0.5 cm，沿骨面行骨膜下刺。【蓝针】髂前上棘行针轨迹：由前上向后下斜刺髂前上棘外侧后 1 cm，沿骨面行骨膜下刺。【橙针】髂髋交界下部行针轨迹：由后上向前下斜刺髂骨面，骨膜下刺至臀小肌髂骨面附着处。【黑针】髂嵴前部行针轨迹：由后上向前下斜刺髂骨面，骨膜下刺至臀小肌髂骨面附着处。【红针】臀肌粗隆行针轨迹：直刺贯穿臀大肌臀肌粗隆附着处。

四、臀后内侧

臀大肌是大腿后侧、外侧坐骨神经痛或腰腿痛非常重要的针刺部位，臀大肌主要附着在髂后上棘外侧面到骶骨外面并向下连接髂胫束或附着在臀肌粗隆，是四边形比较宽大的肌肉，对于下肢后伸发挥着重要的作用。臀大肌在髂骨面髂后上棘处沿着髂骨面向后每隔 2 cm 进行布针，直到骶骨的外缘骶角处为 1 排，3 cm 下方再定 1 排，共 2 排，共 15 ～ 20 针（图 6-7）。

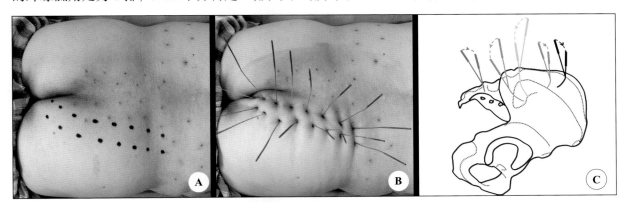

图 6-7 臀后内侧针刺治疗示意

注：A 为针刺前标记图，B 为针刺后全貌图，C 为针刺行针轨迹示意图。【黑针与蓝针】髂后上棘外侧面行针轨迹：直刺髂后上棘外侧缘，由内上直至外下行骨膜下刺。【黄针与粉红针】骶髂关节外侧面行针轨迹：直刺骶髂关节外侧缘，由内向外行骨膜下刺。【红针】骶骨末端背面行针轨迹：直刺骶骨末端背面外侧缘，由内向外做骨膜下刺。

针刺臀后内侧的髂骨、髂后上棘的上外缘进行小幅度提插后，再转向外侧面进行沿髂骨面的骨膜下刺，如果没有把臀大肌进行充分的骨膜下刺，遗漏压痛点，针刺效果差。伴有肛门痛、会阴痛的部分病例，在髂骨的后缘、骶骨的背面和外侧面，针刺一定要彻底，可以偏向骶骨前侧方向针刺。加热时，臀大肌比较深厚，注意防止烫伤，术后针刺部位加压按压，避免深部血肿。

五、臀后侧和坐骨大切迹

臀后侧位于髂嵴后缘与坐骨大切迹之间，是符合臀中肌髂翼外面附着处。自髂嵴后缘下 0.5 cm 开始作横行的 3 ~ 4 排进针点，每排 6 针左右，自髂翼外面向下至坐骨大切迹方向的骨膜下针刺。梨状肌由坐骨大切迹下方出骨盆，在距离髂嵴缘最高点 10 cm 左右向下深压可以摸到坐骨大切迹上缘，然后在这个位置标记三点，银质针朝向坐骨大切迹的上缘进针，针刺触及骨面后逐渐下滑至大切迹上缘，缓慢进针，一有落空感就停止，避免过深而伤及坐骨神经（图 6-8）。原则上这三针针刺时不进行麻醉，避免损伤坐骨神经。是否再补几针加密可以根据针刺过程中是否触及软组织挛缩决定，针刺结束以后要注意加压止血，避免损伤臀上动脉形成血肿。此部位治疗，禁忌选择硬膜外阻滞镇痛或者坐骨神经阻滞镇痛，目前已有在深麻醉下伤及坐骨神经而引起下肢肌力下降、足下垂并出现神经病理性疼痛的病例报道。

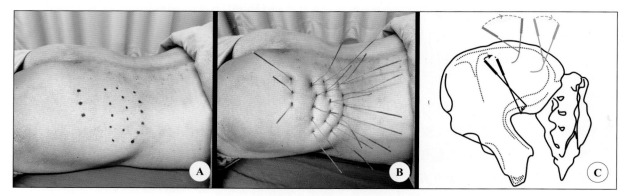

图 6-8　臀后侧和坐骨大切迹针刺治疗示意

注：A 为针刺前标记图，B 为针刺后全貌图，C 为针刺行针轨迹示意图。【蓝针和橙针】臀后侧行针轨迹：直刺髂嵴后缘下方骨面后，沿髂翼外面向下至坐骨大切迹做骨膜下刺。【黑针】坐骨大切迹行针轨迹：向上前方斜刺到坐骨大切迹后上方，向下小幅度提插到坐骨大切迹后缘，或骨膜下刺至坐骨大切迹中缘，贯穿其前方骨膜即可。

六、腰骶段

（一）针刺方法及注意事项

腰椎棘突、骶中棘两侧距离后正中线 0.5 cm 定点一排，距离第一排 2.5 ~ 3 cm 为关节突关节，此处定点第二排，每排 10 针左右（图 6-9）。横突是否布针，宣蛰人教授认为横突多为继发性损害，可以不布针。我们在临床实践中发现，横突可布针治疗，主要目的：①如治疗原发部位以后继发疼痛没有缓解，有可能横突附着处存在肌挛缩，此时需要在横突处进行针刺。②如果患者存在继发性腰大肌损害，可以在横突的外缘定点布针，针刺触及横突尖后，顺着横突尖的下方，在横突前缘向内侧刺入，可以对腰大肌进行针刺松解，但务必缓慢进针，注意安全。由于腰大肌、腰方肌损害多为继发性损害，所以常规不治疗，但可以根据自己对解剖的熟练程度选择，加快症状缓解。

临床发现，对腰骶段进行针刺时，很多初学者是垂直进针，没有针刺到棘突的侧面，这是错误的。棘突侧面为骶棘肌附着处，不治疗此部分，患者前屈产生的症状不能得到有效改善。理论上，第一排应该针刺棘突的侧面，从棘突的侧面再往下到达椎弓板骨面，然后对椎弓板上面的深肌群提插治疗；存在腰骶后伸疼痛时，仅仅对椎弓板上的松解是不全面的，还要继续沿椎弓板向外到达关节突关节内侧面，再往深处到达椎弓板深面的黄韧带后缘进行针刺。也就是对椎弓板针刺一定要彻底，否则会留下很多残余痛。第二排针刺关节突关节，银质针斜刺40°进针触及椎弓板后向外滑动，高起的部位就是关节突关节，上关节突与横突交界处是多裂肌、回旋肌附着处，需进行提插；不能疏漏了两个关节突关节囊之间的部位提插，沿着横突往外提插，可对横突尖进行松解，然后再退针，回到多裂肌、回旋肌附着处进行提插。

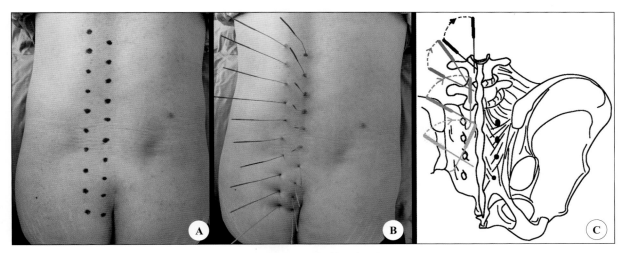

图 6-9　腰骶段针刺治疗示意

注：A 为针刺前标记图，B 为针刺后全貌图，C 为针刺行针轨迹示意图。【黑针】腰椎内排针行针轨迹：斜刺棘突侧面后，沿侧方骨面直刺至棘突根部后，小幅度提插至椎弓板。【蓝针】腰椎外排针行针轨迹：斜刺棘突与椎弓板交界处后，向外偏上小幅度提插至关节突关节外侧。【绿针】骶骨内排针行针轨迹：斜刺骶中嵴后，小幅度提插至背面。【橙针】骶骨外排针行针轨迹：斜刺骶中嵴与背面交界处后，小幅度提插至骶骨背面外侧。

治疗腰骶段需要注意，腰椎越往下椎体越大，所以两排之间距可以逐渐稍微宽一点。下腰椎，越往下方椎间隙越宽，$L_{4/5}$ 和 L_5/S_1 椎间隙宽大，若没顺着棘突进针，过深扎透棘间肌、黄韧带、硬脊膜后，可能针刺入蛛网膜下腔，脑脊液外漏，导致低颅压性头痛。骶中棘的针刺是第一排沿骶中棘的侧面提插到骶中棘的根部后，向外刺到骶后孔部位，不能过深到骶前孔。骶裂孔附近退化没有重要神经，尾骨痛一般是臀大肌向中央传导，可以根据实际情况，常规针刺完效果不明显时再针刺尾骨、骶尾韧带。在骶骨背面进行第二排针刺时也要注意，第一次从髂后上棘内上缘、骶髂关节内侧缘针刺对骶髂关节的髂骨面进行针刺，但是骶骨面的治疗是不彻底的，所以腰骶段第二排针刺到骶骨背面以后，一定向外提插到与髂骨交界深部的骶骨面，对这部分进行彻底针刺，否则疗效不佳或者遗留残余痛。

（二）低颅压性头痛

严重脑脊液漏引起低颅压综合征，最明显的临床表现是体位性头痛，头痛在立位和劳累时加重，呈间歇性，头痛可能会突然或逐渐发作。其他临床表现：颈部疼痛、僵硬、恶心、呕吐、眩晕、畏光、耳鸣和听觉过敏、出汗、视力模糊和复视、共济失调和蹒跚步态等。MRI 有助于显示脑脊液从蛛网膜下腔漏向硬膜外腔的路径，鉴别硬膜外脑脊液和炎性积液。

根据病史和临床表现确定是否为脑脊液漏。另外，漏液内 β_2 转铁蛋白和 β 微量蛋白活性测定 +

葡萄糖定量分析（1.7 mmol/L 以上），即可确诊为脑脊液。

1. 对症治疗　传统治疗包括避免直立姿势，要求患者保持静止（如卧床休息），并增加液体摄入量，直到症状缓解。有数据表明，侧卧位确实在统计学上减少了硬脑膜穿刺术后头痛的发生。

2. 对因治疗　硬膜撕裂可以通过手术治疗，也可以通过硬膜外输液来维持。目前主要有三种方法可供选择：硬膜外血补丁、硬膜外纤维蛋白胶和硬膜外生理盐水输注。只有在以上措施失败的情况下，才应该考虑更具侵入性的手术方法。

（1）硬膜外血补丁是目前硬膜外撕裂的首选治疗方法。该手术包括向硬膜外间隙注入自体血液，根据撕裂的大小从 6 ~ 20 ml 不等，以诱导撕裂周围的组织凝固，有效防止了脑脊液的渗漏，同时注射增加了局部压力，进一步缓解了症状。

（2）硬膜外纤维蛋白胶是另一种用于硬脑膜撕裂的选择，这种胶水由生物纤维蛋白原溶液和含有钙辅助因子的凝血酶组成。这种组合形成纤维蛋白聚合物密封，其机制类似于硬膜外血补丁。纤维蛋白胶通常在多个硬膜外血块失败时使用，也是实施手术修复之前的一个选择。

（3）硬膜外注入生理盐水或鞘内注射生理盐水，但只是撕裂本身的暂时解决方案。虽然这些注射是暂时的解决方案，但可以立即缓解症状。

治疗方案应首先根据已接受微创措施的严重程度和反应进行评估。硬膜外血补丁目前被建议作为患者的一线治疗。

七、膝关节

膝关节中的髌下脂肪垫损害对于膝关节痛、腘窝痛、大腿前侧痛及上下楼梯痛产生重要的传导作用。

（一）髌下脂肪垫

①髌下脂肪垫位于髌尖粗面前下 1/3。左手拇指食指按压髌骨上缘并下推，髌骨下缘翘起暴露髌尖，在髌骨下缘定一排针距为 1.5 ~ 2 cm 进针点群，一般 10 针以上（图 6-10）。由于髌下脂肪垫治疗时异常痛苦，一般需要局部麻醉，否则，因为疼痛导致患者对抗，髌骨上移而针刺不到位。银质针一定要触及髌骨下缘，沿着髌骨下缘骨面向头端刺入，如针体空晃而不固定，表明治疗不到位。银质针治疗是根据手术松解原理进行针刺，当治疗完毕，将针从髌骨下拔出时应费力，提示针

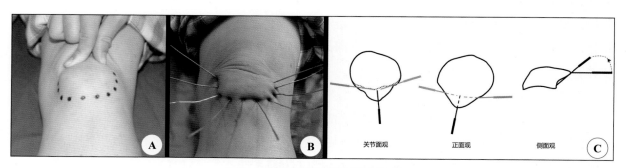

图 6-10　髌下脂肪垫针刺治疗示意

注：A 为针刺前标记图，B 为针刺后全貌图，C 为针刺行针轨迹示意图。【蓝针和绿针】侧边针刺行针轨迹：自髌骨两侧外下缘略向内上斜刺，行髌骨下骨膜下针刺。【黑针】髌尖下针刺行针轨迹：自髌尖正下缘向内下斜刺，沿髌尖粗面骨膜下刺至粗面头端，与侧边针形成扇形围刺。

刺到位。②根据膝局部压痛点进行定点时，在髌下脂肪垫髌尖附着处有压痛，针刺定位要偏上一点，在髌尖处稍微垂直一点进针，有利于消除髌尖压痛，否则易遗留残余痛。③针刺深度要足够，如深度太浅，没有把髌下脂肪垫从髌骨下松解到位，会遗留残余痛，且治疗后反应时间延长。④加热时要防止烫伤，常规布一排针，但也有的患者因压痛范围广，需要两排，应根据实际压痛点的检查进行调整。⑤银质针导热治疗结束，拔针后，膝关节可以稍微屈曲，压迫止血，患者针刺后，膝关节有两三天的酸胀反应或者活动受限，属于正常现象。

（二）股骨内上髁

扪及膝关节内上方的内上髁，在围绕内上髁中央包括内收肌结节在内的范围区定点三排，10 ~ 12 进针点，但是诸多严重患者需要根据病情增加治疗针数，可达 15 ~ 20 针（图 6-11）。

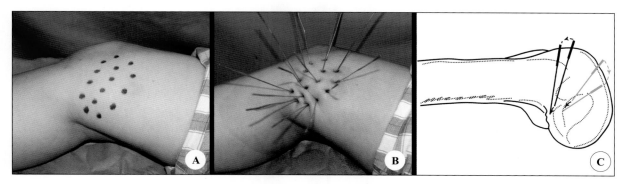

图 6-11　股骨内上髁针刺治疗示意

注：A 为治疗前标记图，B 为针刺后全貌图，C 为针刺行针轨迹示意图。【黑针】收肌结节针刺行针轨迹：直刺或斜刺收肌结节，由中心向外做骨膜下刺。【绿针】内上髁中央部针刺行针轨迹：直刺或斜刺内上髁，沿内上髁骨面小幅度提插。

针刺中注意：①邻近髌骨侧垂直进针可浅刺到内上髁骨面，而在髌骨内侧上后方的布针点，银质针刺入后需要倾斜缓慢进针而触及股骨内上髁，避免损伤膝降动脉，切勿垂直针刺进入腘窝而损伤腘窝动脉、坐骨神经等。银质针斜刺股骨内上髁行骨膜下提插，要固定在骨膜上。针刺完毕进行加热，拔针后的压迫时间足够，防止血肿。②如果髌下脂肪垫做治疗时，建议将其与股骨内上髁分开治疗。如果同侧、同时加热治疗，由于针刺比较多而密集，容易烫伤，术后也可因膝关节酸胀反应重而影响步行，甚至加重患者对银质针治疗的顾虑。对附着于股骨内上髁的大收肌，针刺彻底后，膝前下方和膝内侧的痛可缓解。

（三）股骨外上髁

股骨外上髁相对股骨内上髁没那么重要，但临床中我们也发现，膝关节痛时，进行股骨外上髁针刺治疗后，膝关节的紧、胀、痛可明显减轻。股骨外上髁布针也是根据压痛点，一般 10 针左右即可（图 6-12）。在股骨外上髁压痛点进行针刺，注意不要向腘窝后方针刺，避免误伤血管与神经，拔针后注意压迫止血。

八、髂胫束

腰骶臀部软组织治疗完毕后，如果患者下肢的疼痛没有完全缓解，在进行压痛点检查时发现髂胫束高度敏感，可以进行髂胫束的治疗。宣蛰人教授建议常规布针两排，20 针左右（图 6-13）。

笔者认为可以适当增加针数，不要僵化。患者侧卧，患侧朝上，布针三排，银质针垂直刺到股骨，内侧一排针刺后可以固定在大腿前侧；中间一排垂直进针，若固定不住，可以稍向内滑动后再向外针刺把髂胫束剥离开而固定在股骨外前侧，外侧一排可以向内针刺到髂胫束在股骨附着处提插后固定在大腿后侧，这样治疗会针刺比较彻底。

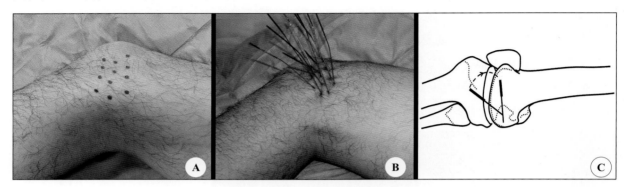

图 6-12　股骨外上髁针刺治疗示意

注：A 为针刺前标记图，B 为针刺后全貌图，C 为针刺行针轨迹示意图。【黑针】股骨外上髁行针轨迹：直刺或斜刺股骨外上髁，小幅度提插后固定。

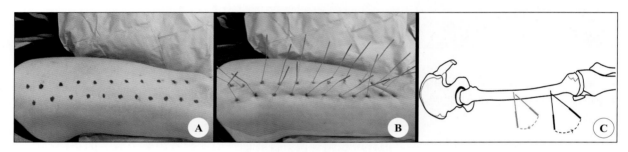

图 6-13　髂胫束针刺治疗示意

注：A 为针刺前标记图，B 为针刺后全貌图，C 为针刺行针轨迹示意图。【黑针】前排针行针轨迹：向后斜刺股骨后，沿骨面向前，提插后固定于大腿前方。【蓝针】后排针行针轨迹：向前斜刺到髂胫束在股骨附着处，提插后固定在大腿后侧。

九、踝关节

（一）外踝和跗骨窦

围绕外踝腓骨肌总腱鞘和腓骨肌上下支持带进行针刺，在常规 1 排 8 ~ 10 针针刺的同时，在邻近跟骨这一侧，再加 4 ~ 6 针，把跟腱前脂肪垫一并治疗（图 6-14）。

跗骨窦位于跟距后关节与前、中关节之间，由后向前外行走，上宽下窄，略呈锥形的潜在窦腔。其内侧为漏斗形的跗骨窦管，跗骨窦管的后方紧接在距骨。主要结构包括脂肪垫、小血管、关节囊、神经末梢、滑囊、跟距骨间韧带以及伸肌下支持带的内侧、中间和外侧。

注意事项：①跗骨窦的定点是由宣蛰人设计，针刺要顺着跗骨窦的边缘进针，两针间隔 1.5 ~ 2 cm，一般 10 针以内（图 6-14）。为了将其中的脂肪组织从窦壁骨膜上松解，消灭脂肪组织无菌性炎症，需清楚地触及跗骨窦边缘，在靠近跗骨窦边缘的内侧进针。中间这一针要注意，因有些患者的窦底直接与足底相连，窦腔很深，勿穿透足底。可以将中间这一针稍微斜一点，碰触窦壁，在窦壁的骨膜下固定。②跗骨窦的治疗不能反复提插，否则易导致异常肿胀，一般每针直接进针及窦壁，顺着跗骨窦壁，尽可能刺深一点，窦内脂肪组织尽可能针刺彻底。治疗过程中一定要注意预防烫伤，烫伤后皮肤易出现愈合不良。

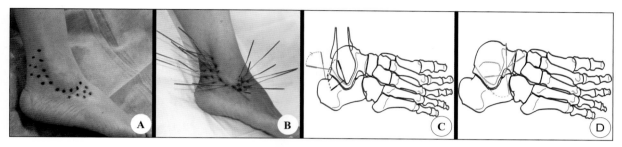

图 6-14　外踝和跗骨窦针刺治疗示意

注：A 为针刺前标记图，B 为针刺后全貌图，C 和 D 依次为外踝和跗骨窦针刺行针轨迹示意图。图 C 中【黑针】外踝行针轨迹：自外后向内前行腓骨长短肌腱鞘内斜刺，固定于腓骨后方骨膜面。【绿针】外侧跟腱前脂肪垫行针轨迹：自后向前、向下做斜刺至跟骨后上缘的跟腱前脂肪垫和踝后关节囊。图 D 中【绿针】跗骨窦中央部行针轨迹：直刺或稍斜刺至窦壁，固定于其骨膜面。【蓝针和红针】跗骨窦周围部行针轨迹：斜刺跗骨窦边缘骨面后，贴着窦壁骨面做骨膜下刺。

（二）内踝和跟腱前脂肪垫

触摸胫骨远端结节，围绕此结节定点 1 排，两针之间隔约 1.5 cm，8 ~ 10 针，进行胫骨后肌腱、趾长屈肌腱鞘和屈肌支持带的针刺松解。在胫骨远端与跟骨之间，在跟腱之前有跟腱前脂肪垫，此处布 5 针左右（图 6-15）。

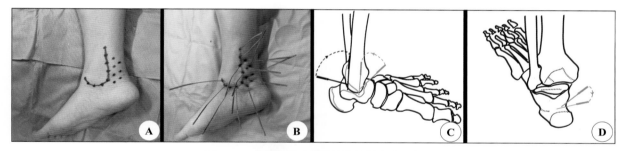

图 6-15　内踝和跟腱前脂肪垫针刺治疗示意

注：A 为治疗前标记图，B 为针刺后全貌图，C,D 分别为内踝和跟腱前脂肪垫行针轨迹示意图。图 C 中【蓝针和黑针】内踝行针轨迹：行胫骨后肌腱、趾长屈肌腱鞘和屈肌支持带内斜刺，固定于胫骨骨膜面。图 D 中【蓝针】内侧跟腱前脂肪垫行针轨迹：直刺或斜刺贯穿跟骨后上缘脂肪垫、踝后关节囊。

由于胫神经自此处进入足底，故内踝治疗不应麻醉，避免误伤胫神经。其次，要缓慢进针，患者如有麻、刺、放电样感觉，需停止针刺判断是否伤及胫神经，必要时调整方向继续针刺。刺及胫骨后划过骨膜可固定银质针。

（三）踝前关节囊和胫腓间隙

位于胫骨前面和远端各定一排，每排 4 ~ 5 针，对踝前关节囊和胫骨前肌腱腱鞘进行针刺，感到酸胀再停针，部分患者关节间隙狭窄需要认真的探寻，不容易刺入，如果没有刺入深层，会有残余痛。胫腓间隙位于胫骨与腓骨之间，有骨间膜附着于胫腓骨，只要沿踝前关节囊向上刺入胫骨和腓骨的深面，5 针左右即可（图 6-16）。

踝关节的整体治疗都需注意勿重复提插，否则治疗完后易出现肿胀，须尽快进行冰敷。疼痛剧烈的患者，可以服用非甾体消炎镇痛药，过了两三天以后大部分患者症状会缓解。

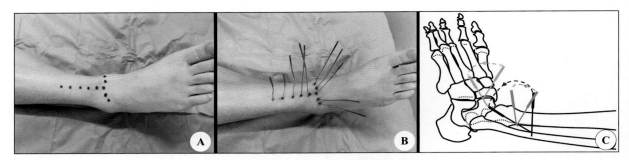

图 6-16　踝前关节囊和胫腓间隙针刺治疗示意

注：A 为针刺前标记图，B 为针刺后全貌图，C 为针刺行针轨迹示意图。【红针】踝前关节囊行针轨迹：直刺踝前关节囊，沿骨面做骨膜下刺。【蓝针】胫骨侧行针轨迹：由外向内斜刺胫骨干后，沿骨面小幅度提插向外贯穿胫腓间隙。【黑针】腓骨侧行针轨迹：由内向外斜刺腓骨干后，沿骨面小幅度提插向内贯穿胫腓间隙。

（刘荣国　王震生）

第二节　躯干上部的布针

一、胸脊柱段

胸脊柱段布针常规两排，第一排在棘突旁，第二排横向距第一排 2.5 ~ 3 cm，为关节突关节区域，横突不需要布针（图 6-17）。

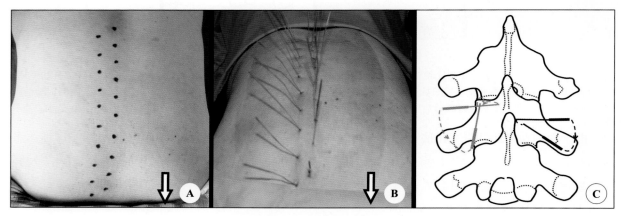

图 6-17　胸脊柱段针刺示意

注：A 为治疗前标记图，B 为针刺后全貌图，C 为针刺行针轨迹示意图。图中箭头方向为头端。【黑针】内排针行针轨迹：斜刺至棘突侧面后，直刺至下方邻近椎弓板骨面。【蓝针】外排针行针轨迹：向前内方斜刺至椎弓板内端后，小幅度向外偏上提插至关节突关节外侧。

（一）针刺方法及注意事项

①第一排针刺时，刺到棘突的侧面直至棘突根部后，然后往头尾端提插进行骨膜下松解。相邻胸椎呈叠瓦状，叠瓦之间，胸椎两个椎弓板、关节突关节连接处一定要认真提插。如果此处遗漏，有些胸痛缓解不理想。②胸椎关节突关节叠瓦状排列，一般斜刺 45° 触及椎弓板后向外提插移针至

有落空感时就是关节突关节外缘，如果没有落空，那可能就是触及胸椎横突或者肋骨，可以针刺松解完以后再回针向前针刺。如果有前胸痛的患者，触及关节突关节外缘再往前上针刺，有可能触及胸神经或椎间孔外后方，胸前痛通过关节突关节区针刺治疗，可获好疗效。③外排定点不能太偏外，偏外靠近胸膜，存在穿透胸膜，导致气胸的潜在风险。④治疗期间注意，患者俯卧位时，压迫前胸会感到呼吸不畅、胸闷，针刺时传导疼痛至前胸，患者胸闷的感觉加重。针刺左侧胸壁时，常规进行心电监测。⑤胸椎棘突呈叠瓦罗列，理论上银质针不可能针刺到蛛网膜下腔。由于颈膨大，T_1、T_2 的关节突关节、横突、椎弓板等相对宽大，第二排布针要稍微靠外一点。T_3、T_4 以下关节突关节、横突、椎弓板等稍微窄一些，所以布针不是均匀、等距离的，距离稍微近一点。

（二）气胸

1. **典型表现**　①突发一侧胸痛或胸闷，伴或不伴呼吸困难，可有刺激性干咳。②张力性气胸有精神高度紧张、胸闷、挣扎坐起、烦躁不安、发绀、出汗等临床表现。③体征可见气管向健侧移位，患侧胸部隆起，肋间隙膨隆，呼吸运动及触觉语颤减弱，叩诊呈鼓音，心或肝浊音界缩小或消失，听诊患侧呼吸音减弱或消失。④胸片表现为外凸弧形的细线条形阴影，称为气胸线，线外透亮度增高，肺纹理消失，线内为压缩的肺组织（图6-18）。

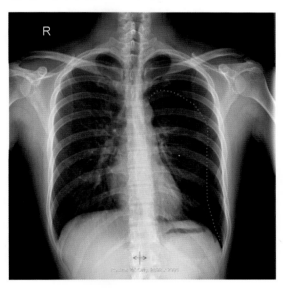

图 6-18　气胸 X 线平片

注: 左侧气胸, 红虚线内为压缩肺纹理, 肺压缩约50%, 左上肺视野透亮度增高, 上肺外带未见肺纹理。余双肺纹理增多、增粗。双肋膈角锐利, 双膈面光整。

2. **不典型表现**　①可无症状；②仅出现呼吸窘迫；③仅有轻微胸痛、胸闷不适，无明显体征。

3. **诊断**　根据症状、体征及影像学进行诊断。胸片及胸部 CT 显示气胸线是确诊依据，可根据 X 线胸片对气胸量进行评估。于肺门水平计算肺切缘与侧胸壁的距离：距离 1 cm 时，气胸量约占单侧胸腔容量的 25%；距离 2 cm 时约为 50%，≥ 2 cm 为大量气胸，< 2 cm 为小量气胸。如从肺间气胸线至胸腔顶部估计气胸大小，距离 ≥ 3 cm 为大量气胸，< 3 cm 为小量气胸。

4. **处理方法**　①气胸量 20% 以下，应绝对卧床休息，尽量少讲话，减少肺活动，保持排便通畅，酌情使用镇静、镇痛、止咳药物。肺萎缩在 20% 以下，不伴有呼吸困难者可单纯卧床休息吸入高浓度氧可增加气体吸收的速度。②气胸量 > 20% 或有明显呼吸困难患者，尤其是张力性气胸患者需要紧急排气。抽气是迅速解决呼吸困难的首要措施。肺萎缩＞20%或患者伴有明显的呼吸困难须及时胸腔穿刺抽气或引流。

二、颈脊柱段

颈椎布针一般从 C_2 至 T_2。颈椎定点，第一排在棘突旁 0.5 cm，第二排距离第一排 2～3 cm。下颈椎和上胸椎因为颈膨大稍微宽一点，在第二排，C_7 定点比 C_5、C_6 靠外（图 6-19）。

颈椎的棘突偏小，椎弓板也相对较窄，叠瓦比较平，前屈可以暴露出椎间隙，有刺透黄韧带而损伤脊髓的可能性。颈椎局部麻醉时，注射针勿过深，刺到椎动脉会出现惊厥，抽搐，呼吸抑制。第一排银质针沿棘突侧面至椎弓板，第二排银质针斜刺至棘突根部或椎弓板后向外提插至有落空感时，表明到达关节突关节。斜角肌附着在颈椎横突的后结节上，银质针针刺关节突关节后再向前外触及后结节，进行提插松解后再回针，固定在关节突关节上。针刺关节突关节向前至椎间孔外缘可刺激颈神经引起传导痛，针刺颈椎至关节突关节有落空感即可，太向内前针刺会触及椎动脉。要注意，颈椎过于后伸时，椎弓板、后关节区域暴露不完整，针刺不全面，会留下残余痛。因此，针刺颈椎时，患者的头需要适度前屈，不能过度后伸。针刺颈椎，额头需垫头垫，体位舒适，面部口鼻呼吸要畅通、吸氧，要主动多次询问患者的反应，因颈前有迷走神经、颈前动脉窦，过度前屈时颈动脉窦受到压迫，易引起心率减慢，故一定要注意患者的意识应答。

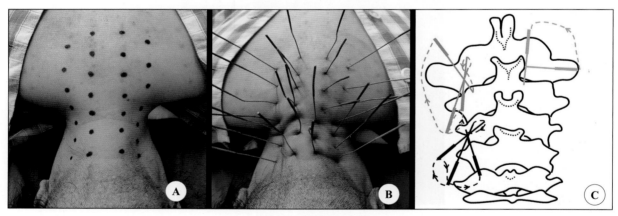

图 6-19　颈脊柱段针刺示意

注：A 为治疗标记图，B 为针刺全貌图，C 为行针轨迹示意图。【橙针】内排针行针轨迹：斜刺至棘突侧面后，直刺至椎弓板。【蓝针与黑针】外排针行针轨迹：向前内方斜刺至棘突与椎弓板交界处后，小幅度向外偏上提插至关节突关节外侧。

三、项平面

项平面的治疗在头痛中发挥重要作用，第一排布针在上项线，第二排布针在下项线，每排 10 针左右，两排间隔 2～3 cm（图 6-20）。

如果患者胸锁乳突肌附着处有损害，还要在乳突下缘布针，在乳突处布针少，会留下残余痛。针刺深度要足够，如果太浅，颅底深层肌肉未触及提插松解，第一排定点偏下，上项线没有针刺完全，导致斜方肌、头夹肌这些浅层松解不彻底。下排一般过下项线 2 cm 即可，切记不可过深，靠近枕外隆突如果进针太深，有入枕骨大孔潜在可能，此处有延髓、脑干重要生命中枢，非常危险。注意头皮血运循环比较丰富，容易出血，拔针后需要认真压迫止血。

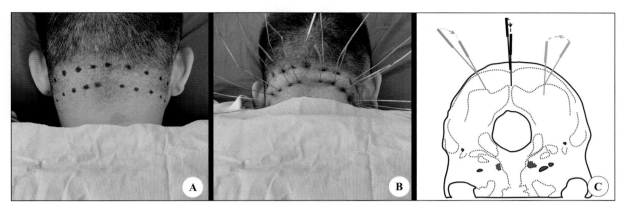

图 6-20　项平面针刺示意

注：A 为治疗前标记图，B 为针刺后全貌图，C 为针刺行针轨迹示意图。【黑针】枕外隆凸行针轨迹：直刺枕外隆凸后，向下沿骨面刺入不超过 2 cm。【蓝针】上排行针行针轨迹：直刺上项线后，向下沿骨面刺入不超过 2.5 cm。【绿针】下排针行针轨迹：后下方向前上方斜刺至项平面，再小幅度提插至下项线以下约 2 cm。

四、冈下窝区

冈下窝区是冈下三肌包括冈下肌、大圆肌、小圆肌的附着处。治疗冈下三肌对于缓解上肢痛、颈背痛发挥着很重要的作用。遵照宣蛰人软组织外科学理论一书中的定点，整个冈下窝区需 30 针以上（图 6-21）。

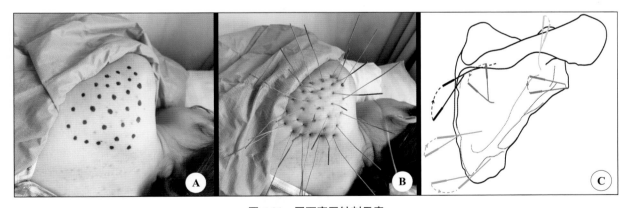

图 6-21　冈下窝区针刺示意

注：A 为治疗前标记图，B 为针刺后全貌图，C 为针刺行针轨迹示意图。【黑针】肩胛冈脊柱缘下方行针轨迹：斜刺至肩胛冈脊柱缘侧，沿肩胛冈下方骨面向外上做骨膜下刺。【黄针】肩胛冈腋缘侧下方行针轨迹：斜刺至肩胛冈腋缘侧，沿冈下窝由内上向外下做广泛骨膜下刺。【褐针】肩胛背面中间部行针轨迹：直刺或斜刺冈下窝，向外上做冈下肌骨膜下刺。【蓝针】肩胛骨脊柱缘行针轨迹：斜刺至脊柱缘，沿冈下窝由内向外做广泛骨膜下刺。【绿针】肩胛下角行针轨迹：直刺至肩胛下角腋缘稍内侧，小幅度向外提插，贯穿大圆肌附着处。【红针】肩胛盂下结节行针轨迹：直刺至盂下结节稍内侧，小幅度向外提插，至贯穿肱三头肌长头附着处。

注意事项：①侧卧位治疗，前胸腹部没有压迫，患者比较舒适，针刺腋缘时，骨性结构感清楚，但是侧卧位针刺时，肩胛骨易移动，治疗前的标记与操作实际界限有偏差。俯卧位治疗，肩胛骨比较固定，但前胸受压致患者呼吸不畅、胸闷不适，特别是老年患者要注意。冈下三肌的定点一定要把肩胛骨的边缘标记出来，避免气胸，间隔 2 cm 一针。②注射针至骨膜面时可给予麻醉药阻滞镇痛。有患者先天性肩胛骨区小的骨性缺如，所以要循骨面缓慢针刺提插，避免气胸。在肩胛下角大圆肌附着处治疗，一定要针刺到位，不能担心太靠下致气胸而遗漏压痛点。③肩胛冈自外向内呈下坡样斜坡，针刺不能遗漏冈下窝上部的斜坡区。④易遗漏针刺的是腋缘上端的盂下结节，即肱三头肌的附着点，此处如患无菌性炎症也会引起上肢内侧疼痛。⑤如果患者肩关节挛缩，上肢疼痛伴功能严重受限，腋缘一定要治疗到位，松解务必彻底。⑥冈下窝治疗时，银质针尽可能与肩胛骨呈 30°～40° 骨膜下斜刺。针刺完毕后，患者的上肢上抬受限，一般两三天后恢复，不是损伤神经所致。

五、冈上窝区

冈上窝区主要是斜方肌、冈上肌和肩胛提肌的附着处，一些上臂的疼痛、上肩背、下颈部疼痛、颈椎上部耳旁的疼痛，需要针刺治疗此区。治疗前要在斜方肌附着与肩胛骨外缘的肩峰端做标记，然后标记肩胛骨内上角，沿肩胛冈向内侧划线标记至肩胛骨脊柱缘，向外侧划线至肩峰和锁骨外上段，间隔 1.5～2 cm 一针，15～20 针（图 6-22）。

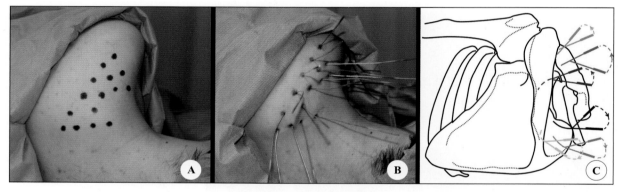

图 6-22　冈上窝区针刺示意

注：A 为治疗前标记图，B 为针刺后全貌图，C 为针刺行针轨迹示意图。【黑针】肩胛内上角行针轨迹：直刺或斜刺冈上脊柱缘头端（或肩胛内上角），往内小幅度提插肩胛提肌附着处后，向外沿冈上窝行骨膜下刺。【蓝针和黄针】冈上窝脊柱缘行针轨迹：直刺至冈上窝内侧脊柱缘骨膜面，由后上方向前下方沿冈上窝做纵向的骨膜下刺。【绿针】肩峰端内缘行针轨迹：沿肩关节上方向内行斜刺或平刺，贯穿斜方肌附着点及冈上肌外段。【紫针】肩胛冈外段上缘行针轨迹：由外前向内后斜刺至肩胛冈外段，沿其上缘向内做骨膜下刺。【红针】锁骨外上段行针轨迹：由后向前斜刺至锁骨上方，向后小幅度提插至锁骨后方。

先从肩胛冈外缘肩峰端进行斜方肌附着处针刺，然后沿肩胛冈向内进行包括冈上肌在内的针刺治疗，最后针刺至肩胛内上角，可以令助手向头端推动患者肩胛骨，肩胛骨内上角向上凸起，骨性标志明显后再实施针刺。银质针触及肩胛骨以后，再循骨面向内缓慢滑动提插，进行内上角处内缘彻底松解，避免深刺而致气胸。要注意肩胛切迹这个位置，位于肩胛冈中外 1/3 处，将肩胛冈分为两部分。此处有肩胛上神经、动脉等，针刺后要观察有无血肿。此处针刺，需要与前胸壁成角 45°斜刺，触及肩胛冈后再往头端提插至肩胛骨切迹边缘，一旦有落空感，马上停止，避免过深损伤肺尖致气胸。

六、肱骨内上髁 / 外上髁

肱骨内上髁 / 外上髁主要依据压痛点进行定点布针，肱骨内上髁一般 6 ~ 8 针即可，肱骨外上髁区 15 针左右，于高度敏感压痛点针刺即可，需要重复治疗 3 次以上，非单次治疗即可痊愈。肱骨外上髁区治疗勿疏漏桡骨环韧带区的针刺，为避免损伤桡神经，不宜深部麻醉（图 6-23、6-24）。

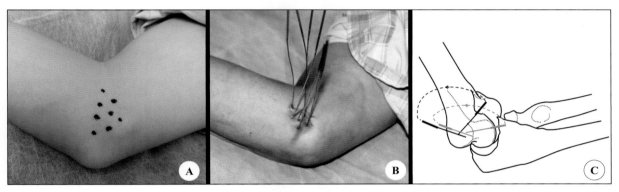

图 6-23　肱骨内上髁针刺示意

注：A 为治疗前标记图，B 为针刺后全貌图，C 为针刺行针轨迹示意图。【黑针和蓝针】针刺行针轨迹：分别为直刺内上髁肌附着处和斜刺内上髁肌附着处。

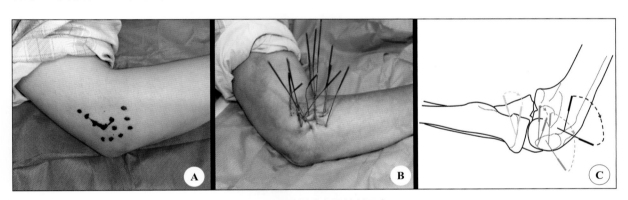

图 6-24　肱骨外上髁针刺示意

注：A 为治疗前标记图，B 为针刺后全貌图，C 为行针轨迹示意图。【黄针】桡骨环韧带行针轨迹：直刺或斜刺桡骨环韧带。【蓝针】肱骨外上髁伸肌附着处行针轨迹：直刺、斜刺或平刺肱骨外上髁伸肌附着处。【红针】肘关节囊行针轨迹：直刺肘关节囊，沿骨面向前做骨膜下刺。【黑针】肱骨外上髁上方行针轨迹：直刺肱骨外上髁上方骨面，沿骨面向前做骨膜下刺。

七、锁骨上窝

锁骨上窝内有颈动脉、颈静脉、膈神经、锁骨下动脉等大血管和肺尖，尽量采用强刺激推拿或冲击波、超声波等治疗方法。必须针刺时，要触摸明确胸骨、锁骨、第一肋骨面，沿着锁骨上方两排布针，最多 10 针（图 6-25）。要熟悉相关解剖，针刺要慢、不能深，要注意避免损伤肺尖、大血管。

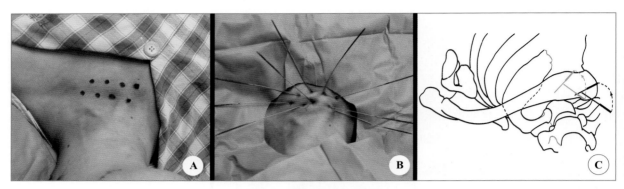

图 6-25　锁骨上窝针刺示意

注：A 为治疗前标记图，B 为针刺后全貌图，C 为针刺行针轨迹示意图。【黑针】上排针行针轨迹：直刺或斜刺锁骨，沿其上缘做骨膜下刺，贯穿骨膜面。【绿针】下排针行针轨迹：直刺或斜刺锁骨中部，沿骨面向上稍作骨膜下刺固定即可。

八、下颌区

通常认为腮腺位于耳前下颌支外面，不作为常规针刺治疗部位。但是近年来笔者探索使用细银质针治疗数例患者，未发现并发症。定点方法：扪及下颌角后沿下颌骨边缘定 5 ~ 6 针，下颌角外侧面 2 排 5 ~ 6 针，针距 1 cm（图 6-26）。针刺方法：细银质针由外刺及下颌角外缘骨面，行下颌骨边缘骨膜下和下颌骨外面骨膜下针刺。直接针刺下颌骨不适宜广泛提插松解，尽可能以超声波或冲击波等无创方式替代。

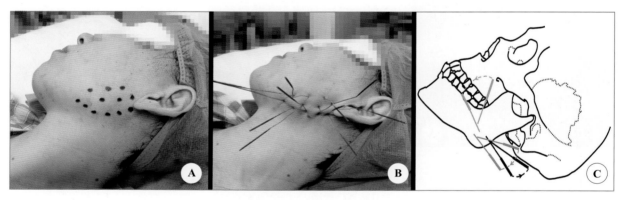

图 6-26　下颌区针刺示意

注：A 为治疗前标记图，B 为针刺后全貌图，C 为针刺行针轨迹示意图。【蓝针】咬肌粗隆行针轨迹：自后向前直刺或斜刺下颌角外缘，行骨膜下刺。【黑针】下颌支后缘行针轨迹：自后向前直刺或斜刺，触及下颌支后外缘骨面后再向后行针并贯通下颌支后缘骨膜。【绿针】下颌支外侧面行针轨迹：直刺或斜刺下颌支外骨面，行骨膜下刺。

（刘荣国　王　帅　王震生）

第三节　银质针疗效不佳常见原因分析

一、随访后总结分析发现，疗效不佳可能与以下因素有关

1. 诊断错误，银质针治疗非软组织损害性相关疼痛，效果肯定不好，还有可能加重病情。随着医学科技的进步，新诊断设备（MRI、CT、红外热成像等）的更新换代、新检测方法的不断出现，为鉴别诊断提供了重要工具和依据，我们要加强学习、灵活选择和使用，可以降低误诊、漏诊率。

2. 虽然明确是软组织损害性疼痛，但是没有精确识别出是椎管内还是椎管外，把椎管内病变误认为椎管外病变进行银质针治疗。如果初步判断是椎管外，但诊断具有模糊性，为了进一步确认诊断和预判未来的疗效，宣蛰人教授推荐先行强刺激推拿，有疗效后再行密集型银质针治疗，这是在当时历史条件下，先进诊断设备匮乏，不得已而为之的方法。

3. 传导痛检查不全面。传导痛存在逐级传导和跳跃式传导的情况，如臀外侧软组织损害可以经腹肌髂骨缘附着处上传至肩部，也可直接上传至肩部。前者是逐级传导，后者是跳跃式传导。如果肩痛是臀外侧软组织损害引起，但行传导痛按压检查时未发现制约关系，出现阴性结果，这是逐级传导的中间环节（如肩胛背面冈下三肌）存在继发性软组织损害而被忽略所致。这样就能解释肩痛时，强刺激推拿冈下三肌缓解，针刺治疗反不如强刺激推拿，实际上冈下三肌的压痛检出只是疼痛传导的一个中间环节而已。跳跃式传导存在明显压痛制约关系，针刺效果会立竿见影。

4. 银质针治疗后出现次要矛盾转为主要矛盾现象，如银质针治疗后出现其他部位无菌性炎症的大面积暴发，患者疼痛突然加重，医者对其认识不足甚至错误，导致信心不足而中断治疗。

5. 慢性疼痛患者的个性化差异很大，如纤维肌痛综合征患者的软组织损害范围广泛同时伴有内脏相关征象，由于医者不认识此病，治疗意志动摇，出现治疗不到位、疗效不彻底的问题，这是很常见的。这部分患者需要反复治疗，只有达到一定的椎管外软组织松解范围和程度，才可能取得满意的治痛效果。

6. 软组织损害的病理变化严重，肌挛缩晚期的患者，银质针不能逆转软组织损害的病理改变而导致治疗失败。

二、有关密集型银质针治疗会阴痛不如软组织松解手术的认识思考

宣蛰人软组织外科学理论中提出大腿根部内收肌松解手术可治愈会阴痛、肛门痛、生殖器官痛以及泌尿系统功能紊乱。但我们在银质针治痛的临床实践中发现，与大腿根部内收肌松解手术比较，多数患者采用密集型银质针针刺导热治疗，在短期内无法达到彻底治愈，当然不否认个别病例疗效为优。要取得卓越的近远期疗效，多数患者还需要多部位系统性治疗，而非单一大腿根部针刺。正确认识和理解这个问题，对于坚定医者对此类疑难疼痛的治疗信心至关重要。

阴部神经：由 $S_2 \sim S_4$ 神经前支组成，从骶前孔发出向前绕行骨盆壁至坐骨棘，继续沿盆壁前行入阴部神经管、坐骨结节、坐骨支、耻骨下支、耻骨结节、耻骨上支，沿途支配相应的组织和器官。以上部位附着的软组织若发生无菌性炎症病变，无疑会刺激阴部神经，从而产生会阴痛，肛门痛、泌尿生殖器痛等不适。如果大腿根部内收肌损害是原发部位，手术把内收肌群彻底放松，特别是坐骨结节处松解可把骶结节韧带相对放松，把阴部神经末梢从骨膜上剥离切断，达到彻底的放松作用，阻断无菌性炎症的传导，疗效明显。但是银质针针刺不及手术松解彻底，单纯针刺坐骨结节就不能使骶棘韧带、骶结节韧带、骶骨背面这部分达到彻底的放松作用。所以银质针针刺需要更加全面，需要对坐骨棘、坐骨结节、耻骨上下支这些原发部位，以及髂后上棘内上缘、骶髂关节内侧缘、臀髋部、腰骶部软组织损害影响大腿根部软组织放松和炎症吸收的因素一并治疗，才能达到比较好的效果。

软组织外科学理论提出，大腿根部耻骨弓内侧坐骨海绵体肌的无菌性炎症是由两侧内收肌损害向中间的传导所致，为继发性无菌性炎症。内收肌松解手术时通常将耻骨下支和坐骨支的内侧缘筋膜一并松解，而银质针针刺耻骨弓内侧时，由于针刺本身松解范围不够，加之技术操作到位困难，此处无菌性炎症随着时间的推移缓慢吸收后会阴痛才能得到缓解，这就是原发痛治疗后继发痛很久才能减轻、消退的原因。

总之，我们首先要治疗引起阴部神经痛的原发部位，把握好治疗的次序问题，根据压痛点的变化，动态评估并灵活选择治疗部位，多次治疗，久久为功，方能见效。当然这部分病例的治疗相当复杂，仍需在临床实践中不断总结经验教训。

（刘荣国　王震生）

第四节　DSA 引导下银质针治疗腰椎管内软组织损害的实践探索

软组织外科学理论中的腰椎管内软组织损害是腰椎管内硬膜外和神经根鞘膜外脂肪结缔组织的无菌性炎症病变，与"传统腰椎间盘突出症"内涵完全不同。腰椎管内软组织损害系病理诊断，能够揭示疾病的本质，而非影像学表现加临床表现。腰椎管内软组织松解手术创伤大，风险高，术后恢复时间长，很难普遍开展。现今，人们对医疗提出更高的要求，采用无创或者微创的方法治疗疾病成为主流趋势，而科技进步孕育而出先进的医疗设备辅助治疗，使之达到上述目的。银质针尖而不锐，不易损伤神经、血管组织，较其他治疗工具更具安全性，治疗椎管外软组织损害具有卓越的近远期疗效，但是能否有效治疗椎管内软组织损害，未见相关报道。自 2014 年以来，我们选择 DSA 为引导工具，探索银质针治疗腰椎管内软组织损害，取得明显疗效，现总结分享如下。

一、适应证

①症状为腰臀痛伴或不伴有下肢传导痛；②体征为腰脊柱三种试验阳性；③辅助检查发现，腰椎增强 MRI 显示神经根和（或）椎管内硬膜外脂肪 T1WI 被强化；④采用硬膜外或选择性神经根阻滞作为诊断性治疗，症状减轻 50% 且大于 24 h 者。

二、禁忌证

①诊断不明；②合并重度腰椎间盘突出或者脱垂；③重度椎管狭窄；④严重脊柱侧凸、后凸畸形，包括先天性脊柱畸形或者代偿性畸形；⑤腰椎体 II 度或者 II 度以上滑脱；⑥高髂骨、腰 5 横突肥大者；⑦出凝血时间异常。

三、术前准备

①充分沟通，能够理解治疗原理和潜在风险，治疗意愿强烈，签署知情同意书；②术前禁食 4 h，禁饮 2 h，降压、抗心律失常、镇静、镇痛药物等基础药物继续服用；③术前需要准备定位网格、型号合适的银质针；④全身基础情况较差者，如曾服用抗免疫药物，既往血糖控制不佳等，术前考虑给予预防性抗生素。

四、操作方法

1. **体位**　患者取俯卧位，胸腹部两侧放置胸腹垫纠正腰椎曲度，避免影响呼吸功能，使腰脊柱保持平直位置，便于操作。头部放置软硬合适头垫，保持呼吸道通畅，保证前额舒适，有助于患者配合完成治疗。如果患者因疼痛避让无法采取俯卧位，也可采取健侧卧位，健侧髂腰部放置高度合适的布巾卷，胸腹部放置较大圆柱状棉垫，以保持腰脊柱的平直位置。

2. **定点**　首先依据拟治疗靶区的范围，选定大小合适的定位网格，网格大小要大于治疗靶区的范围，将其放置在治疗靶区的体表部位后固定。X 线投照后用记号笔标注进针点，治疗靶区选择椎弓板内侧缘黄韧带区、椎弓板外切迹神经根出口区、关节突关节囊区和椎间盘后壁区，每个治疗靶区选择 1 ~ 3 个进针点，如果合并有椎管外软组织损害可适当增加进针点，椎管内外同时治疗。

3. **消毒与铺巾**　常规消毒、铺巾。

4. **麻醉**　每个进针点用 0.3% ~ 0.5% 的利多卡因进行皮内、浅筋膜及骨膜充分的浸润麻醉，可以消除进针时的疼痛，切忌麻醉药浸润椎管内组织，引起神经根阻滞麻醉。

5. **穿刺**　麻醉完毕后，选择合适型号的银质针，椎间盘后壁靶区一般选择总长度为 17 cm 的银质针，其他靶区选择长度为 15 cm 的银质针即可。术者首先持银质针刺破皮肤后，针尖指向靶区，逐层刺入至骨面，然后在 DSA 引导下再刺入靶区，刺入靶区过程一定动作轻柔，进针缓慢，切忌粗暴、进针过快，避免损伤神经、刺破血管。

6. 相关靶区操作要点（图 6-27）

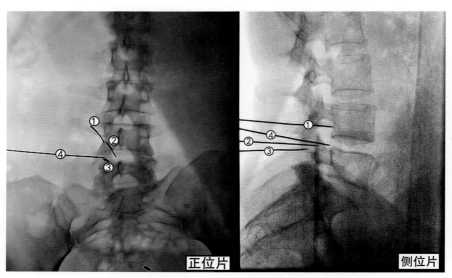

图 6-27　椎管内软组织损害银质针针刺靶区示意

注：①椎弓板外切迹神经根出口区；②椎弓板内侧缘黄韧带区；③关节突关节囊区；④椎间盘后壁区。

（1）椎弓板内侧缘黄韧带区：一般选定两个进针点，分别是上位椎弓板的下缘和下位椎弓板的上缘，针尖触及椎弓板内侧缘边缘后行小幅度提插，松解椎弓板附着黄韧带组织，然后针尖朝向外侧方向，沿后关节内侧缓慢滑入黄韧带，有落空感时立即停止进针。

（2）椎弓板外切迹神经根出口区：一般选定 1 ~ 2 个进针点，分别位于椎弓板外切迹外侧缘的上、下两点，间隔距离 1 cm，针尖触及椎弓板外侧缘边缘后行小幅度提插，再缓慢滑入椎间孔外口并逐渐深入触及椎体后缘骨面，进针过程中多数可引出神经根刺激症状，因进针缓慢不易损伤神经及血管。

（3）关节突关节囊区：一般选定 3 个进针点，分别位于关节突关节内侧缘、关节间隙、外侧缘三点，针尖触及关节囊后行小幅度提插，松解关节囊及附着的多裂肌、回旋肌等软组织。第一点是关节突关节内侧缘进针点，由此将银质针缓慢滑入关节突关节内侧缘刺入黄韧带；第二点是关节间隙进针点，由此将银质针刺入关节突关节的关节腔后，该进针点多因关节突关节退变，关节间隙变窄或者消失，难以进一步刺入椎管内或椎间孔内，切忌粗暴强行刺入，可行小幅度提插 2 ~ 3 下即可；第三点为关节突关节外侧缘进针点，由此将银质针沿关节突关节外侧缘经椎弓根的上方触及椎体后缘，小幅度提插 2 ~ 3 下即可。

（4）椎间盘后壁区：一般选定 1 ~ 2 个进针点，定点在关节突关节旁开 6 ~ 8 cm，针尖首先触及下位椎体上关节突关节，然后针尖指向椎间盘后壁沿关节突关节腹侧缓慢进针至椎间盘后壁即可，尤似刺入"牛筋"的感觉，停止进针。上述部位针刺操作均在 DSA 设备引导下进行，确保进针准确无误。

7. 加热　将每一枚银质针针柄套上温控仪加热探头，依据针体外露长度设置合适温度加热，一般针尖温度为 42° 左右，时间为 20 min，加热完毕后关机，待银质针冷却后逐一起针，然后消毒针眼，覆盖敷料进行包扎。

8. 监护　术中注意观察生命体征变化，必要时行药物干预或者停止操作。

五、术后处理

1. 术后常规卧床 6 h，观察穿刺点出血情况，必要时处理。

2. 补液、检测生命体征、观察疼痛缓解情况。

六、并发症的防治

1. **脑脊液漏**　去枕平卧位，补液，必要时硬膜外腔血补丁治疗。

2. **感染**　术后 3 d 复查血常规、CRP、ESR 等炎症指标，发现异常及时给予抗菌药物静注，必要时硬膜外腔注射 O_3 治疗。

3. **神经损伤**　镇痛、甘露醇脱水、静注甲基泼尼松龙。

4. **腰椎管内出血**　罕见，注射血凝酶，必要时手术。

七、诊疗经验体会

腰椎管内软组织损害引起的腰腿痛并非少见，凡经过常规非手术治疗或者腰椎管外银质针治疗效果不佳的患者，首先考虑腰椎管内软组织损害的可能性。腰椎内软组织损害经典的诊断方法是腰脊柱"三种试验"，但是对于初学者或者经验不足者容易出现假阳性或者假阴性的结果，导致判断失误。结合现代化的检查方法和神经阻滞试验可以提高其诊断的准确性。腰椎 CT 可以进行多平面、多层次的扫描，对腰椎结构的观察要立体、完整，尤其是骨性结构和神经根的成像清晰可见，可以从形态学上初步判断腰椎管内软组织损害的可能性。腰椎 MRI 对于关节、肌肉、神经系统等组织结构成像更清晰，尤其对腰椎管内软组织损害的敏感度优于 CT。腰椎管内软组织损害系腰椎管内神经根鞘膜外和硬膜外脂肪无菌性炎症病变，腰椎 MRI T1 加权增强扫描序列表现为对比增强。选择性神经根阻滞试验一般用于腰椎管内软组织损害诊断较为困难的患者，也可以作为预示疗效的一种诊断性治疗方法，也是软组织外科学用痛点局部阻滞判断椎管外软组织损害的延伸。

DSA 引导下银质针治疗腰椎管内软组织损害是依据软组织外科学基本理论而设计的创新性治疗方法，拓展了银质针的治疗范围，为腰椎管内软组织损害的治疗提供了新方案。腰椎管内软组织损害治疗前需要通过详细询问病史、查体、影像学分析，明确导致腰椎管内软组织损害的原发因素，并进行有的放矢的治疗。腰椎管内软组织损害的原发部位包括损害的纤维环、脂肪结缔组织、黄韧带、骨膜等。在进行腰椎管内银质针治疗时，当针尖触及损害的部位引出强烈的针感和（或）下肢传导性疼痛时需暂停进针，稍停片刻，待针感消失后可缓慢钻刺，直至达到目标位置方停止进针。因椎管内血管、神经丰富，椎管内针刺切忌反复提插，避免损伤神经及血管。

7 年来，我们治疗 500 余例患者，有效率达 90% 以上，治愈、显效率达 80% 以上，未发现严重并发症。虽然是单中心回顾性总结，缺乏严格对照，还有一些细节问题需进一步观察研究，但是可以初步认为 DSA 引导下银质针治疗腰椎管内软组织损害是安全、有效的，有条件的医院可以开展。

（刘彦庆　刘荣国）

第七章

密集型银质针治疗期间的镇痛方法

慢性软组织疼痛具有反复发作、难以治愈的特点。宣蛰人在开创大面积软组织松解手术治疗严重颈肩腰腿痛的基础上，根据软组织损害性压痛点分布规律，采用银质针实施密集型针刺压痛点导热疗法代替大面积软组织松解手术，取得可达 90% 以上的近远期治愈率，疗效已被广泛认可，但是银质针针体较粗，直径 1.1 mm，通常每次连续 20 枚以上密集施针，而严重软组织损害常常是部位广、疗程长，一些患者难以耐受治疗期间的疼痛，产生恐惧心理而拒绝进一步治疗，使该技术广泛开展深受限制。

宣蛰人认为：为了能够挖掘出高度敏感的压痛点，避免治疗失败或者遗留残余痛，尽量避免深部麻醉，特别是初学者。但是时代不同，现今人们对疼痛的耐受性下降，加之当今社会提出舒适化医疗要求，无痛生活是人的基本权利，促使我们不得不思考必要的技术改良和探索适宜的麻醉方法。麻醉深度是一个相对性的概念，我们认为如果一种麻醉方法不影响运动，仅仅部分提高整体痛阈，使得针刺高度敏感压痛点的痛感下降而保留尚可耐受的不适感，不至于医师失去治疗目标，这样的麻醉方法不违反软外的治疗原则。近年来，表面麻醉新技术的出现，麻醉药罗哌卡因、舒芬太尼等的成熟应用，为实现上述治疗目的提供了可能。

第一节　常用局部表面麻醉方法

国内常规采用 0.25% ~ 0.5% 利多卡因在皮肤定点处皮内注射，连续注射 20 ~ 30 个皮丘，这样的皮内注射方式也颇使患者痛苦。目前临床使用复方利多卡因乳膏、利多卡因凝胶贴膏、右美托咪定喷剂、（筋膜）无针注射推进器（麻醉剂助推器）等对于降低局部针刺皮肤的疼痛，具有很大的作用。

一、复方利多卡因乳膏

复方利多卡因乳膏是由利多卡因和丙胺卡因两种药物 1∶1 混合而成，产品规格: 5 g、10 g、30 g，复方利多卡因乳膏能够渗透皮肤达到真皮层并取得长时间镇痛的浅表镇痛效果，对浅表皮肤各种小手术起到镇痛作用。

在需要银质针针刺的区域均匀涂抹复方利多卡因乳膏，并以施乐辉贴膜或透明敷贴覆盖，如图 7-1，可以避免衣裤的磨蹭导致皮肤对药物吸收的减少，待 30 min 药物起效后，再行皮肤消毒及银质针针刺治疗。

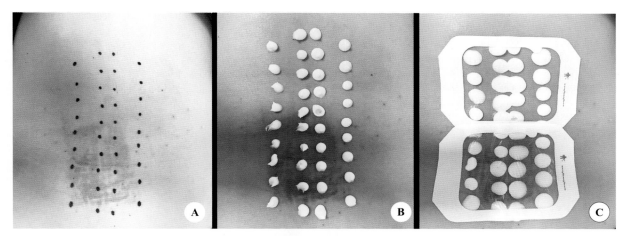

图 7-1 复方利多卡因乳膏表面麻醉

二、利多卡因凝胶贴膏

利多卡因凝胶贴膏又称得百宁，为酰胺类局部麻醉药采用独特的水凝胶交联和促渗技术渗透至皮内和皮下，在外贴皮肤神经末梢感受器周围积聚，发挥阻滞镇痛作用。凝胶贴膏中利多卡因浓度为 5%，除了局部扩散性强、疗效确切、血管扩张不明显、刺激性较小的优点，还具有以下特点：①经皮给药方式可避免肝脏的首过效应，不受胃肠道吸收因素影响；②凝胶贴膏外用比局部涂抹或皮下注射，临床释放稳定，疗效持续 12 小时，避免了血药浓度的峰谷现象和毒副作用；③使用方便，可以随时中断给药，特别适合于婴儿、老人或不宜口服的患者。得百宁除了应用在以带状疱疹后神经痛为代表的周围神经病理性疼痛外，还可拓展应用于密集型银质针针刺导热术等微创治疗操作的超前局部皮肤麻醉镇痛，满足患者无痛化、舒适化的医疗需求。

根据笔者的临床探索，在治疗前一日，于拟针刺部位进行记号笔标记针刺点后，选择 1～2 片贴膏充分粘贴覆盖。10 小时后再行局部皮内注射 0.5% 利多卡因，此时患者皮内注射的剧烈疼痛感可以明显减轻。

三、右美托咪定滴鼻

右美托咪定是美托咪定的右旋异构体，可以特异性的激动人体神经系统中的 α2- 肾上腺素能受体，具有镇痛、镇静和抗交感应激的作用，其镇静催眠作用与自然睡眠相似，容易被唤醒，且无呼吸抑制。

右美托咪定无色无味，对黏膜刺激性小，经鼻黏膜吸收的生物利用度高，产生镇静效果可以与静脉注射相媲美，且经鼻黏膜滴鼻给药可使患者更易接受，痛苦也更小。采用 1.5 μg/kg 的右美托咪定滴鼻用于针刺前，有明确超前镇痛的作用，且未出现明显的不良反应。

四、（筋膜）无针注射推进器（麻醉剂助推器）

这是一种无需针头穿刺皮肤的注射产品，它通过高压射流将药液以雾状形式注射到皮下组织，注射过程方便简洁（图 7-2）。

麻醉剂助推器的使用方法：①把"喷头"拧紧到"锥形体"对应接口；再把"连接管"套装在"锥形体"上；②用有针注射器吸取药液贴壁注入"连接管"中，然后把"操作外套"套入"连接管"与"锥形体"旋转锁紧；③扳动"操作外套"的手柄，听到"咔"的一声完成加压后，把手柄恢复原位。喷头朝下，按动"操作外套"末端的释放"凸"钮，即可完成一次喷射；④重复上述③的操作，排出空气，看到有液体喷出，即可进行正式的麻醉喷射，喷射时，喷头需接近皮肤 0.5 ~ 1.0 cm 操作即可；⑤每次用完一管玻璃管麻醉剂后，用配套工具逆时方向拧下锥形体内六角压帽，用灭菌后的新胶圈替换下金属平垫下使用过的旧胶圈，再用配套工具恢复原状待用。

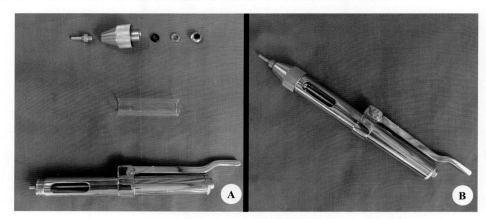

图 7-2　麻醉剂助推器

（刘荣国　陈　日）

第二节　基础镇痛及相关麻醉联合技术

一、口服镇痛药

医者可根据患者术后疼痛的程度和即时身体机能状况，在多种口服镇痛药中进行合理筛选使用，以此减轻术后疼痛，增强患者的耐受性。

注意事项：实施髋臀部和肩胛背面区域的密集型针刺，术后疼痛和功能障碍尤甚，由于非甾体抗炎药药效的天花板效应，此类患者可口服洛芬待因（可普芬）加强镇痛。洛芬待因是布洛芬和磷酸可待因组成的复方制剂，布洛芬属于 NSAIDs，抑制前列腺素合成，具有抗炎、解热、镇痛作用，可待因通过中枢神经系统的阿片受体而发挥镇痛作用。两者合用后能发挥快速协同镇痛作用，可用于术后镇痛。

二、肌肉注射镇痛

1. **注射用帕瑞昔布钠**　作为一种选择性 COX-2 抑制剂，其镇痛除通过经典的外周机制外，还可能通过抑制中枢 COX-2 的表达及前列腺素的合成而发挥其中枢镇痛作用。

用无菌注射器及针头吸取 0.9% 氯化钠溶液 2 ml，40 mg 帕瑞昔布钠配制，除非溶液的配制是在严格控制并经过验证的无菌环境中进行，一般在 25℃ 条件下保存不应超过 12 小时，否则应废弃。银质针针刺治疗前 30 min，肌注帕瑞昔布钠 40 mg。

注意事项：如果患者对这类药物有过敏史，应避免使用。如果患者有使用非甾体抗炎药发生胃肠道出血或者穿孔病史，也禁忌使用。患者如伴有消化道溃疡，或者是胃肠道出血，同样不能使用。每日总剂量不超过 80 mg。

2. **地佐辛注射液**　其为合成的阿片受体激动 – 拮抗药，镇痛作用是由 κ 受体和 μ 受体介导，是 μ 受体部分拮抗药和 κ 受体部分激动药，同时还具有抑制去甲肾上腺素再吸收的作用。

镇痛方法：①肌内注射：每次 5 ~ 20 mg，每天 4 ~ 6 次，每日最高剂量不超过 120 mg。②静脉注射：每 2 ~ 4 小时给药 1 次，每次 2.5 ~ 10 mg。

注意事项：①地佐辛与吗啡的临床效应相似，但呼吸抑制作用等不良反应轻于吗啡，患有呼吸抑制、支气管哮喘、呼吸梗阻的患者使用本品应减量使用或禁用。②本品含有焦亚硫酸钠，硫酸盐对于某些易感者可能引起致命性过敏反应和严重哮喘。③本品为强效阿片类镇痛药应在医院内使用，以便及时发现呼吸抑制和进行适当治疗。④使用本品的患者在药物作用存在时，不应开车或操作危险的机器。

以下四种镇痛方式，需在二级以上医院，配备麻醉科及麻醉专业医师的条件下，方可开展。

三、枸橼酸舒芬太尼静脉镇痛

枸橼酸舒芬太尼是镇痛效应最强的阿片类镇痛药。

药理特点：①消除半衰期短，约 2.5 小时，镇痛作用持续时间较长；②静脉麻醉时患者循环功能更为稳定，更适合于心血管手术和老年患者麻醉；③对呼吸系统影响，呈剂量依赖性。

小剂量使用方法：0.1 ~ 0.2 μg/kg 静脉缓慢推注行诱导或门诊小手术，具有操作可控性强等优点，可以减轻治疗中的痛苦。

注意事项：①与芬太尼相似，可引起呼吸抑制、oddi 括约肌痉挛、骨骼肌强直等。②偶有恶心、呕吐、支气管痉挛、心动过速、心律失常、瘙痒等。

四、右美托咪定静脉镇静镇痛

右美托咪定其药理作用如上所述，其药代动力学为消除半衰期 2 ~ 3 小时，起效时间为

10 ~ 15 min；如没有给予负荷剂量，起效时间和达峰时间均会延长。本品在给药前需用 0.9% 的氯化钠溶液稀释为浓度 4 μg/ml：即取出 2 ml 本品加入 48 ml 0.9% 的氯化钠注射液中形成总的 50 ml 溶液，轻轻摇动使均匀混合。配成 4 μg/ml 浓度以 0.5 μg/kg 剂量缓慢静注，输注超过 10 min。

注意事项：①患者输注右美托咪定时应进行连续监测，有心脏传导阻滞患者慎用。②常见的不良反应包括一过性低血压、心动过缓等，应备好抢救药品。③药效消退相对较慢，术后患者可能发生嗜睡和体位性低血压。

五、静脉镇痛泵

如畏惧疼痛，且须连续多日治疗的患者，可以配合使用静脉镇痛泵（枸橼酸舒芬太尼注射液 1 ml：50 ug、托烷司琼注射液 5 ml：5 mg、盐酸右美托咪定注射液 1 ml：0.1 mg 加生理盐水配至 100 ml），如图 7-3，治疗前应持续监测 SpO_2、心电及血压并吸氧的情况下，给予首剂量 10 ml 缓慢静注，并以 2 ml/h 持续泵入，但具体给药剂量应根据患者身体耐受情况确定。

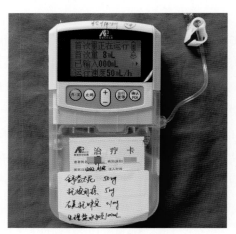

图 7-3　静脉镇痛泵

六、表面麻醉＋局部骨膜下浸润麻醉＋静脉基础麻醉镇痛

（1）术前禁饮禁食 2 小时，提前 1 小时将 5% 复方利多卡因乳膏涂抹在穿刺部位的标记点上，并用施乐辉贴膜贴好。

（2）开放静脉通道，摆好治疗体位，吸氧、心电监护，备好急救药品及气管插管设备、吸痰设备，常规消毒、铺巾、戴手套。

（3）静脉推注 0.5 μg/ml 的舒芬太尼 10 ~ 14 ml，按照 0.1 μg/kg 舒芬太尼，如果患者对疼痛耐受差、软组织损伤程度重，穿刺部位痛觉强烈的可适当增加 25% ~ 30% 的原舒芬太尼用量，缓慢静推约 3 min 后患者无诉头晕时，实施 0.3% ~ 0.4% 利多卡因局部深层骨膜下麻醉后行针刺治疗，治疗期间注意患者生命体征，并询问患者感觉。针刺结束后铺上防火布及无烟艾炷点火加热 20 ~ 30 min，或连接加热探头，加热过程中询问患者对热的耐受程度，过热及时降温，待艾炷或加热探头冷却后，去除艾炷或加热探头和防火布后拔针，茶油抹伤口预防烫伤，并贴上巴布膏减轻治疗后疼痛。

（4）患者自觉无不适后，监护仪监测生命体征均平稳，撤掉氧气和心电监护，由医护人员或家属送回病房，或观察 30 min 后，家属陪伴回家。

注意事项：①静脉基础镇痛，应为专业培训的具备气管插管技术的麻醉医师实施。②局麻药的不良反应，心血管系统的反应有血压升高、脉搏加快，或者低血压、心动过缓。血药浓度过高可引起心房传导速度减慢、房室传导阻滞、心肌收缩力抑制、心室颤动、心搏骤停。呼吸系统不良反应表现有呼吸抑制、支气管痉挛。神经系统的异常可有嗜睡、感觉异常、肌肉震颤、惊厥，甚至昏迷。

（陈开明　刘荣国）

第三节　连续硬膜外腔阻滞镇痛术

将局部麻醉药经特制导管注入硬膜外腔，使相应的脊神经支配区麻醉后无痛，保留导管间断注药用于疼痛治疗，称为连续硬膜外腔阻滞。罗哌卡因是一种新型的长效酰胺类局麻药，其作用时间长，同时具有运动 - 感觉分离麻醉的优点，所谓分离麻醉麻醉效能与浓度正相关，低浓度 0.25% 选择性抑制感觉神经，高浓度 0.5% 以上可抑制运动神经。罗哌卡因还具有收缩硬膜外血管的作用，可以减少麻醉药的吸收，使得作用时间延长、毒副作用减轻。

为了减轻治疗中的痛苦，又不影响疗效，我们近年来探索了罗哌卡因连续硬膜外阻滞下实施密集型银质针治疗的可行性，发现在低浓度的罗哌卡因阻滞下，术中治疗时患者可自行更换体位，针刺时可达到患者有轻度的酸麻胀感和能够耐受的痛感，术毕后可下床行走，术后仍可使用连续硬膜外腔术后镇痛。所以，连续硬膜外腔罗哌卡因阻滞麻醉可用于密集型银质针疗法，可在有条件的医院推广应用。

一、患者选择

明确诊断为椎管外软组织损害性疼痛患者，无出凝血功能障碍、无严重心肺功能下降、无认知功能障碍，能够理解并接受上述治疗者。

二、连续硬膜外腔阻滞方法

1. **穿刺点的选择**　根据需要镇痛的体表范围来选择穿刺点，常用的体表标志有：①颈部最大的棘突为 C_7 棘突；②肩胛下角连线为 T_7 棘突；③双侧髂嵴最高点连线常对着 L_4 棘突或 $L_{4/5}$ 棘突间隙。颈肩部上胸段疼痛选 C_7/T_1，中胸段为 $T_{7/8}$，腰臀和下肢选 $L_{2/3}$。为了避免定位错误或者穿刺困难，有条件的单位可以借助 C 臂精确定位和引导下穿刺。

2. **麻醉前用药和准备**　查看各项检查项目、签署知情同意书，对患者做全面检查和评估；硬膜外穿刺前应备好合适的硬膜外穿刺包、局部麻醉药、麻醉机、气管插管等急救药物和器具。常规开放静脉补液扩容，进行常规的生命体征监测（ECG、HR、BP、P）和吸氧。治疗前可咪唑安定 1 ～ 2 mg 静注。

3. **穿刺体位**　常取侧卧位，头垫枕前屈、胁部贴近治疗床边缘并与治疗床平面垂直，双手抱膝，双膝弯曲上蜷在腹部或胸部，穿刺间隙用符号笔标记。

4. **穿刺方法**　除胸椎中、下段穿刺主张侧入法之外，其余节段多主张直入法。持穿刺针沿后正中线垂直皮肤缓慢进针，当穿破黄韧带时阻力骤然消失，提示进入硬膜外腔。侧入法则为在选定的穿刺间隙靠近上一棘突旁开 1 ～ 1.5 cm 处进针，穿刺针与皮肤成角对准棘突间隙刺入，经棘突间隙穿破黄韧带后阻力骤然消失，提示进入硬膜外腔。判断穿刺针是否进入硬膜外腔常有三种方法，即阻力消失法、毛细管负压法和悬滴法，也可在配备 C 臂的治疗室利用影像学技术（注入造影剂或者置入带有钢丝内芯的硬膜导管）显影进行判断。

5. **操作过程**　佩戴好口罩帽子，常规洗手、戴无菌手套、消毒、铺巾，于穿刺点作皮丘及皮下浸润麻醉，换 12 号粗针破皮，左手拇指固定皮肤，右手持 16 号穿刺针，刺入皮肤及皮下组织后双手持针，缓慢推进，经棘上、棘间韧带进入黄韧带时，取出针芯，接 2 ml 玻璃注射器，内含生理盐水约 1 ml，有少许空气，此时试探阻力大，气泡压缩变形，边试阻力边进针，在针尖阻力消失（有明显的落空感）后注入盐水，无阻力，气泡不变形，轻轻回抽无血液及脑脊液，表明穿刺硬膜外腔成功。固定穿刺针，缓慢将硬膜外导管置入，根据需要向头（尾）置管，硬膜外腔内保留导管 5 ～ 6 cm，退针，之后尾端连接过滤器，用空注射器再次回抽确认无血液和脑脊液，再用注射器注入 1 ～ 2 ml 生理盐水检验导管是否畅通后，穿刺点部位以薄膜黏性胶布固定粘牢，一定注意不能让导管脱出，如果需要长时间留管，必要时可做皮下隧道而后固定导管。在进行硬膜外腔神经阻滞前，仍需要注入 3 ～ 5 ml 局部麻醉药作为试验剂量，以再次确定硬膜外导管是否在硬膜外腔。

6. **麻醉用药**　常用 0.15% ～ 0.25% 盐酸罗哌卡因注射液，老年人选择 0.15% ～ 0.2%；中青年人采用 0.2% ～ 0.25%。颈肩上胸段用 0.15% ～ 0.2% 罗哌卡因 6 ml、胸脊柱段、腰骶下肢段 0.2% ～ 0.25% 罗哌卡因 6 ml，大约 10 ～ 15 min 后，患者出现施术区域温热感，根据麻醉平面的广度，再推注 10 ～ 15 ml 相同浓度的罗哌卡因。为了满足麻醉平面的快速出现，可以先推注 4 ml 的 1% 利多卡因，10 min 后推注 0.25% 盐酸罗哌卡因注射液 10 ml 左右。

三、连续硬膜外腔镇痛术

镇痛药液：2% 利多卡因 15 ml 加 0.9% 氯化钠溶液至 100 ml（Patient Controlled Epidurial Analgesia, PCEA）患者自控硬膜外镇痛泵中，0.3% 利多卡因溶液以 2 ml/h 速度泵入，如图 7-4。

除项平面银质针治疗需要局部浸润麻醉外，其余均可在连续硬膜外阻滞镇痛下完成密集型银质针导热治疗。术中发生一过性低血压反应，经扩容、推注多巴胺后可很快恢复。术后患者可发生轻度灼伤，但无严重并发症发生。

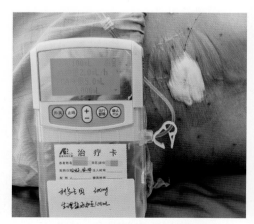

图 7-4　穿刺成功后连接镇痛泵

四、注意事项

（1）连续硬膜外阻滞镇痛下实施密集型银质针针刺，术者应临床经验丰富，操作熟练，对针刺部位可能出现的意外和并发症应该能够评估和预测。

（2）为避免灼伤，须专人密切观察。传统银质针针刺者布针距离增宽，布封要严密，使用银质针巡检仪者可选择固定夹固定夹住针尾，不仅能避免加热针帽滑落还可固定皮肤与针帽的距离。

（3）对麻醉耐受强者，可以长时间一次完成多部位的操作治疗；老年患者、虚弱患者建议尽可能不用，如果必须，建议留管后分次多日治疗。

（4）一定要尊重麻醉科医师的建议，麻醉和术前准备要充分，备好急救药品。治疗中如患者出现意识淡漠、频繁哈欠、胸闷等不适时应该立即停止操作。

（5）低浓度罗哌卡因硬膜外麻醉后，患者尽管理论上可以行走，但是在血容量不足或者患者自身调节能力差的患者容易导致体位性低血压，增加跌倒外伤的风险，所以，一定要在麻醉平面彻底消退后，方可直立。

（刘荣国　陈开明）

第四节　超声引导下神经阻滞镇痛术

近年来，超声引导神经阻滞技术发展迅速，传统的神经阻滞方法是根据体表标志、触感以及患者的反应等定位，采用盲法穿刺，区域阻滞的成功率不足、阻滞不全和并发症发生率较高。超声引导下神经阻滞，可在患者适当镇静的情况下实施，无须测试异感，实时观察目标及周围结构、穿刺的行进路线、局麻药的扩散，从而实施精准的神经阻滞，甚至是超选择神经阻滞，减少了传统方式"大面积麻醉"对术后恢复造成的不便，以及对患者生理功能影响和并发症的产生。在操作前，务必明确适应证、禁忌证、操作流程和操作规范，实施超声引导下神经阻滞镇痛术的麻醉医师，需经过不少于3个月的超声引导神经阻滞培训后，方可实施操作。

一、项平面

双侧上颈段神经阻滞可为项平面范围针刺提供完善的镇痛，但存在操作难度较大，同时双侧阻滞麻醉风险高，阻滞后常出现头晕等不适反应，故临床中不予推荐。在保证安全的前提下，为尽量减少患者的银质针针刺痛苦，可供选择的替代方案为：超声引导下枕大神经阻滞术。枕大神经为 C_2 神经后支的内侧支，出椎管后呈弧形绕过头下斜肌下缘，走行于头半棘肌和头最长肌之间，穿斜方肌腱至皮下，与枕动脉伴行，分布于枕部的皮肤。

超声下的解剖及扫查方式：患者俯卧位，采用高频线阵探头（临床发现使用低频凸阵超声探头获取该区域更广阔的超声视野），将超声探头横向扫描，从脊椎中线开始，从头端到尾端进行系统的超声解剖学扫查。首先将超声探头放在颅后显示枕外隆突，颅后超声横断面图像显示中线的枕骨和枕外隆突，枕骨下方的声影（无回声区）和枕骨上方皮下组织，然后向尾端缓慢移动超声探头以捕捉枕骨下方寰椎后弓的横断面图像。注意寰椎没有棘突。这是枕骨下方遇到的第一个骨结构。颅后超声横断面图像显示位于中线的寰椎及其下方的声影（无回声区），接着再将超声探头向尾端移动到 C₂ 水平。枢椎有一个特征性的突出分叉棘突，有左和右结节。一旦确定 C₂ 棘突，将超声探头向外侧移动，扫查识别头下斜肌，这是一个很容易识别的肌肉，在枢椎椎板后方、头半棘肌的前方。超声探头斜轴位放置，超声探头外侧端指向头侧乳突方向。注意，现在超声探头向头侧方向稍微倾斜（斜轴位放置），其外侧端指向乳突下缘，沿头下斜肌肌腹向外侧横向移动超声探头，枢椎的棘突不再可见。识别出一个椭圆形低回声结构，且夹在头半棘肌和头下斜肌之间，这是枕大神经（图 7-5）。局麻药物选择：0.25% 罗哌卡因 5 ml，同时观察罗哌卡因溶液在枕大神经周围的扩散情况。由于没有实施枕小神经阻滞，存在项平面两侧镇痛不全，可以根据临床实际情况，补充局部皮内和深层骨膜下浸润麻醉。

二、颈椎旁

颈丛支配颈部皮肤和肌群，超声引导下颈深丛阻滞可用于颈椎旁银质针治疗的镇痛处理。

超声下的解剖及扫查方式：颈动脉和颈内静脉比邻颈深丛，为实施超声引导下的颈深丛阻滞提供了极好的定位标志。患者仰卧位，头偏向健侧。超声探头置于胸锁乳突肌后缘平甲状腺软骨上缘（相当于 C₄ 水平），缓慢向中线移动，鉴别出颈动脉和颈内静脉后，再用多普勒进一步明确，如图 7-6。采用平面内穿刺技术，当针尖位于颈动脉和颈内静脉之间时，轻轻回抽后，注入注射 0.25% 罗哌卡因 5 ml，等待 20 min，以便局麻药充分起效。

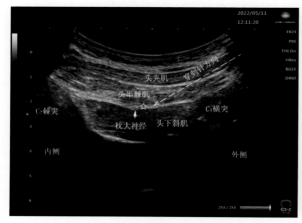

图 7-5　超声引导下枕大神经阻滞

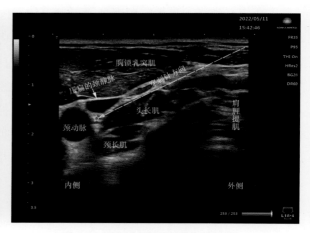

图 7-6　超声引导下颈神经深丛阻滞

注意事项：颈部血供丰富，且颈深丛比邻颈交感链、膈神经、喉上神经、喉返神经，阻滞后局麻药扩散引起颈部无力、头晕、霍纳综合征、声音嘶哑等并发症发生率较高，因此需要熟练掌握超声下解剖及穿刺技巧的医师方可实施，年老体弱、严重心脑血管基础疾病的患者不予推荐，禁忌同时双侧颈深丛阻滞。

三、胸腰脊柱段、骶骨背面、腰骶后部、臀后内侧

这些部位主要由脊神经背支司理，脊神经背支含有内脏运动、躯体运动和感觉信息，往返于背部皮肤和背部深层肌肉之间，超声引导下竖脊肌平面阻滞（erector spinae plane block，ESPB）属于筋膜间阻滞技术。由于局麻药向头尾端扩散节段的不确定性，阻滞的范围和镇痛效果存在个体差异。超声引导下将局部麻醉药注射到相应节段的胸腰筋膜的中层（即竖脊肌深面与横突之间），局部麻醉药将沿着阻力最小的路径在这个潜在筋膜间扩散进入胸椎旁间隙，从而阻滞脊神经背侧支、腹侧支、交通支达到局部阻滞效果。腰骶后部和臀部区域由腰丛和骶丛神经广泛交错分布，骶髂关节和臀上部区域的阻滞主要在 L_1 ~ L_3 水平行 ESPB，骶部和臀下区域可联合骶管阻滞，完善镇痛效果。

超声下的解剖及扫查方式：患者可以侧卧位或俯卧位。通过超声定位第一肋，然后依次向下计数，定位要阻滞的节段即可。或参考背部的骨性标志及相对应的椎体节段，以此确定所需阻滞的节段。定位要阻滞节段的横突后，将超声探头旁正中矢状位放置，距脊柱中线（棘突）约 2 cm，并优化超声成像。（解剖特点：在较高的胸椎节段，例如 T_5 以上，横突上方有三层肌肉，分别是斜方肌、菱形肌和竖脊肌。在胸椎中下段，只能看到斜方肌和竖脊肌）。通常，肋骨横突复合体的超声图像为一扁平高回声线，后方有声影。注意矢状位放置超声探头实施 ESPB 时，胸膜一般观察不到（有时候比较模糊）。如果超声探头过于靠近脊柱中线（偏内侧），此时超声中出现的平坦高回声线性结构为胸椎椎板。此时应固定超声探头，慢慢地向外侧滑动以显示横突图像。当超声探头放置偏外侧时，此时出现的圆形的高亮结构为肋骨，两肋骨中间深面高回声结构为胸膜。此时应固定超声探头，缓慢向脊柱中线滑动以显示横突图像。采用平面内技术进针，进针路径由头侧朝向尾侧，脊神经穿行于胸椎旁间隙，并发出脊神经背支，背支继续向背侧穿行并支配背部肌肉和皮肤。先注射 1 ~ 3 ml 局麻药进行水分离，以确定注射平面是否正确，正确的注射平面应该是竖脊肌深面、横突表面（注射药液时竖脊肌被药液顶起即可）。注射 0.25% ~ 0.3% 罗哌卡因，总容量为 20 ~ 30 ml，等待 20 min，让局麻药充分起效。

由于局麻药向头尾两端扩散；靶向横突（即阻滞节段水平）应选择手术所需镇痛范围的中间节段。根据临床实际情况建议如下：

胸脊柱段：因其跨越长度较长，我们建议选择 T_4+T_8 两个节段的横突做 ESPB，每个点注射 0.25% 罗哌卡因 20 ml，可基本满足全部胸脊柱段银质针治疗需求，头端和尾端可有部分区域阻滞不全的表现，可追加局部骨膜下浸润麻醉（图 7-7）。

腰脊柱段：因为腰段和胸段肌肉筋膜解剖结构的差异（如腰椎肌肉组织的分布和厚度、髂腰韧带的阻挡）等因素导致腰段 ESPB 后阻滞平面扩散更为局限的原因。所以选择 L_2 横突作为 ESPB（用药方案同前，图 7-8）。

骶骨背面：患侧卧位单次骶管阻滞 0.3% 罗哌卡因 10 ~ 15 ml，达到阻滞效果（图 7-9）。

腰骶后部包括骶尾部、骶髂关节区和部分髂嵴：这三个区域，主要由臀中皮神经（S_{1-3} 后支）、臀下皮神经（S_{1-3} 前支）及臀上皮神经（L_{1-3} 后支支配），因此，建议选择 L_2 横突作为 ESPB（用药方案同前）来阻断臀上皮神经感觉；同时，患侧卧位追加单次 0.3% 罗哌卡因 10 ~ 15 ml 骶管阻滞，阻断臀中、下皮神经感觉，提高阻滞效果。

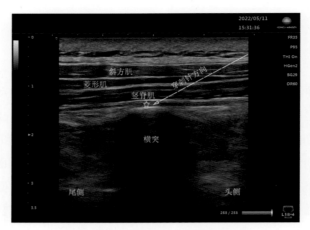

图 7-7   超声引导下胸段竖脊肌平面阻滞

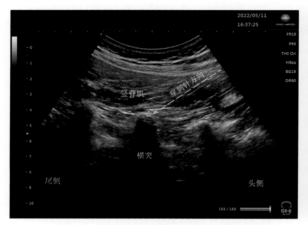

图 7-8   超声引导下腰段竖脊肌平面阻滞

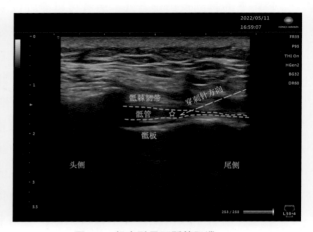

图 7-9   超声引导下骶管阻滞

如果需要双侧腰骶后部或者单侧腰骶后部联合臀后内侧针刺治疗，也可以实施单次 0.25% 罗哌卡因 30 ml 骶管阻滞满足镇痛需要。

臀后内侧：这个区域主要由臀中和臀下皮神经支配，单次 0.3% 罗哌卡因 10 ~ 15 ml 骶管阻滞可以满足镇痛需要。

注意事项：ESPB 是一筋膜间隙平面阻滞，因此阻滞容量对于阻滞成功至关重要。同时，要控制单次局麻药总量，警惕局麻药全身毒性风险，应采取积极的预防措施（如：备好脂肪乳等抢救药品和设备，熟悉心肺复苏流程）。

四、肩胛骨背面

肌间沟臂丛阻滞技术是目前肩关节手术镇痛常用方式，超声引导下的优点之一是局麻药扩散的可视化，确保其在臂丛周围充分扩散。

超声下的解剖及扫查方式：肌间沟水平的臂丛位于颈动脉的外侧，前中斜角肌之间。在臂丛的浅层可见椎前筋膜、颈浅丛和胸锁乳突肌。上下滑动探头，直到在肌间沟看见两个或更多的神经干。根据扫描深度和水平，可看见第一肋和 / 或肺尖。通常在 1 ~ 3 cm 深度处可见臂丛。患者的体位是仰卧位，头转向对侧，横向放置探头，辨认颈动脉，一旦看见颈动脉，轻轻沿颈部向外侧滑动探头，辨认斜角肌和位于前、中斜角肌之间的臂丛，一般寻找到可见 C_5、C_6、C_7 三个神经根的平面（图 7-10）。在应用平面内技术从颈部的后侧面进针情况下，轻微抬高床头常常让患者更舒适，同时有利于颈部静脉回流，减少静脉充盈突出。将针置于前、中斜角肌之间，超声下调整针的位置，直至注入的局麻药在臂丛周围扩散。在操作过程中，根据超声观察到的局麻药扩散情况，确定注射的局麻药用量和进针点数目。缓慢注射 0.25% 罗哌卡因，总容量为 10 ml，等待 20 min 后局麻药充分起效。一般主要阻滞 C_5、C_6 神经根即可满足该部位银质针治疗镇痛需求（图 7-10）。

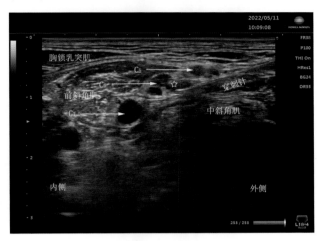

图 7-10　超声引导下肌间沟臂丛神经阻滞

注意事项：①肩胛骨内侧缘附近有阻滞不全的现象，必要时联合局部皮内和深层骨膜下浸润麻醉。②膈神经阻滞，一旦发生应及时给氧或辅助呼吸。③喉返神经阻滞亦较常见，表现声音嘶哑、失音，术前充分告知，减轻患者焦虑情绪。④星状神经节阻滞出现 Horner 征，一般无需处理。⑤局麻药过量全身中毒反应处理原则同上。

五、臀旁侧和髂胫束

该区域的治疗选择超声引导下腰丛神经阻滞术以阻滞髋及下肢大部分区域，在改善穿刺痛的同时，下肢放射性酸胀感也得到不同程度的缓解。髂胫束理论上行超声引导下股外侧皮神经阻滞术，就可以满足局部治疗的镇痛需求，但因其传导痛明显，治疗过程中小腿酸胀及抽筋反应明显，故此法不在此描述。

超声下的解剖及扫查方式：超声引导下腰大肌间沟阻滞技术繁多，"三叶草"腰丛阻滞技术是目前最安全、最有效、最简单的腰大肌间沟阻滞（图 7-11）。患者侧卧位，患侧在上，采用"三叶草方法"将超声探头横向扫描髂骨侧翼上方。扫描出的横断面超声图像中，腰大肌、竖脊肌、腰方肌也清晰可见。三块肌肉在横突周围的解剖位置，即腰大肌在横突前方、竖脊肌在横突后方、腰方肌在横突尖，产生的超声图像类似于"三叶草"的形状，肌肉代表三片叶子。一旦在 L_4 横突水平获得"三叶草"的超声图像，将超声探头稍微向尾端倾斜，直至看不见横突的声影。显示出在 $L_4 \sim L_5$ 横突间隙与腰大肌间沟阻滞相关的解剖结构的横断面。在患者背部从超声探头下极的中点向脊柱正中线画一条垂线。在这条线上旁开脊柱正中 4 cm 处插入神经阻滞针，直到针尖接近腰丛神经。神经刺激应与超声联合使用，以确定正确的针尖位置，然后缓慢注射 0.25% 罗哌卡因

15 ~ 20 ml，等待 20 min，局麻药充分起效后进行针刺。

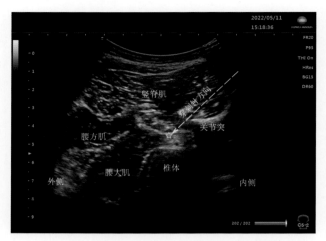

图 7-11　超声引导下腰大肌间沟腰丛神经阻滞

注意事项：①在髂嵴缘附近存在阻滞不全的现象，必要时可补充局部皮内和深层骨膜下浸润麻醉。②部分患者出现阻滞后下肢无力现象，术前充分告知，减轻患者焦虑情绪，术后注意预防跌倒。

六、大腿根部

该区域可选择超声引导下髂腹下联合髂腹股沟神经阻滞术（ilioinguinal and iliohypogastric nerve block, IINB）。根据《米勒麻醉学》第 7 版：IINB 的适应证是单侧腹股沟疝修补术，故而内收肌群银质针治疗采取 IINB。髂腹下神经（T_{12} ~ L_1）：出腰大肌外缘，经肾后面和腰方肌前面行向外下，在髂嵴上方进入腹内斜肌和腹横肌之间，继而在腹内、外斜肌间前行，终支在腹股沟管浅环上方穿腹外斜肌腱膜至皮下。其皮支分布于臀外侧部、腹股沟区及下腹部皮肤，肌支支配腹壁肌。髂腹股沟神经（L_1）在髂腹下神经的下方，走行方向与该神经略同，在腹壁肌之间并沿精索浅面前行，终支自腹股沟管浅环外出，分布于腹股沟部和阴囊或大阴唇皮肤，肌支支配腹壁肌。

超声下的解剖及扫查方式：患者取仰卧位，IINB：将超声探头置于右侧髂嵴和肋缘间，髂前上棘内侧约 2.5 cm、脐与髂前上棘之间的连线方向上，可辨认出三个肌层（腹外斜肌、腹内斜肌、腹横肌）。可轻轻移动探头寻找神经，另外，采用彩色多普勒模式用来显示深部旋髂深动脉。使用平面内进针法，通过皮下组织、腹外斜肌、腹内斜肌向髂腹股沟神经、髂腹下神经进针，当针进入肌肉层之间可能有突破感（图 7-12）。缓慢回抽无血，注射 1 ~ 2 ml 局麻药确定针尖位置，当到达局麻药在肌肉间隙扩散时，退针或者进针 1 ~ 2 mm 后，注入 0.3% 罗哌卡因 15 ml，可见肌肉推开，呈梭形低回声区，等待 30 min，让局麻药充分起效。

注意事项：在内收肌群治疗中，IINB 可

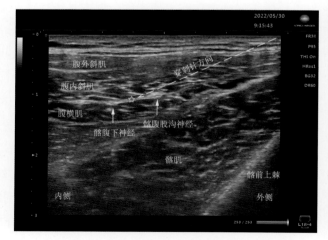

图 7-12　超声引导下髂腹下联合髂腹股沟神经阻滞

以很好的阻断耻骨上支、耻骨结节和耻骨下支的针刺痛感，但是坐骨支和坐骨结节区域，存在镇痛不全的表现，建议联合局部深层骨膜下浸润麻醉或者患侧卧位追加单次 0.3% 罗哌卡因 10 ml 骶管阻滞，提高阻滞效果。

七、髌下脂肪垫及股骨内上髁

可选择超声引导下股神经阻滞术。股神经是腰丛最大的分支，穿过腹股沟韧带后于股动脉外侧进入股三角区，其皮支主要分布于大腿、膝关节前面、小腿内侧面和足内侧缘皮肤。

超声下的解剖及扫查方式：患者仰卧位，腹股沟表面皮肤消毒，通常使用高频线阵探头，探头水平放置于大腿根部。股神经位置在腹股沟韧带上距近端 10 cm 至距远端 5 cm 之间，通常可将探头放置于腹股沟折痕上下 1 cm 的范围内扫查，通过倾斜、旋转探头获得最佳血管神经短轴切面。超声图像由浅入深大致可见三层结构，浅层为皮肤和皮下脂肪，外侧有时可见部分缝匠肌，中层由外向内可见股神经、股动脉和股静脉，深层为髂肌；股神经的浅面包覆着强回声的筋膜组织，后者由髂筋膜构成或由髂筋膜和阔筋膜融合而成（图 7-13）。进行股神经阻滞穿刺时，应注意筋膜层次，如果针尖未能穿破髂筋膜，则局麻药不能很好地在股神经附近扩散。识别股神经后，可使用平面内技术，由外向内，朝向股神经进针，针尖穿过髂筋膜时常有一个突破感，针尖的目标位置位于髂筋膜和髂肌之间靠近股神经的外侧角，以避免损伤股部血管。一旦观察到针尖靠近神经（针在神经的上方、下方或外侧），回抽无血后，给予 1 ~ 2 ml 局麻药来确认针的位置并按需调整，针尖位置理想后再注射注入 0.3% 罗哌卡因 15 ml，等待 30 min，使局麻药充分起效。

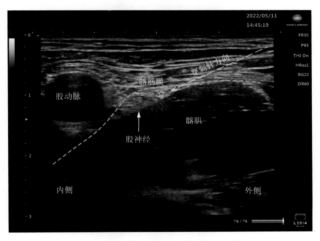

图 7-13　超声引导下股神经阻滞

注意事项：临床实践中观察到，在髌下脂肪垫外侧部分区域会有镇痛不全的现象，必要时联合局部深层骨膜下浸润麻醉，覆盖治疗区域。

八、外踝和跗骨窦区

选择超声引导下腘窝坐骨神经阻滞术。腘窝坐骨神经阻滞是下肢神经阻滞常用方法之一，其复合隐神经阻滞（下述）基本可满足膝关节以下所有手术的镇痛需要。与高位坐骨神经阻滞比较，腘窝坐骨神经阻滞具有无腘绳肌阻滞、膝关节屈曲功能影响小、位置浅表、针尖易于显影以及神经损伤发生率较低等优点。超声引导腘窝坐骨神经阻滞需要关注的另一个关键解剖标志是胫神经和腓总神经的分叉。该分叉通常在腘窝皱褶上方 5 ~ 7 cm 的位置。

超声下的解剖及扫查方式：患者取俯卧位，采用高频线阵探头，将探头置于腘窝皱褶上方 4 ~ 7 cm，平行于腘窝皱褶进行横断面扫查，因为腘动、静脉在此处与坐骨神经的胫神经支关系较密。此处可以看到神经、静脉和动脉三个圆形叠加在一起；最上方是胫神经，当中是腘静脉，下方是腘动脉。使用彩色多普勒超声可以看到搏动的动脉。有时腘静脉无法显示，可以挤压小腿以增加血流流速，帮助在彩色多普勒模式下显示腘静脉。然后往上扫查，看到外侧的腓总神经和内侧的胫神经，以及腘静脉和腘动脉。内侧是半腱肌和半膜肌，外侧是股二头肌的长头和短头。再往上扫查，腓总神经和胫神经汇总为坐骨神经，可在两条分支交汇处阻滞（图 7-14）。进针方法采用短轴平面内穿刺法，针直接在神经上方注药后，观察神经被药液压向深面；然后退针，重新进针至神经内下侧，在内侧胫神经分支处注药；可观察到腓总神经和胫神经都很好地被局麻药包绕，不仅在神经深面注药，同时也会在神经表面注药。这样使药液更好地包绕神经，尽快起效，一般注射 0.3% 罗哌卡因 10 ~ 20 ml，等待 20 min，局麻药充分起效后开始针刺治疗。

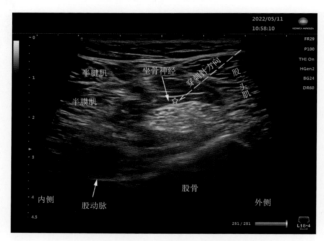

图 7-14　超声引导下腘窝处坐骨神经阻滞

九、内踝区

虽然理论上可选择超声引导下腘窝处坐骨神经和隐神经阻滞术，但由于胫神经在小腿经比目鱼肌深面伴胫后动脉下降，绕过内踝后方，分为足底外侧神经和足底内侧神经，因此，麻醉下内踝区银质针针刺误伤胫神经的潜在性风险不能避免，禁忌深部麻醉下下行针。

综上临床实践，腰丛神经、坐骨神经单次阻滞后，可在 6 小时内行下肢大部分区域治疗。建议有条件的医院，患者身体条件允许的情况下，可行神经阻滞下的多部位治疗，同时，可联合静脉基础麻醉等镇痛技术，提供无痛的银质针治疗条件，提高患者的依从性、远期有效率及满意度。

（陈　日　施小妹　徐雪汝）

第八章

慢性原发性疼痛

慢性原发性疼痛是发生在一个或多个解剖区域的疼痛，持续或反复发作超过 3 个月并伴随着明显的情绪抑郁或显著功能障碍（干扰日常生活活动和参与社会活动），不能更好地被另一种慢性疼痛所解释。这是一个新的症状学定义，因许多形式的慢性疼痛病因尚未明确而新创。常见的慢性原发性疼痛有：慢性原发性腰背痛（旧称：非特异性腰背痛），即不能被诊断为特异性的严重肌肉骨骼病因或神经病理性疼痛；慢性广泛性的疼痛（如纤维肌痛和肠易激综合征）。

第一节　慢性原发性腰背痛

腰背部组织，由浅入深主要包括皮肤、皮下组织、肌肉、筋膜、韧带、脊椎、肋骨、椎间盘、脊神经、脊髓和脊髓膜等，上述任何一种组织的病变都可以引起腰背痛。

一、定义

腰背痛（low back pain，LBP）通常认为是第 12 肋下缘、臀横纹以上及两侧腋中线所围成的区域，伴或不伴下肢牵涉痛的局部疼痛，是以高发病率、高复发率为特点的临床疼痛综合征，是全球第一大致残因素。原发性腰背痛（non-specific low back pain，NSLBP），即在排除明确解剖病理原因的情况下，位于腰背部的疼痛。主要排除腰部病变（如肾结石、主动脉夹层）、神经功能障碍（神经根病、椎管狭窄、马尾综合征）、怀疑或确诊严重脊柱疾病（恶性肿瘤、感染、骨折）、有炎症性疾病（脊椎关节炎）的腰背痛患者。根据疼痛持续的时间，可以将 NSLBP 分为急性（持续疼痛 < 6 周）、亚急性（6 ~ 12 周）和慢性（non-specific chronic low back painn，NSCLBP）（> 12 周）。

二、流行病学

腰背痛是世界范围内的主要健康问题，也是患者就诊的重要原因之一。根据 2016 年《全球疾病负担研究》，LBP 仍然是全球导致多年残疾的主要原因。2014 ~ 2015 年《国家健康调查》发现，约 16% 的澳大利亚人在过去一年中患有背痛，在老年人（65 ~ 79 岁）中更为常见，且男女比例相似，其中约有一半患有 LBP 的人寻求护理。LBP 是澳大利亚全科医学中最常见的肌肉骨骼疾病，2015 ~ 2016 年，LBP 在每 100 例全科医学患者中约占 3 例。我国成人腰痛患病率报道的异质性较大，不同省份或地区的曾患病率为 7.21% ~ 39.0%，年患病率为 20.88% ~ 29.88%，实时患病率为 6.11% ~ 28.5%。

三、对发病机制的传统认识

NSCLBP 无特异性病理改变，导致腰背痛的病因较多，机制比较复杂，主要与关节突关节源性、骶髂关节源性、椎间盘源性和软组织源性密切相关，可涉及外周和中枢神经敏化。由于腰椎的慢性劳损、退变、关节突关节错位、脊柱力学平衡的失调等刺激或压迫脊神经，使脊神经支配的背部肌肉发生痉挛而产生疼痛。若长时间处于痉挛状态，则使肌肉缺血、缺氧，代谢产物堆积，而出现僵硬、无力、疼痛加重等症状。造成背痛的许多危险因素已被证实，包括吸烟、体重超标、缺乏运动、妊娠、职业因素、心理因素、精神压力和外伤等。

四、临床表现和相关检查

临床表现以腰背部、腰骶部疼痛为主要表现，多呈弥漫性疼痛，多数患者存在腰背部活动受限、无力、僵硬感或者协调性下降，严重者发生睡眠障碍。疼痛症状多卧床休息后减轻或者消失，弯腰、久站、久坐后加重，经热敷、按摩等治疗后疼痛症状多可暂时缓解。

NSCLBP 具有反复发作、迁延不愈的特点。发作时，多数患者疼痛强度为中度到非常严重，对日常功能造成中度到极端的干扰。NSCLBP 急性发作，可能是由身体因素（如笨拙地举起重物）或心理因素（如疲惫或厌烦）引起的，也可能是两者的结合（如在举起重物时分心）。美国的一项研究显示，182 万名到急诊科就诊的急性发作的腰痛患者中，81% 的发作是在家中发生的，其中最常见的原因是搬重物。

脊柱检查可见肌肉紧张、棘突偏歪、椎旁压痛或可触及条索状物质。影像学检查和实验室检查一般无特异性发现。

五、诊断和鉴别诊断

腰痛是多种疾病伴随的症状。由于没有已知的病理解剖原因，NSCLBP 的诊断依据主要根据上述的临床表现和相关危险因素加以确认。

鉴别诊断的目的是排除类似疼痛是由腰椎以外的问题（如主动脉瘤破裂）；腰椎的特殊疾病（如硬膜外脓肿、压迫性骨折、脊椎关节病、恶性肿瘤、马尾综合征）；神经根疼痛、神经根病或椎管狭窄。一些腰椎结构可能是疼痛的来源（如椎间盘、关节突关节），但临床不能确切地将疼痛归因于这些结构改变。

盘源性腰痛：系腰椎间盘退变，纤维环破裂，髓核组织经破裂的后侧纤维环进入椎管，在局部产生自身免疫炎症反应而导致的疼痛，这种早期较轻度退变的椎间盘，其破裂的纤维环位于后侧中央，故表现为腰背痛。

腰椎关节突关节紊乱：指腰椎之间以及腰骶部之间关节突关节（后关节）的接触，因椎骨间的剪力，使椎间关节突关节负荷加大而发生急慢性劳损、微小离错、交锁、滑膜嵌顿及周围软组织炎性反应，而引起腰痛和功能障碍的一种综合征。腰椎关节紊乱综合征多发生于青壮年及劳动者，多为外伤引起或因腰部扭伤、腰部活动不当导致的关节突咬合关系不良、脱位或解剖位置的细微改变以腰痛为主要临床表现。

另外，人们易认为劳累是 LBP 发作的罪魁祸首，但下列情况可能具备病理因素，应当引起重视并需要进一步检查。

1. 未满 50 岁，背部疼痛持续不能好转。

2. 有肿瘤、肺结核、风湿或其他系统疾病的病史，曾使用糖皮质激素药物、吸食毒品的患者或艾滋病病毒携带者。

3. 有明显不适或体重下降但检验报告不明原因。

4. 有胸部或胸腔痛的检查报告。

5. 出现广泛神经系统的症状。

6. 曾遭受严重的外伤或交通事故。

7. 疼痛的发展与活动无关（卧床休息不能得到缓解）。

六、常规治疗

1. 一线治疗　由于许多轻症 NSCLBP 患者，无论接受何种治疗都将随着时间的推移而改善，最新的指南建议以最低程度的治疗作为医疗的起点，只需简单的一线治疗（建议安慰和自我管理）和在第 12 周复查即可。只有少数疑似严重的患者需要进一步诊断检查。

2. 二线治疗　如果患者需要二线治疗，应在药物治疗前尝试非药物治疗（如物理和心理治疗），支持手法疗法（如按摩和脊柱推拿）和心理疗法（认知行为疗法是首选）作为二线非药物选择。最新的临床指南建议仅在对非药物干预没有充分反应的患者考虑药物治疗。如果使用药物治疗，应该以最低的有效剂量和尽可能短的疗程。常用的治疗药物包括非甾体抗炎药、肌松药、麻醉类镇静药、抗抑郁药等。运动和（或）认知行为治疗，结合多学科治疗，推荐用于更复杂的慢性腰痛患者。对原发性 LBP 患者均不积极推荐电疗法、牵引、矫形器、手术、注射和去神经手术。

七、软组织外科学理论对 NSCLBP 的认识和诊治思路

软组织外科学理论提出椎管内、外无菌性炎症刺激神经感受器是慢性软组织损害性疼痛的直接病因，对应补偿调节和系列补偿调节是理解 NSCLBP 发病机制和重视整体治疗思路的基础。通过细致的问诊，判断无菌性炎症产生的原因和方式。通过望诊（体态评估）尤其是压痛点的检查、传导痛的分析和鉴别，判断软组织损害病理改变的严重程度、位置、范围、可能的传导路线，再结合影像学资料（尤其是 MRI，对水肿灶有高度辨识能力），明确原发部位，按照先治原发再治继发的

原则，制订治疗方案。

（一）体态分析

1. 站立位体态分析　　首先，观察患者的脊柱形态是否过度前凸、后凸及侧弯情况。过度前凸时为腰背肌过度拉紧缩短所致，多提示腰背浅层软组织损害，需要针刺髂后上棘内上缘和骶髂关节内侧缘；嘱患者行直腿弯腰，如出现僵腰和指尖距地 20 cm 以上，臀部拉紧不适，表明臀肌缩短，存在软组织损害可能，由于臀肌筋膜与腰背筋膜延续，应该一并针刺治疗。过度后凸则可能存在腰背深层软组织损害，需要针刺腰骶脊柱段之多裂肌和回旋肌附着处，嘱患者直腿后伸腰背部，如腰骶后伸 < 20°，髋臀部、内收肌出现拉紧不适，则需要考虑针刺髋臀部和大腿根部。脊柱侧弯椎管外病因为脊柱两侧浅层肌收缩力不一致或者深层软组织无菌性炎症引起疼痛避让。浅层肌收缩力不一致时，脊柱偏向病理紧张度大的一侧；深层软组织损害时，脊柱偏向无损害的一侧。

站立位在矢状面上出现踝部背屈、膝关节屈曲、髋关节屈或伸、脊柱生理曲度的改变，需要对足踝、骨盆周围、腰骶部进行压痛点检查。髋关节的屈或伸改变向上对脊柱的前后弯曲产生影响，造成躯干上部重心的改变，需增加腰部曲度纠正躯干上部的重心前移，减小腰部曲度纠正躯干上部重心的后移。腰部曲度的增加需要骶棘肌的主动收缩，这种长期过度应用会出现腰背痛。腰部曲度的减小需要骶棘肌的被动承重牵拉，时间久也会出现腰背痛。当腰部浅层肌出现损害后，腰部曲度加大会造成胸部曲度代偿性增加，出现胸段软组织牵拉增多，造成上背痛；颈部曲度的改变通常受腰部曲度改变而影响，颈部曲度的变化对胸腰部曲度和肌肉力量的影响不可忽视，以上需要结合病史特点及辅助检查结果做出正确分析，是否进行颈脊柱段的针刺治疗。

在冠状面上出现两侧骨盆的高低不等、脊柱侧弯、高低肩。两侧骨盆高度不一致在排除先天性因素外，臀旁侧髂翼外三肌是重要的影响因素。臀旁侧的软组织损害导致整体长度的缩短，如果骨盆固定即表现出下肢外展的趋势，而当站立位时下肢处于相对固定状态，骨盆侧缘向下牵拉，出现两侧骨盆高度不一致。当骨盆出现侧方倾斜时，直接影响脊柱的冠状面上的形态结构，出现脊柱侧弯，同时导致肩部水平高度不一致。脊柱的侧弯会同时伴有水平旋转，侧弯越明显，旋转角度越大，这些都需要相应的肌肉代偿，以上进一步提示需要髋臀部的软组织针刺治疗。

2. 坐位时的体态分析　　坐位时，体现为骨盆上缘以上软组织损害的调节过程。站立位时出现的脊柱侧弯，腰背痛加重，在坐位时脊柱侧弯得到纠正，则软组织损害的始动因素在骨盆上缘以下，可能仅需要进行髋臀部以下结合大腿根部内收肌的治疗。相反，站立位时的脊柱侧弯在坐位时仍然存在，则骨盆上缘以上附着的软组织已出现继发性损害。

3. 仰卧及俯卧位时的体态分析　　患者仰卧时，患者下肢的不对称摆放与臀腿间软组织的紧张度不一致有关；患者下肢的不等长与臀旁或腰骶部的软组织紧张度过高有关。患者俯卧位时可以观察到脊柱是否存在侧弯，在俯卧位时人体纵向受重力影响消失，如果脊柱两侧的软组织没有损害，则不会出现脊柱侧弯的情况；反之，脊柱两侧软组织附着的某个部分存在软组织损害。两下肢的不等长在俯卧位时更容易被观察到，此时有脊柱侧弯的存在，提示有腰骶部的软组织损害；没有脊柱侧弯的存在，提示有臀部软组织损害。以上体态的改变提示需要重点治疗的部位。

（二）体格检查

首先，进行腰脊柱三种试验检查，鉴别有无椎管内软组织损害性无菌性炎症的存在。根据宣蛰人软组织外科学理论中提出的全身规律性的压痛点，进行压痛点的检查，特别注意高度敏感的压痛点，往往孤处藏奸。Kline 也曾提到重复性的运动劳损和一次性的突然损伤，都会导致多年以后在远离原始拉力来源的部位出现让人困惑的、貌似不相关的症状，影响软组织的状态和功能。所以，寻找压痛点非常重要。一般而言，先检查腰臀髋部和下肢，而后再检查颈胸段，判断原发部位是腰骶臀髋部还是颈胸段。仰卧位：大腿根部、股骨内上髁、膝关节、踝关节压痛点检查；直腿抬高试验：正常直腿抬高 75° 以上，如果主动直腿抬高 < 75°，被动直腿抬高 > 75°，说明阔筋膜张肌、股直肌、髂腰肌或内收肌存在肌力下降，需要检查这些肌肉的附着点压痛及支配神经的工作状态。如果主动、被动直腿抬高均严重受限，表明髋臀部、内收肌因痛致痉而缩短，需要针刺治疗。如果直腿抬高出现腘窝部紧张感，表明膝关节髌下脂肪垫存在损害情况。俯卧位：髂后上棘内上缘、髋外侧、臀后侧、腰骶段压痛点检查。以上压痛点的检查，可以在不同体位进行体态分析时同时进行。

（三）以腰背部疼痛为主诉的传导痛检查

首先，触诊检查主诉腰背部疼痛区的压痛，如压痛为局限性并检得高度敏感性压痛点，然后自髂后上棘、腹内外斜肌髂骨附着处、臀旁侧、大腿根部、臀内侧、臀后侧、膝关节、踝关节、颈部、肩背部依次按压检查。以一手拇指在检得的高度敏感压痛处按压保持压力不变，另一手拇指在上述部位软组织附着处检得高度敏感压痛点并诱发出疼痛后，再次滑动按压腰背部的压痛部位，疼痛感消失；松开在可能软组织损害附着处的拇指按压，主诉部位的按压痛又出现，视为制约关系存在，可以这样逐级向下或向上查找，当出现某一部位没有压痛时，也可以跳跃过此部位继续检查，最终确定是否有制约腰背部主诉疼痛的原发部位。

病史久远的患者往往存在多处弥漫性压痛，无明显制约关系，可以通过强刺激推拿的方法寻找需要治疗的部位。一般选取主诉疼痛附近或压痛最明显的压痛点（区）进行强刺激推拿，每个部位强刺激推拿 20 ~ 30 s 后，嘱患者体会主诉症状缓解情况，如果主诉症状明显缓解，即可确立为治疗部位；如果主诉症状不缓解或缓解不明显，可再选取余下的其他压痛部位强刺激推拿，直到发现能明显缓解主诉症状的部位，即确立为治疗部位。有些患者每推拿一个部位都能缓解一部分症状，说明这些部位都需要治疗，可以按照先中间后两边、先下后上或主诉症状部位由近到远的治疗顺序进行治疗。

（四）针刺不同解剖部位的临床意义

如果腰骶部浅层软组织为原发损害，第一步要先治疗髂后上棘内上缘和骶髂关节内侧缘，然后依次大腿根部、髋臀部等部位针刺治疗，背痛常有不同程度的缓解。为什么要重视髂后上棘内上缘和骶髂关节内侧缘的治疗呢？

髂后上棘内上缘和骶髂关节内侧缘处的附着处由浅及深为皮肤、皮下组织、胸腰筋膜、骶棘肌（最长肌、髂肋肌、棘肌）、骶髂后韧带，向外有腰方肌和三条腹肌等附着。下面就上述解剖结构进行详述，以此加深对银质针针刺治痛机制的理解。

胸腰筋膜在髂嵴的附着处是软组织损害的重点。筋膜是一种纤维结缔组织，它位于肌肉的表面，对于肌肉有保护的作用。胸腰筋膜与腱膜均起自胸部，向下止于骶骨。浅层起止于腰椎棘突与棘上韧带、骶中嵴、髂后上棘与骶髂关节内侧缘。胸腰筋膜结构坚韧，有前、中、后三层。胸腰筋膜后层覆盖于腰背部，可进一步分为深、浅两层，浅表为背阔肌的腱膜，其纤维从背阔肌附着的外侧缘向内下到达棘突；深层与浅层融合，其纤维以相反方向与浅层交叉。这二层共同形成强健的三角形结构。内侧附于棘突和棘上韧带，上方与夹肌的筋膜交织，下方附于骶骨并与臀肌的筋膜交织（即腰背腱膜浅层与臀筋膜浅层相延续），外侧附于肋骨和髂嵴中部。胸腰筋膜中层由强健的横行纤维组成，内侧附于腰椎横突，外侧附着于第 12 肋和腹横肌，在外侧中央成为腹内斜肌的起点。胸腰筋膜前叶最深，与胸腰筋膜中叶共同包被腰方肌，附着在竖脊肌、腹内斜肌、下后锯肌、骶棘韧带、骶髂关节后韧带、髂嵴和腰椎横突前部、髂骨和髂腰韧带等处。胸腰筋膜在腰椎横突附近增厚形成联合部，在 L_4、L_5 和 S_1 段，其横行纤维与中线部结构相连紧密，外侧在竖脊肌和腰方肌的外侧缘互相融合，形成两肌肉的筋膜鞘，并作为腹内斜肌和腹横肌的起点。因此，银质针在针刺髂后上棘内上缘、骶髂关节内侧缘、髂嵴缘、骶骨背面时，腰背筋膜在棘突、肋骨、横突等附着处的牵拉性压力减轻，腰背痛缓解。

骶棘肌：骶棘肌起自骶骨背面和髂嵴后部，纤维向上分成三列，外侧列止于肋骨称髂肋肌；中间列附于横突背面向上达颞骨乳突，称最长肌；内侧列附于棘突，称棘肌。当骶棘肌存在着软组织损害时，其所继发的肌痉挛可沿着骶棘肌纤维、腰背筋膜的直接应力传导，使远端的颈枕区、肩背肋区附着处、各椎体棘突附着处产生继发性软组织损害而出现相应的临床征象。由于腰神经后外侧支直接走行于骶棘肌内，此时若被过度牵拉可加剧神经的激惹，形成腰背部疼痛与肌痉挛之间的恶性循环。

腰方肌：起自髂嵴止于第 12 肋和 $L_1 \sim L_4$ 横突前面，在 $L_1 \sim L_4$ 节段从骶棘肌与腰方肌间隙可直达腰椎横突，居腹腔后壁脊柱两侧，其内侧为腰大肌，后面借胸腰筋膜深层与骶棘肌分隔。此肌髂嵴附着处损害也是腰痛与肋弓痛的主要原因之一，因此，以上结构解释了针刺髂嵴为什么可以治疗腰痛和肋弓痛。

多裂肌：多裂肌浅层起于骶髂长韧带，有一部分起于髂后上棘内侧，深层起于骶骨椎弓板、骶髂短韧带，其附着处和骶棘肌的附着处一样附着于骶骨的后方，填充在髂后上棘内上缘与骶髂关节内侧缘，肌肉肥厚宽大。在腰部，多裂肌位于竖脊肌的深部，多数肌纤维为纵行走向而且收缩有力，纵行走向使其不直接参与脊柱的旋转，它与腰椎切面相一致，这样可以允许屈曲、伸展和侧屈，而阻止旋转。因为多裂肌的力线位于腰部曲线的后部，可以起到“弓弦”的作用，使脊柱保持伸展并且增加腰椎的前凸。多裂肌纤维是位于腰骶结合部（L_5S_1）后方的唯一肌肉纤维，由于该部位前倾明显，多裂肌必须产生足够的拉力保证 L_5 椎体不向前滑移超过骶骨的前缘（脊椎滑脱）。由于多裂肌在下腰部非常厚实，厚达 3.8 cm 以上，针刺骶骨背面、椎弓板和后关节之多裂肌附着处，对于顽固性腰痛患者，需多次治疗方可松解彻底，持久缓解腰背部的后伸疼痛。

胸腰筋膜深层构成腹后壁，腹直肌、锥状肌、腹内斜肌、腹外斜肌构成腹的前壁和侧壁。腹直肌收缩具有使腰椎屈曲的作用，其属腰脊柱后伸肌群的拮抗肌。所以当腰骶部软组织附着处神经末梢受到无菌性炎症刺激后，可诱导持久的腹直肌、髂腰肌收缩（对应补偿调节），进而继发腹直肌等在耻骨联合上缘附着处的软组织损害。因此，虽然银质针针刺治疗腰骶后部、髂嵴处软组织损害后，腰背痛可有效缓解，但是如果腹直肌耻骨联合上缘处、内收肌大腿根部附着处继发性无菌性炎症已经形成，仍需针刺治疗，否则由于因痛致痉的对应补偿调节作用，腰背部的肌群会再次出现痉挛性疼痛，疗效不稳定。同样，髋臀部的软组织损害如同大腿根部软组织损害，也可以经系列补偿调节和对应补偿调节产生或者影响腰背痛，常需一并治疗，疗效方能稳定。

八、典型病例

1. **病史简介**　林××，女，40 岁，个体经营者，反复腰背部疼痛 10 年，加重 3 月而入院。10 年前无明显诱因出现双侧腰背部酸胀痛，弯腰、负重后加重，推拿、按摩后可缓解数日。3 个月前腰背痛加重，腰部呈断裂感，不能弯腰，疼痛可放射至双侧大腿后外方，卧床休息可稍减轻，多方求医，效果不佳。无外伤史。

2. **体格检查**　腰脊柱无侧弯畸形，直腿弯腰试验指尖距地 20 cm 有僵腰，直腿伸腰试验可引出腰部疼痛加重。双侧直腿抬高试验各 70°，可引出双侧臀腿交界处吊紧感。腰脊柱侧弯试验（−），但引出对侧腰肋部疼痛，胸腹联合垫枕试验及胫神经弹拨试验（−）。屈髋屈膝分腿加压试验，引出大腿根部、臀后侧疼痛。压痛点检查：腰椎棘突、椎弓板、关节突关节、横突尖、髂后上棘、骶骨背面、臀上皮神经、坐骨大切迹后缘、髂翼外三肌、大腿根部、髂胫束的压痛点检查，双侧均高度敏感。胸脊柱段、双侧膝部、踝部压痛点均中至高度敏感。双下肢深浅感觉、肌力正常，病理反射（−）。

3. **辅助检查**　血常规、ESR、CRP、类风湿因子、肿瘤标志物等检验未见异常。腰椎 MRI 示椎间盘退行性改变。腰椎 X 线（−）。

4. **传统诊断**　慢性原发性腰背痛。

5. **基于软组织外科学理论的分析和诊断**　腰脊柱三种试验（−），双下肢深浅感觉、肌张力正常，病理反射（−），影像学无特殊发现，提示为椎管外软组织损害。直腿弯腰试验指尖距地 20 cm 有僵腰，直腿伸腰试验可引出腰部疼痛加重，结合腰骶后部一系列高度敏感压痛点，提示双侧腰骶浅层肌、深层肌附着处存在无菌性炎症病理改变。侧弯试验引出对侧腰肋部疼痛，结合髋、臀部软组织附着处一系列高度敏感压痛点，屈髋屈膝分腿加压试验引出双侧大腿根部和臀后侧疼痛，提示腹肌于髂嵴缘附着处及臀部和大腿根部软组织附着处的无菌性炎症性受到激惹。在以上腰骶臀髋部和大腿根部高度敏感压痛点强刺激推拿后，患者自觉腰背部轻松，疼痛明显缓解，活动幅度增大。

软组织外科学诊断：椎管外腰臀大腿根部软组织损害并发腰背痛。

6. **治疗过程**　密集型银质针依次针刺双侧的髂后上棘内上缘＋骶髂关节内侧缘＋髂嵴缘→左侧大腿根部→（次日腰背部疼痛不适有所减轻，但出现左臀腿交界处僵硬痛，活动不利，左大腿根部针刺处无明显红肿，强推左臀部高度敏感压痛区后，僵硬感明显好转）→左臀内侧＋后侧针刺→左侧髋外侧（治疗后压痛点检查，左髂胫束、股骨内上髁、髌下脂肪垫压痛点由中高度敏感转为轻中度敏感，遂未继续左下肢以上部位针刺）→左侧腰臀部较右侧轻松→右侧大腿根部→右侧髋外侧→右侧臀内侧＋臀后侧→双侧腰脊柱段，每日针刺 1 ~ 2 个部位。治疗完毕，腰背部疼痛显著缓解，活动幅度增大，残留针刺部位酸胀不适，出院休息观察。

7. **随访**　4 年后电话随访，诉出院 1 个月余，腰背痛完全消失，如今搬运货物等日常工作均无疼痛不适，属于治愈病例。

九、诊治经验体会

NSCLBP 影像学检查无阳性发现，软组织外科学理论提出通过腰脊柱检查三种试验鉴别椎管内外软组织损害性无菌性炎症病变。实际上 NSCLBP 患者，压痛点并不符合临床指南所述，仅局限于腰骶背部等主诉疼痛部位。上述病例体格检查发现腰骶臀和大腿根部一系列规律压痛点。患者主诉腰背痛，通常与臀髋部软组织损害的上行传导、大腿根部软组织损害应力代偿有关。只有一并处理这些原发、继发软组织损害部位，才能取得稳定的长期疗效。此患者每个软组织损害部位仅进行了 1 次银质针针刺，达到 4 年不复发的疗效，根据临床观察，这属于临床症状明显，但是软组织损害程度并非严重的病例。一般而言，严重的软组织损害患者，每个损害部位至少重复 1 次治疗，疗效方能稳定。对于给予反复多次治疗，疗效不能持久的患者，一定注意胸脊柱段和颈脊柱段软组织损害对腰背部疼痛的影响，可一并完成针刺。

临床上许多以背部疼痛为主诉就诊的患者，曾经多次行胸、腰脊柱段相关检查：X 线、CT、MRI 等，并无阳性发现，此时需要接诊者拓宽思路。腰背部痛检查，应将骶髂关节 MRI 检查作为常规检查，根据有无炎症性信号，以及炎症信号位于骶骨面还是髂骨面，这对于腰背痛的定位、定性诊断以及银质针针刺的具体位置，提供了重要的影像学依据。

近年来，提出了盘源性腰痛这一新诊断。从当前认识盘源性腰痛的发病机制看，纯属椎管内退行性改变的髓核刺激窦椎神经引起疼痛。生理性退行性改变的髓核是否能够引起炎症介质的释放？如果据临床上影像学提示，大量腰椎间盘突出的患者，纤维环都已破裂，理应对窦椎神经刺激更强，实际上却未有疼痛。但诊断为盘源性腰痛的患者行椎间盘摘除或溶盘手术后，症状改善，这提示疼痛来自椎管内硬膜外或是神经根鞘膜外的无菌性炎症，椎管内的手术属于对因治疗，效果确切。除此之外，临床实践发现，其发病机制有可能纯属腰椎管外软组织损害，因为在手术入路过程中完成了部分脊柱旁软组织损害附着处的松解，出现了意料之外的疗效。总之，以软组织外科学理论的病因分类，盘源性腰痛的临床表现既可以为椎管内软组织损害所致，亦可能是椎管外软组织损害产生，并不具备特异性，盘源性腰痛的诊断标准值得商榷。

腰椎关节突关节功能紊乱综合征是腰部损伤或退变而导致的腰椎关节突的失稳、错位、解剖结构异常后滑膜嵌顿，破坏了脊柱受力及运动的平衡性与协调性，同时引起局部的无菌性炎症，刺激感觉神经末梢，引起腰部疼痛及反射性的腰部肌肉痉挛，进而出现腰部活动受限等一系列临床表现。软组织外科学理论提出，将腰椎关节突紊乱作为致痛因素的理由是不充分的，是一个错误的诊断，腰椎管外软组织损害才是真正的致痛原因，无菌性炎症是其病理改变，关节紊乱只是继发的形态变化。无菌性炎症刺激感觉神经末梢，引起腰部疼痛及腰部肌肉痉挛，进而出现腰部活动受限等一系列临床表现，故治疗不以"关节复位"为目的，而是旨在消除椎管外的无菌性炎症。

（刘荣国　王震生）

第二节 纤维肌痛症

一、定义

纤维肌痛症（fibromyalgia，FM）是一组全身广泛弥漫性肌肉疼痛并常伴有显著疲劳、睡眠障碍、情绪抑郁（焦虑）等异常临床表现的疼痛综合征。

二、流行病学

关于纤维肌痛症的流行病学情况，美国风湿病协会认为原发性纤维肌痛症仅次于风湿性和骨性关节炎，位居第 3 位。一项有关欧洲 5 国（法国、葡萄牙、西班牙、德国和意大利）纤维肌痛症的调查研究发现，其在一般人群中的发病率为 4.7%，男女的发病比例约为 1∶9。我国缺乏确切的流行病学的资料，按 4% 的患病率来推算，中国 13 亿人口中应有约 5200 万纤维肌痛症患者。尽管对纤维肌痛症做了广泛的调查与研究，但仍未完全明确其病因。

三、对病因和发病机制的传统认识

（一）神经内分泌改变

许多研究发现，纤维肌痛症患者体内普遍存在神经内分泌的异常改变，特别是 5-HT 和 P 物质等在本病的发病中发挥重要作用。例如，中枢神经系统内 5-HT 含量不足、血清色氨酸和胰岛素样生长因子水平降低、脑脊液 P 物质的含量增高等。

（二）外周和中枢神经的可塑性改变

在纤维肌痛症的研究中发现，从外周感觉神经、脊髓、肌梭的传入通路以及大脑等部位均看到了明显变化，出现外周和中枢敏化现象。大脑区域特定的缺血性改变，功能磁共振显示其与睡眠障碍、免疫紊乱低下、遗传因素、心理因素等有关。

四、临床表现

主要为肌肉骨骼系统的多处疼痛与发僵，并在特殊部位有压痛点，多见于女性，尽管其临床表现多种多样，但主要有下述三组症状。

1. **主要症状** 全身广泛疼痛是纤维肌痛症的典型症状，尤以中轴骨骼（颈、胸椎、腰部）及肩胛带、骨盆带等处为常见。其他常见部位为头、上背、中背、臀部、大腿、膝、小腿、肘、腕、踝、足。虽然有的患者仅主诉一处或几处疼痛，但实际是在广泛慢性疼痛的基础之上以一处或几处疼痛征象相对突出而已，大部分患者将这种疼痛描述为酸痛、灼痛，痛得令人心烦意乱。另一个特点为具有广泛存在的压痛点（区），这些压痛点存在于肌腱、肌肉及其他组织中，往往呈对称性分布。头痛可分偏头痛或非偏头痛性头痛，后者是一种在枕区或整个头部的压迫性钝痛。

2. 伴随症状　特征性伴随症状包括睡眠障碍、过度疲劳、心理异常。约 90% 的患者有睡眠障碍，表现为入睡难、易醒、多梦、精神不振。50%～90% 的患者有疲劳感，常常抱怨感到太累，无法工作。此外患者劳动能力下降，少部分人不能坚持日常工作。心理异常包括情绪抑郁和焦虑。不少患者伴有肠易激综合征。

3. 影响因素　以上症状常因天气潮冷、精神紧张、过度劳累而加重，局部受热、精神放松、良好睡眠、适度活动可使症状减轻。

五、诊断和鉴别诊断

国际相关学会在 1990 年、2010 年、2016 年和 2019 年先后提供和更新了 4 版纤维肌痛症的诊断标准，这是一个不断的优化过程。2019 年在美国《疼痛》杂志发表了纤维肌痛（专题）调查委员会共识所推荐的诊断标准，该标准反映了当前对纤维肌痛症的理解，并为临床试验纳入和排除标准提供依据。所有患者需先确诊为慢性疼痛，再根据 The ACTTION-APS Pain Taxonomy （AAPT）提出的诊断标准（表 8-1）而诊断为 FM。

表 8-1　纤维肌痛 AAPT 的诊断标准

维度 1：核心诊断标准
1. 多部位疼痛：在 9 个部位中存在 6 个或更多的部位疼痛[1]
2. 中至重度睡眠问题或疲劳[2]
3. MSP（multisite pain）加上疲劳或睡眠问题必须存在至少 3 个月[3]

注：如存在其他疼痛障碍或相关症状，不能排除纤维肌痛症的诊断，建议对任何能够完全说明患者症状或导致症状严重程度的疾病进行临床评估。[1]纤维肌痛调查委员会认为，35 点的人体模型可能不适合大多数临床医师和研究人员使用，为了减少可能出现的部位，适当的将一些部位分组在一起，同时将主要身体区域（如手臂和腿）分开，所以提出了一种新的人体模型（图 8-1）；[2]这些症状必须由相关专业人员评估；[3]纤维肌痛调查委员会一致认为 3 个月最能反映 FM 的长期性。

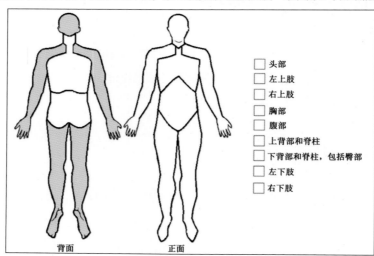

图 8-1　疼痛部位示意图

注：患者被要求在双视图人体模型上检查他们感受到疼痛的区域（忽略阴影区域）。另外，患者也可以使用身体部位检查表。

最新版纤维肌痛诊断标准具有很好的敏感性和特异性，将区域疼痛综合征的分类错误降到最低，消除了之前令人困惑的诊断排除建议。这些修改使得标准不仅可以作为诊断标准，也可以用于分类。

六、常规治疗

纤维肌痛症的治疗主要致力于改善睡眠状态、降低痛觉感觉器的敏感性、改善肌肉血流情况等。疗效则主要根据治疗前后疼痛缓解程度、功能的改善而判定。

首先，对患者加强宣教、安慰和心理疏导，让患者了解它不是一种危及生命的疾病，不会造成残疾，以解除患者的焦虑和抑郁情绪。

药物治疗中，小剂量三环类抗抑郁药、普瑞巴林（乐瑞卡）被美国 FDA 推荐为一线用药。心血管运动锻炼、认知行为治疗有部分疗效。其他治疗方法，如激痛点注射等尚未得到充分评估。

七、依据软组织外科学理论阐释纤维肌痛症的发病机制和诊疗方案

在《宣蛰人软组织外科学》一书中，宣蛰人将纤维肌痛症归属于软组织损害性疼痛，致痛机制归结为无菌性炎症。纤维肌痛症的具体病因是不明因素导致的全身无菌性炎症。具体而言，纤维肌痛症患者是自身免疫力下降、新陈代谢障碍、微循环灌注不良引起广泛性无菌性炎症，刺激全身的躯体感觉神经和自主神经系统所致。近年来的研究发现，银质针针刺导热治疗 3 个月后，针刺部位的微循环灌注血流增加 1.5 倍，这为临床选择银质针针刺有效治疗纤维肌痛症提供了试验依据。

1. **无菌性炎症促发广泛对称性疼痛的机制**　腰骶后部特别是髂后上棘内上缘和骶髂关节内侧缘是人体承上启下的应力集中区，无论是坐位、站位、还是行走，此部位均需要耗氧做功。大脑组织本身代谢率高，静息状态下占人体总耗氧量的 20%，脑力劳动时，躯干上部的血运灌注需代偿性增多。现代社会人类的脑力劳动时间和紧张度增加，颈项部软组织在做功的同时，如果发生血运不足，微循环代谢障碍，易导致软组织损害形成。因此，这两个部位是人体能量消耗最为明显的部位，而临床常见的纤维肌痛症患者脉搏纤细、紧、沉、弱，提示供血相对不足。在患者自身免疫力下降、微循环灌注不良的情况下，两处易发生软组织损害性无菌性炎症，如果向前后方向和左右方向的对应补偿调节和上下方向的系列补偿调节失败，则出现全身广泛性疼痛。

2. **无菌性炎症与睡眠障碍的关系**　睡眠是中枢神经系统内一种主动的神经调节过程，目前大多数研究认为睡眠障碍主要与中枢神经系统内某些特定结构（脑干的中缝核、孤束核，脑桥背内侧的蓝斑头部，视交叉上核和丘脑等）及中枢神经递质的作用（如去甲肾上腺素、胆碱等神经递质的释放增加，GABA 水平降低等）关系密切。由于纤维肌痛患者微循环灌注不足，交感神经的兴奋性代偿增强，加之炎性因子对交感神经的直接刺激，交感神经系统的张力明显增高。正常情况下，在夜间睡眠期间，人体交感神经张力下降，而副交感张力增高，由于纤维肌痛症患者的交感神经高张力导致交感、副交感平衡失常，从而影响睡眠质量。随着对睡眠分子机制研究的深入，证实了睡眠与免疫炎性系统存在相互关系。许多细胞因子和炎症趋化因子对中枢睡眠相关特定结构有影响，如白细胞介素 -1α（interleukin-1α，IL-1α）、IL-1β、IL-6、IL-8、IL-10 及肿瘤坏死因子 -α（tumor

necrosis factor-α，TNF-α）等。同样，睡眠也影响免疫和炎性系统的功能，睡眠障碍可导致炎性系统的激活和免疫调节失衡，睡眠时间和炎症标志物之间可能存在关联的假设得到了部分支持。

3. **无菌性炎症与焦虑抑郁的关系**　有关疼痛和焦虑抑郁症之间的共同交叉机制，如免疫激活、单胺能神经递质传递障碍、神经营养因子合成与分泌紊乱、基因与表观遗传学机制等，仍处于研究阶段，但可以确定的是，以中枢神经系统炎症介质释放为特征的神经炎性反应在疼痛 – 抑郁共病的发生、发展中发挥了重要作用。疼痛 – 抑郁相关脑区（海马、伏隔核、前额叶皮质、前扣带回、杏仁核）内炎症细胞因子可通过吲哚胺 2，3- 双加氧酶通路、谷氨酸盐受体途径、γ- 氨基丁酸能神经元去抑制及下丘脑 – 垂体 – 肾上腺轴激活等途径参与并促进了疼痛 – 抑郁共病的发生和发展。炎症细胞因子是一类主要由免疫细胞产生的高活性、多功能的小分子蛋白质，参与疼痛 – 抑郁共病的炎症细胞因子主要有 IL-1β、IL-6、IL-10 和脑源性神经营养因子（brain derived neurotrophic factor，BDNF）、TNF-α 等。我们的既往研究证实，通过干预背根神经节、脊髓背角等方式而钝化中枢敏化，伏隔核、海马组织内的上述炎性细胞因子的表达明显下降的同时，抑郁状态得以有效改善。与局部软组织损害性疼痛显著不同，广泛性软组织无菌性炎症长期病理性刺激神经系统，使得纤维肌痛症患者与神经病理性疼痛具有共同的发病机制 – 中枢敏化，也就是脊髓节段以上（脊髓、皮层下中枢、大脑皮层）发生可塑性改变，伤害性传导长时程增强，而下行抑制系统（多巴胺、5– 羟色胺、去甲肾上腺素）脱抑制，导致疼痛 – 抑郁共病的产生。因此，消除外周广泛性无菌性炎症，是纤维肌痛患者获得临床治愈的根本保证。

4. **无菌性炎症与认知功能下降的关系**　机体发生炎症、感染等时可促使循环内单核 – 吞噬细胞系统产生 IL-1β、TNF-α 等炎症细胞因子，炎症细胞因子可通过饱和转运系统穿越血 – 脑脊液屏障上调并维持（趋化因子配体 12）CXCL12 水平，血浆 CXCL12 浓度达到一定阈值（2.5 ng/ml）可激活 CXCL12/CXCR4（趋化因子受体 4）通路，CXCL12 通过上调 PECAM-1（血小板内皮细胞黏附分子 -1）将循环单核细胞招募到脑血管周围间隙，血单核细胞又能分泌 CXCL12 并表达 CXCR4 和 CXCR7，通过正向自分泌反馈机制促使血浆中 CXCL12 持续升高。单核细胞可通过突起由血管内皮迁移到脑血管周围间隙并转化为脑血管周围巨噬细胞，脑血管周围炎性巨噬细胞募集能诱发神经炎症进而导致双侧海马胶质细胞激活，引起胶质增生和记忆减退。海马是负责记忆、认知、情绪反应形成的关键部位之一，而阻断 CXCL12/CXCR4 信号则可抑制炎症损伤诱导的行为和认知改变。

5. **无菌性炎症与疲惫、精力不济的关系**　软组织损害病变组织中，小血管受周围组织的炎症刺激产生痉挛，血液循环灌注量相对不足，产生新陈代谢障碍及营养障碍，加之持续性肌痉挛，使这些血管周围结缔组织的炎症反应加重发展成为炎性粘连、炎性纤维组织增生等继发性病理改变，加剧血管受压和软组织骨骼附着处的原发性疼痛。同时，软组织损害引起的软组织内部压力增高对毛细血管后静脉产生挤压，进一步增加微循环障碍。由此产生恶性循环，全身微循环乳酸类代谢产物增多，患者感受酸软疲惫；由于大脑组织代谢率高，占人体总耗氧量的 20%，大脑皮质中枢相对供血不足，加剧疲惫和精力不济的感受。

6. **依据软组织外科学的诊断标准比较**　如将《宣蛰人软组织外科学》第 1 版第 304 页上压痛点图与国际 1990 年第 1 版提出的 18 个压痛点及 2019 年诊断中的疼痛区进行对照，可发现宣蛰人软组织外科学总结出的 35 处压痛点、区，不仅有原发压痛区，还有根据临床经验发现的继发性压痛区。

慢性软组织损害的概念与纤维肌痛症、肌筋膜疼痛综合征的概念相比，在诊断方面更完善，更有临床治疗指导意义。

这里需要说明的是，在对纤维肌痛症作出诊断之前，要注重全身系统性检查，在排除有因可查的病变后，体查发现符合《宣蛰人软组织外科学》一书中提出的一系列高度敏感性、规律性分布的压痛点后，方可做出纤维肌痛症的临床诊断。另外，部分患者可在全身广泛压痛，伴有抑郁焦虑、疲惫、睡眠障碍等临床症状的基础上，出现游走性、局部疼痛加重等临床表现，这是在对应补偿调节和系列补偿调节中发生的变症反应，切忌仅关注局部疼痛而忽视整体，否则易出现漏诊和误诊。例如，一位中年女性患者以反复发作性左侧额颞部疼痛6年为主诉就诊，如果患者伴有全身广泛对称性高度敏感压痛、疲惫、睡眠障碍、胃肠功能紊乱、情绪抑郁，则不能仅仅关注额颞部疼痛而诊断为偏头痛或丛集性头痛，应该增加纤维肌痛症为第二诊断。这样才能作出符合客观实际的病情估计与患者沟通，不会提出"只见树木，不见森林"的错误治疗方案，治疗过程中出现变症反应、疗效慢、一过性症状反复时，患者也会容易理解和继续配合治疗。

7. 银质针针刺治疗的认识和方案　对于纤维肌痛症能否实施密集型银质针治疗，目前存在不同的意见或者争议。有的医者认为，纤维肌痛症患者免疫力低下，应补益气血，加强功能锻炼等方式提升机体的抗病能力，禁忌针刺火灸等耗损正气的攻伐。但也有医者认为两害相权取其轻，尽管针刺会暂时消耗正气，但只要诊断正确、治疗到位，虽不可避免有些反应，但最终会康复，这需要诊治医师的定力、对软组织外科学的理解力和患者的信任与坚持。经过多年的临床治疗反馈，我们认为后一种情况符合临床客观实际。密集型银质针针刺治疗方案建议如下。

（1）腰骶臀髋部+下肢的治疗顺序：髂后上棘内上缘+骶髂关节内侧缘+髂嵴缘→大腿根部→髋外侧→臀内侧→臀后部+坐骨大切迹→腰骶段→股骨内上髁→股骨外上髁→髌下脂肪垫→内外踝→跗骨窦→髂胫束。

（2）项颈胸部+上肢的治疗顺序：项平面→颈脊柱段→胸脊柱段→肩胛背面三肌→冈上窝→锁骨上窝区推拿或者体外冲击波治疗→肩胛前部+肱骨外上髁+肱骨内上髁部位，可以体外冲击波代替银质针治疗。

一般而言，患者整个治疗周期需要6个月～1年，如果是住院患者可先行双侧腰骶臀髋部、大腿根部和膝踝关节部位治疗，以上部位针刺结束后，暂停治疗，1周后复查症状改善情况，如果治疗部位疼痛改善的同时，项颈胸部+上肢的疼痛不适也有好转，可以重复一次上述治疗。如果1周后项颈胸部+上肢的疼痛不适没有改善，则需要治疗躯干上部。经过多年临床实践的反馈，纤维肌痛症患者通常需要针刺1000针次以上，需要不断地根据压痛点检查，进行补课治疗，直至压痛点不敏感，方能认为临床治愈。

八、典型病例

1. 病史简介　付××，女，52岁，教师，反复全身性疼痛3年，加重6个月，表现为头痛、胸闷和双肩背部、双腰髋、双下肢持续性酸胀痛，伴有严重的睡眠障碍，平素胃肠功能紊乱，精力、体力不济，一节课未讲完，即感疲惫。曾经就诊多家省级三甲医院和多个兄弟科室，多数诊断为神经官能症、焦虑状态、更年期综合征，接受各种保守治疗均效果不佳，无外伤史。

2. 体格检查　脊柱无畸形，颈椎过度前屈、后伸、左右侧屈、左右旋转等活动功能部分受限，并引出头颈肩部疼痛加重。双侧枕颈部、锁骨上窝、胸脊柱段、肩胛骨背面压痛点均（+++）。强刺激推拿以上部位，头痛与肩部疼痛短暂性消失。直腿弯腰试验指尖距地 10 cm 有僵腰，直腿伸腰试验可引出腰背部酸胀痛加重。双侧直腿抬高试验各 90°，但可引出臀腿交界处及腘窝吊紧感。腰脊柱侧弯试验，引出对侧腰肋部疼痛，胸腹联合垫枕试验及胫神经弹拨试验（−）。腰椎棘突、关节突关节、横突尖、髂后上棘、骶骨背面、臀上皮神经、坐骨大切迹后缘、髂翼外三肌、大腿根部、髂胫束、髌下脂肪垫、股骨内上髁、内踝、外踝、跗骨窦压痛，均双侧（+++）。屈髋屈膝分腿试验，引出双侧大腿根部疼痛。双下肢深浅感觉、肌力正常，病理反射（−）。

3. 辅助检查　血常规、类风湿因子、HLA-B27、肿瘤标志物等检验结果未见异常。颅脑、脊柱、骨盆 MR 均未见明显异常。

4. 传统诊断　纤维肌痛症。

5. 基于软组织外科学理论的分析和诊断　颈椎六种活动功能受限，结合强刺激推拿后，头痛、肩痛征象短暂消失，排除颈椎椎管内病变，提示枕颈部、肩背部存在椎管外软组织损害性无菌性炎症。腰脊柱侧弯试验，引出对侧腰肋部疼痛，胸腹联合垫枕试验及胫神经弹拨试验（−），为腰脊柱三种试验阴性，双下肢深浅感觉、肌力正常，病理反射（−），影像学无特殊发现，提示腰椎管外软组织损害。直腿弯腰试验指尖距地 10 cm 有僵腰，双侧直腿抬高试验各 90°，但可引出臀腿交界处及腘窝吊紧感，提示腰骶浅层肌和臀部软组织及髌下脂肪垫存在无菌性炎症。侧弯试验引出对侧腰肋部疼痛，提示髂嵴缘附着处腹肌及髋外侧无菌性炎症软组织受到激惹。直腿伸腰试验可引出腰部疼痛加重，提示腰骶部深层肌之骶骨背面和关节突关节区域附着处存在严重性无菌性炎症病变。屈髋屈膝分腿试验，引出双侧大腿根部疼痛，提示耻骨上下支、坐骨支之内收肌附着处罹患无菌性炎症。腰椎棘突、关节突关节、横突尖、髂后上棘、骶骨背面、臀上皮神经、坐骨大切迹后缘、髂翼外三肌、大腿根部、髂胫束、髌下脂肪垫、股骨内上髁、内外踝、跗骨窦压痛，均高度敏感。双侧枕颈部、锁骨上窝、胸脊柱段、肩胛骨背面压痛点均高度敏感。以上全身软组织损害性规律性压痛点高度敏感，提示软组织损害广泛而程度严重，而胸闷短气、胃肠功能紊乱、失眠、情绪焦躁等为软组织损害晚期并发的内脏相关征象。

软组织外科学诊断：全身椎管外软组织损害性疼痛并发内脏相关征象。

6. 治疗过程　经充分、认真沟通，患者理解治疗原理和过程后，2020 年 4 月第一次住院治疗。住院期间，依次针刺双侧髂后上棘内上缘 + 骶髂关节内侧缘 + 髂嵴缘→双侧大腿根部→双髋外侧→双臀内 + 臀后侧→双腰骶脊柱段，每日针刺 1 ~ 2 个部位，针刺反应均为极度的酸胀不适感，并向髋臀下肢传导。

2020 年 5 月第二次住院，再依次针刺双侧髂胫束 + 股骨内上髁 + 髌下脂肪垫→内外踝 + 跗骨窦 + 跟后脂肪垫，每日针刺 1 ~ 2 个部位，进行双侧下肢的整体针刺治疗，针刺反应为极度的酸胀不适。

2020 年 7 月第三次住院针对前两次住院的残余压痛点进行补课后，再依次针刺项平面→颈脊柱段→胸脊柱段→肩胛背三肌 + 冈上肌的软组织损害，针刺反应为极度的酸胀不适，并引发典型的传导痛。

第三次治疗完毕，出院后间断来门诊复查，继续针对残余压痛点实施密集型银质针针刺治疗，直至以上压痛点不敏感或者轻度敏感，共针刺 1800 余针。

7. **随访**　1 年半后随访，诉头痛、腰部、髋部疼痛、下肢酸胀完全消失，胸闷明显缓解，仅变天时偶尔有胸部轻微不适感。睡眠改善显著，可一觉睡至天亮，连续上一整天的课，不会有明显的疲劳感，对疗效非常满意，近期疗效为治愈。

九、诊治经验体会

需要说明的是，就诊疼痛科的纤维肌痛症患者多数周转于骨科、神经科、康复科、风湿科、中医科、精神科等兄弟科室，接受过口服阿米替林、文拉法辛、度洛西丁、氟哌噻吨美利辛（黛力新）、普瑞巴林等基础药物，也曾接受过针灸、理疗或者生物反馈疗法的治疗，但往往疗效不佳、不能持久、难以耐受药物不良反应或者为中断药物依赖而来。如果疼痛科医师还是接受传统的理念，采用类似的治疗手段，结果必然失败。

纤维肌痛症，属于国际公认的疑难痛症，由于缺乏特异性影像学改变以及对发病机制的认识不足，频发漏诊、误诊现象。回顾上述病例，纤维肌痛症患者体检发现广泛的高度敏感性压痛点，可以通过强刺激推拿及传导痛制约试验判断原发及继发部位，根据先治原发后治继发的顺序治疗。由于需要消灭广泛的压痛点（区），纤维肌痛症患者常需要较为漫长的银质针治疗周期。

在密集型银质针针刺导热治疗中，存在以下几个方面的困惑：①为什么有的患者一过性疼痛加重，导致信心不足中断治疗或失败？②纤维肌痛症患者为什么起效慢、容易反复？③治疗期间，为什么患者的变症频繁？④无效的患者是治疗的疗程不够还是肌挛缩？⑤为了减少针刺补课，后续辅助治疗方式有哪些？

我们认为治疗前应该认真评估患者的状态，选择最佳的治疗时机。身体状态过于虚弱时，针刺后的康复速度慢，加之治疗次序有误，没有先治原发再治继发时，会导致一过性的疼痛加重。纤维肌痛症的压痛部位广，需要针刺范围大，针刺次数多，患者痛苦相对大，当疗效未现时，很容易误认为治疗无效，信心丧失而放弃治疗。

纤维肌痛症患者的软组织损害严重而广泛，如果每次采用少针针刺、治疗间隔时间长、针刺非原发部位时，疗效可能起效慢。如果治疗不彻底，压痛点（区）仍然中高度敏感，尽管临床症状明显缓解，但免疫能力低的患者很容易复发。只要诊断正确，治疗彻底，远期疗效可期。

纤维肌痛症患者在软组织损害晚期常出现内脏相关征象，治疗期间易出现各种的内脏传导痛，例如腹部痉挛疼痛、胸闷不适、头痛等，软组织损害越严重，治疗期间发生变症司空见惯，诊治者不要认为是治疗错误，失去信心。

对于纤维肌痛症的治疗，可以借助脉诊评估患者的虚实程度，再结合压痛点强刺激推拿的预示性诊断，应该达到精确诊断，治疗无误。此类患者通常免疫力低下，恢复能力差，刚开始治疗时，如治疗强度过大，易出现极度的疲劳、虚弱感，加之疗程不够则易疗效不显，而针刺导热治疗 3 个月后，针刺部位的微循环血流会增加 1.5 倍，伴随着患者的耐力增加，一次可以承受多部位的针刺治疗，疗效方能显著而持久。

银质针针刺导热可以有效治疗无菌性炎症，但是并非只有银质针针刺导热能够治疗无菌性炎症，老弱患者可以采用针药结合的方法，中药以及其他增强免疫能力的治疗也要配合到位，坚持每日慢跑，加强锻炼、增强体质，加快正向补偿调节，减少针刺补课，避免复发。

（刘荣国　王震生）

参考文献

［1］Maher C, Underwood M, Buchbinder R. Non-specific low back pain［J］. Lancet, 2017, 389(10070):736-747.

［2］Almeida M, Saragiotto B, Maher CG. Primary care management of non-specific low back pain: key messages from recent clinical guidelines［J］. Med J Aust, 2018, 209(5):235.

［3］GBD 2016 Disease and Injury Incidence and Prevalence Collaborators. Global, regional, and national incidence, prevalence, and years lived with disability for 328 diseases and injuries for 195 countries, 1990-2016: a systematic analysis for the Global Burden of Disease Study 2016［J］. Lancet, 2017, 390(10100):1211-1259.

［4］Schofield D, Cunich MM, Shrestha RN, et al. The indirect costs of back problems (dorsopathies) in Australians aged 45 to 64 years from 2015 to 2030: results from a microsimulation model, Health &Wealth MOD2030［J］. Pain, 2016, 157(12):2816-2825.

［5］陈栋，陈春慧，胡志超，等. 中国成人腰痛流行病学的系统评价［J］. 中国循证医学杂志，2019，19（6）:651-655.

［6］Henschke N, Maher CG, Refshauge KM, et al. Characteristics of patients with acute low back pain presenting to primary care in Australia［J］. Clin J Pain, 2009, 5(1):5-11.

［7］Steffens D, Ferreira ML, Latimer J, et al. What triggers an episode of acute low back pain? A case-crossover study［J］. Arthritis Care Res (Hoboken) , 2015, 67(3): 403-410.

［8］Waterman BR, Belmont PJ Jr, Schoenfeld AJ. Low back pain in the United States: incidence and risk factors for presentation in the emergency setting［J］. Spine J, 2012, 12(1): 63-70.

［9］Hancock MJ, Maher CG, Latimer J, et al. Systematic review of tests to identify the disc, SIJ or facet joint as the source of low back pain［J］. Eur Spine J, 2007, 16(10): 1539-1550.

［10］Qaseem A, Wilt TJ, McLean RM, et al. Noninvasive treatments for acute, subacute, and chronic low back pain: a clinical practice guideline from the American College of Physicians［J］. Ann Intern Med, 2017, 166(7): 514-530.

［11］Snidvongs S, Taylor RS, Ahmad A, et al. Facet-joint injections for non-specific low back pain: a feasibility RCT［J］. Health Technol Assess, 2017, 21(74):1-130.

［12］Kline. Fascial manipulation, part I［J］. J Am Chiropr Assoc, 2011, 48(3): 2-6.

［13］Sarzi-Puttini P, Giorgi V, Marotto D, et al. Fibromyalgia: an update on clinical characteristics, aetiopathogenesis and treatment［J］. Nat Rev Rheumatol，2020，16(11):645-660.

［14］Arnold LM, Bennett RM, Crofford LJ, et al. AAPT diagnostic criteria for fibromyalgia［J］. J Pain, 2019, 20(6): 611-628.

［15］Besedovsky L, Lange T, Haack M. The sleep-immune crosstalk in health and disease［J］. Physiol Rev, 2019,99 (3):1325-1380.

［16］Fang X, Xu X, Lin X, et al. Downregulated spinal IRF8 and BDNF in NAC are involved in neuropathic pain-induced depression relief via pulsed radiofrequency on dorsal root ganglion in rat SNI model ［ J ］. Brain Res Bull, 2019, 146: 192-200.

［17］Mai CL, Tan Z, Xu YN, et al. CXCL12-mediated monocyte transmigration into brain perivascular space leads to neuroinflammation and memory deficit in neuropathic pain ［ J ］. Theranostics, 2021, 11(3): 1059.

第九章

慢性癌症相关性疼痛

一、定义

癌性疼痛（cancer pain）是指由癌症或抗癌治疗所致的疼痛。癌痛常表现为慢性疼痛，是肿瘤常见的主要症状之一。癌痛属于慢性疼痛，常有急性疼痛成分，如暴发痛。癌症相关疼痛根据位置可分为内脏（内脏痛）、肌肉骨骼（软组织疼痛）和躯体感觉（神经病理性疼痛）。

二、流行病学

癌痛不仅影响患者的情绪和生活质量，而且持续剧烈的疼痛可能是患者停止积极治疗的一个重要因素。癌痛是一个医疗问题，更是社会问题。在我国，初诊癌症患者疼痛的发生率为25%，晚期癌症患者中有60%～80%伴有不同程度的疼痛。据统计，约1/3接受癌症治疗的患者和超过2/3的进展期癌症患者出现疼痛，约50%疼痛为中度至重度，其中约30%为重度疼痛。癌痛给患者造成极大的身心负担，严重影响患者的生活质量。因此，癌痛治疗工作任重而道远。

三、病因认识和分类

癌痛是多种原因形成的一个复杂的、反复出现的过程。目前认为引起癌痛的原因有三种，即癌症发展侵犯神经引起的疼痛、诊治癌症所致的疼痛和癌症患者并发疼痛相关性疾病。

四、临床表现

（一）癌症发展引起的疼痛

1. **癌瘤侵犯神经** 癌细胞通过神经鞘周围淋巴或沿着神经周围抵抗力较弱的部位浸润，再向神经轴索入侵，疼痛性质常为锐痛，向体表神经分布范围扩散，表现为神经痛。当癌瘤浸润到腹腔神经丛、肠系膜神经丛、骶神经丛时，疼痛部位弥散，呈持续性剧痛。

2. **硬膜外转移和脊髓压迫** 硬膜外转移通常是由邻近椎体的转移灶浸润至硬膜外腔引起的，少部分由腹膜后肿瘤、后纵隔肿瘤通过邻近椎间孔浸润所致。肿瘤压迫神经根时，则出现神经根分布区域的锐痛、刺痛或放射痛，肿瘤发展出现脊髓压迫综合征时，伴有感觉、运动、自主神经功能的改变或障碍。

3. 癌瘤侵犯管腔器官　恶性肿瘤引起管腔功能障碍时，可引起剧烈绞痛，周期性和反复发作，常伴有恶心、呕吐等不适。如胆道、胰腺管狭窄或阻塞，子宫癌压迫输尿管引起难忍的疼痛。

4. 癌瘤侵犯脉管系统　癌瘤压迫、堵塞或浸润动脉、静脉、淋巴管时可因静脉或淋巴回流障碍而发生明显肿胀和疼痛；当局部缺血或坏死时常引起剧痛。

5. 癌瘤侵犯骨骼　无论是原发性还是转移性骨肿瘤，均发生难以忍受的疼痛。骨膜内存在伤害性感觉神经末梢，骨髓和哈佛管中也有感觉神经。骨髓腔内压力的变化、骨膜受到刺激是产生骨性疼痛的原因。癌性骨痛除有骨骼本身的疼痛之外，可有邻近的神经根刺激所致的体表性疼痛。

6. 癌瘤分泌致痛物质　癌瘤坏死崩解释放前列腺素、肽类等致痛物质，同时由于组织缺血、变性坏死、炎症发生或并发感染，也可产生大量的致痛物质，加剧疼痛。

（二）癌症诊治所致的常见疼痛

1. 手术后疼痛　手术损伤神经以及术后形成微小神经瘤可致疼痛。瘢痕的牵拉、挛缩，癌瘤术后复发牵拉组织也可产生疼痛。

2. 放射治疗后疼痛　放射治疗致组织纤维化，压迫或牵拉神经组织及放疗后产生的神经炎、黏膜炎、肠炎、放射性骨坏死等均可引起疼痛。

3. 化学治疗后疼痛　主要是化疗药物的毒副作用引起疼痛，如多发性神经炎、各种皮炎、黏膜炎、周围神经痛等。

4. 激素治疗后疼痛　激素治疗后疼痛又叫糖皮质激素性假性风湿病，是指癌症患者在接受皮质激素治疗后，全身肌肉、肌腱、关节和骨骼出现烧灼样疼痛，特别是肋间肌出现痉挛性疼痛，可伴有全身不适、软弱无力和发热。

5. 免疫治疗后疼痛　常见的免疫治疗后疼痛是指干扰素引起的急性疼痛，这种疼痛表现为发热、寒战、肌痛、关节痛和头痛。

（三）癌症患者并发疼痛相关性疾病

1. 癌症合并慢性疼痛性疾病　癌症合并慢性疼痛性疾病是指患者在患有关节炎、颈椎病、椎间盘突出症、痛风等疼痛性疾病基础上再罹患癌症。这些疼痛夹杂癌症疼痛，使疼痛的性质变得更为复杂，治疗难度更大。

2. 癌症合并精神系统疾病　据不完全统计，晚期癌症患者 50% 合并有精神系统疾病，如并发抑郁、焦虑、情感障碍（恐惧、孤独、绝望、失眠、情绪低落、食欲减退、体重下降等），这些精神系统疾病可能使癌痛加剧。

五、诊断和鉴别诊断

完整的癌痛诊断应包括以下五个方面：癌症诊断、疼痛的原因、部位、性质和程度。疼痛部位是病变位置的，多为躯体性疼痛或末梢神经介导的疼痛；而疼痛部位不是病变位置的，多是内脏性疼痛或神经病理性疼痛，应当依据神经分布和内脏神经反射的区域来寻找病变部位。如腰椎转移引发的下肢疼痛、肝脏肿瘤或胰腺肿瘤转移引起的腰背疼痛。如果累及交感神经系统则临床表现更为复杂，需要进一步的鉴别诊断。肿瘤性质和诊疗经过对癌痛的发生和发展也有一定的影响，如乳腺癌、肺癌、前列腺癌容易发生骨转移；消化系统肿瘤容易出现局部压迫和淋巴结转移，造成梗阻和缺血。影像学检查有助于肿瘤转移的诊断和病灶部位确定；骨转移的诊断主要依据影像学诊断，敏感性和特异性较高的有 CT 和 MRI；放射性核素骨扫描是发现骨转移的敏感方法，但特异性不高，可作为骨转移的筛选检查。疼痛的性质，则可区分疼痛来源于机体的何种组织。而疼痛的程度，一方面可以判断癌症的分期，晚期癌痛程度通常很严重；另一方面可用于判断治疗的效果，如果疼痛由重减轻，提示治疗有效。对疼痛的原因要细致鉴别，属于肿瘤合并软组织疼痛和诊治相关的部分疼痛，可以选择性地针刺治疗。

六、常规治疗

1. 治疗原则　①首先，进行全面、系统的疼痛评估；②镇痛药物合理的选择与应用；③预防和处理药物引起的不良反应；④当药物治疗无效或效果不佳时，选择合适的非药物治疗方法。

2. 治疗目标　持续有效地缓解疼痛，避免和减少药物的不良反应，降低疼痛及治疗所致的心理负担，提高生活质量。

有效控制疼痛的标准：① NRS ≤ 3 或达到 0；② 24 h 内的暴发痛次数 ≤ 3；③ 24 h 内需要解救药的次数 ≤ 3；④或者达到：无痛睡眠、无痛休息、无痛活动。

3. 治疗方法　病因治疗、药物止痛治疗和非药物治疗。

（1）病因治疗：针对引起癌症疼痛的病因进行治疗，如抗癌治疗，包括手术、放射治疗和化学治疗等，有可能解除癌症疼痛。

（2）药物止痛治疗：根据世界卫生组织癌痛三阶梯止痛治疗指南，个性化镇痛治疗。对使用止痛药的患者要加强监护，密切观察其疼痛缓解程度与机体反应情况，注意药物联合应用的相互作用，及时采取必要措施尽可能减少药物不良反应，提高患者的生活质量。

（3）非药物治疗：目前，癌性疼痛的阶梯式治疗取得了比较好的进展，对于晚期癌症患者能明显缓解疼痛症状，但恶心、呕吐、便秘、腹胀、消化道溃疡及药物的生理心理成瘾性困扰着癌痛患者。适当应用非药物疗法，可作为药物止痛治疗的有益补充。

用于癌痛治疗的非药物方法主要有：介入治疗、针灸、经皮穴位电刺激等物理治疗、社会心理支持治疗等。介入治疗是指神经阻滞、经皮椎体成形术、神经毁损性手术、射频消融术等干预性措施。椎管内、神经丛阻滞等途径给药可有效控制癌痛，减轻阿片类药物引起的胃肠道反应，降低阿片类药物的摄入量。

七、软组织外科学对癌痛的临床实践有限的认识发现

在《宣蛰人软组织外科学》一书的各论病例报道中，宣蛰人认为，临床上转移性癌瘤的疼痛与椎管外软组织损害性疼痛的鉴别诊断是相当复杂的，临床医师缺乏经验而常误诊。他发现转移癌瘤患者的极大多数，均有难以忍受的剧痛。在最终版（下）26.2.48 第 48 组中报道了 2 例实施椎管外

软组织松解手术和 1 例实施椎管内外软组织松解手术，原有难以忍受的剧痛均完全消失，直至死亡从不复发，全属客观事实。其认识是，通过椎管内外软组织松解手术完全中断了神经末梢对疼痛的传导，也消除癌瘤或者转移性癌瘤继发的或合并的椎管外或椎管内外软组织损害性疼痛。由于观察病例不多，这一实践所得的新认识不一定十分完整，在此提出仅供肿瘤研究工作者参考（最终版，P1081～1083）。

我们在进行软组织损害性疼痛疾病的治疗中也发现，有些恶性肿瘤在没有被发现之前，患者的主诉痛能被银质针针刺治疗所缓解，并且在恶性肿瘤被确诊后，依然有相当一部分患者的复发性疼痛，银质针治疗有效。另外，有些人癌症病灶根治术后疼痛依然存在，进行银质针治疗后能够得到很好的控制，表明癌性疼痛的形成因素中，软组织损害是疼痛产生的重要因素之一。

内脏的神经感知与相同脊髓节段的脊神经存在耦联，当软组织损害刺激脊神经后支时，可因同根反射的作用造成相应内脏的功能不良，也就是通常所说的"脊柱相关疾病"或"软组织损害相关征象"。同样，内脏的肿瘤侵及神经时也会使相应的同根反射区的软组织处于高敏感的应激状态，即出现肌肉的痉挛，痉挛日久或本身该区域就存在软组织损害，超过痛阈的刺激就会出现疼痛表现。对该区域软组织银质针治疗松解减压后，可使癌性相关疼痛明显减轻。

至于肿瘤根治术后的疼痛问题，有三种可能：①肿瘤的同根反射刺激造成的软组织继发性损害引起。②本身就合并有慢性软组织损害，不能因为肿瘤的去除而消失疼痛。③手术本身造成急性软组织损伤，加之手术麻醉后患者免疫力下降，形成急性损伤后遗的软组织损害性无菌性炎症病理改变。

八、典型病例

1. **病史** 朱××，女，64岁，农民，右胸胁部疼痛 1 个月，呈阵发性针刺样疼痛，多于夜间发作，就诊当地医院，考虑"隐匿性带状疱疹神经痛"，给予抗病毒、营养神经、中药等治疗，效果欠佳。无外伤史。

2. **体格检查** 胸壁视、触诊：未见皮疹，无明显感觉异常及触诱发痛。

专科查体：脊柱无畸形，直腿弯腰试验指尖距地 15 cm 有僵腰，可引出胸腰背部紧束感，直腿伸腰试验可引出右大腿外侧酸痛。双侧直腿抬高试验各 90°，右侧可引出髋外侧疼痛。脊柱左侧弯试验引出右侧腰肋部疼痛。屈髋屈膝分腿试验，引出右侧髋外侧疼痛。胸椎棘突、关节突压痛，右侧高度敏感，左侧中度敏感，强刺激推拿后，胸背胁部自觉短暂放松感，腰椎棘突、关节突关节、髂后上棘、骶骨背面、臀上皮神经、坐骨大切迹后缘、大腿根部、髂胫束压痛，右侧中度敏感，左侧轻度敏感。髂翼外三肌、髂胫束压痛，右侧高度敏感，左侧轻度敏感。按压右侧髂翼外三肌高度敏感压痛点，右侧胸椎棘突旁压痛明显减轻。双下肢深浅感觉、肌力正常，病理反射（－）。

3. **辅助检查** 入院后的血常规、肿瘤标志物等结果未见异常。胸片：右肺结节影，建议完善肺部 CT 检查。后续肺部 CT 检查：肺部磨玻璃样改变，提示恶性肿瘤可能性大。胸椎 MRI 未见明显异常。

4. **传统诊断** 癌性疼痛；肺癌？

5. **基于软组织外科学理论的分析和诊断** 胸壁未见皮疹，触诊无感觉异常及触诱发痛，疱疹性神经痛的诊断依据不充分。胸片发现肺部结节影，疼痛夜间加重，不能排除肿瘤。胸椎 MRI 无特殊发现，排除了胸椎管内占位性疾病。直腿弯腰试验指尖距地 15 cm 僵硬，可引出胸腰背部紧束感，提示胸腰脊柱浅层肌存在无菌性炎症性。左脊柱侧弯试验，引出右侧腰肋部疼痛，提示腹肌右髂嵴缘附着处及髋外侧无菌性炎症性受到激惹。直腿伸腰试验可引出右大腿外侧酸痛，提示腰脊柱段、髋外侧、髂胫束存在无菌性炎症病变。屈髋屈膝分腿试验，右侧可引出髋外侧疼痛，提示髂翼外三肌罹患严重的无菌性炎症。结合胸椎棘突、关节突关节压痛，右侧高度敏感，强刺激推拿后，胸壁、背部自觉短暂放松感，及按压右侧髂翼外三肌高度敏感压痛点，右侧胸椎棘突旁压痛明显减轻，提示两者间存在制约关系。

软组织外科学诊断：肺癌合并右胸椎管外软组织损害性胸痛。

6. 治疗过程　胸外科会诊建议手术治疗。由于当时胸外科床位紧张，患者夜间痛程度剧烈，各种镇痛药物效果不佳，与患者及其家属充分沟通后，患者同意进行密集型银质针针刺治疗。

密集型银质针依次针刺右侧髂后上棘内上缘 + 骶髂关节内侧缘 + 髂嵴缘→右侧髋外侧→右侧腰骶脊柱段→右侧胸脊柱段，每日针刺 1 个部位。银质针第一次治疗后，即感胸痛夜间发作间隔时间延长，次数明显减少，出院前胸痛基本消失。患者出院后再入我院胸外科行肺部占位切除术，组织病理提示肺腺癌。

7. 随访　术后 3 个月后随访，家属代诉偶有很轻微的疼痛，不影响生活及睡眠，且未服用任何镇痛药物。患者对疗效非常满意，属于短期治愈病例。

九、诊治经验体会

对于诊断不明的疑难杂痛且夜间剧烈发作的患者，切勿忽视癌症的存在，可借助先进的影像检查系统，及早诊断。对于癌痛患者，银质针治疗存在一定的探索性，务必全面、认真、客观分析疼痛的病因，加强疼痛病因的鉴别诊断，筛选出合适的患者，方可获得预期镇痛疗效。

肿瘤直接侵犯神经、处于进展恶化阶段，密集型银质针针刺可导致患者的肿瘤播散、感染等风险，绝对禁忌肿瘤患者的疼痛治疗。急性进展期的癌症患者，身体极度虚弱，对软组织治疗后的力学再调整不能积极反馈。持续的肿瘤相关刺激使同根反射的肌肉不能因为银质针的治疗而松弛下来，疼痛不会缓解，或缓解很短时间又会复发。

癌症处于非进展期，非直接侵犯神经所引起的疼痛的肿瘤患者，同时合并严重的软组织损害而出现疼痛时，对于这类患者可选择应用银质针治疗。肿瘤患者合并软组织损害疼痛需要综合分析疼痛性质、发作特点及细致的软组织查体等方面与癌症直接侵犯性疼痛进行鉴别。治疗前需要与患者充分地沟通，征得患者的理解与配合。愿意接受治疗的，在治疗前要进行全面软组织查体，强刺激推拿原发软组织损害部位，主诉疼痛能缓解半小时以上的，才可以行银质针治疗。

肿瘤根治术后的疼痛患者，这部分患者的疼痛已经排除了肿瘤因素，疼痛的因素相对简单，多数与软组织损伤有关，治疗方案类同手术创伤后疼痛。

放疗引起局部软组织纤维化，压迫或牵拉神经组织的神经炎性疼痛，如果软组织变性僵硬不严重，可用尝试银质针治疗。

对于化疗、激素治疗、免疫治疗后的疼痛，同样要实事求是地客观、个性化分析疼痛的具体病因，根据压痛点检查，强刺激推拿或者冲击波治疗后，疼痛的缓解情况，决定后续是否进行针刺、选择治疗的部位和次序。

关于银质针治疗部位的选择：①进行全身系统的压痛点检查，通过传导痛制约关系检查及压痛点强刺激推拿预示性诊断后，确定需要治疗的部位。②根据患者的身体情况确定可耐受的针刺范围及分步治疗计划。③从少针开始，逐渐增加，以便及时发现问题，及时终止或改变治疗方案。

一般情况下，内脏肿瘤引起的相关软组织部位疼痛采用银质针治疗在短期内缓解，如肺癌引起的肩部疼痛或背部疼痛，这也是肩背部疼痛的肺癌患者容易被延误诊断的原因。食道癌引起的背痛、肝癌引起的肩背痛、肾癌引起的腰痛等，基本相似，只是满胀的感觉不易消退，与内脏包膜的牵拉刺激有关。而血液系统恶性肿瘤引起的疼痛、肿瘤的骨转移疼痛或骨癌疼痛禁忌银质针治疗。颅脑肿瘤引发的头痛有时也能被银质针治疗缓解，具体原因不明。

总之，在癌性相关疼痛的治疗探索中，只要患者身体条件允许、在非进展期能接受银质针治疗、强刺激推拿预示性诊断有效的，都可以进行银质针治疗。银质针治疗具有创伤小、无副作用、复发可重复治疗的特点，切忌疏漏原发癌瘤的根治性治疗。把握好适应证，不失为治疗癌性相关疼痛的有效方法。

（刘荣国　王震生）

参考文献

［1］樊碧发，侯丽，贾立群，等.癌痛规范化治疗中成药合理使用专家共识［J］.中国疼痛医学杂志，2021，27（1）:9-17.

［2］北京护理学会肿瘤专业委员会，北京市疼痛治疗质量控制和改进中心.北京市癌症疼痛护理专家共识（2018版）［J］.中国疼痛医学杂志，2018，24（9）:641-648.

第十章

神经病理性疼痛

第一节　带状疱疹及带状疱疹后神经痛

一、定义

带状疱疹神经痛是潜伏在感觉神经节的水痘－带状疱疹病毒经再激活引起的相应支配区域皮肤发生免疫反应，其特征是沿感觉神经相应节段形成簇状皮疹水疱，常伴有明显的神经痛。带状疱疹后神经痛（post herpetic neuralgia，PHN）是指皮疹出现后持续超过 3 个月以上的疼痛，是带状疱疹最常见的慢性并发症。近年也有学者认为，带状疱疹皮疹愈合后持续 1 个月及以上的疼痛即可定义为 PHN。

二、流行病学

带状疱疹的终生发病率在普通人群中为 20% ~ 30%，带状疱疹的最大危险因素是衰老和细胞免疫抑制。患带状疱疹的可能性随着年龄的增长从 50 岁开始增加，而在 85 岁或更高年龄的人群中可能高达 50%。免疫功能低下的患者包括人类免疫缺陷病毒感染、霍奇金病、非霍奇金淋巴瘤、白血病、骨髓和其他器官移植、系统性红斑狼疮、类风湿关节炎，以及服用免疫抑制药物的人群，包括肿瘤坏死因子抑制剂。其他危险因素包括白人种族、女性和身体创伤。免疫功能低下的个体中复发的频率较高，在一项研究中，有免疫能力的个体带状疱疹复发的频率为 5.7%。

PHN 的发病率及患病率因疼痛持续时间和强度的定义不同而异，荟萃分析数据显示 PHN 人群每年发病率为（3.9 ~ 42.0）/10 万。带状疱疹的年发病率为 3 ~ 5‰，9% ~ 34% 的带状疱疹患者会发生 PHN。带状疱疹和 PHN 的发病率及患病率均有随年龄增加而逐渐升高的趋势，60 岁及以上的带状疱疹患者约 65% 会发生 PHN，70 岁及以上者中则可达 75%。我国尚缺乏相关研究数据，据以上资料估计我国约有 400 万的 PHN 患者。

三、对发病机制的传统认识

PHN 是由感染引起的最常见的神经病理性疼痛。带状疱疹急性期，疱疹病毒激活并大量增殖，引起炎症免疫反应损伤中枢和外周神经元，病毒沿各类型感觉神经元的中心轴突和远端轴突进行轴突运输，导致中枢神经、外周神经以及皮肤的广泛坏死和细胞凋亡。周围神经受损，会失去抑制伤害性疼痛信号的能力，激活伤害性疼痛的门槛降低，并产生自发的异位放电，最终产生与刺激不成比例的疼痛，即外周敏化。神经炎症损害脊髓背角，进而损害下行抑制性痛觉通路，导致中枢敏化。外周神经元的死亡和中枢神经系统的改变导致疼痛刺激传递系统的异常重组和紊乱的神经支配模式，从而导致 PHN 的自发性疼痛。虽然感觉神经节和神经更易受累，但感染和炎症亦可扩散到脊髓前角，使运动神经元轴突或胞体发生变性导致运动障碍。

在细胞水平上，PHN 上调与疼痛相关的受体，如瞬时受体电位香草酸亚型 1（TRPV1）以及增加电压门控钠通道、电压门控钾通道的比例。除了下行抑制的丧失外，背角 γ- 氨基丁酸抑制中间神经元也有缺失。

四、临床表现

前驱期：潜伏在感觉神经节和周围感觉神经中的水痘 – 带状疱疹病毒，重新激活并传播，引起细胞免疫反应以及神经元炎症和破坏。在病毒到达皮肤之前，患者受影响的皮区会感受到烧灼样痛、刺痛、瘙痒或针刺痛等前驱性感觉。前驱症状易与老年人的其他疼痛症状（如偏头痛、三叉神经痛、心肌梗死、胆囊炎、胆道或肾绞痛、阑尾炎、腰肌劳损或肌肉拉伤）混淆。早期带状疱疹的重要体征是皮疹暴发前受影响处的敏感皮肤。前驱症状通常持续几天。在一些患者中，病毒可能无法到达皮肤，导致单侧无皮疹的皮肤神经痛。

疱疹期：一旦病毒侵入真皮和表皮，皮疹就会出现。皮疹为单侧、红色斑丘疹，通常出现水疱。皮疹通常在 1 ~ 10 d 开始结痂，并在 2 ~ 4 周愈合。老年人可能会出现非典型皮疹，皮疹可能局限于皮区内的小斑块，或者保持斑丘疹，不会形成水疱。相反，水疱也可能会保持几天，并累及多处。病毒诱发急性神经炎患者可产生单侧皮肤神经痛，少数患者从未有过疼痛，而其他患者可在皮疹发作后几天或几周出现疼痛延迟。疼痛性质多为烧灼样、麻刺样、瘙痒或针刺样。尤其是三叉神经受累的患者疼痛剧烈。疼痛持续时间随着年龄的增长而增加，在 70 岁以上的患者中，高达 48% 的患者疼痛持续时间超过 1 年。相当一部分老年患者最终发展为 PHN。

后遗期：患者在急性期过后受累神经分布区域残留有剧烈疼痛，性质多样，如烧灼样、针刺样、瘙痒感等，多伴有痛觉过敏和痛觉超敏，如穿衣、洗澡、行动等即可诱发剧烈疼痛。患者多伴有慢性疲劳、睡眠障碍、抑郁、厌食等。在皮损区域，可见疱疹后遗留的瘢痕、色素沉着或色素脱落。

并发症：由于细胞免疫失败，病毒传播到主要器官，13% ~ 40% 的病例可能出现皮肤、内脏、神经和眼部并发症，并随着年龄的增长而增加。老年人最常见的皮肤并发症是细菌感染。在内脏感染扩散的情况下，可出现肝炎、关节炎、心肌炎和心包炎。神经系统并发症最严重，老年人以 PHN 为主，但也可能存在无菌性脑膜炎、脑膜脑炎、横贯性脊髓炎、周围神经麻痹和前庭功能障碍。眼部并发症是老年人中第二常见的并发症。

五、诊断与鉴别诊断

诊断主要依据带状疱疹病史和临床表现，一般无需特殊的实验室检查或其他辅助检查。当难以鉴别、怀疑有器官受累或者表现不典型时应使用实验室检测明确诊断。聚合酶链反应具有很高的敏感性和特异性，是最好的诊断方法。囊泡液是聚合酶链反应分析的最佳标本。缺乏囊泡液，可接受的标本包括病变刮屑、结痂、组织活检或脑脊液。

鉴别诊断，尤其需与单纯性疱疹病毒（HSV）相鉴别，HSV 感染主要的鉴别特征为主要在口唇或生殖器周围，高发于青年患者，而带状疱疹好发于老年患者，且 HSV 可复发，而带状疱疹极少复发。另外还需与接触性皮炎、烧伤、真菌感染的水泡性皮疹等鉴别。

六、传统治疗

急性期带状疱疹治疗原则为抗病毒、镇痛、抗炎、保护局部皮肤、防止继发感染、预防 PHN。PHN 的治疗则应在对患者的疼痛进行全面评估的基础上，采取个体化的综合治疗方案，减轻患者疼痛以及抑郁、失眠、疲劳等相关症状。

（一）急性期带状疱疹的治疗

1. 药物治疗　最好在发病后 72 h 内使用抗病毒药物，常用药物有阿昔洛韦、泛昔洛韦、伐昔洛韦，对于免疫功能低下的患者、广泛性皮疹患者和有神经系统并发症患者，无论在皮疹出现 72 h 之内还是 72 h 之后，均应考虑抗病毒治疗。糖皮质激素是抗病毒治疗的辅助药物，可以减轻急性疼痛，促进早期愈合，但不能减少带状疱疹后神经痛的发生率。急性疼痛的治疗取决于其严重程度和影响。轻到中度疼痛可以用对乙酰氨基酚或非甾体抗炎药控制。严重者可使用阿片类药物。对于疼痛控制不佳的患者，可以考虑使用抗惊厥药、三环类抗抑郁药。

2. 神经阻滞　如果使用药物治疗效果不佳，则应考虑神经阻滞。神经阻滞可以减轻急性疼痛，但不能预防 PHN。

3. 局部治疗　以抗炎、干燥、收敛和防止继发感染为原则，也可采用超激光照射及红光照射等物理治疗。

（二）PHN 的治疗和预防

1. 药物治疗　对于 PHN 患者侧重于控制症状。①钙离子通道调节药：普瑞巴林、加巴喷丁。②抗抑郁药：包括三环类抗抑郁药和选择性 5- 羟色胺再摄取抑制药。③局部用药：5% 利多卡因（得百宁）贴剂及辣椒素贴剂或软膏。④促进神经修复药物：B 族维生素、鼠神经生长因子、牛痘疫苗接种家兔皮肤炎症提取物等。⑤其他：阿片类药物、曲马多、抗惊厥药（拉莫三嗪、丙戊酸钠、托吡酯）。

2. 神经调控/阻滞　神经调控/阻滞技术，主要包括脉冲射频背根神经节为主要的神经调控方式，具有一定的镇痛疗效，以及感觉神经、神经丛和交感神经阻滞，使用利多卡因类药物或糖皮质激素的硬膜外和鞘内阻滞，疗效短暂。

3. **神经毁损**　以手术切断或部分切断，或用化学方法（乙醇和阿霉素）或物理方法（射频热凝和冷冻等）阻断脑、脊神经、交感神经及各类神经节等的神经传导功能，神经毁伤为不可逆的治疗，应严格掌握适应证，并取得患者的知情同意。

4. **物理治疗**　常用的有经皮神经电刺激和超激光治疗。

5. **微创介入手术治疗**　外周/脊髓电刺激、吗啡鞘内输注泵等可用于治疗顽固性 PHN。

6. **预防**　建议在 60 岁及 60 岁以上的免疫能力差的成年人中使用减毒带状疱疹活疫苗预防带状疱疹和 PHN。

七、从软组织外科学的角度对带状疱疹及带状疱疹后神经痛的认识

《宣蛰人软组织外科学》提出慢性疼痛可分为椎管内、椎管外和椎管内外混合三种无菌性炎症致痛类型。在成年人初次感染水痘–带状疱疹病毒后表现为水痘或呈隐性感染，以后带状疱疹病毒可长期潜伏在感觉神经节（如背根神经节、半月神经节）中，当机体免疫力低下或免疫防御功能受损，带状疱疹病毒可再度被激活并毒力增强，由于主要侵犯感觉神经，损伤后的神经源性无菌性炎症刺激导致神经支配区域的疼痛，少数情况下可出现同一水平节段的脊髓前角细胞及运动神经根受累，从而产生肌肉无力、萎缩及运动障碍。因此，急性期带状疱疹神经痛为椎管内外混合型炎症致痛。随着时间的推移，部分患者能够吸收和代谢无菌性炎症及其产物，不会遗留神经痛。而免疫力低下的患者，椎管内、外的神经源性无菌性炎症吸收、代谢不彻底，特别是椎管内的炎症不能消退，神经根鞘膜外的脂肪结缔组织变性硬化，后期出现中枢敏化等严重可塑性病理改变时，各种治疗方法往往效果不理想。但是，如果椎管内炎症消退，仅以椎管外炎症残留的患者，采用银质针针刺导热治疗椎管外软组织无菌性炎症时，则可取得理想的除痛疗效。

八、典型病例

1. **病史简介**　陈××，女，53岁，家庭主妇，曾有右乳腺癌切除术并实施化疗病史，右侧乳房上方胸背部、腋窝和上臂内侧带状疱疹后疼痛 3 个月，疼痛性质为针刺样、自发性、阵发性加剧，风吹、衣服摩擦等均可引起剧烈疼痛。发生带状疱疹时，及时就诊当地医院，予"抗病毒、营养神经"等处理，水疱消退后，疼痛愈加严重，为求有效镇痛，就诊我科。

2. **体格检查**　痛苦面容，左上肢扶住诊桌，右上肢强迫外展，不敢触碰胸壁，否则因痛而惨叫不止。右侧 $T_1 \sim T_3$ 节段可见片状、散在分布的色素沉着区域，胸背皮损均未超过前后正中线。皮肤色素沉着区域未见明显结痂，痛觉过敏，触诱发痛阳性，以右侧腋窝周围为主。皮损周围区域存在浅感觉减退区域，以背部为主。双上肢外展高伸试验，左侧180°，右侧160°引出背部、腋窝牵拉感，右侧肩胛背面三肌附着处压痛（+++），右枕颈部及胸椎棘突、关节突关节、横突尖压痛（++）。

3. **辅助检查**　血常规、常规生化全套、肿瘤标志物等检验结果未见异常。胸部 CT 和胸椎 MRI 检查（−）。

4. **传统诊断**　带状疱疹后神经痛（右 $T_1 \sim T_3$）；乳腺癌术后。

5. **基于软组织外科学理论的分析和诊断**　根据患者皮疹分布、疼痛特点及病程情况，可诊断带

状疱疹后神经痛。患者体格检查发现：双上肢外展高伸试验，左侧180°，右侧160°引出背部、腋窝牵拉感，结合右侧肩胛背面冈下三肌附着处高度敏感压痛点，提示右侧冈下三肌存在软组织无菌性炎症，此处软组织损害可能系原发慢性损害所致，也可能系疱疹病毒损伤右侧 T_1 ~ T_3 神经，其支配区疼痛和肌痉挛造成邻近的肩部软组织发生对应补偿调节失败后所致，治疗上先予神经调控治疗，根据治疗效果进一步决定是否行软组织相关治疗。

软组织外科学诊断：带状疱疹后右 T_1 ~ T_3 椎管内外混合型神经源性疼痛。

6. **治疗过程**　2020 年 10 月在 CT 引导下行右侧 T_1 ~ T_3 背根神经节脉冲射频 + 阻滞术。术后上胸背部、腋窝区疼痛程度减轻，发作次数减少，皮肤触诱发痛减轻而出院。2021 年 1 月因右胸前上部、腋窝皮肤触诱发痛和腋窝仍然残留明显胀痛，右上肢内侧仍不能触碰胸壁，再次入院要求进一步治疗，遂行第二次的右侧 T_1 ~ T_3 背根神经节脉冲射频 + 阻滞术，间断实施星状神经节阻滞。2021 年 3 月复诊，诉虽然夜间休息可，但是自觉第二次住院期间的射频疗效不甚明显，仍残留腋下和上臂内侧触诱发痛，无法下放右上肢。遂改换为经皮穿刺脊髓电刺激植入术，术顺，住院神经调控治疗 2 周，关闭调控，自觉疼痛缓解 50%。拔除电极后，办理出院。出院后 2 周门诊复诊，诉出院后症状反弹。经查体发现，皮损区触诱发痛不明显，右侧肩胛背面三肌附着处压痛高度敏感、右颈项部及胸脊柱段中高度敏感压痛，强刺激推拿上述部位后，腋窝及上臂不适感明显减轻，遂予右侧肩胛背面冈下三肌密集型银质针针刺治疗，次日电话联系询问，症状显著缓解，自认为银质针治疗效果非常肯定。

7. **随访**　8 个月后在门诊随访，诉最后一次冈下三肌银质针治疗后，疼痛症状明显缓解，但 3 d 后有所反复。目前胸背部及腋窝疼痛不适感显著改善，日常生活及睡眠基本不受影响。不足之处是，疲劳时疼痛会反复或短暂加重，可临时服用一片曲马多补救镇痛。体格检查：原疱疹皮损区域、触诱发痛已不明显。

九、诊治经验体会

在笔者的临床实践中发现，有一部分的 PHN 患者，软组织损害因素参与了疼痛的发生。此患者前期针对椎管内神经源性炎症的射频、注射和脊髓电刺激的治疗方法，发挥了一定的治疗作用，后期针对软组织损害致痛因素，进行银质针治疗，方取得稳定的镇痛疗效。

PHN 是疼痛科常见的病种之一，通常诊断明确，但治疗艰难。要取得比较确切的治痛疗效，需要关注以下事项。

典型的带状疱疹性神经痛，疱疹病毒侵犯躯体感觉神经的皮支，通常以自发痛、感觉异常、皮肤痛觉超敏 / 过敏为主，但也可以累及肌支，启动软组织损害的病理过程，或与既有的软组织损害共同作用，这也是软组织损害在 PHN 中发挥作用的解剖学基础。正如文献报道的冲击波治疗某些类型的带状疱疹神经痛有一定疗效，但机制仍不明，笔者认为此类患者可能同时罹患软组织损害，而冲击波正是在这方面起到了作用。对于临床中遇到的 PHN 患者，我们的建议是全面的体格检查，特别是针对责任神经走行区域，治疗上以神经调控治疗为主，兼顾软组织损害的治疗。

椎管内外混合型的亚急性的 PHN 患者，可以先采用连续硬膜外阻滞镇痛、背根神经节脉冲射频、短时程脊髓电刺激治疗后，如残存椎管外的软组织损害性疼痛可以尝试密集型银质针针刺治疗。

必须筛选出以继发性椎管外软组织损害为主要临床表现的 PHN，筛选检查的方法是，使用棉签轻轻摩擦主诉疼痛部位的皮肤，如果没有明显的摩擦痛，深压局部软组织有疼痛感，并检得高度敏感规律性的软组织损害性压痛点，实施强刺激推拿、冲击波疗法、局部注射（医用臭氧、糖皮质激素）或者椎旁阻滞等获得明显的镇痛疗效的患者，后续采用密集型银质针针刺导热治疗，可以取得相对长久而稳定的镇痛疗效。

密集型银质针针刺时，第一排针刺沿棘突侧面针刺松解触及椎弓板后勿疏漏向椎间隙方向针刺松解上下关节内侧骨面，第二排针刺椎弓板向外提插至肋横关节后向内向前提插固定至后关节外缘前面，后关节的前内方为椎间孔的外口附近，胸脊柱段的背根神经节 70% 位于椎间孔的外口，可以达到对背根神经节的松解、消炎镇痛作用。

多数 PHN 患者为老年患者，常常合并骨质疏松椎体压缩性骨折、骨质增生、脊柱畸形等解剖变异，银质针针刺时，肋横关节的增生肥大可阻挡第二排的针刺到达椎间孔的外口，还有第一、二胸椎的横突肥大，第一、二肋骨距离短，更能导致针刺无法到达椎间孔外口。因此，治疗之前，除了常规的体格检查以外，应该常规胸部的正侧位和胸椎的 MRI 检查，认真读片后判断脊柱畸形、针刺路线、有无肺大疱、肺气肿等相对禁忌证，以此判断针刺治疗的难度和可能的疗效。

老年虚弱患者，治疗前应该充分评估心血管系统的耐受性，应该准备好氧气、血管活性药物等急救物品，常规心电监护。

笔者团队在长期的临床实践中还发现，极个别的 PHN 患者，主诉疼痛极其严重，但是体格检查均未检得主诉疼痛区域的皮肤触诱发痛和明显的软组织损害性压痛点。此类患者可有接受过神经化学毁损性治疗的经历，具体机制，苦思不解。还有极少数高龄虚弱患者，尽管疱疹区损伤严重，疼痛剧烈，但是神经射频治疗时，责任神经范围内的多次电脉冲诱发感应均失败，机制不明。以上值得各位同道深入研讨。

（刘荣国　王震生）

第二节　复杂性区域疼痛综合征

一、定义

复杂性区域疼痛综合征（complex regional pain syndrome，CRPS）是一种通常在受伤后影响单侧肢体的慢性疼痛症状，其病程随时间变化。CRPS 的特征是持续的局部疼痛（不在特定的神经区域或皮节中），以远端疼痛为主或远端至近端呈梯度变化，受影响肢体的疼痛和痛觉过敏以及自主神经性、感觉神经性、运动神经性和营养性症状为主。一般在组织创伤后出现，并且在强度或持续时间上似乎与这种组织创伤后的正常疼痛过程不相匹配。受影响身体区域的自主神经和神经炎症改变因人而异，并随时间变化。复杂性区域疼痛综合征常伴有显著的情感异常或功能障碍，由多种因素所致。

二、流行病学

CRPS 发病率较低且地区差异明显，其发病率为（5.4 ~ 26.2）/10^5 万。CRPS 可以发生于任何年龄，平均发病年龄在 37 ~ 52 岁，儿童期及青少年期相对少见，女性是男性的 3 ~ 4 倍，60% 的病例发生在上肢，扭伤和骨折是最常见的原因。Moseley 等发现，在 4 个月的时间里，1549 名手腕骨折患者的发病率为 3.8%。CRPS 分为 CRPSI 型和 CRPSII 型，两者的发病率存在较大差异，一项研究发现，与手、手腕或脚骨折相比，踝关节骨折患者患 CRPS I 型的风险明显更高。总之，由于此病发病率差异较大，目前对于不同地区、年龄、人种及原发病部位的流行病学研究存在较大差异。

三、对病因及发病机制的传统认识

CRPS 的病因目前尚不清楚，可能的原因包括：①创伤性损伤如骨折、脱位、挫伤、烧伤、医源性损伤等，也可能是微小的损伤，如注射、穿刺、多发生在神经末梢较丰富的部位；②其他疾病如心肌梗死、脑血管意外、多发性硬化、截肢后、脊髓损伤后等，有时可无明显原因。

CRPS 的产生和发展是多种因素共同作用的结果，是一种复杂的病理生理过程，其中包括神经源性的炎症反应、自身免疫反应、皮层组织的重组、交感神经失调、中枢敏感化和缺血 / 再灌注作用等。

1. 活动受限固定　是一种常见的治疗肢体损伤的方式，特别是骨折。CRPS I 型患者经常有固定史，这与症状的恶化相关。

2. 交感神经系统功能紊乱　CRPS 存在自主神经功能障碍的特征性临床体征和症状，如水肿、皮肤温度和颜色变化以及多汗症等，表明交感神经系统在 CRPS 的病理生理学中发挥作用。在 CRPS 的早期阶段，交感神经刺激后的血管收缩反射受损，从而加重进一步损伤的可能性，所以许多研究人员认为交感神经系统是引起 CRPS 患者病情不稳定的主要因素。

3. 神经源性的炎症反应　当机体受到伤害性刺激时，C 纤维通过轴突反射或背根反射激活外周神经末梢，促进神经肽的释放，神经肽与免疫调节细胞相互作用，导致促炎性细胞因子释放，引起局部血管扩张、蛋白溢出等炎症反应，同时引起外周敏化，这一过程被称作"神经源性炎症"。CRPS 患者血清中降钙素基因相关肽与 P 物质的浓度明显高于正常人，它们分别负责血管的扩张和蛋白质的外渗，从而引起神经源性炎症，这可能与 CRPS 的发病相关。

4. 中枢敏化　脊髓背角 N- 甲基 -D- 天冬氨酸（N-methyl-D-aspartic acid，NMDA）受体既存在于突触前膜，调节兴奋性与抑制性神经传导，也存在于突触后膜，主要参与兴奋性神经传导。NMDA 受体与多种类型的神经病理性疼痛密切相关，CRPS 也不例外，C 纤维将动作电位传递至脊髓背角外板层的二级神经元，激活 NMDA 受体，引起中枢敏化。

5. 遗传因素　一些研究表明，遗传因素在 CRPS 的易感性中发挥了作用，证据如下：①部分患者有 CRPS 家族史；②一些患者经常经历严重疾病，症状为疾病早期发病、疾病复发、疾病向多个部位扩散和（或）肌张力障碍等。

6. 皮质组织的重组　脑部影像学研究表明，CRPS 患侧手在对侧初级躯体感觉皮质（SI）中的表征明显小于健康对照组，并向嘴唇样的皮质表征转移。使用功能性磁共振成像可证明这些患者的改变，虽然很难确定这些改变是引起其变化的前提，还是因强烈而慢性的刺激传入刺激感觉皮质和运动皮质的结果,但这些皮质变化在临床改善后可逆，表明皮质组织的重组可能与 CRPS 的发病相关。

7. 自身免疫反应　研究表明，CRPS 患者的血清中含有能够识别自主神经元分化依赖性表面抗原的自身抗体。CRPS 患者静脉注射免疫球蛋白治疗后疼痛症状可以减轻，提示自身免疫反应也是部分 CRPS 患者发病的原因。

8. 心理因素　由于 CRPS 的症状和体征的严重程度和持续时间与刺激事件不成比例，甚至没有刺激事件，因此人们通常认为 CRPS 具有心因起源，或是心理因素促进其发展。CRPS 的发病机制较为复杂，且往往是上述多因素相互作用的结果。

四、临床表现

两型 CRPS 均以感觉神经、自主神经和运动神经功能异常的三联征为其特征，可伴有骨骼和肌营养改变、血管舒缩功能异常。两型 CRPS 的病程和临床表现可有不同。

（一）CRPSI 型

1. 症状　①疼痛：多为自发性，性质多为灼痛、针刺样痛、电击样痛、刀割样痛或多种疼痛并存；②感觉神经症状：存在痛觉过敏和（或）痛觉超敏，也可伴有感觉过敏或感觉减退，其中以感觉神经的高敏状态为主。

2. 体征　①运动功能障碍；②发汗功能障碍；③皮肤营养障碍；④血管舒缩功能障碍。

3. 分期　临床上根据疾病发展分为三期，但多数患者很难明确分期。I 期（急性期）：自受损伤起约 3 个月之内，以自发性、持续性、剧烈的烧灼样疼痛为特点。II 期（营养障碍期或缺血期）：受损伤 3 个月后，疼痛加剧，呈弥漫和持续性烧灼痛，向周围扩散。III 期（萎缩期）：各种治疗对疼痛均无效，形成恶性循环，可出现肌萎缩和关节痉挛，导致四肢不能伸展。

（二）CRPSII 型

1. 症状　①疼痛：灼痛多发生在神经损伤后数小时到 1 周，疼痛强度常较 CRPSI 型剧烈；②感觉过敏和痛觉异常：与疼痛区域一致。

2. 体征　①自主神经功能紊乱的表现；②营养性改变；③可有相应神经受损的表现。

五、诊断与鉴别诊断

CRPS 的诊断主要依靠病史、临床表现和辅助检查，且明确诊断需要符合以下条件：

1. 有较久的或近期的损伤史、疾病史，且出现与原发伤害性事件不相称或不能用原发伤害解释的持续性疼痛。

2. 症状至少符合以下 4 项中的 3 项：①感觉减退和（或）异常性疼痛；②皮肤温度不对称、皮肤颜色变化或皮肤颜色不对称；③局部水肿、双侧汗液分泌不对称；④运动功能障碍（减弱、震颤、张力障碍）及营养状况改变（毛发、指甲、皮肤）。

3. 体征至少符合以下描述中的 2 项：①痛觉过敏（对针刺）和（或）感觉异常（触觉、温度觉、深感觉）；②血管舒缩功能异常等交感神经异常表现：表现为体温不对称（＞1℃）和（或）皮肤颜色变化和（或）左右不对称；③水肿和（或）汗液分泌量异常和（或）双侧汗液分泌不对称；④活动度减少、运动功能障碍（减弱、震颤、张力障碍）、营养改变（毛发、指甲、皮肤）等。

4. 排除其他可以解释这些症状和体征的诊断。

六、常规治疗

CRPS 的治疗原则强调早期预防和治疗，主要包括心理治疗、药物治疗、物理治疗、介入治疗、手术治疗。

心理治疗：由于心理因素与 CRPS 进展及严重程度相关，心理应激可触发周围组织神经炎症，CRPS 的发生也可能与压力大、欠佳的思考模式以及缺乏处事技巧有关。所以对患者进行心理治疗可以有效地提高其自主能动性和处理事情的能力。

药物治疗：药物治疗的主要目的是减轻疼痛，从而促进身体康复。发病初期，建议患者开始服用镇痛药和非甾体抗炎药，这对急性期 CRPS 患者出现的发红、发热及水肿有较好的疗效，还有一些指导方针建议使用世界卫生组织规定的药物镇痛阶梯治疗。神经病理性疼痛也是 CRPS 患者的发病机制之一，若非甾体抗炎药物无法很好控制疼痛，可加用抗惊厥药（加巴喷丁等），抗惊厥药又被认作是一线的治疗神经病理性疼痛的药物，且有较高的安全性，可以应用于 CRPS 患者。另外，也有假说认为 CRPS 是由于过度的炎症反应引起的，在这个过程中可产生过量的自由基，所以局部抗氧化剂 / 自由基清除剂在一定程度上也可以缓解病情。

物理治疗：一般为辅助性的康复训练，可以作为辅助型治疗。早期的康复治疗可预防肢体萎缩或挛缩，减轻疼痛和避免不当的锻炼造成二次损伤，并提高肢体的运动和协调能力。

交感神经阻滞：通过药物注射或射频热凝等针对交感神经进行治疗，通常选择在 CT 引导下从腰椎旁穿刺达到交感神经节，在目标位置进行治疗，以调节交感神经功能，可以明显改善患者痛觉过敏及异常性疼痛。

手术治疗：神经压迫也可能是 CRPS 发病的未被充分认识的原因之一，如果交感神经阻滞效果不理想，可以考虑此种情况。若确实为神经压迫所致，可单独或联合手术减压、神经松解、神经瘤切除等，可以显著甚至完全缓解疼痛和其他症状，并实现功能恢复。若检查无神经压迫，可能为交感阻滞不彻底，可行交感神经切除术治疗。

七、从软组织外科学角度对 CRPS 发病机制的推断性认识

首先需要说明的是，以下仅是针对 CRPS 发病机制的推理性思考，并没有大量临床实践的结论性支持，其发病机制需要后续的临床研究加以论证。

重新复习 CRPS 定义及其三个特征：①这是一种通常在受伤后影响单侧肢体的慢性疼痛症状，特征是持续的局部疼痛（不在特定的神经区域或皮节中），通常以远端疼痛为主或远端至近端呈梯度变化，受影响肢体的疼痛和痛觉过敏以及自主神经性、感觉神经性、运动神经性和营养性症状为

主。以上临床表现提示，疼痛与肢体远端的交感神经末梢受无菌性炎症的刺激密切相关。②虽然一般在组织创伤后出现，但是疼痛强度或持续时间上似乎与这种组织创伤后的正常疼痛过程不相匹配。受影响身体区域的自主神经和神经炎症改变因人而异，并随时间变化。以上特点说明，疼痛与创伤程度不一致，自相矛盾，但以软组组外科学理论的解释，这种创伤并非软组织损伤，不是病因，而是疼痛的诱发因素。此诱发为外因，外因通过内因而起作用，内因极可能是存在严重软组织损害，而这种软组织损害未被广大医者所熟悉和了解。③ CRPS 常伴有显著的情感异常或功能障碍等。这实际进一步提示了此类患者的出现软组织损害的病因，来源于机体内的免疫能力低下，血运相对不足，微循环血流灌注不良。在排除器质性恶性病变后，这些组织器官功能低下或异常，属于软组织损害晚期所并发的内脏相关征象。④之所以肢体远端发病，这是机体在相对血运不足的情况下，机体牺牲四肢的血供而优先保证大脑和其他重要脏器的血运，这实际是机体为了生存的保护性反射。如果腰骶臀大腿根部、颈项部等软组织附着处发生损害性无菌性炎症，以上部位肌群的痉挛必然压迫相应的血管和神经，导致此类患者由于四肢远端出现血运不足，微循环灌注不良，局部出现类似休克样表现，加之局部无菌性炎症的刺激出现痛肿的临床表现。

八、典型病例

1. **病史简介** 陈××，女，37 岁，自由职业者，双侧足底右重左轻的针刺样、撕裂样疼痛 3 个月而入院。患者入院前 3 个月体检时发现双肾结石，遵从医嘱每日跳绳运动，以便肾结石能够自行排除，数日后出现以上症状，且逐渐加重，双足洗热水时，会诱发疼痛加重，入院前已经不能正常行走。平素体弱，长期胃肠功能紊乱，经常胸闷、心慌、头晕不适，喜热饮，畏寒。

2. **体格检查** 脊柱四肢无畸形。直腿弯腰指尖距地 10 cm 有僵腰，可引出腰骶臀部下肢拉紧感，直腿伸腰动作受限引出腰骶部酸痛。双侧直腿抬高试验 80°，可引出大腿后方轻微拉紧痛。屈髋屈膝分腿加压试验引出双侧大腿根部痛。腰脊柱三种试验（−）。双下肢深浅感觉、肌力正常，病理反射（−）。右踝关节轻度肿胀。双侧的枕颈部、锁骨上窝、胸椎、肩胛背面压痛点均中高度敏感。双侧腰椎棘突、椎弓板、关节突关节、髂后上棘、骶骨背面、大腿根部压痛点均高度敏感。右侧臀上皮神经、坐骨大切迹后缘、髂翼外三肌等部位压痛高度敏感，左侧中度敏感。双侧股骨内上髁、内外踝、跗骨窦的压痛，右侧高度敏感，左侧中高度敏感。按压右侧踝关节检查时触痛明显，稍微按压即因痛呼叫。

3. **辅助检查** 血常规、HLA-B27、生化全套等检验结果未见异常。骶髂关节、腰椎 MRI 未见异常。右踝关节 MRI 示关节腔内高信号，小量积液。

4. **传统诊断** 复杂性区域疼痛综合征 I 型；纤维肌痛综合征。

5. **基于软组织外科学理论的分析与诊断** 鉴于多次各种化验、影像学检查均无异常发现，腰脊柱三种试验（−）。双下肢深浅感觉、肌力正常，病理反射（−）。在排除了各种有因可查的病变后，考虑存在软组织损害性无菌性炎症的极大可能性。

直腿弯腰指尖距地 10 cm 有僵腰，可引出腰骶臀部下肢拉紧感，直腿伸腰动作受限引出腰骶部酸痛。双侧直腿抬高引出大腿后方轻微拉紧痛。屈髋屈膝分腿加压试验引出双侧大腿根部疼痛。双侧腰椎管外一系列软组织压痛点检查，右侧高度敏感，左侧中度敏感。以上检查结果提示了躯干下部的腰骶臀、大腿根部存在软组织损害性无菌性炎症，右重左轻。双侧股骨内上髁、髌下脂肪垫、内外踝、跗骨窦的压痛右侧高度敏感，左侧中高度敏感，表明下肢中远端软组织损害性无菌性炎症，右重左轻。右侧踝关节压痛点检查时触痛明显，稍微按压即因痛呼叫，表明局部炎症严重。双侧的枕颈部、锁骨上窝、胸椎、肩胛背面压痛点均中高度敏感，提示躯干上部继发软组织损害性无菌性炎症形成。

软组织外科学诊断：椎管外腰臀大腿根部软组织损害继发足底传导痛。

6. **治疗过程**　2011 年 11 月住院期间行密集型银质针依次针刺双侧髂后上棘内上缘＋骶髂关节内侧缘＋髂嵴缘→右侧臀大肌→双侧内收肌→右侧髂翼外三肌→右侧臀中肌＋坐骨大切迹→双侧腰骶段，每日针刺 1 ~ 2 个部位。针刺治疗结束，症状有所好转，能够缓慢正常行走，而且胃胀减轻，饭量增多。

为了进一步治疗，2012 年 1 月继续密集型银质针依次针刺双侧髂后上棘内上缘＋骶髂关节内侧缘＋髂嵴缘→右侧臀大肌→右侧内收肌→右侧髂翼外三肌→右侧臀中肌和坐骨大切迹→右侧腰骶段→右侧髌下脂肪垫＋右侧股骨内上髁→右侧内踝→右侧外踝＋右侧跗骨窦，每日针刺 1 ~ 2 个部位。

7. **随访**　9 年后在门诊随访，患者诉出院后症状逐渐消退而稳定，现行走正常。但是检查双侧足踝部压痛点为轻中度敏感，属于有效病例。

九、诊治经验体会

密集型银质针针刺导热治疗 CRPS，尽管有成功的病例报道，但是有的 CRPS 患者，则不能用软组织损害进行解释并且疗效不佳，需要医者注意。

此类患者软组织损害无菌性炎症的来源可能与平素体弱，长期胃肠功能紊乱所致的免疫能力低下，肢体远端血流灌注不足，微循环代谢障碍，回流不畅，踝关节软组织附着处产生无菌性炎症。以上无菌性炎症在跳绳这类正常运动的刺激下，受到激惹，暴发以上临床表现。此患者出现右重左轻的双侧足底的疼痛，这是由于双侧软组织损害程度不同所致。足踝部略肿胀，与肢体远端的微血管壁上交感神经末梢受无菌性炎症的刺激，微血管渗漏密切相关，是否直接进行足踝部的银质针治疗，仍需要注重整体思维，进行压痛点的整体检查和机体身体机能的再评估后而决定。

此例患者腰骶臀大腿根部等发生严重软组织损害，以上肌群的痉挛必然压迫下肢的血管和神经，此类患者由于四肢远端血运不足，微循环灌注不良加重。可以先进行此部位的银质针针刺治疗，而后进行膝关节髌下脂肪垫的治疗，放松整个下肢肌群，减轻对下肢血管神经的压迫，相对增加下肢远端的微循环灌注。最后实施踝关节区域软组织损害的治疗，这样的治疗顺序也可以减轻先行针刺踝关节后的严重不良反应和痛苦，避免术后患者对疗效的怀疑和惊恐。

患者的自身免疫功能低下，治疗后的恢复时间相对较长。由于软组织损害广泛且晚期常并发各种内脏相关征象，软组织外科工作者要熟悉以上临床表现和相关病理病机，对治疗的艰难心中有数，此类患者的治痛任务非速战速决，短期内疗效不易彻底，要对患者作说明。

患者可以辨证施治原则辅助中药和各种康复训练，达到减少针刺治疗次数，改善体质和稳定疗效的作用。

（刘荣国　王震生）

第三节 原发性三叉神经痛

一、定义

世界卫生组织于 2018 年修订了国际疾病分类（ICD-11）。将三叉神经痛（trigeminal neuralgia, TN）定义为局限于三叉神经一个或多个分支的口面部神经病理性疼痛。这种疼痛呈反复发作，发作和终止突然，无伤害的刺激可引起，通常与电击相似，或被描述为枪击或刺痛。有些患者在持续性疼痛期间阵发性加剧。根据病因和发病机制可以分为原发性 TN 和继发性 TN。原发性 TN 是指病因未明的三叉神经痛，继发性 TN 的病因较为明确，主要由脑桥小脑角及其邻近部位肿瘤、炎性反应、外伤和三叉神经分支病变所致。

二、流行病学

TN 是一种临床常见的颅神经疾病，其人群患病率为 182/10 万，年发病率为（3 ~ 5）/10 万，多发生于成年及老年人，70% ~ 80% 病例发生在 40 岁以上，高峰年龄在 48 ~ 59 岁。高龄是患 TN 的危险因素。但是，世界卫生组织最新调查数据显示，TN 正趋向年轻化，人群患病率不断上升，严重影响了患者的生活质量、工作和社交，也增加了医疗支出。受影响的女性多于男性，男性和女性的患病率在 1 :（1.5 ~ 1.7）之间。大多数病例是散发的，很少有家族遗传的报道。TN 主要为右侧，但也很少出现双侧。

三、对病因和发病机制的传统认识

三叉神经是人体中最粗大的混合性脑神经之一。三叉神经半月节周围分为眼神经、上颌神经和下颌神经三个分支，其中上颌神经和下颌神经分别从圆孔和卵圆孔入颅。原发性 TN 的病因和发病机制尚不清楚，多数认为病变位于三叉神经半月节及其感觉神经根内，也可能与血管压迫、岩骨部位骨质畸形等对神经的机械性压迫、牵拉和营养代谢障碍等有关。现介绍几种主要学说。

1. **神经血管压迫学说** 这是目前较为公认的一种学说，同时也是进行显微血管减压术的依据。患者三叉神经受血管压迫，其中最常见压迫的血管为小脑上动脉，其次是小脑前下动脉、小脑后下动脉及椎动脉。小部分 TN 是由于静脉压迫三叉神经所致，常见的责任静脉多位于颅中段和三叉孔静脉。脑池段血管受压致 TN 的原因包括囊状动脉瘤、动静脉畸形、椎基底动脉延长扩张、硬脑膜动静脉瘘等。

2. **骨性压迫学说** 关于 TN 以右侧多见的原因目前尚不完全清楚，有学者尝试从解剖学角度进行解释：人体右侧卵圆孔和圆孔相对狭窄，这可能增加了右侧三叉神经对血管压迫的敏感性。但该学说难以解释左侧 TN 发生的原因，有待进一步研究。

3. 遗传学说　在经典的 TN 中，只有严重的神经血管接触导致神经移位或萎缩才与疼痛相关，而在没有神经压迫的情况下疼痛也会发生和复发。最近的一项研究发现，没有神经血管压迫的 TN 在年轻人中更为普遍。罕见的家族性特发性 TN 伴常染色体显性遗传模式支持 TN 的遗传成分，且这种遗传因素逐渐受到关注。

4. 癫痫学说　Trousseau 等发现，TN 患者疼痛发作时在中脑可纪录到局灶性癫痫样放电，因此，称 TN 为"癫痫性神经痛"。鉴于 TN 患者疼痛发作时脑电图检查可纪录到癫痫样放电，且抗惊厥药物有效，因此有学者提出 TN 可能是由于三叉神经脊束核或脑干内癫痫样放电所致。然而，该学说并不能解释 TN 女性多见且以右侧为著的临床现象。

四、临床表现

1. 典型三叉神经痛　指符合下列特征的三叉神经痛：①疼痛为阵发性反复发作；②有明确的间歇期且间歇期完全无痛；③有"扳机点"和明确的诱发动作；④三叉神经功能正常。原发性三叉神经痛多为典型三叉神经痛。

2. 非典型三叉神经痛　指符合下列特征的三叉神经痛：①疼痛时间延长甚至为持续性疼痛，但可有阵发性加重；②无"扳机点"现象；③出现了三叉神经功能减退的表现，如面部麻木、感觉减退、角膜反射迟钝、咀嚼肌无力和萎缩。继发性三叉神经痛多为非典型三叉神经痛。

五、诊断和鉴别诊断

（一）原发性 TN 的诊断

主要依靠临床表现与影像学表现。首先，在满足以下两种情况时，三次单侧疼痛发作后能被诊断为三叉神经痛。

1. 疼痛部位　必须沿着至少一个三叉神经分支发生，并且这种疼痛不能与神经功能缺陷相关，也不能放射到三叉神经分布以外。

2. 疼痛特征　必须满足以下三个标准中的两个：①疼痛强度严重；②疼痛性质是尖锐的、电击的、类似电击的或刺的性质；③疼痛持续时间为阵发性发作持续 1 s ~ 2 min，但不超过 2 min。

其次，依靠临床表现和影像学表现鉴别诊断原发性和继发性三叉神经痛。影像学检查能够反映三叉神经根部的变化、神经血管压迫的情况以及排除肿瘤、多发性硬化等引起的继发性三叉神经痛。

（二）与以下疾病进行鉴别

1. 继发性三叉神经痛　由肿瘤、动脉瘤、动静脉畸形等引起的三叉神经痛。

2. 牙痛　牙痛主要表现为牙龈及颜面部持续性胀痛、隐痛，检查可发现牙龈肿胀、局部叩痛、张口受限，明确诊断经治疗后疼痛消失。

3. 三叉神经炎　因头面部炎症、代谢病变，如糖尿病、带状疱疹等累及三叉神经，引起的三叉神经炎症反应，表现为受累侧三叉神经分布区的持续性疼痛；多数为一侧起病，少数可两侧同时起病。神经系统检查可发现受累侧三叉神经分布区感觉减退，有时运动支也被累及。

4. 舌咽神经痛　疼痛部位多位于颜面深部、舌根、软腭、扁桃体、咽部及外耳道等，疼痛性质及持续时间与三叉神经痛相似，少数患者有"扳机点"，一般位于扁桃体窝或舌根部。

5. 蝶腭神经痛　主要表现为颜面深部的持续性疼痛，疼痛可放射至鼻根、颧部、眼眶深部、耳、乳突及枕部等，疼痛性质呈烧灼样，持续性，规律不明显，阻滞蝶腭神经节有效。

六、常规治疗

三叉神经痛的治疗方案包括药物治疗、微创治疗、手术治疗和辅助治疗。

1. 药物治疗　初始治疗选择是药物治疗。卡马西平是 TN 的一线治疗用药。其他药物如巴氯芬、加巴喷丁、利多卡因和米索前列醇在难治性病例中已证明有效。但是大多数患者对抗惊厥药物治疗有短暂的不良反应。

2. 微创治疗　对于不能耐受或无法进行药物治疗的可进行各种微创干预。三叉神经支、干和半月节的射频热凝、半月神经节的球囊压迫、化学毁损、神经支切断术等。

3. 手术治疗　主要方式有三叉神经根微血管减压术。

4. 辅助治疗　有证据表明，肉毒杆菌毒素注射可能对药物难治性病例有效；而神经调控可能是治疗顽固性疼痛的一种替代方法，值得进一步探索。

七、依据软组织外科学理论对原发性三叉神经痛的认识

目前，血管神经压迫学说、骨性压迫学说、遗传学说、癫痫学说均不能完整指导目前的临床实践，而软组织无菌性炎症致痛学说可以做出相应的补充解释和论证。软组织外科学理论提出软组织损害的方式有急性损伤后遗、慢性劳损和全身不明原因所致微循环功能障碍，三种软组织损害性疼痛与无菌性炎症的病理性刺激神经直接相关。颌面部肌群在人类语言交流、情感表达、咀嚼饮食等日常生活动作过程中，同样需要做功和产生慢性劳损，颜面部软组织在额骨、颞骨、蝶骨、上下颌骨的附着处发生无菌性炎症病理改变。间断性的发作、锐性疼痛、扳机点等特点，不是神经病理性疼痛所特有排他性的临床表现，软组织损害严重的疼痛同样可以出现。因此，原发性 TN 的出现类似腰臀部软组织损害所致的坐骨神经痛。另外，当前常见的激痛点（扳机点）针刺、针灸、理疗、甚至局部激素注射封闭等治疗方法，对于 TN 具有一定的疗效，而以上方法无不是针对软组织进行治疗，这进一步佐证了软组织损害在 TN 的发生中发挥了重要作用。

三叉神经及其分支在颅外走行过程中，其所接触的软组织如发生无菌性炎症，炎症物质刺激三叉神经支、干、节均可产生 TN。由于枕项颈部的软组织（上斜方肌、头半棘肌、头夹肌、胸锁乳突肌、头最长肌等）通过帽状腱膜与额面部的表情肌相延续，与咀嚼肌（咬肌、翼内肌、翼外肌、颞肌等）邻近并相互影响促发软组织损害。单纯局部发生的，如额肌、颞肌、咬肌、翼内肌、翼外肌等的附着处，可以针对其软组织附着部位进行银质针治疗。继发于其他部位的，如项平面、乳突部、颈椎旁，甚至躯干下部等，通过系统的压痛点检查、传导痛检查及强刺激推拿预示性治疗，找到原发部位，根据原发部位的力学传递关系，逐步治疗，最终消除 TN 症状。凡是所查到的压痛点能完全制约扳机点疼痛的，均可确定为软组织损害引起，通过系统的压痛点银质针治疗完全消除症状。

在日常生活工作中,右利手的人占比较高。在右利手应用时,右侧肩部会连同躯干上部同时向前,使头颈部发生位置改变,需要头部向右旋转才能保证目视前方的状态。这种头部向右旋转增多的动作导致右侧颈椎关节突关节研磨增多,右侧项平面及乳突部牵拉增多,形成软组织损害后,向头面部传导,出现右侧 TN 多于左侧的重要成因。

三叉神经的分支解剖特点:①眼神经在三支中最小,只含有一般躯体感觉纤维,眼神经向前进入海绵窦外侧壁,经眶上裂入眶,分布于额顶部、上睑和鼻背皮肤,以及眼球、泪腺、结膜和部分鼻腔黏膜。②上颌神经是一般躯体感觉神经,自半月神经节发出后,立即进入海绵窦外侧壁,之后经圆孔出颅,进入翼腭窝,再经眶下裂入眶,续为眶下神经。上颌神经分支分布于上颌各牙、牙龈、上颌窦、鼻腔和口腔的黏膜以及下睑、鼻翼和上唇的面部皮肤以及部分硬脑膜。③下颌神经为混合神经,是三支中最粗大的分支。自半月神经节发出后,经卵圆孔出颅腔达颞下窝,立即分为许多支。其中特殊内脏运动纤维支配咀嚼肌。一般躯体感觉纤维分布于下颌各牙、牙龈、舌前 2/3 和口腔底黏膜以及耳颞区和口裂以下的面部皮肤。

通过分析三叉神经分支的解剖走行特点发现,眼神经出颅后即分布于眼周,受颅外软组织损害性无菌性炎症刺激机会较少,多为传导痛。上颌神经出颅后进入翼腭窝,受翼内外肌、颞肌影响较大,当翼内外肌、颞肌附着处出现无菌性炎症时,容易刺激上颌神经,表现为眶下孔区域的触发痛、鼻翼痛和头颞部痛等。下颌神经中的舌神经和下牙槽神经均走行于翼内肌与翼外肌之间,当上述两肌出现无菌性炎症时,容易发生下颌神经痛,表现为颏孔区域的触发痛、舌痛和无口腔疾病的牙齿痛等。发生咀嚼过度的情况,包括咀嚼僵硬食物和下颌下拉力的增加,咬肌损害。前者与咀嚼习惯有关,属于原发性损害。后者与颈前部的舌骨上下肌群紧张有关,舌骨上下肌群紧张与头颈部空间位置前移有关,头颈空间位置前移,导致舌骨上下肌群被动牵拉增多,出现持续张口动作,增加咀嚼肌咬合时的后负荷,是形成咀嚼肌劳损的重要成因。头颈位置前移涉及脊柱的矢状面曲度调节,如颈部深层软组织损害引起的颈椎曲度变直、胸脊柱深层损害造成的胸椎曲度增加、骨盆周围肌肉损害造成的骨盆过度前旋转等。

另外,下颌神经的诸多分支中有一细小分支向上走行,分布于半月神经节周围,此分支周围的软组织无菌性炎症可刺激该神经,产生半月神经节的异常放电,因为解剖位置深,形成较为难治的TN。

八、典型病例

1. **病史简介**　徐 ××,女,55 岁,退休职工,反复右侧额颞部疼痛 10 年,加重 3 个月而就诊入院,疼痛性质为阵发性、闪电样、针刺样,予口服卡马西平,疼痛有所缓解,严重时伴有头顶紧、右侧太阳穴发麻。

2. **体格检查**　头面部触诊:无明显感觉异常,右侧额头、耳前、上牙槽触及敏感扳机点。专科查体:脊柱外观无畸形,直腿弯腰指尖距地 15 cm 有僵硬,直腿伸腰未受限,直腿抬高左右各 70°,三者均无征象引出。屈髋屈膝分腿试验引出右侧大腿根部及臀内侧疼痛,双侧腰骶臀、大腿根部压痛点,双头面部(包括颞部、耳后下颌支、下颌角)、颈枕背肩部以及锁骨上窝压痛点,右侧(+++),左侧(++)。颈椎过度前屈、后伸、左右侧屈、左右旋转等活动功能部分受限。强刺激推拿枕项颈及头面部高度敏感压痛点，头面部疼痛感可部分减轻。再行强刺激推拿腰骶部、大腿根部后，头紧及面部发麻感进一步减轻。双上下肢深浅感觉、肌力正常，病理反射（－）。

3. 辅助检查　血常规、常规生化、肿瘤标志物等检验结果未见异常。三叉神经、颅脑和脊柱MRI均未见明显异常。

4. 传统诊断　原发性三叉神经痛（右 V1，2）。

5. 基于软组织外科学理论的分析和诊断　患者右侧额颞部阵发性疼痛 10 年，加重 3 个月，为发作性锐痛，严重时颜面部伴有发紧、麻木感，有扳机点。颈椎过度前屈、后伸、左右侧屈、左右旋转等活动功能部分受限，并引出颜面部不适加重。强刺激推拿枕项颈部及颜面部高度敏感性压痛点，颜面不适感可部分减轻，提示枕颈部、颜面部发生软组织损害性无菌性炎症，三叉神经痛与以上部位的软组织损害有关。双上下肢深浅感觉、肌力正常，病理反射（－），影像学无特殊发现，排除继发性三叉神经痛及椎管内病变。直腿弯腰指尖距地 15 cm 有僵腰，屈髋屈膝分腿加压试验引出右侧大腿根部及臀内侧疼痛，提示腰骶浅层肌和右臀部软组织及大腿根部存在无菌性炎症。结合强刺激推拿腰骶部、大腿根部后，头紧及面部发麻感进一步减轻，提示头面痛与腰臀大腿根部软组织损害有关。

软组织外科学诊断：椎管外软组织损害性右侧头面痛。

6. 治疗过程　2019 年 5 月密集型银质针依次针刺右侧髂后上棘内上缘 + 骶髂关节内侧缘 + 髂嵴缘→右侧大腿根部→右臀内侧 + 后侧→右髋外侧→右腰骶脊柱段→双侧项平面，每日针刺 1 个部位。第一次住院治疗完毕，右侧额颞面部闪电样疼痛明显减轻，偶尔配合服用卡马西平，基本不影响生活及睡眠，

为了治疗彻底，2019 年 6 月再次住院，密集型银质针针对第一次住院后的残余压痛点完成第二次补课针刺，再依次针刺颈脊柱段→右侧颞部（细银质针针刺）→右侧下颌支及蝶骨翼突外板（细银质针针刺）→右侧胸脊柱段→右侧肩胛背冈下三肌及冈上肌，每日针刺 1 个部位。

7. 随访　2 年后随访，患者诉阵发性的疼痛再未发作，未服用卡马西平，头部紧张、麻木感消失，明显的轻快感，对疗效满意。

九、诊治经验体会

原发性 TN，由椎管外软组织损害引起的需要引起重视。我们发现，按照软组织外科学理论治疗原发性 TN 存在近期内复发率高的现象。此时，患者因信心不足会放弃银质针治疗而改投他医，或选择其他的微创方法。出现以上情况的可能原因如下：

1. 仅仅关注头面部的局部治疗，治疗前没有进行系统性、全面的压痛点检查，没有针对腰骶臀等原发部位进行治疗，存在"头痛医头、脚痛医脚"的现象。

2. 由于部分原发性 TN 的原发部位在躯干下部，在遵循先原发后继发的实际诊疗过程中，由于治疗时间长、过程痛苦，患者不易坚持，一旦症状缓解，患者常会拒绝继续针刺补课，导致大量压痛点遗留。

3. 对于 TN 患者，表情肌、颞肌、咬肌、翼内肌、翼外肌等肌群是重要的治疗部位，考虑到粗银质针操作痛苦反应大，可改用细银质针进行治疗。但是，换用细银质针针刺治疗额肌和颞肌附着

处、翼腭窝、颞下窝区等部位时，存在针体细，治疗范围不全面的弊端，为日后复发留下隐患。

4.在针刺翼腭窝、颞下窝之蝶骨翼外板处，甚至卵圆孔周围软组织附着处时，由于位置深，医者解剖不熟悉，操作不到位。

在运用密集型银质针疗法治疗软组织疼痛的过程中，很多包括原发性 TN 在内的头面痛的患者没有对神经系统进行治疗，头面部疼痛症状也消失了，表明在头面痛的患者中有一部分疼痛的病因与软组织有关。总结近十年的软组织相关头面痛患者的治疗情况，可以看出单纯针对头颈部局部治疗治愈的软组织相关头面痛，只占全部患者的 30% 左右，30% 的软组织相关头面痛需要全身治疗，40% 的软组织相关头面痛只对躯干下部治疗，就能完全消除症状。另外，为了尽快体现疗效，可以适当提前针刺邻近的继发部位。

（刘荣国　王震生）

第四节　舌咽神经痛

一、定义

舌咽神经痛（glossopharyngeal meuralgia，GN），或称为迷走舌咽神经痛，是一种罕见的脑神经 IX/X 过度激活引起的疼痛，其特征是同侧内耳、舌根、扁桃体窝或下颌角下部短暂刺痛。吞咽、说话、咳嗽、咀嚼或打哈欠都会引发舌咽神经相关的疼痛。

二、流行病学

舌咽神经痛是一种相对罕见的疾病，它代表了 0.2% ~ 1.3% 的面部疼痛综合征。与三叉神经痛相比，发病率约为三叉神经痛的 1%。由于该病的罕见性，大多数文献是单独报道。舌咽神经痛在人群中的年患病率约为 0.8/10 万，其发病率低于三叉神经痛（4.7/10 万）。左侧的舌咽神经痛多见，而三叉神经痛则多见于右侧。

三、对病因及发病机制的传统认识

舌咽神经痛是一种脑神经混合性痛，它有来自口咽、乳突、中耳、咽鼓管和舌头后 1/3 的躯体感觉纤维。中耳和乳突的感觉为舌咽神经的鼓室分支支配。舌咽神经还接受特殊的内脏感觉纤维，以及颈动脉体和颈动脉窦的化学感受器和压力感受器的传入。茎突咽肌由舌咽神经的运动成分支配，腮腺则由其副交感神经成分支配。舌咽神经痛可能是特发性的，没有任何明显的病变。舌咽神经痛不能归因于其他疾病，但可能与血管畸形、口咽肿瘤、桥小脑角肿块、手足口病、多发性硬化或三又神经痛有关。目前大多数病例被认为是脑干根入区的血管压迫舌咽神经引起。继发性原因是指有明显的病变，包括创伤（颅底骨折、穿透性损伤）、肿瘤（颅底、桥小脑、脑干、咽、舌、扁桃体、转移性头部和颈部肿瘤）、感染（扁桃体炎、咽炎、颞骨岩部炎、蛛网膜炎、咽旁脓肿和结核）、血管畸形（动静脉畸形、梭状动脉瘤、永存舌下动脉和椎动脉夹层）、脱髓鞘、Eagle 综合征，以及直接颈动脉穿刺、脉络膜丛过度生长等。这种类型的舌咽神经痛通常伴有受累区域周围的麻木。

四、临床表现

舌咽神经痛比较少见，特征为单侧剧痛，呈针刺样痛和刀割样痛。面部可有阵发性疼痛，持续数秒至数分钟。疼痛在一定的时间间隔内发生，大多数患者在很长一段时间后才会出现疼痛，但也有一些患者可能在一天内就会出现数次疼痛。发作性疼痛局限于一侧的舌根、扁桃体区、咽部、下颌角下、乳突区、外耳道区，常见的触诱发因素有吞咽、咀嚼、说话、咳嗽、打哈欠、下巴的侧向运动、头部的突然运动、触摸牙周组织和触摸耳部。少数患者可伴发心源性晕厥、心律失常及低血压等表现。

五、诊断和鉴别诊断

疼痛和触发的临床特征因素有助于诊断舌咽神经痛，患者通常会感到单侧喉咙刺痛。其疼痛特点是阵发性发作、间歇性的放射痛，一般持续几分钟。要确定疼痛的分布范围，其次要确定是否累及舌咽神经以及是否累及其他颅神经。经典舌咽神经痛主要为鼓室部痛或扁桃体后的疼痛，伴有手术史。扳机点是分布在耳郭，口咽区域内；可通过吞咽，说话或听觉触发。咽部喷涂地卡因后疼痛缓解是舌咽神经痛的最重要特点。口服卡马西平多有效。将利多卡因（2%）或布比卡因（0.5%）注射至扳机点周围区域可能有助于识别耳部的疼痛。

患者完整的病史包括创伤、放疗、术后、炎症或口腔颌面部相关的病理，有助于阐明继发性舌咽神经痛的原因。实验室检查包括血沉、血清生化、全血计数和抗核抗体有助于明确是否发生感染、炎症和恶性肿瘤。磁共振血管造影（MRA）和 3D CT 血管造影、磁共振成像有助于明确是否发生血管压迫、恶性肿瘤或硬组织变化。这些成像技术可能有助于识别小脑上动脉产生的血管压迫，因为小脑上动脉形成一个向上的环路并压迫橄榄上窝。舌咽神经痛的继发病 Eagle 综合征可通过全景 X 线片确诊。

六、常规治疗

药物治疗是大多数患者的选择。如药物治疗失败，检查提示有神经受压，医师可选择神经血管减压手术或必要时进行其他微创或手术治疗。

1. **药物治疗** 药物是目前主要治疗手段，应建立在保证睡眠、稳定情绪的基础上认真评估疼痛性质、治疗前后的症状体征和反应。临床常用治疗药物有抗惊厥药（卡马西平、奥卡西平）、抗抑郁药、曲马多、阿片类镇痛药等。

2. **神经阻滞**　舌咽神经阻滞可很好地辅助药物治疗，快速缓解疼痛。神经阻滞可以使用局部麻醉药，如利多卡因（2%）和布比卡因（0.5%），加或不加糖皮质激素、苯酚、甘油和酒精。神经阻滞可采用口腔内或口腔外入路。首选口腔外入路，因为它对患者来说更简单、更舒适。吞咽困难和声音沙哑是舌咽神经阻滞的不良后果。此外，双侧舌咽神经阻滞会导致声带瘫痪。

3. **手术治疗**　现有外科手术方法，如舌咽神经切断术（神经损毁术）或经皮射频热凝切开术，桥小脑角的神经切断，或三叉神经脊束核切开术或尾核切开术。血管根和神经根的显微血管减压术是手术治疗的最佳选择。

七、依据软组织外科学理论对舌咽神经痛发病机制的再认识

根据舌咽神经痛的定义，其为舌咽部的一种发作性的锐痛，主要由咀嚼、吞咽等动作所诱发，这与一般神经病理性疼痛的典型发作（如带状疱疹神经痛、糖尿病性周围神经痛均是自发性疼痛，其疼痛发作与体位、动作等无关）不相符。其诱发方式提示发作可能与存在无菌性炎症的软组织受到牵拉性刺激或者是挤压性刺激有关。即使疼痛性质为锐痛，也不是神经病理性疼痛的专有特征。在枕颈部软组织出现损害时，颈椎变直反张，头过度后伸，出现头颈前移的体位，使伴随颈内静脉下行的舌咽神经受到牵拉。在舌咽神经拉紧的同时，头颈部的相对旋转运动增加舌咽神经上、下感觉神经节与颈静脉孔骨缘的摩擦，日久出现此处水肿和无菌性炎症。如果软组织附着处已存在无菌性炎症病理改变，局部卡压加重或者牵拉导致神经束膜的张力急剧升高时，也可以出现锐痛。在舌咽神经痛的临床治疗中发现，纠正引起枕颈部损害及其远端传导部位损害的头颈前移姿势，对舌咽神经痛的治疗有明显效果，印证了软组织损害引起舌咽神经痛的推测。

软组织外科学理论提出，无菌性炎症产生的方式有急性损伤、慢性劳损和全身免疫力低下或紊乱所致的微循环灌注不良、代谢障碍。人类日常咀嚼、饮用、吞食、消化食物而获得能量，日积月累必然劳损相关肌群，同样具有产生无菌性炎症的可能性。以下根据舌咽神经出颅后走行过程中会受到哪些软组织无菌性炎症的激惹而产生传导痛，做出以下分析。

咽喉部的感觉和运动是由舌咽神经、迷走神经和颈上神经节（位于第 2 ~ 3 颈椎横突前方）的分支——咽支构成的咽丛所支配，三叉神经也支配咽部一些部位的感觉。咽部交感神经随着感觉神经的径路走行，支配咽肌的张力和黏膜腺体的分泌。舌咽神经的分支支配舌后 1/3 感觉，咽喉的黏膜、耳内的鼓室等。迷走神经主要支配舌咽的运动，还支配耳郭、外耳道的感觉。

吞咽动作是一个极其复杂的反射过程，需要 26 块肌肉组织完成，主要分为四大类，咀嚼肌、舌上肌群、舌下肌群和咽肌。咀嚼肌（颞肌、咬肌、翼内肌、翼外肌）功能与下颌骨的上拉，闭口相关。卵圆孔下方的耳神经节内有来自舌咽神经的鼓室支，翼内肌、翼外肌在颚骨、蝶骨翼突外板处的无菌性炎症有可能直接刺激邻近的鼓室支，产生耳咽深部疼痛。

舌骨又称语言骨，其相关的肌群分为两部分，舌骨上肌群和舌骨下肌群。舌骨上肌群包括二腹肌、茎突舌骨肌、下颌舌骨肌、颏舌骨肌。根据其来源和神经支配，舌骨上肌群属于头部肌肉，位于舌骨和颅骨之间。主要作用：①使舌骨固定；②可下降下颌骨，使口张开。在颞骨乳突切迹为二腹肌的后腹附着处，茎突上有茎突咽肌附着，如果这两个肌附着部位出现严重无菌性炎症极可能刺激自茎乳孔出颅后的舌咽神经产生传导痛。因为二腹肌、茎突咽肌与舌骨相连，由此可以理解在说话或

有吞咽动作的时候，两者的收缩运动会加重无菌炎症对舌咽神经的刺激，导致疼痛的产生。

舌骨下肌群位于颈正中线的两侧，延续于胸骨与舌骨之间（肩胛舌骨肌除外），在喉、气管和甲状腺的浅面，分为两层：第一层自外向内，为肩胛舌骨肌、胸骨舌骨肌；第二层自下而上，为胸骨甲状肌和甲状舌骨肌。舌骨下肌都可使舌骨及喉下降。此外，甲状舌骨肌可使舌骨与甲状软骨接近。患者在做吞咽等动作时，乳突、茎突、蝶骨、颚骨等处无菌性炎症会受到上述肌群间接性的牵拉增强，激惹舌咽神经引起咽腔疼痛不适。舌骨下肌群是颈襻的分支（$C_1 \sim C_3$）支配，当颈部外伤、劳损及退变造成颈椎失稳、关节突关节错位出现了无菌炎症时，可产生前向传导性疼痛，也就是咽喉部的疼痛。上颈椎部位病变可直接或间接刺激、压迫颈交感神经，出现反射性咽腔不适。

咽肌由咽缩肌和咽提肌组成，前者包括咽上缩肌、咽中缩肌和咽下缩肌。咽上缩肌：起自翼内板后缘下翼内板钩突、翼下颌韧带（连于钩突与下颌小舌前方的下颌舌骨线之后段，又称颊咽肌缝）和下颌舌骨线后端、舌侧方，行向后上，止于咽缝和枕骨基底部咽结关节表面的筋膜。咽中缩肌：起自舌骨大角、舌骨小角、茎突舌骨韧带（连于茎突尖与舌骨小角，介于茎突舌肌与茎突咽肌间），覆盖咽上缩肌下部，止于咽缝。咽下缩肌：起自甲状软骨板斜线及下角、甲状软骨与环状软骨间的腱性弓、环状软骨后部，分成甲咽肌和环咽肌。前者向后上覆盖咽中缩肌大部而止于咽缝，后者位于咽与食管连接处，几乎呈水平弓形向后与食管环形肌纤维连续。咽缩肌全由咽神经丛（由迷走神经咽支和舌咽神经咽支组成）支配，其中咽下缩肌还受迷走神经发出的喉外、喉返神经支配。咽提肌：包括茎突咽肌（起自茎突基部内侧，经咽上、中缩肌间下行，止于甲状软骨上缘和后缘，由舌咽神经肌支支配）和咽鼓管咽肌（起自咽鼓管软骨的下部近咽口处，向下与腭咽肌融合）、腭咽肌。如果颈椎的骨关节和软组织发生损害性无菌性炎症，由于对应补偿调节机制可引起颈前包括咽肌在内的保护性痉挛，牵引和压迫咽丛导致咽部不适症状。

颈部的无菌性炎症刺激颈交感神经和椎动脉，引起椎–基底动脉系统供血不足，后颅窝血循环障碍，致舌咽神经和迷走神经支配的自主神经功能失调，腺体分泌紊乱，出现咽部异物感。

八、典型病例

1. **病史简介**　卢××，女，38岁，家庭主妇，反复左侧咽部疼痛1年，表现为左侧咽部阵发性针刺样疼痛，持续十余分钟，吞咽时疼痛加重，可放射至左耳部，就诊当地医院，诊断为舌咽神经痛，予止痛、营养神经等药物处理，疗效不佳，经病友介绍来我科就诊。2015年10月第一次住院期间行星状神经节阻滞、舌咽神经阻滞及舌咽神经脉冲射频治疗，好转出院。2015年11月因疼痛复发而再次住院，强烈要求改换治疗方法，彻底治疗。

2. **体格检查**　颈前区查体：颈前区触诊无感觉异常，甲状腺无异常，未触及肿大淋巴结，咽反射正常。专科查体：脊柱外观无畸形，直腿弯腰试验指尖距地10 cm有僵腰，直腿伸腰动作未受限，直腿抬高左右各60°，三者均无征象引出。屈髋屈膝分腿试验引出左侧大腿根部及臀内侧疼痛，双侧腰骶臀、大腿根部压痛点，颈背肩部以及锁骨上窝压痛点，左侧高度敏感，右侧轻中度敏感，额面部中高度敏感性压痛点。颈椎过度前屈、左右侧屈、左右旋转等活动功能部分受限。强刺激推拿枕项、颈椎高度敏感压痛点，咽部疼痛可短暂减轻。再行强刺激推拿腰骶部、大腿根部后，咽部不适感进一步减轻。

3. 辅助检查 第一次住院期间：颅脑和颈椎 MRI、喉镜检查均未见明显异常。

4. 传统诊断 舌咽神经痛。

5. 基于软组织外科学理论的分析和诊断 咽反射正常，颅脑、颈椎 MRI、喉镜检查均未见明显异常，排除继发性舌咽神经痛、舌咽神经损伤、咽喉炎等。颈椎过度前屈、侧屈和旋转等活动功能部分受限，强刺激推拿枕项、颈部高度敏感性压痛点，咽部疼痛可短暂轻松感，提示枕颈部软组织损害性无菌性炎症病变。直腿弯腰时指尖距地 10 cm 有僵硬，屈髋屈膝分腿试验引出左侧大腿根部及臀内侧疼痛，结合左侧的腰骶臀和大腿根部压痛点高度敏感，提示左侧腰骶浅层肌和臀部软组织及大腿根部存在严重无菌性炎症。强刺激推拿上述部位后，咽部不适感进一步减轻，提示腰骶臀部软组织损害与咽痛有关联。

软组织外科学诊断：椎管外软组织损害性左咽传导痛。

6. 治疗过程 密集型银质针针刺左侧髂后上棘内上缘 + 骶髂关节内侧缘 + 髂嵴缘→左侧大腿根部→左臀内侧 + 后侧→左髋外侧→腰骶脊柱段→项平面 + 乳突切迹和茎突周围 5 针→左侧颈脊柱段，每日针刺 1 个部位。

7. 随访 6 年后随访，患者诉第 1 次治疗出院后咽痛仅好转不到 1 周，第二次出院后，在针刺部位疼痛消退后近 1 个月，咽痛完全消失，喝水、吃饭均不影响，对疗效十分满意，属于治愈病例。

九、诊治经验体会

舌咽神经痛，多数病因不明，诊断主要依据临床表现，目前的神经阻滞、射频、神经血管减压等治疗方法，依据我们有限的临床实践经验，上述方法的疗效常不持久，甚至无效。而从软组织外科学理论的视角去认识和临床实践，目前我们也没有发现相关的临床报道。

笔者梳理了近 10 年文献可查的 35 例舌咽神经痛，从软组织外科学理论分析，这类患者可能是椎管外软组织损害引起的舌咽部相关征象，包括咽部异物感、咽部刺痛、暂时性声嘶等。常见的立体致痛部位主要是枕项颈部软组织损害区，针刺肩胛提肌、斜角肌在颈椎横突附着处，第二、三颈椎的棘突、后关节，患侧的乳突、茎突、翼腭窝和颞下窝内的蝶骨外板时，这些部位的无菌性炎症会加重刺激颈襻分支、舌咽神经、迷走神经、下颌神经，通常出现向下颌下、耳部、颈前、咽喉部位传导不适。翼腭窝和颞下窝区的针刺治疗，可在颈项部治疗完毕后，观察患者的症状而定，如果疼痛缓解和此区深压痛改善，不必急切治疗；否则，可以更换为细银质针针刺，注意不要反复提插，避免深部血肿。但上述病例的枕颈部软组织损害区域有可能属于继发部位，在治疗前需要进行认真鉴别，切勿疏漏处理躯干下部的腰骶臀大腿根部原发软组织损害区域，才能取得稳定的疗效。

舌咽神经痛的疼痛多为发作性，间歇期无异常，可影响治疗后的即时疗效判定。另外，接受银质针针刺的患者，常常由于治疗后数日内的针刺反应痛而无法判断疗效，需要等待针刺疼痛部位恢复后一段时间，软组织平衡重新建立，继发性无菌性炎症消退后，经过一段时间的观察，才能做出准确的疗效评价。

（刘荣国　王震生）

第五节　糖尿病性周围神经痛

一、定义

糖尿病性周围神经痛是糖尿病最常见的慢性并发症之一，其病变由不同的病理生理机制所致并具有多样化的临床表现。病变可累及中枢神经、周围神经及自主神经，其中以远端对称性多发性神经病变（distal symmetrical polyneuropathy，DSPN）尤为常见，这种累及周围神经的糖尿病性神经病变又称糖尿病周围神经病变（diabetic peripheral neuropathy，DPN）。

二、流行病学

约有 50% 的糖尿病患者伴有 DPN，其中，DSPN 是糖尿病神经病变中较为常见的一类，可导致感觉和运动多神经病变。2016 年我国的一项关于糖尿病神经病变的多中心研究指出，成年糖尿病患者 DSPN 患病率为 53%，国外研究发现，DSPN 在成年糖尿病中的患病率 53.6%。另外，有研究发现肥胖和糖尿病与神经病变有较高的相关性，且 DSPN 在糖尿病前期即可发生。DSPN 严重者常发生下肢远端溃疡、感染、坏疽而被迫截肢，这不仅影响了患者的生存质量并且造成了相关的巨额医疗支出，增大了社会的经济压力。

三、对发病机制的传统认识

糖尿病神经病变的病因及发病机制目前尚未完全清晰，糖尿病神经病变诊治专家共识（2021 年版）中提到糖尿病神经病变可能主要与下列因素有关：胰岛素信号通路异常、高血糖以及脂代谢紊乱所导致的一系列病理生理变化。胰岛素缺乏或抵抗导致胰岛素信号通路异常可引起神经营养信号缺失，抑制神经轴突生长，从而促进细胞凋亡。高血糖导致山梨醇蓄积引起细胞 Na^+–K^+–ATP 酶表达下调与氧化应激反应激活，最终导致内质网应激、线粒体功能障碍以及 DNA 损伤，己糖胺途径代偿导致炎症信号增强及炎症因子水平升高。血脂异常通过影响 Toll 样受体 4 信号转导通路和氧化低密度脂蛋白受体 1 信号通路导致机体处于慢性炎症状态，从而对神经元、神经胶质细胞、血管内皮等细胞造成损伤。另外，遗传、缺血缺氧、神经生长因子缺乏、糖基化终末产物（AGE）-AGE受体 – 核因子、蛋白激酶 C（PKC）等的激活也可能与 DPN 的发病相关，且高血糖通过影响神经微血管舒张而导致神经血流减少与血液黏滞度增加；微血管的收缩紧张性增加，舒张性减弱；微血管血流减少，可增强粘连分子的表达，损害血液 – 神经屏障，生成过氧化物，并且激活 PKC 和 NF-κB，导致神经内膜缺血、缺氧与脂解作用增加，高血糖诱导的 γ- 亚麻酸缺乏，AGE 生成，多元醇途径代谢过度活跃，PKC 与自动氧化作用以及生长因子缺乏导致了脂质过氧化作用，这些因素最终导致神经血管损伤，引起 DSPN。

糖尿病神经病变可累及周围神经、自主神经、脑神经、脑及脊髓。周围神经受累，表现为炎性浸润、Schwann 细胞增生损坏、轴突变性、神经纤维脱髓鞘和轴突变性等，且在高糖情况下，外周神经伤害感受器的离子通道激活导致神经元超兴奋性，产生疼痛。自主神经受累，可表现为自主神经的变性。微血管受累表现为内皮细胞增生肥大，血管壁增厚、管腔变窄、透明变性，毛细血管数目减少，小血管闭塞。有证据表明，糖尿病不仅涉及周围神经系统，还涉及中枢神经系统，影像学研究发现一些病例脊髓和大脑灰质都存在不同程度的萎缩。

四、临床表现

（一）远端对称性多发神经病变

此为 DPN 中最为常见的一种。症状从肢体远端开始，逐步向近端发展，呈手套袜子样分布，以感觉障碍为主，运动障碍相对较轻。疼痛和感觉异常为主要症状，表现为钝痛、烧灼痛、刺痛、刀割痛等，夜间加剧。感觉异常可表现为麻木、发冷、蚁行、虫爬、发热、烧灼、触电样等感觉，可伴有温觉、触觉的减退或缺失。步态与站立不稳、踩棉花感或地板异样感等共济失调症状以及运动障碍，远端的无力、手与足的小肌肉萎缩等一般出现在疾病后期。

（二）自主神经病变

自主神经病变很少单独出现，常伴有躯体神经病变。有研究表明，疼痛性 DSPN 患者的心脏自主功能障碍比无痛性 DSPN 患者更严重。心血管系统可表现为体位性低血压、静息时心动过速、无痛性心肌梗死、猝死等。肠道系统可表现为：糖尿病胃轻瘫、便秘、腹泻或腹泻与便秘交替。泌尿系统可表现为排尿不畅、残余尿多，尿不尽、尿潴留、尿失禁，容易并发尿路感染。生殖系统表现为男性性欲减退、阳痿等。

（三）急性疼痛性神经病变

此型少见，主要发生于控制不良的糖尿病患者，表现为急性发病的剧烈疼痛和痛觉过敏，在下肢远端最为显著，也可波及整个下肢、躯干或手部。常伴有肌无力、萎缩、体重减轻。此型对胰岛素治疗效果较好，但恢复的时间较长。

五、诊断和鉴别诊断

（一）DPN 的诊断

主要包括四个步骤：①具有明确的糖尿病病史。②在确诊糖尿病时或确诊之后出现的神经病变。③出现神经病变的临床症状，如疼痛、麻木、感觉异常等，5 项检查（踝反射、振动觉、压力觉、温度觉、针刺痛觉）任意 1 项异常；若无临床症状，则 5 项检查任意 2 项异常也可诊断。④需要排除其他原因所致的神经病变，包括具有神经毒性的药物（如化疗药物）、维生素 B_{12} 缺乏、颈腰椎疾病（压迫、狭窄、退行性变）、慢性炎症性脱髓鞘性神经病变、感染（如获得性免疫缺陷综合征）及肾功能不全引起的代谢毒物对神经的损伤。

如根据以上检查仍不能确诊，需要进行鉴别诊断，可以进行神经电生理检查。神经传导速度

（NCV）和肌电图（EMG）检查异常则诊断为外周神经病变，EMG 检查在区分神经源性和肌源性损害有一定诊断价值，一般认为糖尿病患者肢体远端肌肉中以神经源性损害为主，肢体近端肌肉中则以肌源性损害为主，故同时测定肢体远、近端肌肉有助于全面判断肌肉受损状态。NCV 检查可发现亚临床神经损害，可在临床体征出现之前就有明显变化，其中感觉神经传导速度较运动神经传导速度减慢出现更早，更敏感。此外，可参照心血管、胃肠道、膀胱功能等相关检查辅助判断自主神经功能受累情况。

（二）鉴别诊断

①糖尿病性对称性周围神经病变应与中毒性末梢神经病变、感染性多发性神经根炎等鉴别。②糖尿病非对称性周围神经病变应与脊髓肿瘤，脊椎骨质增生压迫神经等病变鉴别。③糖尿病胃肠道自主神经功能紊乱应注意与胃肠道炎症、肿瘤等鉴别；④糖尿病心脏自主神经功能紊乱应与其他心脏器质性病变鉴别。

六、常规防治措施

（一）预防

对糖尿病神经病变患者的治疗包括对症状的治疗（如神经痛、失眠、自主症状、身体不稳和跌倒），目的在于预防糖尿病神经病变的进展（心脏代谢危险因素的处理）和解决足部并发症。目前尚无针对糖尿病神经病变的特殊治疗手段，因此，积极预防和早期干预糖尿病神经病变尤为重要。糖尿病神经病变的预防以在糖尿病早期积极控制血糖和改善生活方式为主。

（二）治疗

1.针对病因和发病机制治疗　包括控制血糖、营养神经（甲钴胺）、抗氧化应激（α-硫辛酸）、抑制醛糖还原酶活性（依帕司他）、改善微循环等（前列腺素及前列腺素类似物等），有一些中药用于糖尿病神经病变的治疗。

2.针对疼痛治疗　可参照神经病理性疼痛治疗原则进行。药物治疗可选择三环类抗抑郁药、钙离子通道调节药和抗惊厥药等。对于疼痛严重者也可加用阿片类药物和非麻醉性镇痛药。对严重的顽固性疼痛患者，进行神经阻滞、区域阻滞及微创治疗等，慎用激素，以免加重病情。另外，针灸治疗和经皮神经电刺激治疗对于 DSPN 有一定的疗效。

3.自主神经病变的治疗　糖尿病自主神经病变主要有心脏自主神经病变、胃肠道自主神经病变和泌尿系自主神经病变等，对于自主神经病变可依据症状进行对症治疗。值得注意的是，严重的心脏自主神经病变患者主要表现为体位性低血压，积极控制血压、采取一定的防跌倒措施以及适当的下肢力量训练和非剧烈活动都可纳入心脏自主神经病变的治疗范畴。

七、依据软组织外科学理论对软组织损害在 DPN 中的作用浅识

目前已有依据软组织外科学理论实施银质针针刺治疗糖尿病和改善其疼痛的临床探索，治疗效果令人鼓舞。那么，如何从软组织外科学理论的角度，理解以上临床实践的结果呢？我们认为达到 DPN 的有效缓解，可以从以下几个方面进行。

（一）骨骼肌对于血糖代谢和合成极其重要

人体 80% 以上的糖是由骨骼肌储存，肌糖原储存量占骨骼肌重量的 1%～2%，是人体运动的主要能源。糖尿病患者骨骼肌出现弱化甚至萎缩现象，一方面不能将糖分有效转化为能量和体力，从而造成糖尿病患者长期感觉疲惫、虚弱、乏力；另一方面由于糖分不能被骨骼肌完全利用，而在体内堆积，造成血糖升高。同时，骨骼肌还是人体糖分主要的储存场所，对人体血糖平衡具有极其重要的缓冲作用。一方面在血糖增多时将多余糖转运存储在骨骼肌中，避免糖堆积在血液中使血糖升高；另一方面，当血糖过低时，骨骼肌释放存储的糖分，维持人体正常能量的需要，防止血糖过低。所以消除软组织损害，改善微循环功能，健全骨骼肌可使血糖通过储存和利用达到平衡状态，防止并发症。

（二）针对软组织损害的治疗可以同时有效治疗糖尿病而稳定病情

糖尿病是一种胰岛素分泌相对或绝对不足，以及靶细胞对胰岛素的敏感性降低引起的以慢性高血糖为特征的内分泌代谢紊乱疾病，根据病因可分为原发性和继发性糖尿病两种，前者占据大部分，目前认为该病与遗传、自身免疫、神经系统以及环境因素有关。有研究发现，部分成年型糖尿病与 $T_6 \sim T_{10}$ 脊椎错位有相关性，并将此原因引起的糖尿病称为"脊源型糖尿病"，这实际上属于软组织损害性内脏相关征象的范畴。$T_5 \sim T_{10}$ 不同程度的软组织损害，可引发相应部位的自主神经功能紊乱。胰腺的交感神经发自 $T_6 \sim T_{10}$ 脊髓侧角，经腹腔丛在脾旁分为胃十二指肠支和胰十二指肠支，支配胰腺血管收缩及抑制分泌；副交感神经来自迷走神经背核，经腹腔丛分为脾及胃十二指肠支，与分泌增加和血管舒张有关。胸椎的骨、关节、椎间盘以及椎周软组织遭受损伤或劳损退行性病变，在一定诱因下导致胸椎关节紊乱、椎间隙变窄、韧带钙化、骨质增生，椎体周围软组织无菌性炎症渗出刺激脊神经和交感神经，引起胰岛血液循环障碍以及分泌紊乱，交感-肾上腺功能增强，肾上腺与去甲肾上腺素分泌增多，副交感神经功能相对抑制，胰岛分泌下降，肝糖原分解，血糖升高。$C_1 \sim C_3$ 的前后结节（此处的颈上交感神经节的脑膜支支配皮质下、下丘脑等调节内分泌的高级中枢以及垂体的分泌功能），从整体上调节内分泌功能，促进内分泌功能的恢复，此部位无菌性炎症刺激将导致内分泌紊乱。由于迷走神经中的副交感神经直接支配胰岛细胞分泌胰岛素的功能，促使胰岛素的分泌，茎乳孔处的迷走神经的卡压等也会导致胰岛素分泌紊乱。甲状腺为颈交感节后纤维支配，来源于 $T_1 \sim T_4$ 脊髓阶段，但其兴奋性受颈椎曲度变化影响，颈椎某节段过度前凸时，相应交感神经受到牵拉兴奋，出现交感神经过度兴奋现象。甲状腺激素升高血糖的机制为：①甲状腺激素可促进小肠黏膜对葡萄糖的吸收，同时促进糖原分解及糖异生作用，从而升高血糖。②甲状腺激素可增强肾上腺素、胰高血糖素、生长素等的升糖作用，升高血糖。所以，对血糖的调节，除胰岛素和胰高血糖素外，还有肾上腺素、甲状腺素、糖皮质激素、生长激素等，这些激素相互协调、相互影响，共同完成对血糖水平的调节。

此外，当交感神经节前纤维受到轻中度压迫时，会对许多正常的内、外界刺激显示过敏现象。如果是很强的刺激可由于反射性牵涉抑制作用或受到器质性损害，而发生下丘脑网状结构功能障碍，这样下丘脑的生长激素、肾上腺皮质激素等会释放抑制胰岛素分泌的抑制激素，导致胰岛素分泌异常引起糖尿病。

（三）软组织松解能够对神经进行减压、改善下肢微循环

糖尿病患者的周围神经之所以易受慢性压迫，是由其自身代谢紊乱所引起的，这种紊乱主要有

两种。①由于葡萄糖被代谢成山梨醇，山梨醇堆积使神经内的水分含量增加，从而导致神经本身体积的增加。②代谢变化是轴浆缓慢顺行运输成分的减少，轴浆运输的是维持和重建神经所必需的脂蛋白，减少将导致神经修复功能下降。在以上两点代谢紊乱下，神经经过生理解剖狭窄部位则容易被压迫。软组织损害所致的肌挛缩压迫使神经内压增加，血流减少，周围神经末梢相对缺血，导致感觉异常，一般表现为麻木或刺痛。周围神经压力慢性长期增加的病理生理学结果是神经脱髓鞘，神经的轴浆血流减少，不能运输足够的蛋白质结构重建自身，于是产生了一系列的临床症状。

八、典型病例

1. **病史简介**　刘××，女，64 岁，家庭主妇，因双下肢麻及双足底麻刺疼痛半年而就诊。患糖尿病史 10 年，初期口服降糖药物（具体不详），血糖控制不良，3 年前开始注射胰岛素，并配合二甲双胍口服，空腹血糖控制在 6.5 ～ 7.8 mmol/L 之间。半年前出现双侧足底麻，未重视，麻感逐渐向上发展至小腿，并出现足底麻刺疼痛感，内分泌专科诊断为糖尿病周围神经病变，增加口服蚓激酶、甲钴胺。患者主诉症状一直无缓解，经友人介绍来我科治疗。无高血压及其他遗传病史。

2. **体格检查**　专科体查：身高 168 cm，体重 70 kg，体重指数 24.82 kg/m²。心率每分钟 72 次，血压 126/83 mmHg。双足温度感下降。

软组织外科查体：站立位脊柱无侧弯，头颈前移，轻度驼背，腹型肥胖，腰脊柱曲度加大；直腿弯腰指间距地 15 cm，腰骶部拉紧及臀腿后部吊紧感；直腿伸腰无不适；腰脊柱侧弯无不适；直腿抬高左右各 75°，有大腿后侧拉紧感；腰骶后部、臀内后侧、大腿根部、小腿内后侧、胸腰结合部压痛（+++）；臀旁侧、髌下脂肪垫、胸脊柱段压痛（++）。

压痛点制约性检查：腰骶后部按压疼痛能使臀内后侧疼痛减轻 50%，大腿根部耻骨结节按压疼痛能使臀旁侧疼痛完全缓解，胸腰结合部按压疼痛能使臀后侧压痛缓解 50%，其他部位制约关系不明显；针对腰骶后部、大腿根部、胸腰结合部、小腿内后侧强刺激推拿后，足底刺痛消失，麻感还在，嘱患者观察 1 h，刺痛感有轻度复发。

3. **辅助检查**　空腹血糖 7.6 mmol/L，血常规、常规生化中的其他指标等结果未见异常。

4. **传统诊断**　糖尿病性周围神经痛；2 型糖尿病。

5. **基于软组织外科学理论的分析和诊断**　患者病史明确，符合糖尿病性周围神经痛诊断。但在进行软组织查体时发现，针对腰骶后部、大腿根部、胸腰结合部、小腿内后侧的高度敏感性压痛点实施强刺激推拿后，双足底刺痛消失，提示患者的主诉症状与软组织损害有关，但不能确定麻感与软组织损害也有关系，因此需要与患者沟通软组织治疗效果。追问患者得知其平时皮肤愈合能力强，且对尝试性治疗有强烈意愿，遂进行压痛部位的银质针治疗。

软组织外科学诊断：椎管外腰臀大腿根部多发软组织损害并发糖尿病性周围神经痛；2 型糖尿病。

6. **治疗过程**　2018 年 10 月开始治疗，依次针刺双侧腰骶后部→双侧大腿根部→足底刺痛消失，针刺双侧胸腰结合部→双小腿麻感轻度减退，患者感觉走路轻松，针刺双侧臀内后侧→针刺双侧小腿内后侧（图 10-1），麻感消退到足踝以下，以上为每天治疗一个部位。休息 2 周后进行第二轮针刺。复诊查体，足底和前足背麻感还在，大腿根部高度敏感压痛，腰骶后部、胸腰结合部、小腿内后侧中度敏感压痛，其他部位不敏感。针对上述压痛部位各针刺一遍。嘱密切监测血糖，2个月复诊。

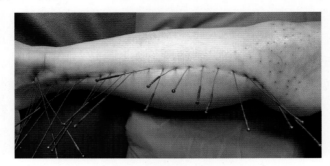

图 10-1　小腿内后侧针刺全貌

7. **随访**　2个月后复诊，患者下肢症状完全消失。1年后随访，患者病情未复发，并且未调整药物的空腹血糖降到了 7.0 mmol/L 以下，患者对治疗满意。

九、诊治经验体会

糖尿病患者周围神经病变高发，并且下肢症状较多，在临床查体时发现有部分糖尿病神经病变患者在压痛点强刺激推拿后有不同程度的减轻，有些患者愿意接受针刺治疗，但是有些患者不接受，所以在治疗统计上存在不全面性。既然强刺激推拿能减轻症状，提示患者存在慢性软组织损害，并且软组织损害有可能影响血糖水平的调节，如果能在这方面进行大量实践探索，可能有新的认识发现。

对于糖尿病性周围神经痛能否应用密集型银质针治疗，综合意见如下。

1. 糖尿病性周围神经痛的致痛机制与软组织损害性疼痛不同，更为复杂，部分糖尿病患者免疫能力低下加之治疗痛苦、患者恢复慢，出现灼热伤后皮肤溃疡修复困难等因素，是银质针治疗的禁忌证。

2. 各种因素导致的炎性病变在糖尿病性周围神经病变发生中发挥重要作用，加之部分患者合并严重的椎管外软组织损害，适当辅助密集型银质针分次治疗是有效的。例如，双下肢糖尿病神经痛患者，合并腰臀部软组织损害性中高度敏感压痛点，实施腰臀部加大腿根部内收肌银质针治疗后疼痛缓解，镇痛药减量。

3. 国内外有报道发生在胫神经、腓总神经、腓深神经卡压部位的软组织松解成功治疗 DPN 的病例，同样提示软组织损害在糖尿病性周围神经病变中发挥了重要作用。周围神经松解术可以通过切开韧带或纤维组织而放松神经通路上的受压部位。去除神经所受的压迫改善神经的血供并使神经可以随邻近关节的运动而滑动。虽然周围神经松解术并不能解决糖代谢异常导致的周围神经病变，但可以恢复神经的血运，使麻木和疼痛的症状缓解或消失。目前常用的 Dellon 三联神经减压手术是针对性解决下肢或上肢神经病变的一种手术。对于下肢、足背、足底及足趾麻木、疼痛的患者，常采用腓总神经、腓深神经、胫神经松解三联手术；对于手部麻木的患者，采用正中神经、尺神经及桡神经感觉支减压三联手术，上述手术称为周围神经三联神经减压术。因此，以上事实提示了可以应用银质针治疗 DPN。

4. 值得提出说明的是，密集型银质针治疗治疗 DPN 要选择好治疗的时机和优化治疗的策略。

治疗关键在于有效纠正糖代谢紊乱，控制饮食，合理用药，控制血糖能有效延缓病情变化，同时也应注意控制血脂、血糖等稳定。例如，治疗前血糖需要内科医师控制平稳，心血管系统要稳定。治疗部位分次、小量针刺，避免灼伤和血糖、血压的剧烈波动。对于肌挛缩严重、患者虚弱、糖尿病晚期出现坏疽时，禁忌银质针针刺治疗。

（王震生　刘荣国）

第六节　慢性中枢痛

一、定义

由中枢感觉神经系统的损害或疾病导致的疼痛为慢性中枢性神经病理性疼痛（慢性中枢痛）。慢性中枢痛主要包括脊髓或脑损伤引起的疼痛、脑卒中后疼痛以及多发性硬化症相关的疼痛等。

1. 脊髓损伤相关的慢性中枢痛是由脊髓的躯体感觉通路的损害或疾病引起的疼痛。脊髓损伤是指外力或疾病过程造成的脊髓功能损害。疼痛可能是自发的，也可能是诱发的，存在痛觉过敏或痛觉超敏。诊断需要有脊髓损伤或疾病的病史，以及符合神经解剖学上的疼痛分布，即损伤水平节段或以下的感觉障碍区域存在疼痛。

2. 脑损伤相关的慢性中枢痛是由躯体感觉皮质、大脑连接区域或大脑相关通路的损伤或疾病引起的疼痛。诊断必须有可疑的脑外伤史、疼痛发作与创伤的时间关系以及符合神经解剖学上的疼痛分布，即表明大脑受累的阴性或阳性感觉症状或体征必须出现在与脑损伤相对应的身体区域。

3. 慢性脑卒中后疼痛是由脑血管病变、脑梗塞或脑干出血引起的疼痛。疼痛可能是自发的，也可能是诱发的，存在痛觉过敏或痛觉超敏。脑卒中后疼痛的诊断需要有脑卒中病史和与神经解剖学上符合的疼痛分布，即脑卒中影响的中枢神经结构所代表的身体区域的痛感。表明大脑参与的阴性或阳性感觉症状或体征必须出现在脑卒中影响的身体区域。

4. 多发性硬化症的慢性疼痛是由躯体感觉脑区或它们之间的连接通路受损引起的疼痛。疼痛可能是自发的，也可能是诱发的，存在痛觉过敏或痛觉超敏。诊断需要多发性硬化症病史和神经解剖学上符合的疼痛分布。表明大脑或脊髓受累的阴性或阳性感觉症状或体征必须出现在受疼痛影响的身体区域。

二、流行病学

现代流行病学数据显示，慢性疼痛占原发性中枢神经系统疾病常见症状的 20% ~ 40%，在某些疾病（如帕金森病）中，高达 40% ~ 60% 的患者会出现疼痛；60% ~ 70% 的脊髓损伤患者存在脊髓损伤引起的疼痛；11% ~ 55% 的脑卒中患者存在不同形式的慢性脑卒中后疼痛，超过 20% 的多发性硬化症患者伴有不同形式的多发性硬化症慢性疼痛。

三、对发病机制的传统认识

中枢性疼痛的发病机制复杂。许多机制已被证实，例如，神经系统损伤、GABA 能抑制系统功能减退或小胶质细胞激活导致的细胞间信号紊乱。不同神经系统疾病（如多发性硬化症、脑卒中后疼痛和帕金森病）中疼痛的发生有特定的机制。这些机制包括：多发性硬化症患者的三叉神经痛和感觉障碍，脑卒中患者的脊髓 – 丘脑束功能障碍，以及帕金森病患者的肌张力障碍和运动障碍。脊髓损伤后疼痛可由脊髓机械不稳定导致，也可能是施加在神经根上的压力和其他导致神经病理性疼痛的病症，如马尾神经损伤、脊髓空洞症或节段性去传入疼痛。

四、临床表现

通常，中枢性疼痛在疾病（如脑卒中或损伤）急性期的第一个症状出现后数周或数月后出现，或在几年的慢性病（如帕金森病）之后出现。最初，疼痛是轻微的或不连续的，但在接下来的几周和几个月里逐渐增加。疼痛表现为锐痛、刺痛、枪击痛、热痛和烧灼痛，常伴感觉障碍。疼痛通常无法自发缓解，呈持续性，并终生存在。

以颅脑外伤为例，颅脑外伤包括开放的和闭合的原发性颅脑损伤与继发性脑损伤。疼痛是患者的主观感受，脑外伤患者急性期神志清楚时，几乎均有头痛，且相当部分患者在恢复期或后遗症期仍有疼痛，成为慢性疼痛。高达 70% 的患者在伤后几个月仍有头痛，表现为头部胀痛、跳痛，以下午为多见，部位常在额颞部或枕后部，有时可累及整个头部，位于枕后的头痛经常伴有项部肌肉紧张及疼痛，同严重脑外伤相比，轻微脑损伤患者中头痛发生率更高。

五、诊断和鉴别诊断

国际疼痛学会（IASP）诊断标准要求患者有神经系统损伤史，其疼痛分布和感觉变化在神经解剖学上能合理解释病变的位置，验证性成像（如计算机断层扫描、磁共振成像）、神经生理学或生物学测试应用于确认任何脊髓损伤、脑卒中、多发性硬化症或其他中枢神经系统损害的病史。尽管满足了这些标准，但对不能确定提供神经病理性疼痛绝对证据的诊断，也不应排除其他情况的可能性。许多有神经病理性疼痛症状的患者也有一种或多种慢性重叠疼痛状况，进一步使诊断变得复杂。

中枢性疼痛的主要鉴别诊断包括痉挛引起的肌肉骨骼疼痛、肌筋膜疼痛、异位骨化、过度使用综合征、其他肌肉骨骼疼痛、内脏疼痛和周围神经病理性疼痛（如腕管综合征或脊神经损伤）。

六、常规治疗

1. 药物治疗　欧洲神经病学学会联盟和 IASP 神经病理性疼痛特别兴趣小组（NeuPSIG）提出，中枢性疼痛的一线治疗包括：普瑞巴林、加巴喷丁和阿米替林，曲马多作为二线治疗；只有在无须长期治疗的情况下，才将强阿片类药物作为二线和三线治疗。若脊髓损伤不完全，或在触觉刺激超敏的情况下，拉莫三嗪可用于术后慢性疼痛或脊髓损伤后疼痛。若其他形式的治疗无效，可以服用大麻类药物来缓解多发性硬化症患者的疼痛。对于患有抑郁症、焦虑症和失眠症的患者，考虑到禁忌证，阿米替林或其他三环类抗抑郁药经 2 ~ 4 周的治疗评估期后，避免无效或耐受性差，则可作首选治疗方法。如果对抑郁药缺乏反应，则应选择曲马多，最后才考虑强阿片类药物。新近的研究表明，A 型肉毒毒素是一种抑制性神经毒素，可作为未来治疗中枢痛的潜在药物。

2. **非药物治疗**　中枢痛可考虑侵入性神经电刺激，包括：脊髓电刺激，脑深部电刺激和运动皮质刺激。这些手术包括在各自的靶区植入刺激装置：脊髓电刺激靶向胸椎或颈椎，脑深部电刺激靶向感觉丘脑或脑室周围灰质，皮质刺激靶向运动皮层。这些侵入性技术的有效性存在个体差异。非侵入性脑刺激包括：经颅直流电刺激和重复经颅磁刺激，这两种刺激技术是可调节和可逆的。其他治疗还包括针灸、心理治疗等。

3. **手术治疗**　手术治疗多用于脊髓，包括脊髓前联合切开术（即横断脊髓交叉纤维）、背根入髓区损毁、脊髓切断术（选择性损毁疼痛侧前外侧脊髓丘脑束疼痛通路）和皮质切除术（脊髓横断）。

七、依据软组织外科学理论思考软组织损伤在慢性中枢痛的作用

（一）软组织损伤在脊髓损伤后慢性痛的作用

根据流行病学调查，60% ~ 70% 的脊髓损伤患者存在脊髓损伤引起的疼痛，也就是说至少30% 的患者不发生疼痛，有运动功能障碍不一定伴有疼痛。脊髓损伤后的慢性疼痛机制是来源于椎管内因素、椎管外因素还是两者均发挥重要作用？这是经治医师必须首要思考的问题。脊髓的四周为骨性椎管结构保护，脊髓发生外伤的同时，椎管外的软组织必然严重损伤，因此，脊髓损伤者理论上必然伴有椎管外严重软组织损伤。至于椎管内脊髓震荡伤后的炎症反应严重程度如何？是否随着时间的推移而消退？需要详细了解病史和全面体格检查后进行判定。传统认为脊髓完全损伤为不可逆恢复，但是近年来有完全恢复的个案报道，有部分患者经过长时间的康复治疗能够完全康复并且疼痛消失，以上资料提示，脊髓损伤后并没有坏死，而是处于长期休眠状态，当其周围环境恢复正常后，损伤的脊髓随着各种良性刺激而唤醒，椎管内脊髓周围的软组织炎性水肿直接影响脊髓周围环境。在治疗过程中，或自身修复过程中椎管内的炎症具有消退的可能性，这为治疗后的完全康复和疼痛消失提供了前置条件。

根据脊髓损伤程度的不同，临床症状表现各异。完全性脊髓损伤后损伤水平以下脊髓功能的暂时性完全丧失或大部分丧失，其特征为损伤脊髓平面以下运动、感觉、反射以及大小便功能的消失，包括肛周感觉及肛门括约肌的收缩运动丧失，该期称为脊髓休克期。脊髓休克一般可持续数小时至数周，有时可持续数月。脊髓休克的结束以损伤平面以下反射的恢复为标志。在恢复过程中，较为原始的简单反射（如肛门反射、球海绵体反射、小腿屈肌反射等）恢复在前，较为复杂的反射恢复在后。在中枢和周围组织产生联系后，应激状态表现得非常明显，出现对刺激的逃避状态，这些复杂的反射恢复后，病情逐渐演变为痉挛性瘫痪，腱反射反而变得亢进，并出现病理性锥体束征。脊髓休克常受到某些全身因素的影响，如合并感染时脊髓休克持续时间会相对延长。在休克后恢复期，

椎管外软组织的痉挛压迫血管可引起损伤平面下软组织的缺血，加之失神经支配作用，静脉瓣失活，静脉血回流障碍，微循环瘀滞代谢障碍，损伤后的无菌性炎症必然刺激感觉神经出现疼痛症状。另外，如以上神经组织再遭受急性肌痉挛的加重压迫，同样可以出现麻痛的临床表现。

（二）软组织损伤在脑损伤后和脑卒中后慢性痛中的作用

脑损伤后和脑卒中后的慢性疼痛致痛原因是颅内因素还是颅外因素，需要直面回答。脑外伤患者在急性创伤已恢复之后，部分患者头痛等症状仍长期不能消除，但临床上又没有确切的神经系统阳性体征及影像学表现，这类头痛也可由脑以外的组织损伤引起。由于头皮的神经分布不一，不同损伤部位疼痛的程度不一。通常脊髓和颅后窝外伤后疼痛较额部明显。颅内的伤害性感觉神经末梢主要分布在硬脑膜上，颅脑内炎性物质的刺激引起的是头痛症状，严重时可以伴有恶心和呕吐等不适。其他部位的慢性疼痛理应与颅内因素无关。脑损伤的同时，其他部位的软组织必然发生损伤，椎管外无菌性炎症在脑损伤后慢性痛中同样发挥重要作用。在暴力打击头部之后，无论轻重都将引起一系列不同程度的脑组织病理生理改变。轻者仅有暂时的生物化学及脑血流灌注方面的变化。例如，头受伤后颅内循环减缓即可持续数月之久，显著的脑病变在后续检查时易于被发现，但也有一些难以查出的轻微病变，这些因素可加重头痛等症状。头痛的发作可因失眠、疲劳、心绪欠佳、工作不顺利或外界的喧嚣而诱发加剧。脑卒中后的一段时间内，一方面，由于肌痉挛的压迫血管加重微循环障碍，失神经支配区的无菌性炎症加剧，引起脑卒中后慢性疼痛。消除无菌性炎症，这也是康复等无创治疗手段能够取得一定疗效的重要原因。另一方面，由于中枢对支配区域控制的不协调性，导致被动康复过程中的软组织损害，康复过程中出现疼痛并加重，与脑卒中有时间和区域相关性，容易被诊断为脑卒中后的中枢痛，需要针刺消除软组织损害因素后，才可消除疼痛症状。

八、典型病例

1.**病史简介**　苏××，男，43岁，以"外伤后四肢麻痛10个月"为主诉于2014年8月25日入院。入院前10个月外伤后昏迷就诊当地医院，诊断"颈椎不稳、脑震荡、颜面部多处皮肤挫裂伤、鼻骨骨折"，行"C$_3$/C$_4$椎体内固定术"，手术顺利，术后神志转清，但出现四肢麻木疼痛，伴四肢乏力，双下肢踩棉花感，VAS评分约为7分，夜间痛醒，在外院行康复理疗及口服药物止痛等处理，四肢麻痛无明显缓解，阵发性加重，遂就诊我科。

2.**体格检查**　颈椎生理曲度变直，左侧颈前皮肤可见一长约4cm手术瘢痕，双侧项平面、颈椎旁、冈下三肌、髂后上棘、大腿根部、臀肌压痛高度敏感，颈部活动度尚可。双上肢肌力4级，肌张力正常，双侧霍夫曼征（阳性）。双下肢肌力均为4级，肌张力正常，双膝腱反射和跟腱反射均（+++），双侧巴宾斯基征（阳性）。

3.**辅助检查**　颈椎正侧位片（德化县医院，2014年3月10日）C$_3$/C$_4$内固定后，颈椎生理弯曲变直。颈椎MRI（我院，2014年8月27日）：①颈椎间盘退行性变，多发椎间盘轻度突出、膨出；②C$_3$/C$_4$椎体内固定术后；③C$_3$/C$_4$椎间盘后下方脊髓内异常信号，考虑水肿及软化灶。肌电图（我院，2014年8月27日）示双上肢神经源性损害（考虑左侧C$_6$～T$_1$根水平及右侧C$_6$根水平）。

4.**传统诊断**　颈椎脊髓损伤后遗症；C$_3$/C$_4$椎体外伤内固定术后。

5.**基于软组织外科学理论的分析和诊断**　患者四肢麻痛，结合外伤手术史、体格检查病理征阳性及我院颈椎 MRI 检查回报，可诊断"颈椎脊髓损伤后遗症"。患者全身多处软组织附着处，包括项平面、双侧椎旁、双侧冈下三肌等多处查体均检得高度敏感压痛点，且经项平面、双侧椎旁和冈下三肌强刺激推拿后，患者四肢麻痛明显缓解，持续约数小时，提示患者四肢麻痛可能与椎管外软组织损伤因素有关。

软组织外科学诊断：项颈肩部软组织损伤并发四肢传导痛；颈椎脊髓损伤后遗症；C_3/C_4 椎体外伤内固定术后。

6. **治疗过程** 第一次住院期间，患者表示因外伤后体质虚弱，不接受银质针等微创治疗，遂予项平面、颈脊柱段等处局部痛点臭氧（O_3）注射，联合腰骶臀、冈下三肌放射式体外冲击波治疗等处理。出院时（2014 年 9 月）患者诉四肢麻痛较治疗前明显好转，VAS 评分为 2 ~ 3 分。

2017 年 7 月患者疼痛复发加重，部位和性质大致同前，口服"普瑞巴林 75 mg，每日 2 次"联合"巴氯芬 20 mg，每日 1 次"止痛解痉处理后，疼痛缓解欠佳，于 2017 年 9 月第二次入住我科，查体全身多处软组织压痛明显，其中项平面压痛（+++），双侧颈椎旁压痛（+++）。予颈项部放射式冲击波松解后，四肢麻痛较前好转，疗效维持约 1 d，遂予左颈脊柱段→右颈脊柱段→右内收肌→左骶髂关节→右骶髂关节，依次实施密集型银质针针刺导热治疗，每日针刺一个部位，麻痛明显好转出院。

2019 年 9 月患者疼痛再次发作，部位和性质大致同前，左侧为重，第三次就诊入住我科，查体项平面压痛（++），双侧颈椎旁压痛（++），双侧内收肌压痛（+++），予以双侧内收肌强刺激推拿后，四肢麻痛较前好转，遂予左侧内收肌→右侧内收肌→左颈脊柱段→左骶髂关节，依次密集型银质针针刺导热处理，每日针刺一个部位，四肢麻痛明显缓解出院。

7. **随访** 2021 年 6 月电话随访患者本人，诉出院后未服任何止痛药物，四肢麻痛明显缓解，在外地务工，深表感谢。由于无法进行压痛点全面检查，疼痛症状未来能否复发，无法判断，属近期有效。

九、诊治经验体会

此患者第一次前来疼痛科就诊时，四肢麻痛，结合外伤手术史、体格检查病理征阳性及我院颈椎 MRI 检查回报，诊断为"颈椎脊髓损伤后遗症"，疼痛属于中枢痛，病因为脊髓神经损伤。鉴于当时患者拒绝颈椎穿刺置管、银质针针刺等方案，遂无奈、试探性地在高度敏感软组织损害性压痛点给予臭氧注射、体外冲击波等温和方法治疗，疼痛居然完全缓解 22 个月，这完全出乎我们的意料，实践表明此患者的疼痛病因来自椎管外的无菌性炎症，同时也提示了尽管存在病理征阳性、肌力减退等脊髓神经损伤的临床表现，但不能简单地认定疼痛就是来自脊髓中枢，否则，就形成不尊重客观实际、想象代替现实的严重错误。

第二次住院期间，经充分沟通后，选择性给予密集型银质针针刺导热治疗，术后疼痛缓解 2 年。第三次住院同样选择性实施密集型银质针针刺导热治疗，至今近 2 年没有复发，以上表明在选择好适应证的前提下，经过压痛点检查和强刺激推拿的治疗有效后，银质针治疗脊髓损伤后疼痛具有明确的长久治痛疗效。例如，患者在第三次住院期间，起蹲困难、小便不畅，检得内收肌高度敏感压痛，实施强刺激推拿后，起蹲改善、双侧四肢麻痛好转，遂进行双侧大腿根部针刺治疗。患者共住院三次，前两次住院的疗效均维持 2 年而复发，表明一定要彻底消灭软组织损害性压痛点，否则日后极可能复发。

近年来，笔者团队曾根据椎管外软组织损害常见部位存在高度敏感性压痛点探索性针刺治疗脑卒中后肩手疼痛综合征的患者，有一定疗效。但治疗帕金森病（不是帕金森综合征）的疼痛，疗效不佳。对于多发性硬化症和脊髓空洞症患者的慢性痛，我们认为两者类似帕金森病的慢性疼痛，均是神经系统内在疾病的发展表现，而不是正常神经系统损伤后所致的疼痛，两者的致痛机制截然不同，不属于银质针针刺导热治疗的适应证，更无这方面的实践探索体会。

（刘荣国　王震生）

参考文献

［1］Birklein F, Ajit SK, Goebel A, et al. Complex regional pain syndrome - phenotypic characteristics and potential biomarkers［J］. Nat Rev Neurol. 2018, 14（5）：272-284.

［2］Petersen PB, Mikkelsen KL, Lauritzen JB, et al. Risk factors for post-treatment complex regional pain syndrome （CRPS）：an analysis of 647 cases of CRPS from the Danish Patient Compensation Association［J］. Pain Pract, 2018, 18（3）：341-349.

［3］Borchers AT, Gershwin ME. Complex regional pain syndrome: a comprehensive and critical review［J］. Autoimmun Rev, 2014, 13（3）：242-265.

［4］Moseley GL, Herbert RD, Parsons T, et al. Intense pain soon after wrist fracture strongly predicts who will develop complex regional pain syndrome: prospective cohort study［J］. J Pain, 2014, 15（1）：16-23.

［5］Beerthuizen A, Stronks DL, Van'tSpijker A, et al. Demographic and medical parameters in the development of complex regional pain syndrome type 1 （CRPS1）：prospective study on 596 patients with a fracture［J］. Pain, 2012, 153（6）：1187-1192.

［6］石小乐，柯诗文，吴锐. 复杂性区域疼痛综合征的研究进展［J］. 实用临床医学，2016，17（4）：88-93.

［7］Birklein F, Riedl B, Sieweke N, et al. Neurological findings in complex regional pain syndromes–analysis of 145 cases［J］. Acta Neurol Scand, 2000, 101（4）：262-269.

［8］Wasner G. Vasomotor disturbances in complex regional pain syndrome–areview［J］. Pain Med, 2010, 11（8）：1267-1273.

［9］Goldstein DS, Tack C, Li ST. Sympathetic innervation and function in reflex sympathetic dystrophy［J］. Ann Neurol, 2000, 48（1）：49-59.

［10］徐宵寒，许力，黄宇光. 炎症反应和自身免疫在复杂性区域疼痛综合征中作用［J］. 中国疼痛医学杂志，2016，22（11）：847-850.

［11］Maihöfner C, Handwerker HO, Birklein F. Functional imaging of allodynia in complex regional pain syndrome［J］. Neurology, 2006, 66（5）：711-717.

［12］Maihöfner C, Handwerker HO, Neundörfer B, et al. Cortical reorganization during recovery from complex regional pain syndrome［J］. Neurology, 2004, 63（4）：693-701.

［13］Blaes F, Schmitz K, Tschernatsch M, et al. Autoimmune etiology of complex regional pain syndrome （M.

Sudeck）［J］. Neurology, 2004, 63（9）: 1734-1736.

［14］Goebel A, Blaes F. Complex regional pain syndrome, prototype of a novel kind of autoimmune disease［J］. Autoimmun Rev, 2013, 12（6）: 682-686.

［15］张晓倓，贾蕾，肖红雨，等 . 复杂区域疼痛综合征的诊治进展［J］. 解放军医学院学报，2020，41（10）: 1033-1036.

［16］Perez RS, Zollinger PE, Dijkstra PU, et al. Evidence based guidelines for complex regional pain syndrome type 1［J］. BMC Neurol, 2010, 10: 20.

［17］Hadley GR, Gayle JA, Ripoll J, et al. Post-herpetic neuralgia: a review［J］. Curr Pain Headache Rep, 2016, 20（4）: 28.

［18］带状疱疹后神经痛诊疗共识编写专家组 . 带状疱疹后神经痛诊疗中国专家共识［J］. 中国疼痛医学杂志，2016，22（3）: 161-167.

［19］Schmader K. Herpes zoster［J］. Clin Geriatr Med, 2016, 32（3）: 539-553.

［20］García-González AI, Rosas-Carrasco O. Herpes zoster and post-herpetic neuralgia in the elderly: particularities in prevention, diagnosis, and treatment［J］. Gac Med Mex, 2017, 153（1）: 92-101.

［21］Mallick-Searle T, Snodgrass B, Brant JM. Postherpetic neuralgia: epidemiology, pathophysiology, and pain management pharmacology［J］. J Multidiscip Health, 2016, 9: 447-454.

［22］SaguilA, KaneS, Mercado M, et al. Herpes zoster and postherpetic neuralgia: prevention and management［J］. Am Fam Physician, 2017, 96（10）: 656-663.

［23］刘清军 .《三叉神经痛诊疗中国专家共识》解读［J］. 中国现代神经疾病杂志，2018，18（9）: 643-646.

［24］Scholz J, Finnerup NB, Attal N, et al. The IASP classification of chronic pain for ICD-11: chronic neuropathic pain［J］. Pain, 2019, 160（1）: 53.

［25］三叉神经痛诊疗中国专家共识［J］. 中华外科杂志，2015，53（9）: 657-664.

［26］Jones MR, Urits I, Ehrhardt KP, et al. A comprehensive review of trigeminal neuralgia［J］. Curr Pain Headache Rep, 2019, 23（10）: 1-7.

［27］周霞，孙中武 . 三叉神经痛的发病机制及治疗进展［J］. 中华全科医学，2019，17（6）: 891-892.

［28］Du T, Ni B, Shu W, et al. Neurosurgical choice for glossopharyngeal neuralgia: a benefit-harm assessment of long-term quality of life［J］. Neurosurgery, 2021, 88（1）: 131-139.

［29］Chen JJ, Marc S. Vago-glossopharyngeal neuralgia: a literature review of neurosurgical experience［J］. Acta Neurochir, 2015, 157（2）: 311-321.

［30］Khan M, Nishi SE, Hassan SN, et al. Trigeminal neuralgia, glossopharyngeal neuralgia, and myofascial pain dysfunction syndrome: an update［J］. Pain Res Manag, 2017.

［31］中华医学会神经外科学分会功能神经外科学组，中国医师协会神经外科医师分会功能神经外科专家委员会，北京医学会神经外科学分会，等 . 中国显微血管减压术治疗三叉神经痛和舌咽神经痛专家共识（2015）［J］. 中华神经外科杂志，2015，31（3）: 217-220.

［32］周围神经病理性疼痛诊疗中国专家共识［J］. 中国疼痛医学杂志，2020，26（5）: 321-328.

［33］PopBusui R, Boulton AJ, Feldman EL, et al. Diabetic neuropathy: a position statement by the American Diabetes Association［J］. Diabetes Care, 2017, 40（1）: 136-154.

［34］Tesfaye S, Selvarajah D. Advances in the epidemiology, pathogenesis and management of diabetic peripheral neuropathy［J］. Diabetes Metab Res Rev, 2012, 28（Suppl 1）: 8-14.

［35］Zhao Z, Ji L, Zheng L, et al. Effectiveness of clinical alternatives to nerve conduction studies for screening for diabetic distal symmetrical polyneuropathy: a multicenter study［J］. Diabetes Res Clin Pract, 2016, 115: 150156.

［36］Pai YW, Lin CH, Lee IT, et al. Prevalence and biochemical risk factors of diabetic peripheral neuropathy with or without neuropathic pain in Taiwanese adults with type 2 diabetes mellitus［J］. Diabetes Metab Syndr, 2018, 12（2）: 111116.

［37］Callaghan BC, Xia R, Reynolds E, et al. Association between metabolic syndrome components and polyneuropathy in an obese population［J］. JAMA Neurol, 2016, 73（12）: 14681476.

［38］中华医学会糖尿病学分会神经并发症学组. 糖尿病神经病变诊治专家共识（2021 年版）［J］. 中华糖尿病杂志，2021，13（6）: 540-557.

［39］Calcutt NA. Diabetic neuropathy and neuropathic pain: a（con）fusion of pathogenic mechanisms?［J］. Pain, 2020, 161（Suppl 1）:S65-S86.

［40］Feldman EL, Nave KA, Jensen TS, et al. New horizons in diabetic neuropathy: mechanisms, bioenergetics, and pain［J］. Neuron, 2017, 93（6）: 1296-1313.

［41］Sloan G, Selvarajah D, Tesfaye S. Pathogenesis, diagnosis and clinical management of diabetic sensorimotor peripheral neuropathy［J］. Nat Rev Endocrinol, 2021, 17（7）: 400-420.

［42］Tesfaye S, Boulton AJ, Dickenson AH. Mechanisms and management of diabetic painful distal symmetrical polyneuropathy［J］. Diabetes Care, 2013, 36（9）: 2456-2465.

［43］Spallone V, Morganti R, D'Amato C, et al. Clinical correlates of painful diabetic neuropathy and relationship of neuropathic pain with sensorimotor and autonomic nerve function［J］. Eur J Pain, 2011, 15（2）: 153-160.

［44］Mao F, Liu S, Qiao X, et al. Sudoscan is an effective screening method for asymptomatic diabetic neuropathy in Chinese type 2 diabetes mellitus patients［J］. J Diabetes Investig, 2017, 8（3）: 363-368.

［45］Slangen R, Schaper NC, Faber CG, et al. Spinal cord stimulation and pain relief in painful diabetic peripheral neuropathy: a prospective two-center randomized controlled trial［J］. Diabetes Care, 2014, 37（11）: 3016-3024.

［46］Dellon AL. Diabetic neuropathy: review of a surgical approach to restore sensation, relieve pain, and prevent ulceration and amputation［J］. Foot Ankle Int, 2004, 25（10）: 749-755.

［47］姚勇，王任直，张波，等. 应用周围神经松解术治疗糖尿病性周围神经病［J］. 中华医学杂志，2005（38）: 2728-2729.

［48］崔柏和. 周围神经减压术治疗糖尿病周围神经病变［J］. 糖尿病新世界，2015（17）: 106-108.

［49］Scholz J, Finnerup NB, Attal N, et al. Classification Committee of the Neuropathic Pain Special Interest Group（NeuPSIG）. The IASP classification of chronic pain for ICD-11: chronic neuropathic pain［J］. Pain, 2019, 160（1）: 53-59.

［50］Chen ML, Yao L, Boger J, et al. Non-invasive brain stimulation interventions for management of chronic central neuropathic pain: a scoping review protocol［J］. BMJ Open, 2017, 7（10）: e016002.

［51］Szczudlik A, Dobrogowski J, Wordliczek J, et al. Diagnosis and management of neuropathic pain: review of literature and recommendations of the Polish Association for the Study of Pain and the Polish Neurological Society-Part Two［J］. Neurol Neurochir Pol, 2014, 48（6）: 423-435.

［52］Szok D, Tajti J, Nyári A, et al. Therapeutic approaches for peripheral and central neuropathic pain ［J］. Behav Neurol, 2019, 2019: 8685954.

［53］Watson JC, Sandroni P. Central neuropathic pain syndromes ［J］. Mayo Clin Proc, 2016, 91（3）: 372-385.

［54］Viswanath O, Urits I, Burns J, et al. Central neuropathic mechanisms in pain signaling pathways: current evidence and recommendations ［J］. Adv Ther, 2020, 37（5）: 1946-1959.

［55］Widerström-Noga E, Loeser JD, Jensen TS, et al. AAPT diagnostic criteria for central neuropathic pain ［J］. J Pain, 2017, 18（12）: 1417-1426.

第十一章

头面痛

第一节　偏头痛

偏头痛是一种普遍存在的神经系统疾病，据估计，全球约有 10 亿人受到偏头痛的影响，其中大部分为女性。根据 2016 年《全球疾病负担研究》，偏头痛是致残的第二大原因，其致残率高于所有其他神经系统疾病的总和。

一、定义

依据《国际头痛疾病分类》第 3 版（ICHD-3），偏头痛是中度至重度的单侧反复发作性头痛，持续时间为 4 ~ 72 h，常见的伴随症状是恶心、呕吐，畏光和声音恐惧症。一些报告提示偏头痛之前有先兆，其特征是可逆的局灶性神经症状，通常包括视觉或单侧感官障碍。

二、流行病学

偏头痛是世界上最常见的致残性疾病之一。世界卫生组织将偏头痛列为世界第三大最常见的疾病和第二大致残性神经障碍。一般人群中偏头痛的 1 年患病率为 12%。女性的年患病率和终生患病率分别为 18% 和 33%，男性为 6% 和 13%。偏头痛影响大约 10% 的学龄儿童（5 ~ 18 岁），在青春期前（< 13 岁）男孩发病率略高于女孩。尽管一半偏头痛患者发病年龄在 20 岁之前，但可在早期发病，例如，婴儿肠绞痛可能是偏头痛的最早表现。偏头痛在 25 ~ 55 岁之间最为普遍，在成年早期发病率上升，到中年（55 岁）后发病率下降。

三、发病机制

引发偏头痛发作的机制尚不清楚。一些证据支持血管周围三叉神经传入水平的外周起源，而其他数据表明起源可能在中枢神经系统内，涉及脑干和间脑神经元的功能障碍。三叉神经血管系统被认为是伤害性传递的起源和产生偏头痛的生理基础，偏头痛的发生取决于一级三叉神经血管神经元的激活和敏化。这些神经元的传入纤维支配脑膜及其血管，并投射到中枢神经系统的结构中，这些神经元的激活释放血管活性肽并诱导局部炎症反应。这一过程反过来，致敏和放电脑干中的二级神经元，然后是丘脑中的三级神经元，直到伤害性冲动最终到达躯体感觉和其他参与疼痛感知的皮质区域。

四、临床表现

偏头痛发作分为 4 个阶段。

1. 前驱症状　大约 77% 的患者在头痛发作前 24～48 h 出现前驱症状。女性比男性更常见（81% *vs.* 64%）。经常出现的症状有打哈欠（34%）、情绪变化、嗜睡、颈部症状、对光敏感、烦躁不安、视力聚焦困难、感觉寒冷、声音敏感、出汗、精力过剩、口渴、水肿。

2. 先兆期　约 25% 的病例发生。它可以先于头痛出现，也可以同时出现，持续时间少于 60 min，多为视觉上的表现，并有阳性和阴性症状。阳性症状是由中枢神经系统神经元的活跃释放引起的（亮线或形状、耳鸣、噪音、感觉异常、异常疼痛或有节奏的运动），阴性症状是指缺乏或丧失功能（视力、听力、感觉或运动能力的减少或丧失），它们必须是完全可逆的。视觉上的症状是最常见的，最常见的阳性视觉症状是闪烁暗点（一个没有视力的区域，有闪烁或闪闪的锯齿状边缘），最常见的视力阴性症状是视野缺损。感觉上的症状也很常见，它通常包括一侧面部或肢体的刺痛感。

3. 头痛期　通常是单侧的，通常有脉动或搏动的特征，在最初的几个小时内强度增加。这种强度可与恶心、呕吐、畏光、恐音、流鼻涕、流泪、不适和嗅觉恐惧症有关。它可以持续数小时到数天。患者可能不得不在黑暗的地方寻求缓解，因为疼痛通常在睡眠中消退。

4. 后期　这一阶段包括在与先前头痛相同的位置出现易感疼痛。常见症状包括疲惫、头晕、注意力难以集中和欣快。

五、诊断及鉴别诊断

偏头痛的诊断是基于患者的病史特点和诊断标准。如果典型的头痛发作是单侧的、搏动性的，并因体力活动而加重，则应考虑偏头痛的诊断。偏头痛主要分为三个主要类别（无先兆偏头痛、有先兆偏头痛和慢性偏头痛），诊断标准如下：

（一）无先兆偏头痛

1. 至少有 5 次发作符合以下 2～4。

2. 头痛发作持续 4～72 h（未经治疗或治疗失败）。

3. 头痛至少有以下四个特征中的两个：①单侧性；②搏动性；③中或重度头痛；④日常活动（如步行或上楼梯）会加重头痛，或头痛时会主动避免此类活动。

4. 头痛时至少有下列一种症状：①恶心和（或）呕吐；②畏光和畏声。

5. 不能归因于其他疾病。

（二）有先兆偏头痛

1. 至少有两次发作符合 2 ~ 3。

2. 以下一种或多种完全可逆的先兆症状：①视觉；②感觉；③语言；④运动；⑤脑干症状；⑥视野缺失表现。

3. 以下六个特征中至少有三个：①至少一种先兆症状在 5 min 内逐渐扩散；②两种或两种以上先兆症状相继出现；③每个先兆症状持续 5 ~ 60 min；④至少有一种先兆症状是单侧；⑤至少有一种先兆症状为阳性；⑥先兆伴随头痛，或在 60 min 内伴随头痛。

4. 不能归因于其他疾病。

（三）慢性偏头痛

1. 头痛（偏头痛或紧张型），每月至少 15 d，持续至少 3 个月，符合标准 2 ~ 3。

2. 至少 5 次发作符合无先兆偏头痛诊断标准 2 ~ 4 和（或）有先兆偏头痛诊断标准 2 及 3。

3. 每月至少 8 d，持续 3 个月以上，满足以下任一条件：①无先兆偏头痛诊断标准 3 和 4；②有先兆偏头痛诊断标准诊断标准 2 和 3；③患者认为是偏头痛发作并用曲坦类或麦角衍生物缓解。

4. 不能归因于其他疾病。

偏头痛的鉴别诊断包括其他原发性头痛疾病（如紧张型头痛、丛集性头痛等）和一些继发性头痛疾病（如药物过度使用头痛、创伤后头痛）。与继发性头痛疾病的鉴别则至关重要，因为其中一些疾病严重且可能危及生命（如脑膜炎和蛛网膜下腔出血）。在病史采集中，需要注意危险信号包括霹雳样头痛（突然出现极度严重的头痛）、头痛逐渐恶化、近期头部外伤等。在体格检查过程中，需要注意体检中的危险信号包括不明原因的发热、记忆障碍、体重减轻和局部神经症状等。当出现这些危险信号时，需要进一步检查，如颅脑 MRI、验血或腰椎穿刺等。

六、常规治疗

1. **急性期治疗**　药物治疗是偏头痛急性治疗的主要手段。急性期治疗药物包括对乙酰氨基酚、非甾体抗炎药和曲普坦，而麦角生物碱和辅助止吐药的使用频率较低。自 2019 年以来，美国食品和药物管理局已批准两种新药类别 gepants 和 ditans 用于偏头痛的急性治疗。由于安全性和耐受性较差，实践指南不鼓励常规使用阿片类药物和巴比妥类药物。

2. **预防性治疗**　预防性药物用于降低患者偏头痛发作的频率、严重程度或持续时间。在个体患者偏头痛发作过程中何时应开始预防性治疗的建议因国家而异，但根据欧洲头痛联合会的共识指南，建议每月至少发生 2 天且生活质量受到不利影响的偏头痛患者开始预防性治疗。最广泛使用的药物是抗高血压药物（如 β 受体阻滞剂和坎地沙坦）、抗抑郁剂（如阿米替林）、抗惊厥剂（如托吡酯和丙戊酸钠）和钙通道阻滞剂（氟桂利嗪）。对于慢性偏头痛，托吡酯、肉毒杆菌毒素和抗降钙素基因相关肽（CGRP）或其受体的单克隆抗体对慢性偏头痛的循证有效性已有记录。

3. **非药物疗法**　一些非药物疗法对偏头痛患者有好处，可以单独使用，也可以作为药物的辅助治疗。证据最充分的非药物疗法包括神经调节和生物行为疗法，如认知行为疗法（CBT）、生物反馈和放松训练。而物理疗法、睡眠管理、针灸和饮食调整的证据较少。

4. **新兴的治疗方法**　过去 10 年中，偏头痛新疗法的开发取得了重大进展，正在进行试验的结果仍在等待中。预防偏头痛的新兴疗法包括两种 CGRP 受体拮抗剂，阿托培坦和利美培坦，以及一种抑制信号分子垂体腺苷酸环化酶激活多肽（PACAP）的单克隆抗体（Lu-AG09222）。

七、从软组织外科学的视角对偏头痛发病机制的认识

尽管偏头痛发作的机制尚不清楚，但无非是与颅内因素和颅外因素有关。颅内硬脑膜的神经主要来自三叉神经、上三对颈神经及颈交感干。这些神经纤维在硬脑膜内形成许多神经末梢，对颅内压的变化反应灵敏，头痛的产生与这些末梢的感受有关，颅底部硬脑膜、大脑镰和小脑幕对痛觉更为敏感。

三叉神经的眼神经的分支（筛前、后神经）支配颅前窝的硬脑膜。上颌神经在颅腔的分支分布于颅中窝的硬脑膜、小脑幕和大脑镰。下颌神经在卵圆孔下方发出一脑膜支经棘孔返回颅腔，伴随脑膜中动脉走行，分布于脑膜中动脉的分布区。目前，三叉神经血管系统被认为是伤害性传递的起源和产生偏头痛感觉的解剖和生理基础。三叉神经颅外段在向外周行走途中，如受到其周围软组织（具体的软组织可以参考三叉神经痛和舌咽神经痛两节）损害性无菌性炎症的刺激，也有可能出现颅内段的传导痛。

上三对颈神经的脑膜支分布于枕、颞部的硬脑膜。颈项部软组织（具体软组织可以参考颈椎病一节）损害性无菌性炎症的刺激上三对颈神经，同样可以引起枕颞深部的传导痛。另外，上颈段的无菌性炎症向内传导刺激三叉神经脊束核，也可引发颅内牵涉痛。

硬脑膜内还有自主神经的纤维分布，这些神经一般都伴随着动脉走行。其副交感神经纤维，可能来自面神经和迷走神经，使血管舒张。迷走神经的脑膜支由颈静脉神经节发出，经颈静脉孔回到颅后窝，分布于颅后窝的硬脑膜。颜面颈项部软组织损害性无菌性炎症对面神经、迷走神经的刺激，使支配血管舒张而出现搏动性头痛，血管扩张后释放血管活性肽并诱导局部炎症反应，颅内压力升高，出现常见的恶心、呕吐等伴随症状。因体力活动促发和激惹软组织损害性无菌性炎症，加重症状。

交感神经纤维一部分来自星状神经节，随椎动脉入颅后窝，另一部分来自颈上节，随颈内动脉入颅内，分布于硬脑膜的血管，使血管收缩。颈项部软组织损害性无菌性炎症刺激导致颈内动脉、椎动脉痉挛，颅内后窝内视觉中枢、听觉中枢相对缺血缺氧，出现视物模糊、畏光和声音恐惧症。

八、典型病例

1. **病史简介**　张××，男，21岁，大学生，河南驻马店人，反复右侧枕颞额部头痛5年，加重6个月前来就诊。患者诉自高一就出现间断性右侧头痛不适，影响学习效率，上大学后，头痛发作频繁、看书学习时思虑不能高度集中，伴有恶心感，烦躁，不能耐受光线刺激。高中时曾在当地医院诊治，因无异常发现，病因未能明确，疗效不佳。上大学后继续在福州各大医院神经科等科室就诊，疗效不佳，为求进一步治疗，转诊我院疼痛科。患者记不清楚有无外伤史。

2. **体格检查**　脊柱无畸形。颈椎过度前屈部分受限，未引出疼痛不适。右侧枕颈部、锁骨上窝压痛点均高度敏感，特别是按压右侧第二颈椎关节突关节和横突时，出现同侧枕颞部的传导感应。右侧胸椎棘突、椎弓板、关节突关节、肩胛背面压痛点均高度敏感。左侧颈部、锁骨上窝压痛点均

中高度敏感，左侧胸椎棘突、椎弓板、关节突关节、肩胛背面均中高度敏感。直腿弯腰指尖距地 10 cm 有僵腰，可引出腰骶臀部牵拉感，直腿伸腰稍受限。双侧直腿抬高试验 70°，可引出大腿后方紧痛。屈髋屈膝分腿加压试验引出双侧大腿根部牵拉痛。腰脊柱侧弯试验（－）。双侧腰椎棘突、椎弓板、关节突关节、髂后上棘、骶骨背面、大腿根部压痛点高度敏感。双侧臀上皮神经、坐骨大切迹后缘、髂翼外三肌压痛，均中高度敏感。双下肢深浅感觉、肌力正常，病理反射（－）。医者按压右侧髂后上棘引出高度敏感压痛时，另一只手再按压右侧第二颈椎旁压痛点，患者诉压痛感减轻，嘱患者按压抚摸右侧头痛部位，又诉有轻松感，后续进行右侧腰骶臀和大腿根部强刺激推拿治疗，推拿后患者诉右侧头痛消失，人很轻松。

3. **辅助检查**　血常规、常规生化全套、HLA-B27、免疫指标等检验结果未见异常。心电图、脊柱 MR、颅脑 MR 等均未见明显异常。

4. **传统诊断**　偏头痛；颈椎病。

5. **基于软组织外科学理论的分析和诊断**　鉴于多次各种化验、影像学检查均无异常发现，各种病理征检查（－），在排除了各种有因可查的病变后，应考虑存在软组织损害致痛的极大可能性。

体格检查发现，右侧枕颈部、锁骨上窝区的规律性压痛点均高度敏感，特别是按压右侧第二颈椎关节突关节和横突，有向枕颞部传导感应痛，提示存在颈椎管外软组织损害性无菌性炎症，且枕颞部感应痛为以上炎症受按压刺激所诱发，但是颈项部软组织损害性无菌性炎症为原发还是继发，需要进一步鉴别。该患者直腿弯腰时指尖距地 10 cm 有僵腰，可引出腰骶臀部牵拉感，直腿伸腰稍受限。双侧直腿抬高试验 70°，可引出大腿后方紧痛。屈髋屈膝分腿试验，引出双侧大腿根部牵拉痛。腰脊柱侧弯试验（－）。双侧腰椎棘突、椎弓板、关节突关节、髂后上棘、骶骨背面、大腿根部存在高度敏感压痛点。双侧臀上皮神经、坐骨大切迹后缘、髂翼外三肌压痛均中高度敏感。提示左侧腰臀部和大腿根部存在软组织损害性无菌性炎症病变。按压右侧髂后上棘引出高度敏感压痛时，另一只手按压右侧第二颈椎旁压痛点，患者自感压痛感减轻，嘱患者按压抚摸右侧头痛部位，又诉有轻松感，后续进行右侧腰骶臀和大腿根部强刺激推拿治疗，推拿后患者诉右侧头痛消失、人很轻松。以上压痛点的鉴别检查结果提示了颈项部的软组织损害性为继发，原发部位在躯干下部。

软组织外科学诊断：右颈椎管外软组织损害并发右枕颞部传导痛；右腰椎管外软组织损害。

6. **治疗过程**　由于大学上课，患者无法住院系统治疗，遂于 2014 年下半年期间，抽空间断来门诊实施密集型银质针针刺治疗。治疗顺序：右侧髂后上棘内上缘＋骶髂关节内侧缘＋髂嵴缘→右侧大腿根部＋右侧臀旁侧→右侧臀内侧→右侧臀后侧和坐骨大切迹→右侧腰骶段，每次针刺 1 个部位，每周针刺 2 次。该患者每次治疗完毕，都有右侧枕颞额部不同区域的轻松感。针刺治疗完毕后嘱患者暂停治疗，休息观察。

1 个月后复查，自感右侧头痛好转 80%，强烈要求进一步治疗残余痛。查体发现患者右侧枕颈部、锁骨上窝压痛点均高度敏感，特别是按压右侧第二颈椎关节突关节和横突，仍有向枕颞部的传导感应。右侧胸椎棘突、关节突关节、肩胛背面压痛点均高度敏感。治疗顺序：双侧项平面→右侧颈脊柱段→右侧胸脊柱段→右侧肩胛背面＋肩胛内上角，每次针刺 1 个部位，每周针刺 2 次。患者在针刺右侧项平面和第二颈椎椎旁、关节突关节区域时，每针均诱发出难以忍受的向枕颞额部的传导痛，针刺结束后 1 周复查，自诉头痛消失。

患者 1 个月后复查，诉头痛基本消失，偶有酸胀不适，再次复查全身压痛点，压痛转变为中度，为了避免复发，经充分沟通后，继续针刺补课治疗，每个部位均重复治疗 1 ~ 2 次。此患者整个治疗周期达到半年。

7. 随访　患者自最后 1 次治疗完毕后，1 年内曾多次来我院头痛门诊复查，均无头痛发作，学习效率高，大学毕业时前来辞行，头痛未复发。

九、诊治经验体会

偏头痛是临床常见头面痛，诊断上须先排除颅脑严重疾病，避免误诊。上述患者外院长期无法确诊，若从软组织外科学角度思考，这类头痛属于同侧颈项部软组织损害继发颞额部的传导征象。而项颈部的软组织损害可能来自腰骶臀和大腿根部的软组织损害经向上的系列补偿调节和对应补偿调节所致，需通过仔细的压痛点检查鉴别。

对于治疗的次序，医者须有条不紊。在治疗腰骶臀和大腿根部的原发软组织损害附着部位后，部分处于继发颈项部肌痉挛的患者，头痛消失，压痛点减轻，这些患者可以先观察，不必急于后续治疗。而对于头痛时间已久，例如，此位患者，颈项部的继发性软组织损害发生肌变性、挛缩，疗效必不完善或者不稳定，此时需要进一步治疗颈项部软组织损害。另外，对于偏头痛症状改善，仍有残余痛，在腰骶臀和大腿根部治疗后，下肢膝关节和跗骨窦等处仍存在高度敏感压痛点时，需要重视下肢软组织损害产生的系列补偿作用的影响，常需要一并针刺治疗，方可达到长久治愈。

对于头痛时出现的伴随症状或者在传统诊断依据中提出的各种先兆症状（如恶心、呕吐、畏光、烦躁等不适），这是腰骶臀部和大腿根部软组织损害在系列补偿调节过程中引起胸腰段软组织损害性无菌性炎症一过性刺激内脏大神经，以及上颈部软组织损害性无菌性炎症刺激椎动脉或者颈动脉痉挛，大脑组织供血相对不足，颅内压一过性增高，迷走神经受刺激后导致。另外，由于椎动脉痉挛致枕后视觉中枢供血不足时，可引起视觉中枢功能紊乱，出现畏光、视物模糊等临床表现。

（刘荣国　王震生）

第二节　颈源性头痛

颈源性头痛（cervicogenic headache，CEH）被认为是一种独特的头痛类型，于 1983 年由 Sjaastad 首次提出，但是直到 1990 年 CEH 才被国际头痛研究会所承认，这是一种慢性和复发性头痛，通常在颈部活动后开始，伴有颈部活动范围减小。

一、定义

根据目前国际头痛协会的标准，将 CEH 定义为颈椎或其组成部分［如椎骨、椎间盘和（或）其软组织成分］紊乱引起的任何头痛，但并非总是伴有颈部疼痛。依据国际头痛疾病分类第 3 版推荐的诊断标准如下：

1. 任何符合以下诊断标准 3 的头痛。

2. 颈椎或颈部软组织内可能导致头痛的疾病或病变的临床、实验室和（或）影像学证据。

3. 以下至少两项发现证明因果关系的证据：①头痛的发展与颈椎病的发病或病变的出现有关；②随着颈椎疾病或病变的改善或消失，头痛显著改善或消失；③颈部活动范围缩小，刺激性动作明显加剧头痛；④对疑似颈椎结构或其支配神经进行诊断性阻滞后，头痛消失；⑤不能归因于其他疾病。

二、流行病学

目前其在头痛患者中的患病率为 1%～4%，这基于许多不同的研究报道。它对男性和女性的影响大致相同，比率为 0.97（男性/女性）。发病年龄是 30 岁后，但患者寻求医疗护理和诊断的年龄是 49.4 岁。CEH 虽是 30～44 岁人群中罕见的慢性头痛，但随着现代科技的进步和快节奏生活方式的普及，特别是手机和平板电脑的广泛使用，使得人们长时间保持低头阅读的姿势，可以预见 CEH 的发病率将越来越高，患者群的年龄越来越年轻。

三、对发病机制的传统认识

CEH 被认为是由脊髓神经 C_1、C_2 和 C_3 支配的颈部结构发生病变刺激所引起的疼痛；因此，由 C_1～C_3 脊神经支配的任何结构都可能是 CEH 的来源。

从颈枕部发出支配头部的神经分支 C_1～C_3 脊神经的后支，C_1 脊神经后支称枕下神经，于寰椎后弓的椎动脉沟内，椎动脉的下侧，自神经根分出向后行，进入枕下三角，于此分支分布于枕下三角周围诸肌，并发出分支至头后小直肌和头半棘肌，还有分支与 C_2 脊神经后支的枕大神经相连接，枕下神经一般属于运动神经，但有时也分出皮支支配项上部和枕部的皮肤；C_2 脊神经的后支，于寰椎后弓与枢椎弓板之间，头下斜肌的下侧发出，发分支至头下斜肌，并与 C_1 脊神经后支交通。外侧支支配头长肌、夹肌、头半棘肌，并与第三颈神经相应的分支联结。内侧支为枕大神经，斜向上行，经头半棘肌之间，在头半棘肌附着于枕骨处，穿过该肌，并穿过斜方肌肌腱和颈部的筋固有筋膜，在上项线下侧，分出几支感觉性终支，与枕动脉伴行，分布与上项线以上，可达颅顶的皮肤，并在头半棘肌下侧，形成颈后神经丛。C_3 脊神经后支，绕过 C_3 颈椎的关节突向后行，经横突间肌的内侧，然后分为内侧支及外侧支；外侧支为肌支，并与 C_2 脊神经外侧支相联结；内侧支经过头半棘肌与项半棘肌之间，再穿过夹肌及斜方肌分布于皮肤；当其在斜方肌深侧时，发出一支穿过斜方肌，止于颅后下部枕外隆突正中线处附近的皮肤，此支被称为第三枕神经位于枕大神经内侧，与枕大神经之间有交通支相连。这些颈神经离开椎管后大部分通过柔软的肌肉组织，软组织的炎症、缺血、损伤都会刺激影响穿行神经的功能，引发 CEH。

另外，颈椎间盘突出、钙化、颈椎骨质增生等引起椎间孔的大小和形状发生改变时，椎间孔内通过的神经和血管，都可因压迫、牵拉和炎症而受到刺激。正常情况下成人椎间盘无血管，是免疫豁免区，免疫系统视椎间盘物质为异物而产生免疫排斥反应性炎症，引起颈椎间盘源性神经根炎。

除了直接产生根性疼痛外，神经末梢释放炎性介质，引起分布区域内软组织炎症也可产生疼痛。这是部分患者发生顽固性 CEH 的机制。

四、临床表现

CEH 是一种慢性单侧头痛，其强度呈波动性，随着头部的移动而增加，并从枕部向额叶区域辐射。常伴有同侧弥漫性肩部疼痛和手臂疼痛，颈部活动度降低，典型疼痛表现是无搏动、无刺痛，中度至重度疼痛，持续时间不等。麻醉阻滞可缓解疼痛。大多数患者还伴有恶心、耳鸣、头晕、畏声、畏光、视物模糊或睡眠障碍等症状。

五、诊断及鉴别诊断

CEH 是慢性头痛的常见原因之一，常被误诊。其表现特征复杂，类似于每天遇到的许多原发性头痛综合征。依据上述诊断标准，CEH 必须包括以下所有要点：①疼痛的来源必须在颈部，并在头部或面部感觉到；②疼痛可归因于颈部的证据，CEH 必须具有以下特征之一：在诊断性阻断颈部病变或其神经支配后，显示与颈部疼痛源有关的临床症状，或消除头痛；③疼痛在病因障碍或病变成功治疗后的 3 个月内消失。

鉴别诊断包括偏头痛、蝶腭神经痛和紧张型头痛。

六、传统治疗

1. **药物治疗** 包括非甾体抗炎药、肌肉松弛剂和抗抑郁药物。非甾体抗炎药和肌肉松弛剂被推荐用于 CEH 患者。抗抑郁药被推荐用于伴有严重焦虑和抑郁的 CEH 患者。

2. **健康教育** 包括保持良好姿势、保持颈部和肩部温暖以及适当的颈部锻炼。

3. **物理治疗** 物理治疗是推荐用于 CEH 的首选初始治疗。物理疗法（包括颈部牵引、按摩和推拿）已被证明能最长期缓解 CEH。

4. **中医药治疗** 包括针灸、银质针、内热针和其他中医疗法。

5. **神经阻滞** 关节注射麻醉或神经阻滞通常用于诊断和治疗。因颈椎旋转或炎症刺激引起疼痛加重的枕骨下疼痛或枕骨疼痛的患者有望从寰枢关节注射中获益。$C_{2/3}$ 关节突关节注射可考虑用于上颈部疼痛扩散至枕部或颈部旋转或背部伸展时疼痛加剧的患者。第三枕神经阻滞可用于诊断 CEH 和预测射频治疗的疗效。枕神经注射用于诊断和治疗枕部疼痛。此外，建议使用成像技术（超声、X 线和计算机断层扫描）指导侵入性治疗。CEH 推荐使用糖皮质激素注射。

6. **微创介入治疗** 建议顽固性 CEH 患者进行射频介入治疗。脉冲射频是一种神经调节疗法，其并发症少于射频热凝。因此，对于持续性 CEH 患者，推荐使用脉冲射频治疗优于射频消融治疗。建议对 CEH 进行臭氧注射。

七、依据软组织外科学理论对颈源性头痛发病机制的认识

根据软组织外科学理论，颈源性头痛的发病机制是与颈项部原发性软组织性无菌性炎症致痛密切相关，这与目前的临床认识基本一致。理由如下。

现代社会，长时间低头伏案等工作方式需要颈项部肌肉、韧带、筋膜持续收缩做功以维持姿势，而持续性慢性收缩可压迫血管引起组织缺血，形成软组织损害性无菌性炎症。一方面，炎症物质直接刺激在软组织附着处神经末梢及软组织内穿行的神经干产生疼痛；另一方面，其腹侧的运动神经根受到压迫或炎症侵袭时可引起反射性颈部肌肉痉挛，加重疼痛，形成恶性循环。

根据头痛发作时由颈部不适开始，或伴有肩部或上臂的弥漫性疼痛不适，颈部活动功能受限并能诱发头痛，提示头痛与动作有关联，这可能是无菌性炎症受到牵拉性刺激或者挤压性刺激而加重。在颈部实施神经阻滞治疗后头痛缓解，这类似强刺激推拿的预示性治疗，提示头痛与颈椎关系密切。

于颈椎进行射频、小针刀等进一步治疗可以获得持续性的头痛缓解，很多患者达到 6 个月以上，提示病变原发部位在颈椎。由于射频治疗钝化或阻断疼痛信号向颈髓内三叉神经颈核（三叉神经脊束核）传导，后者向颅内硬脑膜反射所引起的刺激征由此缓解。另外，颈项部软组织损害附着处特别是第二颈椎和项平面松解后，其相连的颅外枕后相关肌群、帽状腱膜的紧张度下降，无菌性炎症的挤压或者牵拉性刺激下降，疼痛感也会明显降低。

头痛发作严重时伴有恶心、耳鸣、头晕、畏声、畏光、视物模糊或睡眠障碍等症状，这与颈项部软组织损害性无菌性炎症导致相关肌痉挛后压迫穿行或者邻近的颈动脉和椎动脉，还会直接刺激两者产生痉挛，由于脑组织对缺血缺氧相对敏感，颅脑发生供血不足后颅内压可一过性增高，导致上述临床表现。

颈源性头痛与偏头痛的区别，实际上是颈源性头痛的软组织损害的原发部位在颈项部或者颈项部继发性软组织损害相对严重而已，本质上没有区别。

八、典型病例

1. **病史简介** 吴××，女，61 岁，农民，反复头痛 20 年，加重 3 年而就医，表现为颈项部持续性酸胀并放射至头顶颞部疼痛，右侧重于左侧。长时间低头、劳累时，容易诱发加重疼痛。无外伤史。多次就诊省内多家医院，予针灸、理疗、神经封闭等多种治疗，但疗效短暂，不能持久。长期每日口服"去痛片"控制疼痛，经病友介绍，求诊我科。

2. **体格检查** 脊柱外观无畸形，直腿弯腰时指尖距地 10 cm 有僵腰，直腿伸腰试验未受限，直腿抬高试验左右各 70°，三者均无征象引出。屈髋屈膝分腿试验引出双侧大腿根部拉紧感，双侧髂后上棘、髂嵴缘、大腿根部压痛点，双侧均中高度敏感。颈椎过度前屈、左右侧屈、左右旋转等活动功能部分受限，并引出枕部吊紧痛。双侧项平面、颈 2 ~ 颈 4 棘突旁、关节突关节、横突、冈上肌、冈下肌以及锁骨上窝压痛点，右侧高度敏感，左侧中高度敏感。强刺激推拿枕颈背肩部敏感压痛点，头顶紧胀不适感有显著减轻。腰骶部、大腿根部敏感压痛点强刺激推拿后，头顶、颞部酸胀又进一步缓解。臂丛牵拉试验、压头试验、霍夫曼征（-）。

3. 辅助检查 血常规、尿常规、常规生化全套、自身免疫、肿瘤标志物等检验结果未见异常。X线：颈椎变直、颈椎骨质增生。颅脑 MRI：未见明显异常。颈椎 MRI：颈椎间盘退行性变化，余无特殊发现。

4. 传统诊断 颈源性头痛。

5. 基于软组织外科学理论的分析与诊断 根据临床表现及影像学结果，颈源性头痛诊断明确。颈椎过度前屈、左右侧屈、左右旋转等活动功能部分受限，并引出枕部吊紧痛。双侧项平面、颈 2～颈 4 棘突旁、关节突关节、横突、冈上肌、冈下肌以及锁骨上窝压痛点，右侧高度敏感，左侧中高度敏感。强刺激推拿枕颈背肩部敏感压痛点，头顶颞部紧胀不适感显著减轻，提示该头痛系枕颈肩背部的软组织损害向上传导激惹上颈段颈神经所致。直腿弯腰时指尖距地 10 cm 有僵硬，屈髋屈膝分腿试验引出双侧大腿根部拉紧感，及腰骶部、髂嵴缘、大腿根部中高度敏感压痛点，提示腰骶浅层肌和大腿根部存在无菌性炎症。腰骶部、大腿根部敏感压痛点强刺激推拿后，头顶、颞部酸胀可进一步有所缓解，但轻松感不明显，提示躯干下部的软组织损害也可通过系列补偿调节作用而影响头痛的严重程度。

软组织外科学诊断：颈肩部软组织损害性并发头痛。

6. 治疗过程 由于躯干下部软组织损害经系列补偿调节作用可增大颈项部软组织损害附着处的牵拉力，为了消除上述因素对项平面的影响，进而减轻针刺项平面时的痛苦反应，密集型银质针首先针刺双侧髂后上棘内上缘 + 骶髂关节内侧缘，但针刺后患者诉头痛缓解不甚明显，再行针刺项平面，针刺后颈部有所放松，为了排除躯干下部内收肌的影响，后续进行右侧内收肌→左侧内收肌，最后行右侧颈脊柱段 + 左侧颈脊柱段针刺治疗，在针刺颈脊柱中上段过程中，患者局部麻胀感特别严重并出现剧烈的头痛、恶心，治疗曾一度中断。治疗完毕，休息两日后恢复，症状显著好转而出院。

7. 随访 2 年后随访，患者诉出院后，头痛消失，未再口服去痛片，睡眠正常，体力劳动等均不受影响。但出院 1 年半后，无明显诱因头痛复发，间隔 3～4 d 发作，性质如前，但程度很轻，不影响正常生活。家属劝其再次住院治疗，但患者对针刺反应畏惧，遂未再就诊。

九、诊疗经验体会

根据上述病例的临床表现，局部神经阻滞治疗有短暂疗效，颈源性头痛的诊断明确。颈源性头痛，指因颈椎病变导致的头痛，根据软组织外科学理论，枕项部肌群的软组织损害发挥重要作用，为枕颈肩背部或锁骨上窝区附着处软组织损害向上传导所致，目前针对这部分区域的缓和式治疗，通常只能获得短暂的缓解，为了达到长久治愈，需要全面彻底的针刺松解。需要提出注意的是，为了判断原发部位和继发部位的软组织损害，在认真进行全身的压痛点检查后，可以通过强刺激推拿试验或者体外冲击波的预示性治疗进行鉴别。头痛患者的诊断和鉴别诊断相当复杂，一般而言，由于软组织损害病因所致的头痛，通常均会检得广泛性软组织附着处的规律性、中高度敏感性压痛点/区。如果没有检得中高度敏感压痛点（区），不要轻易诊断软组织损害相关性头痛。

进行颈部软组织损害附着处的银质针针刺治疗，必须进行心电、氧饱和度监测。患者额头部垫软头圈固定，暴露鼻孔，吸氧，头颈适度前屈，呼吸通畅，胸部垫枕置于俯卧舒适位。为了避免患者发生体位性低血压或者针刺病变位置时引发椎动脉一过性痉挛导致大脑供血不足，禁止坐位治疗。

针刺中须主动与患者进行沟通交流，观察患者的对答反应。此患者针刺颈脊柱段时，发生剧烈头痛、恶心等一过性反应，笔者还曾遇到 2 例患者针刺期间出现一过性缺氧抽搐发作，立即中断治疗和仰卧位吸氧后，症状迅速缓解。治疗颈脊柱段，准备工作要细致、充分，务必认真观察，切不可大意急躁。

患者 1 年后复发，可能原因为肩背部等软组织损害部位未行针刺，或已针刺部位无菌性炎症未能彻底消除，有待详细的压痛点检查进一步明确。

（刘荣国　王震生）

第三节　紧张型头痛

一、定义

紧张型头痛（tension-type headache，TTH）是常见的神经系统疾病，其特征是轻度至中度、双侧位置、压迫性或紧箍样的复发性头痛，常规体力活动不会加重疼痛程度。诊断基于头痛病史和排除其他诊断。

二、流行病学

由于研究方法不同，以及种族差异和人口特征的不同，世界各地的研究报道各不相同。全球疾病负担研究的数据估计，2017 年全球约有 23.3 亿人患有 TTH，2017 年全球新增 TTH 病例 8.824 亿例，其中，预估 TTH 的 1 年患病率在中国为 10.8%，美国则为 38.3%，TTH 的女性发病率高于男性。在丹麦进行的一项为期 12 年的普通人群的随机纵向研究中，女性的发病率是男性的 2.6 倍，在我国台湾的一项类似研究中，对 13 ~ 14 岁的青少年进行了 12 ~ 24 个月的随访发现，女性的发病率比男性高 4.6 倍。在大多数人口研究中，慢性 TTH 的全球患病率为 2% ~ 3%，数值范围在 0.2% ~ 4.8%，导致这种差异原因可能是研究样本基于年龄特征、种族和环境以及数据收集方法的不同。

三、对发病机制的传统认识

TTH 的潜在病理生理机制可分为三大类：遗传因素、肌筋膜机制（包括肌筋膜伤害感受）和慢性化机制（包括中枢致敏和下行性疼痛调制改变）。引起 TTH 的特定基因尚不清楚。研究发现，5-HTTLPR 基因型和 Val158Met COMT（编码儿茶酚 O 甲基转移酶）多态性可能与慢性 TTH 或其表型有关；相反，APOE-ε4 基因对 TTH57 具有保护作用。

在肌筋膜机制方面，肌筋膜激痛点为与骨骼肌中紧绷带相关的过度刺激点，在受压时引起局部和放射性疼痛，可能在 TTH 的病理生理学中发挥重要作用。肌筋膜伤害性感受由细的有髓（A_δ）和无髓（C）纤维介导，这些纤维可被伤害性和无害刺激激活，包括肌肉拉伤或收缩、炎症和缺血。肌肉伤害感受器可被几种炎症介质［如 5- 羟色胺、缓激肽、P 物质和降钙素基因相关肽（CGRP）］所激活，导致外周感觉传入的激动和致敏。

虽然病理生物学机制仍未明确，但似乎外周机制负责 TTH 疼痛的成因，而中枢敏感可能参与了从发作性 TTH 到慢性 TTH 的转变。慢性化机制上，ETTH 向 CTTH 的转化仍不完全清楚，可能包括脊髓背角或三叉神经脊束核内二级神经元的致敏、脊髓以上神经元的致敏以及脊髓上结构（如丘脑、边缘系统、运动皮质和体感皮质）的抗伤害或调节活性降低。

四、临床表现

（一）发作性 TTH（ETTH）

紧张型头痛有时被描述为无特征性头痛，因为它缺乏偏头痛（如恶心、畏光和声音恐惧）或三叉神经自主性头痛［如流泪和结膜充血（结膜血管扩张）的相关特征。ETTH 常为双侧性，压迫性或紧箍样头痛感，程度为轻度或中度疼痛，多数情况下未因常规体力活动而加重，发作持续 30 min ~ 24 h。

（二）慢性 TTH（CTTH）

TTH 通常被描述为"分级化的"，因为疼痛强度随着头痛频率的增加而增大。在慢性 TTH 中，头痛比 ETTH 更频繁、更严重，更需要医疗管理。慢性 TTH 通常在 ETTH 患者中逐渐发展。58% 的 CTTH 患者没有出现恶心、畏光或声音恐惧等伴随症状。颅周压痛是 CTTH 最常见的异常表现，在 CTTH 患者比 ETTH 或偏头痛患者或无头痛的健康志愿者中更常见。

五、诊断及鉴别诊断

TTH 的诊断依据是头痛史和排除其他可能与 TTH 相似的疾病。任何报告轻度或中度反复头痛的个体都应怀疑 TTH。诊断最有可能发生在双侧头痛且头痛绷紧或压迫的患者。TTH 的一个典型描述是头部周围橡皮筋绷紧的感觉。需要进行恰当的临床评估以确定诊断，回顾病史必须考虑头痛的发病、持续时间和频率，以及疼痛特征、伴随症状以及加重和缓解因素。

对所有疑似 TTH 患者进行体格检查，包括眼底镜检查、全身检查和神经检查（包括精神状态、颅神经、运动和感觉功能、平衡和协调、反射和步态评估）。在初始临床评估时，还应通过详细的病史和体检来评估共病。这种评估有可能为临床管理提供更好的实践和个性化方法。

TTH 的诊断基于《国际头痛疾病分类》（ICHD-3）中的临床标准，该分类根据头痛频率将 TTH 分为三个亚型：罕见发作性 TTH（罕见 ETTH，平均头痛 < 1 天 / 月或 < 12 天 / 年）、频繁发作性 TTH（频繁 ETTH，头痛 1 ~ 14 天 / 月或 ≥ 12 天和 < 180 天 / 年）和慢性 TTH（CTTH，头痛 ≥ 15 天 / 月或 ≥ 180 天 / 年）。ICHD-3 还将 TTH 分为与颅周压痛相关或不相关的亚类。具体诊断标准如下：

（一）罕见发作性紧张性头痛

1. 平均每月＜1 d（每年＜12 d）发生至少 10 次头痛，符合标准 2 ～ 4。

2. 持续时间为 30 min ～ 7 d。

3. 以下 4 个特征中至少有两个：①双侧头痛；②性质为压迫性或紧箍样（非搏动性）；③轻或中度头痛；④日常活动，如走路或爬楼梯不加重头痛。

4. 符合下列全部 2 项：①无恶心或呕吐；②畏光、畏声中不超过 1 项。

5. 不能归因于其他疾病。

（二）频繁发作性紧张性头痛

1. 平均每月发作 1 ～ 14 d，超过 3 个月（每年 ≥ 12 d 且＜ 180 d），发作 10 次以上，并符合诊断标准 2 ～ 4。

2. 头痛持续 30 min ～ 7 d。

3. 头痛至少符合下列 4 项中的 2 项：①双侧头痛；②性质为压迫性或紧箍样（非搏动性）；③轻或中度头痛；④日常活动，如走路或爬楼梯不加重头痛。

4. 符合下列全部 2 项：①无恶心或呕吐；②畏光、畏声中不超过 1 项。

5. 不能归因于其他疾病。

（三）慢性紧张性头痛

1. 头痛平均每月发作时间 ≥ 15 d，持续超过 3 个月（每年 ≥ 180 d），并符合诊断标准 2 ～ 4。

2. 头痛持续数小时至数天或持续性。

3. 头痛至少符合下列 4 项中的 2 项：①双侧头痛；②性质为压迫性或紧箍样（非搏动性）；③轻或中度头痛；④日常活动，如走路或爬楼梯不加重头痛。

4. 符合下列全部 2 项：①畏光、畏声和轻度恶心 3 项中最多只有 1 项；②无中、重度恶心，也无呕吐。

5. 不能归因于其他疾病。

根据手法触诊可否加重颅周压痛，将以上三个亚型（罕见 ETTH、频繁 ETTH 和慢性 TTH）继续分为伴有颅周压痛和不伴颅周压痛的 TTH 的亚类。

TTH 的主要鉴别诊断包括原发性头痛，如偏头痛和其他继发性头痛，如创伤性脑损伤引起的头痛、特发性颅内高压、低脑脊液压力、睡眠呼吸暂停和复发性鼻窦炎。如果患者出现提示继发性头痛原因的信号，包括颈部僵硬、发热、姿势或操作加重头痛、局灶性神经症状、体重减轻、记忆受损和（或）意识或个性改变，则可能需要进一步的诊断测试，包括神经系统成像检查、血液取样、腰椎穿刺和多导睡眠描记术。

六、常规治疗

TTH 的治疗始于对患者教育和已知头痛诱因的治疗，头痛影响功能时需要对症治疗。非药物治疗可与药物治疗［包括症状性和（或）预防性］同时使用，或作为独立治疗。值得注意的是，多种非药物疗法可以结合使用。当需要预防性治疗时，建议从非药物干预开始。成功管理 6 个月后（定义为 ≥ 头痛频率降低 50%），可暂停治疗以观察 TTH 是否复发或恶化。

（一）急性期治疗

欧洲神经学会联合会工作组（EFNS-TF）推荐对乙酰氨基酚和阿司匹林用于 TTH 的急性治疗，推荐等级为 A 级；在非甾体抗炎药中，布洛芬、酮洛芬、萘普生和双氯芬酸同样被 EFNS-TF 推荐用于 TTH 的急性治疗，推荐等级为 A 级。避免阿片类药物，曲坦类药物对 TTH 尚未显示出疗效，除非头痛发作具有偏头痛的特征，否则可能避免使用。肌松药由于疗效不佳，不推荐用于对症治疗。

（二）预防性治疗

预防性治疗建议仅适用于频繁 ETTH 和 CTTH 的患者。EFNS-TF 推荐阿米替林（三环类抗抑郁药）和米氮平（5-羟色胺能/去甲肾上腺素能抗抑郁药）用于 TTH 的预防性治疗，推荐等级为 A 级。

（三）非药物治疗

EFNS-TF 指南建议在药物治疗前考虑非药物治疗，包括有助于 TTH 管理的健康生活习惯教育。它们可以与药物治疗结合或单独使用，多种非药物治疗可以同时或顺序使用。对于 TTH 的治疗，具有良好证据和安全性的其他非药物疗法包括物理和职业疗法、行为疗法（认知行为疗法、生物反馈和放松疗法）、综合医学（针灸和按摩等）以及生活方式改善，包括睡眠管理、健康饮食和补水、压力管理和定期锻炼。

七、依据软组织外科学理论对 TTH 发病机制的思考认识

在《宣蛰人软组织外科学》一书中，源于项颈部的软组织损害，尤其是附着于上项线的上斜方肌、项韧带、最长肌、头夹肌、头半棘肌，附着于下项线的头后大直肌、头后小直肌、头上斜肌、头下斜肌等由于受到严重软组织损害性无菌性炎症的刺激引起肌痉挛、肌挛缩的病理性改变时，帽状腱膜的张力增大，由于帽状腱膜与额肌、颞肌直接相延续，出现双侧压迫性或者紧箍样的临床表现。根据因痛致痉的发生机制，理应出现严重头痛症状。但与实际情况相反，TTH 一般表现为长期轻中度疼痛，大部分患者表现为难受、不舒服，症状不严重，以软组织外科学的观点分析，这实际是软组织损害性无菌性炎症长期存在的临床表现。因此，由于 TTH 的典型临床表现和与软组织外科学理论中提出的无菌性炎症致痛后的病理发展变化不一致，也就是无菌性炎症致痛学说不能完整解释，其发病机制应该另有重要原因。

根据 TTH 是轻度至中度、双侧位置、压迫性或紧箍样的复发性头痛，常规体力活动不会加重疼痛程度。在预防期用药建议使用三环类抗抑郁药为首选，提示精神因素在 TTH 的发病中发挥重要作用。精神系统的病变或者紊乱引起慢性疼痛越来越受到疼痛界的肯定和重视。例如，疼痛抑郁共病相关机制的研究方兴未艾。疼痛的上行传导系统和下行抑制系统的平衡参与慢性疼痛的形成机制。疼痛科目前包括银质针在内的主流微创方法均是针对上行的伤害性传导通路进行干预，而对下行的疼痛信号抑制系统的干预重视不足。目前已经明确的是，脑干下行抑制性调节系统以中脑导水管周围灰质（periaqueductal gray，PAG）为中枢，以延髓头端腹内侧区（rostral ventromedial medulla，RVM）为中继站，经由脊髓背外侧束下传至脊髓后角（背角），进而进行镇痛调节。PAG 内含有 5-羟色胺（serotonin，5-HT）、P 物质（substance P，SP）、γ-氨基丁酸（GABA）等多种神经递质。PAG 的镇痛作用主要是通过激活其腹外侧区内的 5-HT 能神经元的活性，进而以直

接或间接的方式抑制脊髓伤害性感受神经元活动而实现的。RVM 内 50% 左右的神经元为 5-HT 能神经元,其产生的 5-HT 可下行投射到脊髓背角,是下行调控系统参与脊髓疼痛信息处理的主要神经递质。除 5-HT 外,RVM 中的去甲肾上腺素(norepinephrine,NE)能、脑啡肽能、GABA 能、甘氨酸能神经元的下行纤维,都经脊髓背外侧束终止于脊髓背角,参与脊髓疼痛信息调控。总之,PAG 的下行抑制作用主要通过 RVM 的 5-HT 系统介导,也可以通过蓝斑核(locus coeruleus,LC)和延髓尾部的外侧网状核(lateral reticular nucleus,LRN)的 NE 系统介导,少部分也可以直接作用于脊髓。基于以上发现,对于焦虑抑郁症患者,由于机体的 5-HT、NE 缺乏,PAG、RVM、LC、LRN 所介导的疼痛抑制作用减弱或者疼痛下行抑制系统脱抑制,出现疼痛感放大或者疼痛敏感化。另外,现代社会人类精神压力普遍增大,精神压力作为应激源可以消耗 5-HT 和 NE,诱发抑郁,也可通过前额叶、额外侧叶和顶叶皮质的调制,最后导致疼痛。

已知 5- 羟色胺代谢在非快速眼动睡眠的调节中起重要作用。睡眠障碍引起的疲劳可导致交感神经激活,促进相关应激激素代谢过程,长时间的交感神经激活可使 TTH 慢性化。睡眠质量差也可能通过增加伤害性兴奋的兴奋性在致敏过程中发挥作用与疼痛阈值降低独立相关。失眠是 TTH 的重要共病,患有失眠症的 TTH 患者经历更频繁而严重的头痛,精神病合并症的发生率更高。

传统发病机制中提出肌筋膜激痛点发挥重要作用,急性期强烈推荐应用针对抗炎作用的 NSAIDs 药物,根据以上反馈提示,TTH 的急性发作与颅外软组织损害性无菌性炎症密切相关。至于为什么没有发生偏头痛、丛集性头痛和颈源性头痛及其伴随症状(如恶心、呕吐),其实质是此类患者平素软组织损害并不严重,没有发生系列补偿调节和对应补偿调节失败而出现颅内硬脑膜、颅外颌面部和上部颈椎局部发生继发性严重无菌性炎症而已。

八、典型病例

1.**病史简介**　王××,男,50 岁,福州市人,职员,入院前 15 个月出现反复头痛不适,呈酸胀痛,伴情绪低落、入睡困难,VAS 评分约为 5 分。疼痛时无恶心,无呕吐,无畏光,无鼻塞等。曾于驻地附近医院就诊,考虑"焦虑状态",给予劳拉西泮、盐酸帕罗西汀片、右佐匹克隆片后,睡眠质量缓解,但头痛无明显缓解。为了缓解头痛,转诊我科。自发病以来,食欲一般,睡眠欠佳,大小便正常,体重无明显改变。既往史:耳鸣 20 年,多次就诊耳鼻喉科、神经内科,给予药物治疗(具体不详),欠佳。

2.**体格检查**　发育正常,营养良好,焦虑面容,自主体位,神志清楚,查体合作。专科检查:脊柱生理弯度正常,无侧弯。双侧躯干上部压痛点检查:项平面(++),颈椎旁压痛(+),肩胛背面(++),胸椎旁压痛(+)。双侧躯干下部压痛点检查:腰骶部(++)、髂嵴缘(+)、臀髋部(++)、大腿根部(++)、膝关节(+)、踝关节(+)。四肢肌力、肌张力正常对称,活动自如。腱反射和病理征(−)。颈椎过度前屈、左右侧屈、左右旋转等活动功能正常。直腿弯腰时指尖距地 10 cm 无僵腰,屈髋屈膝分腿试验引出双侧大腿根部拉紧感。

3.**辅助检查**　血常规、尿常规、生化全套、自身免疫、甲功全套、肿瘤标志物等检验结果未见异常。颈椎和颅脑 CT(2018 年 5 月 17 日,福州市第二医院)①双侧额叶少许缺血腔隙灶;②鼻中隔偏曲,双侧筛窦炎症;③$C_4 \sim C_5$ 后纵韧带增厚;④$C_{3/4}$ 和 $C_{4/5}$ 椎间盘突出;⑤$C_{5/6}$ 和 $C_{6/7}$ 椎间盘膨出。

4. 传统诊断 紧张型头痛；中重度躯体化障碍（焦虑状态）；睡眠障碍；耳鸣；颈椎退行性病变

5. 基于软组织外科学理论的分析思考 颈椎过度前屈、左右侧屈、左右旋转等活动功能正常。双侧项平面、颈椎棘突旁、关节突关节、横突、肩胛背面以及锁骨上窝压痛点，轻中度敏感。强刺激推拿枕颈背肩部后，头顶额颞部紧胀不适缓解不明显，提示目前该头痛与枕颈肩背部的软组织损害无关。根据影像学结果：$C_4 \sim C_5$ 后纵韧带增厚，$C_{3/4}$、$C_{4/5}$ 椎间盘突出，$C_{5/6}$、$C_{6/7}$ 椎间盘膨出，考虑为颈椎退行性变，不是头痛病因。直腿弯腰时指尖距地 10 cm 无僵腰，屈髋屈膝分腿试验引出双侧大腿根部拉紧感，及腰骶部、髂峰缘、大腿根部轻中度敏感压痛点，提示躯干下部的软组织损害不严重，可能与头痛无关。

6. 治疗过程 由于项平面软组织损害可直接导致头部紧胀不适，为了消除项平面软组织损害对头痛的影响，密集型银质针首先针刺项平面，但针刺后患者诉头痛缓解不甚明显，再针刺双侧颈脊柱段，为了排除躯干下部内收肌的影响，后续针刺双侧大腿根部内收肌附着处，治疗完毕，自诉症状无明显改善。为了改善自主神经功能紊乱，在超声引导下星状神经节阻滞术和免疫臭氧自体血回输治疗。入院后第 4 天，上述的治疗仍不能缓解患者的头痛不适。

追问病史，得知自 2017 年以来因为严重家庭矛盾，出现焦虑、失眠和头痛。因患者无器质性及有因可循的病理生理改变，考虑为躯体化障碍性质的头痛，随即对患者进行焦虑抑郁量表评价。躯体化症状量表分值（54 分），提示中重度躯体化障碍。根据因子分计算，其分类类型为：认知性＋想象性。

后续治疗方案：度洛西汀 30 mg，每日 2 次（早、午餐后）、右佐匹克隆 1 mg，每晚 1 次、劳拉西泮 1 mg，每晚 1 次，加强心理辅导和出院后门诊规范用药，52 d 后复诊，患者诉严格用药后症状可明显缓解，但稍微停药后，症状明显反跳，遂反复告知药物的安全性及必要性后，要求每天坚持按时按量服药，维持度洛西汀 60 mg/d。半年后电话回访，患者的睡眠明显改善，一天能保证 7 h 睡眠时长，头痛症状消失，偶伴白天工作时精神不济，考虑苯二氮䓬类镇静过度可能，进一步微调减少用药，患者治疗 8 个月后停药。

7. 随访 1 年半后随访，目前精神状态很好，未出现头痛反复等问题，睡眠质量明显改善。

九、诊治经验体会

头痛患者的病因相当复杂，一般而言，由于软组织损害所致的头痛，通常均会检得项颈肩部高度敏感性压痛点／区。如果没有检得高度敏感压痛点（区），如上述病例根据临床表现，不要轻易诊断软组织损害相关性头痛。

疼痛为主观感觉上不愉快的情感体验，医者的诊断思路一定开阔，如果体格检查为轻中度压痛，而患者求治心切，临床存在主诉疼痛与客观检查不一致的情况，表明在无明显伤害性上行传导刺激时，存在主诉疼痛感放大现象，治疗靶向思路要转移，关注疼痛的下行传导系统是否存在问题。

脑干下行抑制调节系统以中央导水管周围灰质（periaqueductal grey，PAG）为中枢，以延脑头端腹内侧核群（rostroven-tromedial medulla，RVM）为中继站，经由脊髓背外侧束下传至脊髓后角（背角），进而进行镇痛调节。PAG 的镇痛作用主要是通过激活其腹外侧区内的 5-HT 能神经元的活性，进而抑制脊髓伤害性感受神经元活动而实现的。RVM 内 50% 左右的神经元为 5-HT 能神经元，其产生的 5-HT 可下行投射到脊髓背角，是下行调控系统参与脊髓疼痛信息处理的主要神经递质。除5-HT 外，RVM 中 NE 神经元的下行纤维，都经脊髓背外侧束终止于脊髓背角，参与脊髓疼痛信息调控。总之，PAG 的下行抑制作用主要通过 RVM 的 5-HT 系统介导，也可以通过蓝斑和延脑外侧网状核的 NE 系统介导。度洛西汀属于双通道阻滞药物（SNRI），可选择性阻滞 5-HT、NE 的再摄取，增强中枢神经系统 5-HT 和 NE 的功能，主要用于治疗抑郁症、广泛性焦虑障碍、慢性肌肉骨骼疼痛。其抗抑郁效果及改善躯体化症状效果优于 SSRI 类，且无抗胆碱能、体位性低血压和镇静等不良反应。

另外，此类患者通常需要配合改善睡眠的综合治疗，方能快速改善症状。但是对于躯体化障碍性疼痛，药物治疗起效相对慢，最快 1 周，要长期坚持，久久为功，这些注意事项均需要反复向患者说明。

（刘荣国　陈　日）

第四节　丛集性头痛

丛集性头痛（cluster headache，CH）又称蝶腭神经痛，是一种原发性头痛疾病，归类为三叉神经自主性头痛。CH 的病理生理学仍知之甚少，但在理解原发性头痛疾病的最新进展，研发了新的治疗方法，可能有助于那些对已确定治疗方法无反应的患者。

一、定义

丛集性头痛（CH）的诊断基于《国际头痛疾病分类》第 3 版中的临床标准，如果发作之间有至少 3 个月的无痛缓解，则称为发作性丛集性头痛（ECH），如果发作 1 年或更长时间没有缓解或缓解时间少于 3 个月，则称为慢性丛集性头痛（CCH）。具体诊断标准如下。

（一）丛集性头痛（CH）

1. 符合 2 ~ 4 的发作 5 次以上。

2. 发生于单侧眼眶、眶上和（或）颞部的重度或极重度的疼痛，若不治疗，疼痛持续 15 ~ 180 min。

3. 头痛发作时至少符合下列 2 项中的 1 项：

（1）至少伴随以下症状或体征（和头痛同侧）中的 1 项：①结膜充血和（或）流泪；②鼻塞和（或）流涕；③眼睑水肿；④前额和面部出汗；⑤瞳孔缩小和（或）上睑下垂。

（2）烦躁不安或躁动。

4. 发作频率：1 次 / 隔日 ~ 8 次 / 日。

5. 不能归因于其他疾病。

（二）发作性丛集性头痛

①发作符合丛集性头痛诊断标准，且在一段时间内（即丛集期，定义为丛集性头痛连续发作持

续数周或数月）发作；②至少 2 个丛集期持续 7 天 ~ 1 年（未治疗），且头痛缓解期 ≥ 3 个月。

（三）慢性丛集性头痛

①发作符合丛集性头痛诊断标准和下面的标准②；②至少 1 年内无缓解期或缓解期小于 3 个月。

二、流行病学

CH 影响约 0.1% 的人群。与女性更常见的偏头痛相比，CH 在男性中的发病率大约是女性的 4 倍。通常在生命的第三个 10 年发病。男性和女性的临床表型相似，尽管女性发作时可能会出现更多的恶心和呕吐。CH 的发生似乎有遗传和环境风险因素。大约 6% 的 CH 患者有一级或二级亲属的家族史，并且有几例同卵双胞胎有 CH 的报告。

三、对病因和发病机制的传统认识

关于 CH 的机制目前暂没有明确。由于有一个昼夜节律的周期，所以对下丘脑进行研究调查，最终显示形态异常，也涉及三叉神经血管系统和副交感神经纤维。当三叉神经节及其纤维受刺激后，可引起 P 物质、降钙素基因相关肽和其他神经肽释放增加，这些活性物质作用于邻近脑血管壁，可引起血管扩张而出现搏动性头痛，还可使血管通透性增加，血浆蛋白渗出，产生无菌性炎症，并刺激痛觉纤维传入中枢。5-HT1B，1D 受体位于脑外颅内血管中及三叉神经系统的神经末梢。该受体的激活可导致颅内血管收缩、神经肽释放受抑制，三叉神经通路中疼痛传导减弱。一些研究表明，疼痛控制中枢通路的缺陷和自主神经系统失调导致椎管上疼痛控制和认知加工功能障碍。研究人员还注意到 GABA 能细胞间和细胞内信号通路、离子通道和炎症相关分子（包括 IL-2、黏附分子和组胺）的功能障碍。基因分析发现有许多可能的来源，包括 PER3（与昼夜节律有关），orexin-B（与睡眠 – 觉醒周期、食物摄入和伤害性神经传递的调节有关），以及 PACAP 受体基因，因为 PACAP（垂体腺苷酸环化酶激活多肽）在发作期间的血液中增加。对于所有提示的遗传途径，还需要进行更多的研究。

四、临床表现

CH 的特征是眼眶、眶上或颞区严重的单侧头痛发作，如果不治疗，可持续 15 min ~ 3 h。疼痛与同侧颅内自主症状如结膜充血、流泪、鼻塞、鼻漏、前额和面部出汗、上睑下垂、眼裂减小和眼睑水肿有关。发作时通常伴有不安或激动。CH 通常以"集群"（也称为阵发性或周期性）的形式发生，持续数周或数月，期间每隔一天发作 1 次至每天 8 次。通常有显著的年轮周期，阵发性在一年的某些时间可预测地发生，昼夜周期的阵发性发作可预测地发生在白天的同一时间，通常在晚上。

五、诊断及鉴别诊断

CH 的诊断是根据患者的病史，依据上述诊断标准进行的。通过观察发作或显示自主神经症状的发作照片或视频来辅助诊断。在两次发作之间，神经系统检查通常是正常的，尽管有些患者可能患有霍纳综合征。

CH 的主要鉴别诊断是其他原发性头痛疾病，尤其是偏头痛和阵发性偏头痛。准确的诊断对于确定最佳治疗非常重要。与 CH 相比，偏头痛发作的持续时间通常较长（超过 4 h），并伴有明显的偏头痛特征（如恶心、呕吐、畏光、畏声）。偏头痛患者可出现颅自主神经特征，但在 CH 患者中更为突出。阵发性偏头痛的特征是发作也严格是单侧的，并与颅自主功能相关，但发作持续时间较短（2 ~ 30 min），通常每天发生 5 次以上。该诊断的重要性在于，与 CH 不同，阵发性偏头痛对吲哚美辛有绝对的反应。而多种继发性头痛的原发疾病，如垂体瘤、海绵窦病变、动脉夹层或动脉瘤，患者很少出现类似原发性 CH 的临床综合征。与三叉神经痛其区别在于疼痛的性质、发作的时间、是否存在颅自主神经症状（如流泪和结膜充血），以及发作的趋势是否具有昼夜节律和昼夜周期性。

六、常规治疗

1. **急性期治疗**　最公认的 CH 治疗方法可能是 100% 氧疗，这种方法是 A 级建议，与所有其他类型的头痛相比，它是 CH 所独有的。至少 66% 的患者对氧疗有反应，在不到 10 min 内起效。

曲普坦是唯一的其他 A 级推荐治疗。可以通过鼻喷雾剂或皮下注射舒马曲普坦或佐米曲普坦。不推荐任何形式的口服药物，因为起作用时间通常比头痛时间长。其他治疗方案包括鼻内利多卡因（据报道有 33% 的疗效）、奥曲肽和麦角胺。不幸的是，10% ~ 20% 的 CH 患者会产生耐药性。

2. **预防性治疗**　预防丛集性头痛唯一推荐的 A 级治疗是枕下阻滞。维拉帕米是使用最广泛的预防性药物。当患者在使用这种药物时，建议定期做心电图来监测心功能。其他可供选择的药物包括锂、口服糖皮质激素、丙戊酸钠、褪黑素和鼻内辣椒素。

3. **电刺激治疗**　包括蝶腭神经节、枕神经和迷走神经。对下丘脑进行脑深部刺激已经非常成功，并被证明在治疗耐药患者方面非常有用。迷走神经刺激是非植入设备的一种选择。

七、依据软组织外科学理论对 CH 发病机制的认识

根据软组织外科学理论将 CH 的疼痛部位和发作特征理解为与上颌神经以及蝶腭神经节受到翼腭窝内无菌性炎症的刺激有关，或与蝶腭神经节节前纤维的过度冲动刺激引起神经节的异常放电有关。翼腭窝是经上颌入路至颅底中央区的必经之处，了解该区的解剖构成及毗邻关系至关重要。重新梳理翼腭窝和蝶腭神经节的相关解剖有助于理解上述发病机制。

翼腭窝位于颞下窝前内侧，上颌窦后壁与翼突之间，为一狭窄的骨性间隙，前界为上颌骨，后界为翼突及蝶骨大翼之前界，顶为蝶骨体下面，内侧壁为腭骨的垂直部。此窝上部较宽，下部渐窄，主要内容物有上颌动脉，上颌神经及蝶腭神经节。翼腭窝向外经翼上颌裂通颞下窝，向内上经蝶腭孔通鼻腔，向前经眶下裂通眼眶，向后上经圆孔通颅中窝，借翼管通颅底外面，向下移行于腭大管、腭大孔通口腔。

蝶腭神经节是位于翼腭窝的复杂颅外神经节，由感觉、运动和自主神经三种成分组成，也是头

面部最大的副交感神经节，位于上颌神经的下方。副交感节前纤维来自面神经中源自脑桥上涎核的岩大神经，交感神经节前纤维来自颈上交感神经节的岩深神经，岩深神经与岩大神经合并形成翼管神经。节后的副交感神经纤维伴随三叉神经的眼支和上颌支分布并管理泪腺、鼻腺、腭腺和咽腺，因此，蝶腭神经受到翼腭窝内无菌性炎症的刺激可引起结膜充血、流泪、鼻塞、鼻漏、前额和面部出汗、上睑下垂、眼裂减小和眼睑水肿等颅自主神经症状。而三叉神经的眼支和上颌支受到无菌性炎症的刺激则引起眼眶、眶上或颞区严重的单侧疼痛发作。此外，蝶腭神经节的一些节后副交感神经纤维向上内进入眶腔，为硬脑膜和脑血管提供副交感神经支配，交感纤维则来自颈上神经节，以上受到刺激，除了出现单侧头痛不适、可伴有不安或激动等表现。

八、典型病例

1. **病史简介** 张××，男，43岁，武清开发区防盗门厂工人，主诉左侧头部阵发性疼痛伴鼻塞流涕、流眼泪3年，加重半月。患者于3年前一次上呼吸道感染后出现左侧头痛，痛时伴有流涕、鼻塞、眼红、流泪，每次持续 $1 \sim 2$ h，温暖时症状有轻度缓解。每天早晨及傍晚发作一次，口服伤风胶囊有所减轻，症状持续1个月后缓解。自此，上述症状每年春季及秋季各出现一次，发作持续时间逐渐延长。自认为是感冒或鼻炎，没有系统治疗过。此次于半月前发作，头痛症状较原来明显加重，每次持续4h以上，遂来我院就诊。

2. **体格检查** 脊柱无畸形。颈椎向左后弯曲可引出左侧枕颈部疼痛，其他活动不受限，也无疼痛引出。左侧颞肌、咬肌及颧骨下方压痛高度敏感，左侧项平面、颈椎、冈下三肌、左腰骶后部、髂骨腹外斜肌附着处压痛高度敏感。按压左侧枕颈部引出疼痛，可使颞肌、咬肌压痛明显减轻。按压左腹外斜肌髂骨附着处引出疼痛，可使左冈下三肌压痛明显缓解。其余无制约关系。直腿弯腰无僵腰，但可引出腰骶部牵拉感，直腿伸腰不受限。腰脊柱右侧弯时，左侧腹壁牵拉感，有轻度疼痛。双侧直腿抬高试验（−）。左侧下颌第二磨牙有龋齿，无叩痛。左侧鼻腔黏膜充血红肿，右侧正常。左眼球结膜中度充血，右眼正常。强刺激推拿颞肌、咬肌、颧骨下方后，头部疼痛略有减轻，继续推拿颈椎、项平面压痛部位，头痛症状明显减轻，但未完全消失。继续推拿左侧腰骶后部，头痛症状所剩无几。

3. **辅助检查** 血常规、血脂全项、免疫指标等检验结果未见异常。心电图未见异常。颈椎X线示：颈椎生理曲度变直，项韧带中段钙化，$C_3 \sim C_7$ 椎体前缘骨质增生。颅脑MRI示左侧鼻黏膜水肿、左侧下鼻甲肥大，余未见异常。

4. **传统诊断** 左侧丛集性头痛；颈椎病。

5. **基于软组织外科学理论的分析和诊断** 单侧的鼻黏膜水肿及下鼻甲肥大很难解释头痛发作的现象，鉴于检查结果及多次反复发作的单侧头痛，伴鼻塞流涕、流泪等症状，结合五官科检查，不能确定为鼻炎引起的头痛，结合强刺激推拿软组织压痛，头痛缓解的特点，颈椎的X线变化，应考虑存在慢性软组织损害致痛的极大可能性。

体格检查时发现，左侧颈椎、项平面压痛点均高度敏感，尤其是枕颈部按压可出现向头痛区域的放射，提示存在颈椎管外软组织损害性无菌性炎症。患者的工作是坐位反复左侧旋转身体去捡拾流水线上的物品，存在持续左侧旋转造成左颈椎关节突关节、左腹外斜肌及腰骶部肌肉反复过度应用的特点。左旋身体时，频繁手工活动，可出现左侧冈下三肌与前锯肌之间的拮抗，以保证肩胛骨内侧缘与胸壁的关系，腹外斜肌的应用加重了这一点。所以，腹外斜肌压痛对冈下三肌有制约关系。枕颈部的压痛大部分制约咬肌、颞肌，提示咀嚼肌的损害与头颈部软组织损害有关。腰骶后部是坐位躯干稳定的基础，腰骶后部压痛提示左侧竖脊肌腰骶部附着处已经存在软组织损害，强刺激推拿能进一步减轻头痛，说明腰骶后部与主诉头痛有因果关系，与枕颈部压痛无制约关系，提示枕颈部软组织损害已经形成，两个部位均需治疗。

软组织外科学诊断：左颈椎管外软组织损害并发左侧头痛；左腰椎管外软组织损害。

6. **治疗过程**　无制约关系时，本着由近及远的治疗最容易被接受的特点，先开始枕颈部治疗。治疗顺序：左侧颈椎→左侧项平面→左侧腰骶后部→左侧腹外斜肌→左冈下三肌，每次针刺 1 个部位，每日 1 次，序贯完成。该患者针刺完项平面后，颞肌、咬肌压痛明显减轻，头痛发作时间变为 15 min，程度减轻 2/3。左腰骶后部针刺后，头痛已变得很轻微，鼻塞、流涕症状完全消失，双眼结膜颜色基本一致。左侧腹外斜肌髂骨附着处针刺后，冈下三肌压痛变为低敏状态，未进行冈下三肌针刺治疗。嘱患者观察 1 周。

1 周后复查，自感左侧头痛基本消失。查体咬肌、颞肌及颧骨下方压痛变为轻度敏感，颈部压痛中度敏感，腰骶后部及腹外斜肌髂骨附着处中度敏感，冈下三肌压痛轻度敏感。腰骶后部压痛可使颈部压痛变为轻度敏感。患者担心日后复发，强烈要求再治疗一遍。治疗顺序：左侧腰骶后部→左侧颈椎→左侧项平面→左侧腹外斜肌，每次针刺 1 个部位，每日一次，序贯完成。针刺结束后 1 周复查，自诉头痛完全消失，鼻塞、流涕流眼泪症状未再出现。

7. **随访**　患者在医院附近居住，2 年来，每次遇到了解头痛情况，均诉没有出现，对疗效非常满意。

九、诊治经验体会

CH 常因为伴随鼻塞、流涕、流眼泪而被患者误认为鼻炎或上呼吸道感染。口服抗感冒药或解热镇痛药常能短期缓解症状，只有病情加重，方就诊治疗。诊断须先排除颅脑严重疾病，避免误诊，同时排除牙髓炎、鼻窦炎等感染性疾病引起的疼痛。在软组织压痛点检查时，出现能被压痛点强刺激推拿缓解的情况时，可以通过对工作特点、运动分析找到支持软组织损害诊断的合理化解释。本例患者的左侧鼻黏膜充血红肿及下鼻甲肥大还是干扰了医者的诊断，但在软组织压痛点针刺后，红肿症状快速消退提示鼻部症状与软组织损害的因果关系，进一步证明枕颈部损害影响颈上神经节及膝状神经节的功能，间接影响蝶腭神经节的功能状态。

对于治疗的次序，医者须有条不紊。由近及远的治疗顺序使患者感到离主诉部位最近的位置得到了治疗，这个部位在强刺激推拿时一定是能大部分缓解主诉症状的部位。如果针刺了颞肌，离头痛部位更近，但强刺激推拿时没有缓解头痛症状，可能会造成针刺后效果不理想的情况。在针刺枕颈部后，颞肌压痛消失也证明了这一点。腰骶后部在复诊查体时出现对颈椎压痛的制约情况，说明腰骶后部是患者发病的最早损害部位，系统的压痛点检查和反复的传导制约验证，方可找到软组织损害的根源，达到长久治愈的目的。

枕颈部软组织损害增加了颈上神经节与上颈椎横突的接触与摩擦，加重刺激颈上神经节。项平面的损害降低了枕后肌群的牵拉作用，使乳突附着肌肉代偿应用，造成乳突内部微循环功能下降，炎症物质蓄积，刺激膝状神经节，尤其是岩大神经，出现蝶腭神经节前过度兴奋性冲动。对蝶腭神经节的直接干预风险远大于周围软组织的刺激，所以，有效检出蝶腭神经节前损害能明显降低治疗风险，增加安全性，查体治疗很重要。

（王震生　刘荣国）

第五节　颞下颌关节紊乱 / 炎

一、定义

颞下颌关节紊乱病（temporomandibular diseases，TMD）是指累及颞下颌关节和（或）咀嚼肌的一类口腔常见疾病，主要临床表现为颌面部疼痛、关节杂音和下颌运动受限，严重影响患者的生活质量。颞下颌关节炎（temporomandibular joint osteoarthritis，TMJOA）是一种以进行性软骨退化、软骨下骨改建、滑膜炎和慢性疼痛为特征的退行性疾病，常表现为下颌骨髁状突和关节窝的破坏，包括糜烂性吸收、硬化、磨损、骨赘形成等，是引起颞下颌关节剧烈疼痛和功能障碍的主要原因之一。

二、流行病学

TMJOA 在老年人群中发病率高达 70%，已被列入 TMD 诊断标准的亚分类，属于由代谢失衡引起关节软骨磨损、破坏及软骨下骨退化的慢性炎性疾病。TMD 的人群发病率高达 20% ~ 40%，据统计美国每年用于 TMD 治疗的费用高达数百亿美元。TMJOA 是 TMD 的重症表现形式，据统计约有 14.56% 的 TMD 患者具有 TMJOA 的影像学表现，由此推算我国的 TMJOA 患者数量在 4000 万以上。

三、对发病机制的传统认识

骨关节炎是颞下颌关节最常见的关节病理表现，其特征是软骨退变、炎症、功能失调的关节重塑和疼痛，可由多种因素引起，包括损伤、衰老、关节力学异常、关节形态不典型等。关节中的 TNF-α 是最早释放、最广泛的细胞因子之一。TNF-α 既能激活破骨细胞，又能直接刺激痛觉感受器，使其成为关节损伤和疼痛的关键中介。细胞因子也通过调节缺氧诱导因子影响软骨微环境，维持正常软骨细胞功能，但在细胞因子缺失或明显上调时激活破坏性通路。升高的 HIF-2α 通过分解代谢途径导致软骨破坏。血管内皮生长因子（VEGF）和基质金属蛋白酶（MMPs）在 OA 中也通过 HIF-1α 介导途径上调，导致软骨的非典型血管生长和细胞外基质溶解。通过招募巨噬细胞，组织分解代谢和细胞外基质分解可产生进一步的炎症。与 TNF-α 类似，VEGF、MMPs 和神经生长因子（NGF）等下游效应因子也与感觉神经元的兴奋性相关。外周敏化是由于多个解剖部位的调节使外周神经的过度兴奋。颞下颌关节运动过程中摩擦增加，导致关节结构不可逆损伤，关节盘内部紊乱和退行性改变。TMJOA 与其他骨性关节炎不同，其对绝经前女性颞下颌关节功能的影响更大，女性下颌疼痛的比例是男性的 2 倍，就诊的比例是男性的 3 ~ 9 倍。虽然颞下颌关节功能障碍伴有疼痛恶化与雌激素受体增加有关，但中枢神经系统的细胞信号差异也被认为是造成更多疼痛的原因之一。

四、临床表现

在关节炎早期缺乏临床症状，也没有明显的关节肿胀。TMJOA 通常包括疼痛和僵硬症状，以及特有的叩击痛和弹响音。前者提示关节盘运动不正常，而后者提示在平移时关节盘突然突出移位或脱位。明显的弹响音可能表明关节盘运动异常，如前脱位或脱位后没有复位，从而限制了活动范围。由于靠近耳软骨而通常无症状，所以关节的杂音很明显。

还有一些颞下颌关节的症状伴发退行性变化，如正常关节功能损害、关节强直、关节不稳和髁突骨溶解导致后部高度下降，最终导致面部畸形。TMJOA 也可能无症状。

体格检查至少包括评估关节压痛、点击张嘴、张嘴不对称（仅在单侧或不对称疾病中出现，下颌向更受影响的一侧倾斜）和张嘴评估。但是，目前没有 TMJOA 特异性的体格检查。

五、诊断和鉴别诊断

（一）TMD 的诊断主要基于病史和体格检查

TMD 的症状通常与下颌运动（如张嘴、闭口和咀嚼）和耳前区、咬肌区或太阳穴区疼痛有关。如果疼痛不受下颌运动的影响，则应怀疑其他的口面疼痛疾病。颞下颌关节病患者可能会出现下颌的异常杂音（如滴答声、爆裂声、咯咯声、捻发音），但高达 50% 的无症状患者也会出现这种声音。慢性 TMJOA 的定义是持续疼痛超过 3 个月。支持 TMJOA 诊断的体格检查结果可能包括但不限于下颌运动异常、活动范围减少、咀嚼肌压痛、动态负荷引起的疼痛、磨牙症状、颈部或肩部肌肉压痛。

影像学检查中计算机断层扫描在评估细微的骨形态方面优于普通 X 线摄影。MRI 是对 TMD 症状体征患者进行综合关节评估的最佳方法。MRI 是一种作为颞下颌关节的金标准的放射检查，通过它可以分析软组织，特别是关节盘。尽管在有症状的患者中 MRI 的发现与关节形态之间有 78% ~ 95% 的相关性，但在无症状的患者中有 20% ~ 34% 的假阳性。MRI 通常用于持续症状、保守治疗无效或怀疑关节内紊乱的患者。超声是一种无创、动态、低成本的技术，当 MRI 不适用时，可用于协助诊断颞下颌关节紊乱。

在咀嚼肌激痛点注射局部麻醉药，可以作为一种诊断辅助手段来区分下颌疼痛的来源。然而，只有在耳颞神经麻醉方面有经验的医师才能进行这个操作。如果操作准确，并发症发生率很低。准确地神经阻滞后出现持续疼痛，提示临床医师需要重新评估 TMJOA 的症状，并考虑其他可能的诊断。

（二）鉴别诊断

在诊断 TMJOA 时，临床医师应对颞下颌关节区域疼痛的患者提高警惕。以下疾病有时也有类似 TMJOA 的临床表现，包括龋齿或脓肿，口腔损害（如带状疱疹、单纯性疱疹、口腔溃疡、扁平苔藓），肌肉过度使用（如紧咬、磨牙、过度咀嚼、痉挛）、创伤或脱位、上颌鼻窦炎、唾液腺疾病、三叉神经痛、疱疹后遗神经痛、舌咽神经痛、巨细胞动脉炎、原发性头痛综合征与癌症相关的疼痛。TMJOA 也可表现为自身免疫性疾病如系统性红斑狼疮和类风湿关节炎的症状。

六、常规治疗

治疗 TMJOA 的目的包括消除疼痛或减轻疼痛，恢复正常下颌运动，改善患者的下颌关节功能和提高生活质量。TMJOA 的治疗方法较多，包括以下几类：

1. **保守治疗**　患者教育、限制下颌活动、止痛剂、夹板治疗和物理治疗。非甾体抗炎药是治疗骨关节炎的一线药物。

2. **微创／手术治疗**　关节内注射、关节穿刺术、关节镜检查、微创关节镜手术、开放式关节手术。关节内注射透明质酸、糖皮质激素或富血小板血浆作为微创外科手术，在缓解颞下颌关节疼痛和增加最大开口方面有很好的效果。因此，关节内注射可以考虑作为保守治疗的附加治疗，特别是在没有观察到改善的情况下，可以作为一线治疗。

七、依据软组织外科学理论对 TMJOA 发病机制的进一步认识

软组织外科学认为，人类张口咀嚼等相关动作肌群的过度使用，同样具有产生无菌性炎症的可能性。TMD 患者出现下颌区的异常杂音（如滴答声、爆裂声、咯咯声、捻发音），其中捻发音与关节面破坏有关，由于软骨没有神经支配，只有在咀嚼相关肌群附着处出现无菌性炎症时，方可感受到疼痛。根据疼痛诱发方式提示其发作可能与炎症受到牵拉性刺激或者是挤压性刺激有关。疼痛是 TMJOA 最常见的症状，它源于关节周围的软组织和在防御机制中收缩的咀嚼肌，肌肉痉挛可以保护受损的关节免受进一步的破坏。在骨关节炎的病程中，在垂直和侧向运动时可能发生关节疼痛和骨擦感。

咀嚼张口动作主要与咀嚼肌、舌骨上肌群有关。咀嚼肌中的颞肌、咬肌、翼内肌的功能与下颌骨的上拉、闭口相关。颞肌起于颞窝和颞深筋膜的深面，肌束下行，聚集成扁腱，穿过颧弓深面止于下颌骨冠突的尖端、内侧和前后缘，并延伸到下颌支的前缘直至第三磨牙处。根据其纤维走向，颞肌可分为前、中、后三束，分别由颞深神经的三个分支所支配。前束纤维垂直，提下颌向上，中束纤维斜向前下，提下颌向上后，使髁突回到关节窝内，后束纤维几乎呈水平方向，由后向前，经耳郭上方进入颧弓深面与其他纤维联合，一般认为后束的功能是使下颌后退、提下颌为主作用。颞肌整体收缩，将协助提下颌向上，表现为咬合运动。咬肌是咬合动作的主要执行肌肉，其与颊肌、颞肌、翼内肌、翼外肌、口轮匝肌等一起，协同完成咀嚼动作。浅部纤维起自颧弓前 2/3，深部纤维起于颧弓后 1/3 及其内面，为强厚的方形肌肉，纤维行向下后方，覆盖于下颌支外面，止于下颌

支外面及咬肌粗隆。翼内肌有深、浅两头，深头起于翼外板的内侧面和腭骨锥突，浅头起于腭骨锥突和上颌结节，与咬肌纤维方向相似，止于下颌角内侧面及翼肌粗隆，上提下颌骨和参与下颌前伸和侧方运动。

翼外肌有上、下两头，上头起于蝶骨大翼的颞下面和颞下嵴，下头起于翼外板的外侧面，向后外方走行，止于髁突颈部的关节翼肌窝、关节囊和关节盘，翼外肌使下颌骨向前并降下颌骨。舌骨上肌群包括二腹肌、茎突舌骨肌、下颌舌骨肌、颏舌骨肌。舌骨上肌群属于头部肌肉，位于舌骨和颅骨之间，可下降下颌骨，使口张开。

支配颞下颌关节的神经主要来自三叉神经下颌支中的耳颞神经、嚼肌神经、颞深神经和翼外肌神经的关节支。颞深神经自下颌神经前表面发出后，行至颧突后分出一支至关节囊的前部、前内侧份和内侧区，然后进入颞肌深面；嚼肌神经自下颌神经前表面发出后，向前外行走于翼外肌深面，分出一支至关节囊前部的外侧份后，在颞肌与颞下颌关节之间跨越下颌切迹至嚼肌深面；耳颞神经自下颌神经后面发出，沿翼外肌深面向后，绕髁状突颈的内侧至其后方后，发出分支到达关节囊的后部、后内侧和外侧区，以及外侧的关节韧带和双板区，并有分支穿过下颌升支支配外侧的骨膜；翼外肌神经随翼外肌进入关节囊，并分布于关节囊的内侧和前内侧区。

在颈部深层损害引起的颈椎变直或其他部位软组织损害引起头颈前移时，舌骨上肌群牵拉增多，张口拉力增加，导致咀嚼后负荷增大，咬肌、翼内肌和颞肌持续超负荷应用，出现软组织劳损，刺激翼内肌外面走行的下颌神经，产生颞下颌关节区域疼痛。闭口肌与张口肌张力同时增加，使作为支点的髁突与下颌关节窝摩擦力加大，关节研磨损害，出现关节水肿、疼痛或积液。咬肌、翼内肌、颞肌出现继发损害时，翼外肌过度参与张口动作，出现损害后，牵拉闭口位的下颌骨髁突及关节盘前移，顶压下颌关节窝前方的关节结节，造成张口动作的关节弹响及下颌关节前囊磨损后的张口疼痛。另外，下颌神经分支鼓膜张肌神经穿过下颌关节，下颌关节无菌性炎症刺激此神经可引起鼓膜张肌痉挛，从而诱发耳鸣。躯干下部的软组织损害在系列补偿调节中引起头颈部调节增多，或肩背部软组织损害引起头颈部系列补偿调节，均可导致舌骨上肌群及咀嚼肌群劳损，出现相关症状。过度食用坚硬食物，直接造成咀嚼肌劳损，也是诱发下颌关节紊乱的原因之一。在进行病因寻找时要兼顾局部和其他部位。

八、典型病例

1. **病史简介**　李××，女，51岁，江西人，来榕打工，双侧颞下颌反复疼痛3年加重3个月而入院，表现为双侧颞下颌持续性酸胀痛，左重于右，张口困难，伴头痛、耳鸣，就诊某市级三甲医院，予局部注射、针灸、理疗等治疗，效果欠佳，疼痛严重时，常于夜间痛醒。

2. **体格检查**　脊柱外观无畸形，直腿弯腰试验指尖距地10 cm有僵腰，直腿伸腰试验未受限，直腿抬高试验左右各70°，三者均无征象引出。屈髋屈膝分腿试验引出左侧大腿根部拉紧感，双侧髂后上棘、髂嵴缘、大腿根部压痛点，均中度敏感。双侧下颌支、颧弓、下颌切迹、颈背肩部以及锁骨上窝压痛点，左侧高度敏感，右侧中度敏感。颈椎过度前屈、左右侧屈、左右旋转等活动功能部分受限，并引出头顶部吊紧感。强刺激推拿枕颈及头面部敏感压痛点，张口度明显增大，头顶不适感有所减轻。双上下肢深浅感觉、肌力正常，病理反射（−）。

3. **辅助检查**　血常规、风湿免疫相关指标等检验结果未见异常。颞颌关节 MRI 提示双侧颞颌关节炎，关节盘变薄，并少量积液。颅脑、颈椎 MRI 均未见明显异常。

4. **传统诊断**　颞下颌关节炎。

5. **基于软组织外科学理论的分析和诊断**　根据临床表现及影像学结果，颞下颌关节炎诊断明确。颈椎过度前屈、左右侧屈、左右旋转等活动功能部分受限，并引出头顶部吊紧感。双侧头面部，颈背肩部以及锁骨上窝压痛点，左侧高度敏感，右侧中度敏感。强刺激推拿枕颈及头面部等敏感压痛点，张口度明显增大，头顶不适感有所减轻，提示颞颌关节疼痛系原发于枕颈部的软组织损害向前的传导痛经久不愈，在下颌支、颧弓、蝶骨翼外板等附着处形成继发性软组织损害；而头顶部的不适感仅部分减轻，提示尚有其他原发软组织损害合并传导所致。直腿弯腰指尖距地 10 cm 有僵硬，屈髋屈膝分腿试验引出左侧大腿根部拉紧感，及腰骶部、髂嵴缘、大腿根部中度敏感压痛点，提示腰骶浅层肌和大腿根部存在无菌性炎症。

软组织外科学诊断：颈肩部软组织损害并发颞下颌关节痛；腰骶大腿根部软组织损害。

6. **治疗过程**　密集型银质针依次针刺左侧颞窝＋颞下窝＋翼腭窝＋下颌骨咬肌附着处→右侧颞窝＋颞下窝＋翼腭窝＋下颌骨咬肌附着处→项平面，针刺后次日患者诉颞颌关节痛无明显缓解，而平日偶发的腰部酸痛加重，左侧髂后上棘压痛点由中度转为高度→左侧髂后上棘内上缘＋骶髂关节内侧缘＋髂嵴缘→双侧颈脊柱段→左侧内收肌→左侧冈下三肌→右侧冈下三肌，每日针刺 1 个部位。

7. **随访**　2 年后随访，患者诉出院后约 1 个月，双侧颞下颌关节疼痛减轻消失，现咀嚼、张口等活动均不受限，耳鸣消失，但头顶部仍有轻微残余痛，在工作强度加大、没有休息好时明显，患者自我感觉尚可耐受，因症状不严重，未再进一步治疗，对疗效满意，属于有效病例。

九、诊治经验体会

颞下颌关节炎，结合临床表现及影像学检查，较容易诊断，但针对关节本身的很多治疗，经常收效甚微，而从软组织外科学理论看，这类患者相当一部分合并严重的椎管外软组织损害，需要引起重视。发病原因一般分为原发于下颌内外侧肌群（闭口肌：翼内肌、咬肌、颞肌，开口肌：翼外肌）附着处的软组织损害或枕颈部附着处软组织损害向前方或锁骨上窝区、肩部附着处软组织损害向内上传导所致，可以通过强刺激推拿试验进行鉴别。

本病例患者同时伴有头痛，虽枕颈部、头面部强刺激推拿后，头痛有所减轻，但在治疗过程中出现腰骶部压痛点转高度敏感的情况，提示头痛可能系原发于腰骶臀大腿根部软组织损害所致，所以患者的残余头痛问题可能与原发部位未松解彻底有关，有待体格检查进一步明确。

在颌面部进行银质针针刺治疗，为了避免日后色素沉着和治疗的强刺激感受，可以选择细银质针进行针刺。针刺颞下窝、翼腭窝时，为避免损伤上颌动脉引起深部血肿，不要反复提插。髁突、下颌支、下颌角后内缘针刺时，进针可稍深入，以获得明显的针感为宜。

（刘荣国　王震生）

参考文献

［1］GBD 2016 Headache Collaborators. Global, regional, and national burden of migraine and tension-type headache, 1990-2016: a systematic analysis for the Global Burden of Disease Study 2016［J］. Lancet Neurol, 2018, 17（11）: 954-976.

［2］Headache Classification Committee of the International Headache Society（IHS）. The International Classification of Headache Disorders, 3ʳᵈ edition［J］. Cephalalgia, 2018, 38（1）: 1-211.

［3］Ashina M. Migraine［J］. N Engl J Med, 2020, 383（19）: 1866-1876.

［4］Demarquay G, Moisset X, Lantéri-Minet M, et al. Revised guidelines of the french headache society for the diagnosis and management of migraine in adults. Part 1: diagnosis and assessment［J］. Rev Neurol（Paris）, 2021, 177（7）: 725-733.

［5］Dodick DW. Migraine［J］. Lancet, 2018, 391（10127）: 1315-1330.

［6］Pescador Ruschel MA, De Jesus O. Migraine Headache［M］. In: StatPearls［Internet］. Treasure Island（FL）: StatPearls Publishing, 2021.

［7］Eigenbrodt AK, Ashina H, Khan S, et al. Diagnosis and management of migraine in ten steps［J］. Nat Rev Neurol, 2021, 17（8）: 501-514.

［8］Ashina M, Buse DC, Ashina H, et al. Migraine: integrated approaches to clinical management and emerging treatments［J］. Lancet, 2021, 397（10283）: 1505-1518.

［9］Sjaastad O, Fredriksen TA, Pfaffenrath V. Cervicogenic headache: diagnostic criteria［J］. Headache, 1990, 30（11）: 725-726.

［10］Xiao H, Peng BG, Ma K, et al. Expert panel's guideline on cervicogenic headache: The Chinese Association for the Study of Pain recommendation［J］. World J Clin Cases, 2021, 9（9）: 2027-2036.

［11］Verma S, Tripathi M, Chandra PS. Cervicogenic headache: current perspectives［J］. Neurol India, 2021, 69（Supplement）: S194-S198.

［12］Al Khalili Y, Ly N, Murphy PB. Cervicogenic Headache［M］. In: StatPearls［Internet］. Treasure Island（FL）: StatPearls Publishing, 2021.

［13］Lane R, Davies P. Post traumatic headache（PTH）in a cohort of UK compensation claimants［J］. Cephalalgia, 2019, 39（5）: 641-647.

［14］Silverberg ND, Martin P, Panenka WJ. Panenka, Headache trigger sensitivity and avoidance after mild traumatic brain injury［J］. J Neurotrauma, 2019, 36（10）: 1544-1550.

［15］Frese A, Schilgen M, Husstedt IW, et al. Pathophysiology and clinical manifestation of cervicogenic headache［J］. Schmerz, 2003, 17（2）: 125-130.

［16］Mariano da Silva H Jr, Bordini CA. Cervicogenic headache［J］. Curr Pain Headache Rep, 2006, 10（4）: 306-311.

［17］Ashina S, Mitsikostas DD, Lee MJ, et al. Tension-type headache［J］. Nat Rev Dis Primers, 2021, 7（1）: 24.

［18］Deuschl G, Beghi E, Fazekas F, et al. The burden of neurological diseases in Europe: an analysis for the Global Burden of Disease Study 2017［J］. Lancet Public Health, 2020, 5（10）: 551-567.

［19］Lyngberg AC, Rasmussen BK, Jørgensen T, et al. Incidence of primary headache: a Danish epidemiologic follow-up study [J]. Am J Epidemiol, 2005, 161（11）: 1066-1073.

[20] Lu SR, Fuh JL, Wang SJ, et al. Incidence and risk factors of chronic daily headache in young adolescents: a school cohort study [J]. Pediatrics, 2013, 132（1）: 9-16.

[21] Park JW, Kim JS, Lee HK, et al. Serotonin transporter polymorphism and harm avoidance personality in chronic tension-type headache [J]. Headache, 2004, 44（10）: 1005-1009.

[22] Fernández-de-Las-Peñas C, Ambite-Quesada S, Palacios-Ceña M, et al. Catechol-O-Methyltransferase（COMT）rs4680 Val158Met polymorphism is associated with widespread pressure pain sensitivity and depression in women with chronic, but not episodic, tension-type headache [J]. Clin J Pain, 2019, 35（4）: 345-352.

[23] Mense S. The pathogenesis of muscle pain [J]. Curr Pain Headache Rep, 2003, 7（6）: 419-425.

[24] Bezov D, Ashina S, Jensen R, et al. Pain perception studies in tension-type headache [J]. Headache, 2011, 51（2）: 262-271.

[25] Ashina S, Lyngberg A, Jensen R. Headache characteristics and chronification of migraine and tension-type headache: a population-based study [J]. Cephalalgia, 2010, 30（8）: 943-952.

[26] Rasmussen BK, Jensen R, Schroll M, et al. Epidemiology of headache in a general population-a prevalence study [J]. J Clin Epidemiol, 1991, 44（11）: 1147-1157.

[27] Jay GW, Barkin RL. Primary Headache disorders-part 2: tension-type headache and medication overuse headache [J]. Dis Mon, 2017, 63（12）: 342-367.

[28] Bendtsen L, Evers S, Linde M, et al. EFNS guideline on the treatment of tension-type headache-report of an EFNS task force [J]. Eur J Neurol, 2010, 17（11）: 1318-1325.

[29] Cheema S, Matharu M. Cluster headache: what's new [J]. Neurol India, 2021, 69（Suppl）: S124-S134.

[30] Ljubisavljevic S, Zidverc Trajkovic J. Cluster headache: pathophysiology, diagnosis and treatment [J]. J Neurol, 2019, 266（5）: 1059-1066.

[31] ischera M, Marziniak M, Gralow I, et al. The incidence and prevalence of cluster headache: a meta-analysis of population-based studies [J]. Cephalalgia, 2008, 28（6）: 614-618.

[32] Rozen TD, Niknam RM, Shechter AL, et al. Cluster headache in women: clinical characteristics and comparison with cluster headache in men [J]. J Neurol Neurosurg Psychiatry, 2001, 70（5）: 613-617.

[33] 5O'Connor E, Simpson BS, Houlden H, et al. Prevalence of familial cluster headache: a systematic review and meta-analysis [J]. J Headache Pain, 2020, 21（1）: 37.

[34] Wei DY, Yuan Ong JJ, Goadsby PJ. Cluster headache: epidemiology, pathophysiology, clinical features, and diagnosis [J]. Ann Indian Acad Neurol, 2018, 21（Suppl 1）: S3- S8.

[35] Kandel SA, Mandiga P. Cluster Headache [M]. In: StatPearls [Internet]. Treasure Island （FL）: StatPearls Publishing, 2021.

[36] 何峰, 于世宾. 程序性坏死在颞下颌关节骨关节炎软骨退变中的研究进展 [J]. 口腔医学研究, 2021, 37（1）:15-18.

[37] 钟阳, 满城. 炎症在颞下颌关节骨关节炎发病机制中的研究进展 [J]. 新疆医学, 2021, 51（4）: 454-457.

[38] 吴雪莲, 杨春. 富血小板血浆在颞下颌关节骨关节炎的作用机制及应用研究进展 [J]. 中国实用口腔科杂志, 2018, 11（2）:122-126.

[39] Sperry MM, Kartha S, Winkelstein BA, et al. Experimental methods to inform diagnostic approaches for

painful TMJ osteoarthritis［J］. J Dent Res, 2019, 98（4）: 388-397.

［40］Stoll ML, Kau CH, Waite PD, et al. Temporomandibular joint arthritis in juvenile idiopathic arthritis, now what［J］. Pediatr Rheumatol Online J, 2018, 16（1）: 32.

［41］Derwich M, Mitus-Kenig M, Pawlowska E. Interdisciplinary approach to the temporomandibular joint osteoarthritis-review of the literature［J］. Medicina（Kaunas）, 2020, 56（5）:225.

［42］Badel T, Zadravec D, Bašić Kes V, et al. Orofacial pain-diagnostic and therapeutic challenges［J］. Acta Clin Croat, 2019, 58（Suppl 1）: 82-89.

［43］Gauer R, Semidey MJ. Diagnosis and treatment of temporomandibular disorders［J］. Am Fam Physician, 2015, 91（6）: 378-386.

第十二章

慢性手术后和创伤后疼痛

第一节　慢性手术后疼痛

手术后的慢性疼痛是引起患者术后正常生理功能恢复延迟、影响患者生活质量的重要原因，但在临床上没有引起人们广泛、足够的重视，因缺乏必要的认识和经验，是长期以来临床上未解决的问题之一。随着国内疼痛医学的发展，慢性手术后疼痛逐渐引起人们的重视和关注。

一、定义和分类

慢性手术后疼痛（chronic post-surgical pain，CPSP）指在外科手术后发生或加剧的疼痛，并且在术后愈合后持续存在至少3个月；疼痛必须是位于手术区域或相应神经的投射支配区。

CPSP的二级诊断包括在脊柱手术、开胸手术、乳房手术、疝切开修补术、子宫切除术和关节成形术等手术之后的慢性疼痛。

1. 脊柱术后疼痛综合征又称背部手术失败综合征（failed back surgery syndrome，FBSS），多指由于腰椎间盘突出症和（或）椎管狭窄等原因引起的腰及下肢疼痛经手术治疗后，疼痛持续存在或逐渐加重或消失一段时间后又复发为主要症状的临床综合征。FBSS疼痛多位于腰背部的手术区域，或以神经根性疼痛的形式投射到一侧或双侧肢体。

2. 开胸术后疼痛综合征又称开胸手术后慢性疼痛，是指在切开胸壁的手术后发生的慢性疼痛。在开胸手术患者中非常常见，疼痛位于胸壁，通常与手术区域和瘢痕密切相关。

3. 乳腺术后疼痛综合征是指乳腺手术后前胸部、腋窝、上臂内侧及后侧出现长期持续的疼痛。

4. 疝切开修补术后慢性疼痛是指在腹股沟疝或股疝切开修补术后发生的慢性疼痛。疼痛位于腹股沟区域，并可能放射到生殖区或股骨区域，可能是由皮肤或皮下神经纤维损伤以及穿过手术区域的神经损伤（即髂腹股沟、髂腹下和生殖股神经损伤）所致。

5. 子宫切除术后慢性疼痛是指通过开腹、腹腔镜或阴式入路手术切除子宫和附件后发生的慢性疼痛。疼痛通常是盆腔内脏痛，但也可能具有神经病理性疼痛的特征。

6. 关节成形术后慢性疼痛是指膝关节或髋关节置换手术（关节成形术）后发生的慢性疼痛。疼痛位于手术部位，并可能放射到邻近区域。

二、流行病学

关于术后疼痛发病率随手术类型的不同而变化，从 5% ~ 85% 不等。对患者生活质量产生负面影响的严重 CPSP 的发病率在 2% ~ 15%。诸如脊柱外科的手术 10% ~ 40% 手术后出现以疼痛为主要症状的临床综合征；开胸手术后出现慢性疼痛的发病率为 50%，中重度疼痛的发病率为 3% ~ 18%；乳房手术后慢性疼痛的发病率在 25% ~ 60%，有 14% 的患者发生中度至重度疼痛；腹股沟疝和股疝切开修补术后慢性疼痛的发病率在 20% ~ 30%，其中 6% ~ 11% 患者的正常生活（如工作或休闲活动）会受到干扰；子宫切除术后慢性疼痛总体发病率为 5% ~ 32%，有 9% ~ 10% 的患者为中度至重度疼痛，且经阴式、开腹和腹腔镜子宫切除术后慢性疼痛的发病率相似；全髋关节置换术后慢性疼痛的发病率为 27% ~ 38%，有 6% ~ 12% 的患者为中度至重度疼痛，全膝关节置换术后慢性疼痛发病率在 44% ~ 53%，有 15% ~ 19% 的患者为严重疼痛，全膝关节置换修补术后的发病率甚至更高，其中 47% 的患者可出现严重疼痛。虽然各研究结果之间存在差异，但 CPSP 的发生情况及严重程度越来越引起临床医师的关注。

关于 CPSP 的危险因素，还需要进行多中心、大样本量的研究。危险因素因手术和患者而异，一般可分为术前、术中及术后因素。术前因素包括：女性；较年轻的年龄；术前疼痛的存在和严重程度；术前阿片类药物的使用；术前消极的心理倾向，如焦虑、抑郁和创伤后应激障碍。手术因素方面包括：手术类型和手术部位；手术技术的选择；广泛使用电刀；手术时间长；切口感染；神经损伤或压迫等。术后因素包括：严重的急性术后疼痛；大剂量阿片类药物使用；术后早期出现神经病理性疼痛；术后出现各个系统的并发症等。

三、对发病机制的传统认识

CPSP 的发生是一个复杂的过程，包括生理、心理、社会和环境因素，发病机制尚未完全清晰。一般认为，手术相关的组织损伤及其持续的炎症反应（炎症汤）最终会导致周围和中枢神经系统的致敏，从而促进 CPSP 的发展。手术过程不可避免造成组织损伤及神经的切断、过度的压迫或牵拉等不同程度的损伤。大量的研究表明，神经损伤后初级感觉神经元产生的自发放电（即异位冲动）和脊髓背角突触传递效率的持续性增强是导致神经病理性疼痛的两个重要原因。手术损伤周围组织和末梢神经，可促进局部释放组胺、5- 羟色胺、P 物质、缓激肽等，直接敏化伤害性感受器神经元，当外周炎症反应持续存在时，可造成外周神经元重塑和长期的外周敏化。神经损伤后的异位冲动不仅产生在被损伤的感觉神经元，还产生于邻近未被损伤的神经元。手术损伤导致伤害性感受器外周敏化时，大量的异常兴奋性电活动传导至脊髓后角神经元，促进相关炎症因子的释放，导致中枢神经系统的兴奋性改变，产生中枢敏化和神经元重塑，表现为兴奋的阈值下降、对痛刺激的反应增强和感受野扩大等。同时由于交感神经系统的介入、免疫系统的激活等，临床症状会表现异常复杂，疼痛症状本身也更难以控制。

四、临床表现

CPSP 通常是神经病理性疼痛（平均 30% 病例，6% ~ 54%，甚至更多），表现为自发性疼痛、痛觉过敏和痛觉超敏，其具体特征因手术而异。目前临床常见的 CPSP，常见的有开胸包括胸腔镜术后的慢性切口痛，以及腹部手术后，特别是妇产科的子宫切除甚至宫腔镜后的腹壁和腰痛尤为常见。脊柱术后的 CPSP 主要表现为轴性疼痛（疼痛主要分布于腰部）和根性疼痛（疼痛沿神经根分布到小腿以下），可牵涉臀部、髋部和大腿。开胸术后的 CPSP 表现为手术伤口及肋间神经支配的相应区域的针刺、烧灼或电样感觉，还经常伴有麻木、感觉冷或热以及异物感。乳房切除术后 CPSP 的特征是手术区域、侧胸壁、腋窝和上臂前部内侧持续灼烧、针刺和电击样感觉或爆裂痛，可伴有麻木和感觉减退。关节置换术后的 CPSP 典型特征是关节疼痛和隐痛，一些患者可能有腿痛和关节僵硬，而少数患者有神经病理性疼痛和感觉障碍的特征。另外，CPSP 可导致精神障碍（如焦虑、抑郁），在某些患者中造成灾难性后果。睡眠障碍也是常见症状，包括入睡困难、早起、睡眠质量差和噩梦。症状严重的患者工作和社交能力降低。

五、诊断和鉴别诊断

CPSP 的诊断需要以下五个标准：①手术创伤后的外观；②疼痛至少持续 3 个月；③术后立即或延迟性急性疼痛的持续；④位于但不限于受影响神经的手术区和（或）神经支配区；⑤排除慢性感染、恶性肿瘤复发等其他引发疼痛的原因。

手术后和一些类型的损伤后，持续超过正常愈合的疼痛是比较常见的，疼痛在外科手术后发展，并且在手术后持续存在至少 3 个月，为慢性手术后疼痛。值得提出的是，所有其他原因的疼痛（感染、复发性恶性肿瘤）以及来自既往存在的其他疼痛问题需要排除。

六、常规治疗

由于 CPSP 的发生机制复杂，临床治疗中还存在诸多问题，缺乏理想的方案，大部分患者未能得到及时、有效的治疗。

常用方法包括口服药物，如非甾体抗炎药、抗抑郁药、NMDA 受体拮抗药、神经损伤修复药等；物理疗法，如按摩、推拿、康复训练、肌筋膜激痛点疗法、体外冲击波疗法、超声波疗法、激光疗法等；心理治疗；神经功能调节治疗，如交感神经节阻滞、硬膜外间隙注药、射频治疗技术、中枢电刺激技术等。

七、依据软组织外科学理论对 CPSP 的发病机制重新认识

依据临床表现和发病机制，目前 CPSP 一般被认为属于神经病理性疼痛或者纤维肌痛综合征，治疗艰难。感觉神经是感觉自身及其分布区周围信息的，感觉神经自身的损伤及其周围组织内无菌

性炎症刺激均可产生不适感觉或表现为疼痛。如果是离断的神经，则出现感觉功能障碍。运动神经发出神经冲动支配运动，损伤后出现神经冲动传导速度异常引起的运动减慢或完全运动功能障碍。以开胸手术后慢性切口痛为例，需要回答的是，无论是传统的开胸手术还是胸腔镜手术后的慢性痛，选择同一个外科医师和实施同样的手术方式，如果发生神经损伤，排除解剖变异，理应绝大部分患者均有损伤，在术后短期内恢复困难。但实际情况相反，大部分患者很快恢复或不会发生，而另一小部分患者尤为严重。早年笔者曾接诊过数位周转于数个兄弟科室治疗的开胸术后慢性痛患者，实施神经阻滞等治疗，疗效短暂而不理想，倍感沮丧。在学习软组织外科学理论后，回忆早年在麻醉科工作时所看到过的手术操作，方对此病的发病机制有了正确的认识体会。

依据软组织外科学理论，在排除神经干（根）损伤后，CPSP 发病机制可能是由于术中局部软组织医源性切开、大量炎症物质释放，开胸撑开器过度牵拉、挤压肋横关节、胸肋关节处软组织，造成持续性无菌性炎症存在，无菌性炎症刺激游离神经末梢，产生疼痛。如果患者术前合并潜性椎管外软组织损害，麻醉状态下患者的保护性反射消失可加剧损伤，在手术麻醉的打击下，术后患者的免疫功能进一步低下。以上多重因素的影响及手术中棘突旁、关节突关节、椎间孔附近的严重软组织损伤所致的无菌性炎症未能有效消除时，长时间无菌性炎症刺激游离神经末梢，通过外周敏化、中枢敏化机制形成类似神经病理性疼痛的慢性疼痛。乳腺癌手术时，因切除了胸壁筋膜、胸大肌、胸小肌，造成胸壁前方软组织张力与肩背部及颈部软组织张力分布的不均衡性，引起存在潜在损害的肩背部及颈部软组织受到激惹，程度加重或产生传导现象。而疝修补手术后的慢性疼痛可能与腹内斜肌、腹外斜肌的牵拉损伤形成的耻骨上支处的无菌性炎症刺激髂腹下和髂腹股沟神经有关，切忌把无菌性炎症对神经的严重刺激认作神经损伤。这些新识在《宣蛰人软组织外科学》一书中已有部分论述。

另一原因可能是由于手术适应证选择不当或诊断错误，原发软组织损害性病因未得到正确的治疗。手术后，病痛不但未能解决，新的手术创伤则加剧原有的病痛，或者在系列补偿调节过程中，出现变症，在脊柱、膝关节等骨科手术中尤其多见。脊柱和膝关节均是人体运动系统中缓冲躯干重力冲击较多的部分，随着运动、负重及年龄的增长等，脊柱、关节的骨性结构、椎间盘等组织均会发生退行性改变，形成椎间盘突出、椎管狭窄、膝关节骨关节炎等。在运动、承重和维持机体平衡中，脊柱和关节周围的肌肉、韧带等软组织过度应用出现急性损伤或慢性劳损，最终容易形成颈腰背部及膝关节周围软组织损害性疼痛。临床中大部分颈腰背及膝关节疼痛患者是由这种软组织原发损害引起或者由远隔部位原发软组织损害传导引起，如果不加鉴别，仅凭脊柱、关节的影像学表现就做出椎间盘突出症、椎间盘炎、椎管狭窄症、骨关节炎等诊断，并实施相关手术治疗，则术后必然由于软组织损害原发病因未治疗而在手术或邻近部位出现疼痛症状持续甚至加重。

八、典型病例

（一）病例 1

1. 病史简介　罗××，女，43 岁，公司职员，左下肺癌术后切口区疼痛 50 d，表现为持续性切口牵拉感，针刺样疼痛，疼痛加重时，切口常呈撕扯样剧痛，严重影响生活、睡眠。口服"乐松、加巴喷丁、曲马多"等止痛药，出现明显头晕、恶心等不良反应。就诊胸外科、整形科，均被告知切口恢复良好,医院同事推荐到我科进一步治疗。

2. **体格检查**　左侧胸前外侧壁,约平第八肋间隙,可见长约15 cm手术瘢痕,未见明显红肿、渗液,瘢痕处触诊轻度感觉减退,压痛(±)。脊柱无畸形,直腿弯腰指尖距地10 cm稍僵硬,可引出背部拉紧感,直腿伸腰无明显受限。双侧直腿抬高各80°,左侧可引出腰骶部酸胀感。右侧弯试验引出左侧胸腰肋部疼痛。屈髋屈膝分腿试验引出左侧臀内侧和大腿根部疼痛。双侧胸脊柱旁、肩胛骨背面压痛点、锁骨上窝、腰椎棘突、关节突关节、横突尖、髂后上棘、骶骨背面、臀上皮神经、坐骨大切迹后缘、髂翼外三肌、大腿根部压痛,左侧高度敏感,右侧中度敏感。强刺激推拿左侧胸脊柱旁及肩胛背面三肌,切口痛可短暂消失。

3. **辅助检查**　血常规、生化全套、凝血功能未见异常。心电图、全身骨扫描未见明显异常。

4. **传统诊断**　慢性切口痛;肺癌术后。

5. **基于软组织外科学理论的分析和诊断**　结合患者手术史、疼痛部位等,手术后切口痛诊断明确,传统认识可能是术中神经损伤或瘢痕愈合不良等因素所致。依据患者瘢痕未见明显红肿、渗液,瘢痕处触诊轻度感觉减退,压痛(+-),手术操作部位及胸外科、整形科的会诊意见,考虑神经(干、根)的损伤可能性不大。

直腿弯腰指尖距地10 cm稍僵硬,可引出背部拉紧感,双侧直腿抬高试验各80°,左侧可引出腰骶部酸胀感,提示胸背部及左侧腰骶浅层肌存在无菌性炎症性。右侧弯试验,引出左侧胸腰肋部疼痛,提示髂嵴缘附着处腹肌及髋外侧无菌性炎症性软组织受到激惹。屈髋屈膝分腿试验,引出左侧臀内侧和大腿根部疼痛,提示臀大肌、内收肌附着处罹患无菌性炎症。结合双侧胸脊柱旁、肩胛骨背面压痛点、锁骨上窝、腰椎棘突、关节突关节、横突尖、髂后上棘、骶骨背面、臀上皮神经、坐骨大切迹后缘、髂翼外三肌、大腿根部压痛,左侧高度敏感,右侧中度敏感。强刺激推拿左侧胸脊柱旁及肩胛背三肌,切口痛可短暂消失,提示左侧胸背部是继发软组织损害区域。

软组织外科学诊断:左胸椎管外软组织损害性传导痛;左腰骶臀大腿根部软组织损害。

6. **治疗过程**　密集型银质针依次针刺左侧髂后上棘内上缘＋骶髂关节内侧缘＋髂嵴缘→左侧大腿根部→左髋外侧→左臀内侧＋后侧→左腰骶脊柱段→左胸脊柱段→左肩胛背三肌,每日针刺1个部位。

7. **随访**　1年后随访,患者出院后切口处疼痛完全消失,未服用任何止痛药物,睡眠恢复正常,日常工作、加班均能胜任,未残留任何不适,肿瘤也无复发迹象,患者对疗效非常满意,属于治愈病例。

(二)病例2

1. **病史简介**　林××,女,58岁,退休职工,左侧腰臀腿痛5年,加重伴左下肢麻木2个月。表现为左侧腰臀部胀痛并左下肢放射痛伴麻木,疼痛可放射至左侧大腿后外侧、小腿后侧、足底。久站及体力活动时,疼痛加重,休息时可缓解。于某三甲医院诊断"腰椎间盘突出症",行"L_5/S_1髓核摘除＋内固定术",术后患者左下肢麻木较前稍缓解,但腰臀部及左下肢疼痛加重,卧床休息时也无法缓解,一次只能勉强行走十余步。经各种保守治疗后未见好转,他医推荐来我院疼痛科行神经阻滞等镇痛治疗。

2. **体格检查**　脊柱无畸形,直腿弯腰指尖距地20 cm有僵硬,直腿伸腰可引出腰背部胀痛加重。左侧直腿抬高试验60°,可引出臀腿交界处及腘窝吊紧感,右侧80°未受限。右侧弯试验,引出左侧腰肋部疼痛,胸腹联合垫枕试验及胫神经弹拨试验(-)。屈髋屈膝分腿试验,引出左侧大腿根部疼痛。双侧腰椎棘突、关节突关节、横突尖、髂后上棘、骶骨背面、臀上皮神经、坐骨大切迹后缘、髂翼外三肌、大腿根部、髂胫束、髌下脂肪垫、股骨内上髁、内外踝、跗骨窦压痛，左侧高度敏感，右侧中度敏感。双下肢深浅感觉正常、左侧蹈指屈肌力 4 级、余下肢肌力、肌张力正常，左侧跟腱反射（＋），右侧跟腱反射（＋＋），病理反射（－）。

3. **辅助检查**　血常规、CRP、血沉等检验未见异常。术前腰椎 MRI 提示 L_5/S_1 椎间盘左侧突出。术后腰椎 MRI 提示腰椎术后改变，未见明显脊髓及神经受压。

4. **传统诊断**　腰椎术后疼痛综合征。

5. **基于软组织外科学理论的分析和诊断**　根据患者下肢放射痛特点及左侧蹈趾屈肌力 4 级，左侧跟腱反射（＋），病理反射（－），和术前影像结果，提示术前可能存在椎管内无菌性炎症，S_1 神经可能受累，手术解决了急性压迫，因此下肢麻木症状减轻。专科查体中腰脊柱三种试验阴性，影像学无特殊发现，排除椎管外软组织损害。直腿弯腰指尖距地 20 cm 明显僵硬，左侧直腿抬高试验 60°，可引出左臀腿交界处及腘窝吊紧感，提示腰骶浅层肌和臀部软组织及髌下脂肪垫存在无菌性炎症。右侧弯试验，引出左侧腰肋部疼痛，提示左侧髂嵴缘附着处腹肌及髋外侧软组织受到无菌性炎症激惹。直腿伸腰可引出腰背部胀痛加重，提示腰骶部深层肌之骶骨背面和关节突关节区域附着处存在严重无菌性炎症病变。屈髋屈膝分腿试验，引出左侧大腿根部疼痛，提示耻骨上下支、坐骨支内收肌附着处罹患无菌性炎症。结合腰椎棘突、关节突关节、横突尖、髂后上棘、骶骨背面、臀上皮神经、坐骨大切迹后缘、髂翼外三肌、大腿根部、髂胫束、髌下脂肪垫、股骨内上髁、内外踝、跗骨窦压痛，左侧高度敏感，提示椎管外左腰臀部软组织损害。

软组织外科学诊断：腰椎管外软组织损害性左腰臀腿痛；腰椎间盘（L_5/S_1）摘除＋内固定术后。

6. **治疗过程**　密集型银质针依次针刺左侧髂后上棘内上缘＋骶髂关节内侧缘＋髂嵴缘→左侧腰骶脊柱段→左侧大腿根部→左髋外侧→左臀内侧＋后侧→左髌下脂肪垫＋股骨内上髁→左髂胫束→左内外踝＋跗骨窦，每日针刺 1 个部位。

7. **随访**　4 年后随访，患者出院后左下肢疼痛较术前显著好转，可连续行走 1～2 h 未有不适。残余腰部酸胀感，劳累及天气转凉时明显，家里人劝其再次住院治疗，然而患者因症状不严重，遂未就诊治疗，患者对疗效满意，属于治疗有效病例。

九、诊治经验体会

病例 1：切口痛是手术后疼痛综合征中的一种常见类型。医源性神经损伤、切口愈合不良虽然有可能是切口痛的病因，但椎管外软组织损害致痛这一最常见因素却未被普遍认识，而这类患者临床中并非少见。

尽管一些患者切口处有压痛、触诱发痛、感觉异常等异常表现，但同样需要警惕可能存在全身性的椎管外软组织损害因素。对于此类患者的治疗，应该认真检查有无软组织外科学理论中提出的全身规律性的压痛点，须进行压痛点的评估和对比，识别出可能的软组织损害原发部位，经强刺激推拿的疗效验证后，或者体外冲击波、超声波等无创方法治疗有效但是镇痛不能持久的患者，方可进行密集型银质针针刺治疗，切忌盲从神经病理性疼痛和瘢痕体质的诊断，进而选择其他的无效治疗方法，增加患者的治疗痛苦和经济负担。

以开胸术后切口痛为例，银质针针刺胸脊柱段时，棘突的侧面和根部、椎弓板、关节突关节区域要针刺彻底、提插充分，不能遗留压痛点。由于部分老年患者存在椎体压缩、关节突关节骨质增生或肥大、加之肋横关节的阻挡等因素，针刺松解关节突关节之前的椎间孔外口区的软组织损害无法到位，有可能疗效不彻底甚至治疗失败，医者务必注意。如发生以上情况，可以行胸椎 CT 三维构建，观察椎间孔的暴露和周围骨性结构后，日后在 CT 引导下行针刺或者射频加注射的补救治疗。

病例 2：FBSS 患者需要认真分析疼痛来源于椎管内残留还是椎管外软组织损害，软组织外科学理论提出通过腰脊柱三种试验检查，可以有效鉴别椎管内外软组织损害性无菌性炎症病变，但是对于接受腰椎内固定的 FBSS 患者，由于内固定作用的干扰影响，其腰脊柱侧弯试验、胸腹联合垫枕试验很有可能不能正确完成到位，造成误诊。存在自身免疫性疾病的 FBSS（如银屑病患者伴有FBSS），有可能病因与自身免疫紊乱或者低下有关，此类患者银质针治疗有近期疗效，复发后的再次治疗，疗效下降，具体原因尚未明确。伴有腰背臀大腿根部严重肌挛缩的 FBSS，银质针针刺松解力度不足，治疗艰难，有一定的失败率，可能需要定型的腰椎管外软组织松解手术方可治愈。

这类患者由于术中软组织剥离及内固定等因素可引起腰部软组织平衡破坏，有的患者多次接受手术，术后腰椎弓板、关节突关节局部出现严重的组织粘连、瘢痕形成，而椎弓板、关节突关节、横突术中并未彻底骨膜下剥离，这对银质针的针刺力度要求更高，通常需要多次重复治疗，为了彻底松解刀口周围挛缩的软组织，可借助小针刀对挛缩部位进行松解。此类患者椎间孔外口附近的软组织损害，特别是 L_5/S_1 椎间孔附近软组织损害是残余疼痛久治不愈的常见原因之一。在针刺 L_5/S_1 椎间孔外口前侧面软组织损害时，可借助影像学的引导达到精确治疗。

另外，部分患者椎弓板切除，针刺前务必研读腰椎 X 线片，注意针刺的部位有无椎弓板缺如，切不可盲目快速进针，而导致硬膜囊损伤，脑脊液漏，术后出现低颅压性头痛。

（刘荣国　王震生）

第二节　慢性创伤后疼痛

在 ICD-11 慢性疼痛分类中将手术后和创伤后慢性疼痛列为一个单独的类别。这类疼痛定义为手术后或者组织损伤后出现的，且在手术后或组织损伤后持续 3 个月以上的疼痛。虽然手术本质上也是一种创伤，但两者在慢性疼痛形成的因果关系上有较大的不同。

创伤是慢性疼痛发病的重要因素。创伤后疼痛是指由于皮肤、肌肉、韧带、筋膜、骨骼等组织因物理、化学损伤引起的疼痛，如骨折、关节扭伤、急性腰扭伤、烧伤、化学伤等。损伤后的急性疼痛期，如果不能针对病因和致伤因子进行及时、正确、有效的治疗，则可能迁延演变为慢性疼痛，严重影响患者的生活质量，给患者带来痛苦。

一、定义和分类

慢性创伤后疼痛（chronic post-traumatic pain，CPTP）是指在组织损伤（包括烧伤在内的各种创伤）后发生或因此所致强度增加的慢性疼痛。疼痛位于损伤区域，或相应神经的投射支配区，或是在受到创伤的深部躯体组织和内脏组织所对应或牵涉的相应皮区。

CPTP可以分为烧伤后慢性疼痛、周围神经损伤或中枢神经系统损伤后慢性疼痛、"挥鞭伤"相关疼痛、肌肉骨骼损伤后慢性疼痛和其他明确的慢性创伤后疼痛。

二、流行病学

创伤是全世界45岁以下个人死亡和残疾的主要原因，在创伤后幸存的人群中，很大一部分人患有残疾和慢性创伤后疼痛。慢性疼痛可以在任何创伤之后发生，加拿大一项研究表明，意外跌倒是住院治疗的主要重大创伤，约占40%，与机动车撞伤的比例相似。跌倒也是美国创伤相关入院的主要原因。最近一项对钝性多发伤幸存者的研究表明，46%～85%的患者在初次受伤后2年内遭受慢性疼痛的影响。

研究发现，烧伤后慢性疼痛的患病率为6%。年龄较大、酗酒、药物滥用、吸烟、烧伤面积百分比较高、三度烧伤、机械通气、手术次数较多和住院时间较长与烧伤后慢性疼痛的发生密切相关。在过去几十年中，挥鞭样损伤的发生率一直在增高，每10万人中有16～200人，据估计，50%的急性挥鞭样损伤患者会发展为长期残疾。一项研究调查了肌肉骨骼损伤后的长期结果，报告显示22%～93%的患者出现了CPTP。在中国，大型手术后或严重创伤后的慢性疼痛的发病率为20%～50%；一些相对较小的手术或创伤导致慢性疼痛的发病率在10%左右。严重致残性疼痛的发病率为2%～10%。

三、对发病机制的传统认识

创伤过程中外周组织炎症或中枢神经系统的损伤及其损伤后的继发性改变是形成慢性疼痛的主要因素。损伤后局部区域的结构和功能发生异常改变，神经系统的感受、传导、分析和综合功能出现异常和复杂的变化，会导致疼痛、麻木、功能障碍及其他的复杂伴随症状。

此外，疼痛和创伤后应激的生理、认知、行为和情感因素发生相互影响。创伤后应激障碍（post-traumatic stress disorder，PTSD）是一种心理障碍，可能发生在目睹或经历威胁生命的事件后，如战斗、灾难、袭击或车祸等。创伤后应激障碍的症状包括对事件的侵入性记忆或噩梦、避免对创伤的提醒、极度觉醒、孤独感或难以感受爱或幸福。即使在经历创伤事件后不符合所有PTSD诊断标准，但仍可能存在与PTSD相关的症状，这些症状可能会造成损害和干扰。

四、临床表现

以组织损伤后发生或因此所致程度加剧的慢性疼痛为主，疼痛主要位于组织损伤部位，或相应神经所支配的区域，或创伤的深部躯体组织和内脏组织所对应或牵涉到的相应皮区。除了表现为相应躯体部位的疼痛外，还可伴随一系列躯体运动性反应、自主神经反应、情绪及心理异常、多器官或系统功能紊乱征象等。影像学检查和实验室检查，一般为与创伤有关的后遗表现或特异性表现，特别是 MRI 检查，在损伤相关部位 T2 像发现高信号。CPTP 常伴有 PTSD，其表现主要包括对创伤情境记忆反应过度、创伤记忆的不自主闪回、恐惧消退功能受损，部分病例伴有认知障碍、学习障碍和噩梦等。

五、诊断和鉴别诊断

CPTP 的诊断首先必须存在创伤性事件的发生，然后根据病史、体格检查以及疼痛评估方法进行诊断。

1. **病史方面**　认真听取患者的主诉，允许他们以自己的语言来描述他们在躯体上、功能上、社会上及精神上是如何受影响的。重点询问什么时间开始疼痛，什么时间疼痛加剧或缓解，加重的因素、疼痛性质、放射区，什么时期做过什么治疗，治疗效果如何等。相关症状如虚弱、麻木、排便困难和性功能障碍等。

2. **体格检查**　通过全面的体格检查，有助于获取与伤病相关的资料。特别要着重检查损伤区，如运动范围、运动或感觉神经缺失、萎缩、水肿和检查过程中的活动受限。检查过程中，要注意观察受检人的态度和动作，判断是否存在故意夸张、伪装等不配合的现象。

3. **影像学检查**　选择损伤相关部位 MRI 检查，可有 T2 像炎症性高信号表现。

4. **评估方法**　有许多方法可以帮助评估疼痛。单维的，使用起来最简单，效果有限，只评估疼痛的强度。多维的，评估许多方面，如疼痛强度、频率、动态特征及对生活质量的影响等，特别是评估影响疼痛的心理因素，但使用起来相对困难、费时，且多需要专家参与。选择具体的评估方法时要考虑病员的具体情况，如认知能力、语言、文化等参数。比较常用的单维评估方法有数字评分法（numerical rating scale，NRS）和视觉模拟评分法（visual analogue scale，VAS）等。多维方法有 McGill 疼痛调查问卷（mcGill pain questionnaire，MPQ）、简单疼痛量表（brief pain inventory，BPI）等。

鉴别诊断主要是为了排除慢性非创伤性疼痛（如非创伤性颈肩部疼痛、膝关节骨关节炎等），与 PTSD 无关的精神症状（如急性应激障碍与适应障碍、焦虑性神经症等）。

六、常规治疗

对于可以预防的 CPTP，"一级治疗"是限制伤害性负荷，预防急性疼痛，依靠超前的镇痛来避免未来的慢性疼痛的发生发展。然而，初级预防不能适用于不可预测的创伤事件。

"二级治疗"部分依赖于初始损伤后急性疼痛的控制，作为防止从正常外周急性疼痛过渡到适应不良神经致敏的一种方法。对于一级或二级治疗，多模式镇痛策略是有益的。一旦诊断出慢性病，可能的治疗慢性疼痛方案包括环氧化酶抑制剂、加巴喷丁、普瑞巴林、局部镇痛药（利多卡因、布比卡因）、氯胺酮、抗抑郁药（度洛西汀、文拉法辛）、α-肾上腺素能药物（可乐定、右美托咪定）、阿片类药物的单独或联合应用。

心理治疗在整个系统治疗过程中非常重要，心理的支持和帮助有利于改变患者的异常认知活动、情绪障碍及异常行为，增强患者的治疗信心，减少焦虑和恐惧感，更好地配合治疗。包括帮助患者的家属了解病变过程，认识慢性疼痛，支持并参与到患者疼痛的评估和治疗计划，将更有利于患者慢性疼痛的治疗，恢复其家庭、工作和社会责任感。

除上述治疗外，还可进行物理治疗、针灸、神经阻滞、硬膜外腔注药、脉冲射频治疗、脊髓电刺激技术等。

七、基于软组织外科学理论对创伤后慢性疼痛的进一步认识

依据软组织外科学理论，慢性创伤后疼痛的病因是由于软组织急性损伤后未能及时痊愈，后遗无菌性炎症对神经系统的病理性刺激进展所致。

软组织损伤的早期由于局部残留无菌性炎症病灶，循环和代谢障碍，局部组织会直接释放某些致痛物质，刺激痛觉感受器，形成伤害感受性疼痛。随着病程的演变，无菌性炎症病变会刺激导致软组织变性、痉挛和挛缩，软组织内的神经根、神经干及神经末梢等均会受到变性挛缩软组织的慢性卡压和牵张刺激，在这些化学和机械刺激因素的反复和强烈刺激下，其神经系统的结构和功能可发生一系列的变化，出现类似神经病理性的疼痛，其特征表现为"痛觉过敏""痛觉超敏"及"自发性疼痛"等。部分严重病例除了由于系列补偿调节和对应补偿调节后出现的全身疼痛、游走性疼痛症状以外，还会出现包括睡眠障碍、抑郁焦虑情绪在内的自主神经功能调节紊乱的各种相关征象，也就是软组织损害晚期所出现的软组织损害性内脏相关征象，具体的发生机制可以参看本书总论部分的软组织损害的病理发展过程和内脏相关征象的发生机制部分。

八、典型病例

1. **病史简介**　范××，女，28岁，自由职业者，外伤后双膝关节疼痛半年而入院。患者疾跑时不慎摔倒，四肢撑地，全身多处挫伤。皮肤挫伤恢复后，出现全身多处关节疼痛，以双侧膝关节内侧为甚，久站、行走时疼痛尤为明显，严重影响日常生活质量。多次就诊当地医院，予止痛、营养软骨等处理，未见好转，极度焦虑为进一步治疗，就诊我科。

2. **体格检查**　专科查体：双侧膝关节无明显红肿、畸形，双侧膝关节活动度正常，浮髌试验（-）。软组织外科查体：脊柱无畸形，直腿弯腰指尖距地 20 cm 僵硬，直腿伸腰稍受限，弯腰可引出腰背部酸胀痛，并放射至臀部。平卧位时，双侧髋关节稍屈曲内收位，大腿不能完全伸直，双侧直腿抬高试验均40°～50°，可引出臀腿交界处及腘窝吊紧感，强刺激推拿髌下脂肪垫后，腘窝吊紧感仍存在。屈髋屈膝分腿试验加压试验，引出双侧大腿根部及臀内侧疼痛。脊柱侧弯试验、胸腹联合垫枕试验

及胫神经弹拨试验（－）。双侧耻骨上下支、耻骨结节、腰椎棘突、关节突关节、横突尖、髂后上棘、骶骨背面、臀上皮神经、坐骨大切迹后缘压痛点高度敏感，双侧髂翼外三肌、髂胫束、股骨内上髁、髌下脂肪垫、内踝、跗骨窦压痛，均中高度敏感。双下肢深浅感觉、肌力正常，病理反射（－）。

3. **辅助检查**　血常规、类风湿因子、HLA-B27 等检验结果未见异常。心电图：窦性心动过速，膝关节 MRI：右膝关节内外侧半月板 II 级退变，胫骨上段骨挫伤，左侧膝关节后交叉韧带损害，关节腔少量积液。

4. **传统诊断**　膝关节挫伤。

5. **基于软组织外科学理论的分析和诊断**　膝关节活动度正常，影像学检查无明显韧带半月板撕裂表现，无关节镜手术指征。腰脊柱三种试验阴性，双下肢深浅感觉、肌力正常，病理反射（－），考虑为椎管外软组织损害致膝关节疼痛。双侧耻骨上下支、耻骨结节、腰椎棘突、关节突关节、横突尖、髂后上棘、骶骨背面、臀上皮神经、坐骨大切迹后缘高度敏感压痛点，双侧髂翼外三肌、髂胫束、髌下脂肪垫、股骨内上髁、内踝、跗骨窦压痛，均中高度敏感，提示躯干下部存在软组织损害性一系列规律性立体压痛致痛区。平卧位时，双侧髋关节稍屈曲内收位，大腿不能完全伸直，屈髋屈膝分腿加压试验引出双侧大腿根部及臀内侧疼痛，提示耻骨上下支、耻骨结节软组织附着处、骶骨背面、臀大肌于骶髂关节外侧面附着处存在严重无菌性炎症病变。双侧直腿抬高试验均 40°～50°，可引出臀腿交界处及腘窝吊紧感，强刺激推拿髌下脂肪垫后，腘窝吊紧感仍存在，提示吊紧感可能系臀后侧软组织损害向下传导引起，与髌下脂肪垫损害无关。直腿弯腰指尖距地 20 cm 有僵腰，直腿伸腰稍受限，弯腰可引出腰背部酸胀痛，并放射至臀部，提示腰骶浅层肌和臀部软组织存在无菌性炎症。

软组织外科学诊断：椎管外软组织损害性双膝关节痛。

6. **治疗过程**　2020 年 5 月患者因血常规异常及心率较快等原因，请相关科室会诊，未行密集型银质针治疗，予"云克"减轻炎症、物理治疗等处理后出院。因第一次住院疗效不佳，2020 年 7 月第二次住院行密集型银质针治疗，针刺顺序：右侧内收肌→左侧内收肌→右侧臀后侧→左侧臀后侧→患者膝关节疼痛明显改善，自诉腰背部疼痛加重，遂行双侧髂后上棘内上缘＋骶髂关节内侧缘→双侧腰脊柱段，每日针刺 1 个部位。

7. **随访**　1 年后随访，患者诉第 2 次住院期间即感膝关节疼痛明显减轻，上下楼梯，行走、下蹲等动作均无受限，仅下蹲时间稍长后站起时膝关节稍僵硬、紧束感，出院后疼痛未复发。由于症状不明显，工作忙，未来医院继续针刺补课治疗，患者对疗效很满意。

九、诊治经验体会

创伤后疼痛属于急性损伤后遗疼痛，创伤是导致无菌性炎症常见病因之一，一般医者认为这类患者存在明确的外伤史，易于诊断。但是对于创伤后的慢性疼痛，仍须耐心聆听和分析创伤的方式和程度，详细了解患者受伤时的保护性体位，以利于判断肌肉组织的损伤部位及预后情况。须按部就班全面细致进行全身压痛点检查，医者要长一双慧眼，鉴别出创伤是疼痛的病因还是诱因，这对后续的正确治疗至关重要。

上述膝关节疼痛患者，虽然疾跑后摔倒出现双膝疼痛，认真分析发现膝关节 MRI 无炎症性高信号，强推髌下脂肪垫症状无改善，这与老年性膝关节退变性痛明显不同，而体格检查大腿呈屈髋内收位，腰骶臀高度敏感压痛，提示原发部位在上方，摔伤为诱发无菌性炎症暴发或者加重因素，而不是直接的病因。膝关节疼痛要仔细区分疼痛部位是位于膝内侧、外侧、还是前方、后方等，再依据传导路径，结合规律的压痛点区域，判断原发及继发软组织损害部位（见膝关节炎章节）。鉴于软组织损害属于排他性诊断，一定要影像学辅助排查是否有手术适应证，以免出现误诊、漏诊的情况。

笔者团队经常接诊兄弟医院或者科室推荐而来的创伤后慢性疼痛患者，多数是由于没有认真分析病史、体格检查、判断肌挛缩的程度，缺乏软组织外科学的整体诊断思路，导致疗效不佳。另外，对于久治不愈的慢性创伤后疼痛患者，切不可不假思索认定是外伤后遗的无菌性炎症致痛，疗效不佳是治疗不彻底所致，进而加大治疗力度。对于以上患者，同样需要重视和增加相关影像学检查的部位，笔者曾将肺癌转移肩部疼痛的患者误认为大量冰冷水激惹肩背部软组织损害所致。值得提出注意的是，癌痛患者通常伴有规律性的高度敏感软组织损害性压痛点，在各种创伤的刺激激惹下疼痛发作或加重。

（刘荣国　王震生）

参考文献

［1］冯艺，许军军，林夏清，等．慢性术后或创伤后疼痛［J］．中国疼痛医学杂志，2021，27（4）：241-245.

［2］Gross T, Amsler F. Prevalence and incidence of longer term pain in survivors of polytrauma［J］. Surgery, 2011, 150（5）:985-995.

［3］Klifto KM, Dellon AL, Hultman CS. Prevalence and associated predictors for patients developing chronic neuropathic pain following burns［J］. Burns Trauma, 2020, 8:tkaa011.

［4］Carroll LJ, Holm LW, Hogg-Johnson S, et al. Course and prognostic factors for neck pain in whiplash-associated disorders（WAD）: results of the Bone and Joint Decade 2000-2010 Task Force on Neck Pain and Its Associated Disorders［J］. Spine（Phila Pa 1976）, 2008, 33（4 Suppl）:S83-92.

［5］RosenbloomBN, Katz J, Chin KYW, et al. Predicting pain outcomes after traumatic musculoskeletal injury［J］. Pain, 2016, 157（8）:1733-1743.

［6］许杨，苏园林．手术或创伤后的慢性疼痛［J］．中国疼痛医学杂志，2011，17（9）:536-537.

［7］Kind S, Otis JD. The interaction between chronic pain and PTSD［J］. Curr Pain Headache Rep, 2019, 28;23（12）: 91.

［8］秦昊，赵梦西，王伊龙．创伤后应激障碍的诊治研究进展［J］．中华全科医师杂志，2021，20（4）：498-503.

［9］McGreevy K, BottrosMM, Raja SN. Preventing chronic pain follow-ing acute pain: risk factors, preventive strategies, and their efficacy［J］. Eur J Pain Suppl, 2011, 5: 365Y372.

［10］Schug SA, Lavand'homme P, Barke A, et al. The IASP classification of chronic pain for ICD-11: chronic postsurgical or posttraumatic pain［J］. Pain, 2019, 160（1）: 45-52.

［11］Steyaert A, Lavand'homme P. Prevention and treatment of chronic postsurgical pain: a narrative review［J］. Drugs, 2018, 78（3）: 339-354.

［12］Tawfic Q, Kumar K, Pirani Z, et al. Prevention of chronic post-surgical pain: the importance of early identification of risk factors ［J］. J Anesth, 2017, 31（3）: 424-431.

［13］Liu YM, Feng Y, Liu YQ, et al. Chinese Association for the Study of Pain: Expert consensus on chronic postsurgical pain ［J］. World J Clin Cases, 2021, 9（9）: 2090-2099.

［14］Thapa P, Euasobhon P. Chronic postsurgical pain: current evidence for prevention and management ［J］. Korean J Pain, 2018, 31（3）: 155-173.

第十三章

慢性内脏痛

第一节　脊柱源性胸痛

一、定义

脊柱源性胸痛是指颈胸椎的骨、关节、椎间盘等组织在一定因素的作用下发生脊椎关节突关节错位、椎间盘突出、骨质增生，直接或间接刺激或压迫脊神经、交感神经、脊髓及椎管内外血管引起胸部疼痛或不适。

二、流行病学

胸痛作为临床常见甚至可能危及生命的痛症之一，除了心血管疾病病因，它还可能是由多种心脏外疾病包括胸壁、颈椎和胸椎部分的肌肉和关节功能障碍引起的。来自美国的数据显示，胸痛作为第二常见的急诊原因，占所有急诊患者的 5%。但在大约 50% 的病例中，其病因似乎是非心脏源性的。目前胸痛的鉴别诊断主要包括心源性胸痛、胃肠源性胸痛、肺源性胸痛和肌肉骨骼性胸痛。仅肌肉骨骼问题就占急性胸痛门诊总入院人数的 5% ~ 20%。因此，肌肉骨骼系统是公认的胸痛患者疼痛的可能来源之一。通常肌肉骨骼性胸痛的患病率在 21 ~ 40 岁达到顶峰，且女性比男性更容易受到影响。

三、对发病机制的传统认识

1. **脊神经根受压引起胸痛**　颈椎病变使颈脊神经后根受刺激引发胸前区疼痛，其分布范围与脊神经后根经反射引起心源性疼痛相似。C_5 ~ T_1 构成胸前神经内侧支，C_6 ~ C_7 构成胸前神经外侧支，两神经支受压引起胸痛。C_5 ~ C_7 神经根受刺激引起胸大肌痉挛疼痛，C_3 ~ C_5 神经根受刺激引起前斜角肌痉挛，臂丛受压，也引起胸大肌痉挛疼痛。尤其左侧 $T_1 \sim T_5$ 神经根受刺激可引起左胸产生憋闷感甚至窒息感等，同时还可随呼吸而出现胸前放射痛，进而影响患者呼吸的深度与频率，这些症状易被误诊为心脏病。

2. **交感神经受到刺激引起胸痛** ①延髓缺血：颈椎骨赘形成，尤其钩椎关节增生，刺激颈交感神经及分布在其关节囊内的交感神经纤维的脊膜返支或压迫椎动脉及其伴行的交感丛，引起椎-基底动脉供血不足，导致脑干及延髓网状结构缺血、缺氧，使位于延髓的神经血管调节中枢失调，影响心脏正常冲动发放和传导功能，出现胸痛。②关节错位：椎间关节错位影响交感神经节前纤维、刺激椎旁、椎前交感神经节引起交感神经功能异常，导致心律失常。③交感反射：颈椎退变失稳及钩椎关节增生常压迫或刺激颈交感神经，若椎动脉周围交感神经丛受刺激，则冲动向下扩散，通过心下与心中交感神经支产生内脏反射引起胸痛。前斜角肌痉挛压迫臂丛、斜方肌痉挛压迫脊神经后支的分支时，均通过体-交感神经反射引起肋间肌痉挛和沿前支反射的肋间痛或胸痛。

四、临床表现

多为心胸部隐痛，闷痛，紧束痛；疼痛多为持续性，一般半小时以上。劳累或情绪忧郁时症状加重或诱发急性发作，同时伴有颈、肩、臂痛。颈肩臂活动往往也是胸痛诱因，且长期服用扩张冠状血管药物对缓解疼痛无效。

五、诊断与鉴别诊断

脊源性胸痛临床上并非少见，但尚未受到普遍重视。诊断时必须考虑下述特征：①胸痛或伴有心悸、胸闷、头昏，胸部紧束症状，多数患者以情绪、劳累及肩臂活动为诱因；②椎旁、肩胛上及内侧缘、颈前有单发或泛发的压痛点；③上述部位可触及条索状或结节样压痛敏感物；④压痛点经手法或阻滞治疗有明显近期疗效；⑤对硝酸酯类药物等冠脉扩血管效果不佳；⑥排除心源性胸痛、胸部疾患、脊柱炎性疾病及肿瘤；⑦相关辅助检查。

颈胸椎病变和心脏疾患都可出现心前区痛、胸闷或刺痛，且多发生在 40 岁以后，两者极易误诊，需要认真鉴别（表 13-1）。

表 13-1 脊柱源性胸痛和心源性胸痛的鉴别

	脊源性	心源性
疼痛发作	缓	急
疼痛时间	多夜间或晨间发作，每次发作约十几分钟至几小时	多在运动后发作；每次发作约几分钟
疼痛部位	颈及左或右上肢，胸部	心前区及左上肢
疼痛性质	心前区刺痛、烧灼痛或胀痛	多为绞痛，胸骨后压榨性闷痛
痛与颈肩活动	有关	无关
ECG	一般正常，若刺激交感神经可异常	发作时有改变
X 线	下颈椎骨质增生，椎间隙缩窄等	可见异常
治疗反应	硝酸酯类药物治疗无效、压痛区神经阻滞、牵引或理疗有效	硝酸酯类药物治疗有效

六、常规治疗

1. 非手术治疗 ①整脊疗法：脊椎间关节错位时应以正骨手法为主，如骨质增生则配合牵引治疗。②物理治疗：颈间歇牵引、超短波透热治疗、磁疗及等长肌力训练等。③痛点注射、阻滞疗法和水针疗法：痛点注射减轻症状，利于错位关节的复位。④药物：非甾体抗炎药、肌松剂。⑤支具：颈托有稳定脊椎和预防复发作用。

2. 手术治疗 经系统保守治疗无效，可进行手术治疗。①颈胸交感神经阻断：切除颈上神经节、星状神经节或颈胸干、交感链或从下颈段到中胸段选择性的背侧脊神经根切断术。②颈、胸突出椎间盘切除：颈椎间盘突出压迫脊神经应予椎间盘切除，胸椎间盘突出可在内镜下切除。③脊椎失稳：对不稳定脊椎关节予以融合。

七、依据软组织外科学理论对脊柱源性胸痛的再认识

胸椎旁软组织损害，除了引出各自部位的局限痛以外，还会引出如下的征象：每一棘突痛和棘突旁背伸肌群附着处损害的疼痛常会沿所属肋骨向前胸传导，在其肋软骨处形成高度敏感的压痛点，以最多见的左 T_5 棘突痛可向左侧前胸部胸骨体外侧的第 5 肋软骨处传导，形成高度敏感的压痛点，常诊断为"冠心病"的"心区痛"。胸椎旁软组织损害性疼痛也会向前胸内部传导，形成心悸、期前收缩、胸闷、胸痛、呼吸不畅等诸种征象，这与肩胛背面的冈下肌、大圆肌和小圆肌以及锁骨上窝等部位的软组织损害一样，也会引起"冠心病"征象。胸脊柱段、肩胛背面、锁骨上窝三个部位的软组织损害可一起发生，所以"冠心病"征象更为典型，而且有些病例也常会出现心电图检查的阳性体征。出现以上传导痛的相关机制可能如下：

1. 胸壁浅层感觉由 T_1 ~ T_6 的肋间神经支配，胸脊柱段软组织损害性无菌性炎症刺激脊神经前支时，胸壁痛也会发生。

2. 上胸部（T_1 ~ T_5）交感神经节的一部分节后纤维分布到食管、气管、支气管和肺。因此，胸背部软组织损害，除了表现为局部放射性或局限性疼痛、麻木、肌肉痉挛或肌肉萎缩，晚期严重者还刺激以上邻近的自主神经导致自主神经功能紊乱症状。主要表现为心血管和呼吸功能异常，如心悸、心律失常、假性心绞痛、胸闷、胸部堵塞和压迫感、呼吸不畅、喘咳或痉挛性呛咳以及哮喘等。

3. 颈交感神经的几个灰交通支组成颈上心支、颈中心支和颈下心支与 T_1 ~ T_5 交感神经联合组成心丛（有的与迷走神经的分支吻合）支配心脏。因此，锁骨上窝区的软组织附着处无菌性炎症，除了刺激胸前神经，还会刺激颈交感神经丛出现胸闷不适等异常表现。

八、典型病例

1. 病史简介 林××，女，30 岁，化妆师，福州市人，反复胸部闷痛不适半年，以胸骨周围明显，严重时可向背部放射，咳嗽、体力活动时，疼痛加重，就诊当地医院，予推拿、拔罐、针灸、局部注射等治疗，疗效不佳，目前胸部闷痛严重影响工作、睡眠，为求进一步治疗，就诊我科。无外伤史。

2. **体格检查** 专科检查：胸廓对称，活动度正常，心率 70 次 / 分，律齐，未闻及杂音，呼吸音正常，未闻及干湿性罗音。胸骨及胸骨旁肋软骨中度压痛。软组织外科查体：脊柱无畸形，颈椎过度前屈部分受限，未引出疼痛不适。双侧枕颈部、锁骨上窝压痛点均中度敏感，双侧胸椎棘突、关节突关节、肩胛背面三肌压痛点均高度敏感。直腿弯腰指尖距地 20 cm 有僵腰，弯腰时可引出胸腰背部酸胀感加重，直腿伸腰稍受限。双侧直腿抬高试验 50°～60°，可引出大腿后方紧拉痛，并向大腿后内侧放射。屈髋屈膝分腿试验，引出双侧大腿根部疼痛。脊柱侧弯试验（－）。双侧腰椎棘突、关节突关节、横突尖、髂后上棘、骶骨背面、大腿根部高度敏感压痛点；双侧臀上皮神经、坐骨大切迹后缘、髂翼外三肌压痛，均中度敏感。双下肢深浅感觉、肌力正常，病理反射（－）。

3. **辅助检查** 血常规、HLA-B27、肿瘤标志物等检验结果未见异常。骶髂关节 MRI：双侧骶髂关节炎。心电图、心脏彩超、肺部 CT、上腹部 CT、胸脊柱 MRI 均未见明显异常。

4. **传统诊断** 胸痛待查：肋软骨炎？骶髂关节炎？

5. **基于软组织外科学理论的分析和诊断** 胸椎 MRI 无异常，排除了胸椎管内病变。结合其他辅助检查，排除了心肺腹部、肿瘤等相关疾病。直腿弯腰指尖距地 20 cm 有僵硬，引出胸腰背部酸胀感，提示胸腰背部存在软组织损害。根据双侧腰骶后部和大腿根部一系列软组织损害高度敏感压痛点，MRI 示双侧骶髂关节炎，提示腰骶后部存在严重无菌性炎症病理改变。屈髋屈膝分腿试验，引出大腿根部疼痛，双侧直腿抬高 50～60°，可引出大腿后方紧痛，并向大腿后内侧放射，提示坐骨支、坐骨结节内收大肌附着处罹患严重无菌性炎症。双侧胸椎棘突、关节突关节、肩胛背面冈下三肌压痛点均高度敏感，强刺激推拿以上高度敏感压痛点，胸背闷胀感短暂性消失，提示胸背部椎管外软组织损害并发胸痛，且为继发性无菌性炎症引起。

软组织外科学诊断：腰骶大腿根部软组织损害继发胸椎管外软组织损害性胸痛。

6. **治疗过程** 2020 年 8 月密集型银质针依次针刺双侧髂后上棘内上缘＋骶髂关节内侧缘＋髂嵴缘→为迅速体现疗效，提高依从性，改为先针刺胸脊柱段，右侧胸脊柱段→双侧大腿根部→左侧胸脊柱段，每日针刺 1 个部位。

2020 年 10 月密集型银质针针刺双侧髂后上棘内上缘＋骶髂关节内侧缘＋髂嵴缘→双侧大腿根部→双侧冈下三肌→针刺冈下三肌后，当日下午患者感胸骨前疼痛明显消失，次日查房却哭诉胸闷痛出现反复，头痛、乏力，查体发现患者项平面高度敏感压痛点，考虑针刺后次要矛盾升为主要矛盾，枕项部软组织痉挛加重，但不能排除针伤及胸膜而出现气胸可能，遂拍胸片，未见异常，行项平面→头痛、乏力好转，出现腰部酸胀感，腰脊柱段压痛中度敏感，但骶髂区针眼间隙仍有高度敏感压痛点，结合患者影像学提示骶髂关节炎，继续双侧髂后上棘内上缘＋骶髂关节内侧缘＋髂嵴缘补课治疗，每日针刺 1～2 个部位。

7. **随访** 1 年后随访，患者诉第 1 次出院后胸部闷痛明显缓解，但 1 个月后就复发，第 2 次出院后至今，胸闷胀痛基本消失，仅偶尔一过性的不适感，不影响生活与工作，对疗效非常满意。

九、诊治经验体会

上述病例外院诊断肋软骨炎，主要通过胸骨旁的局部压痛确诊，而单纯肋软骨炎的病例多数有明确的局部外伤史，可资鉴别。若从软组织外科学角度看，这类疼痛属于同侧与肋软骨相对应的胸椎棘突、椎弓板、关节突关节的背伸肌群附着处以及肌肉本身损害向前胸的传导征象。而胸背部的软组织损害可能继发于颈肩部或腰骶臀、大腿根部软组织损害后的系列补偿调节和对应补偿调节，需通过仔细的压痛点检查鉴别。该患者第 1 次住院治疗后，疗效仅维持 1 个月，第 2 次住院期间对双侧冈下三肌进行补课治疗，疗效长达 1 年以上，提示了胸痛为胸脊柱段软组织损害和冈下三肌损害共同所致，只有彻底消灭多个立体致痛区，方能达到长久止痛疗效。对于银质针针刺治疗后的调整反应，出现压痛点的动态变化和临床症状的反复，并非少见，软组织外科治痛医师需要耐心聆听患者的主诉、反复认真压痛点检查，客观进行评估，应避免因变症而影响治疗思路。

胸痛是临床常见病症，要重视兄弟科室的意见和既往的治疗经过，诊断上务必先进行各项辅助检查，一定排除心脏、肺部、纵隔、骨转移等严重疾病，避免误诊和延误病情。

交感神经芽生和内脏痛的关系：近年的研究提出，在机体的外周神经损伤之后，正常情况下与感觉传入神经并无直接联系的交感神经纤维可异常进入背根神经节内部，并且在其周围芽生，从而形成"篮状结构"，进而参与神经病理性疼痛产生与维持的调控。值得注意的是，已有研究证明外周炎症刺激也会引起交感神经芽生，背根神经节的交感神经芽生可能参与软组织损害相关内脏痛。

David A. Fishbain 等对慢性腰痛和软组织综合征存在神经病理性疼痛进行了循证论证。诸多研究表明，背根神经节内感觉神经元周围出现交感神经纤维芽生并形成篮状结构，使感觉神经元与交感神经元之间产生交感 - 感觉耦联，背根神经节是联系外周和中枢神经系统的初级感觉神经元胞体的聚集部位，所以背根神经节中神经元兴奋性的改变会影响外周痛觉信号的传递。软组织损害性内脏相关征象通常发生于软组织损害的晚期，这可能是由于长期软组织损害产生的炎症因子刺激背根神经节，最终引发类似神经病理性疼痛的交感神经芽生，导致软组织损害性胸痛的产生。

（刘荣国　王震生）

第二节　脊柱源性腹痛

一、定义

脊柱源性腹痛（abdominal pain of spinal origin，APSO）目前尚无共识性的规范定义，通常是指排除了腹部器质性病变，由脊柱及周围软组织病变引起的腹痛。作为一种排他性的诊断，很多患者经历多次影像学检查，甚至手术治疗，疗效不佳才被确诊。

二、流行病学

脊柱源性腹痛常表现为慢性腹壁疼痛，可影响所有年龄段的患者，但以中年患者最常见，女性发病率是男性的 4 倍。据估计，在普通人群中，每 1800 人中就有 1 人发生，2% 的急诊科腹痛患者和 10% 的门诊慢性腹痛患者的基本诊断为慢性腹壁疼痛。慢性腹壁疼痛患者常见的共病包括肥胖（38.1%）、胃食管反流病（27.1%）、肠易激综合征（21.8%）和纤维肌痛（9.9%），在 40% 的病例中，疼痛位于右上象限，而脐以上的疼痛是第二常见的位置。尽管其普遍存在，但医师可能不会怀疑或考虑这一诊断，而经常对消化不良或胃食管反流疾病实施酸抑制疗法。

三、对发病机制的传统认识

人体解剖学中，躯体本体感觉传入纤维、躯体触觉传入纤维、躯体疼痛传入纤维、内脏传入纤维、内脏传出纤维和躯体传出纤维均包裹在一个神经鞘中，并通过脊柱椎间孔。如果椎间盘移位或椎间关节半脱位，将改变椎间孔的形状和大小，从而增加异常压力和（或）对上述神经纤维的刺激的可能性。在脊柱源性腹痛中，胸椎间盘突出压迫神经根是导致上腹痛的原因之一。而胸椎间盘突出综合征的发生率为每年百万分之一，最常见的位置发生在 T_7 水平以下的椎管中央或中央外侧。

同时，胃肠道的内脏神经接收从下胸椎到上腰椎节段所产生的刺激，通过交感神经节（腹腔、肠系膜上和肠系膜下）后背部疼痛和腹部疼痛的症状可能同时出现。下面描述了 5 种可能引起脊柱源性腹痛的相关机制。

1. 脊柱病变直接刺激脊神经根引起脊神经前支中支配腹部肌肉的神经兴奋，出现腹肌痉挛、腹壁疼痛。脊柱周围软组织充血水肿刺激或压迫支配腹腔的分支腹交感干以及交感神经节，通过腹腔自主神经兴奋引起反射性腹痛。

2. 由于脊神经与胸腹盆腔神经有交通，当脊神经受刺激时，直接引起相应交通神经兴奋感应腹腔内相应脏器产生腹痛。

3. 腹痛引起腹肌紧张，腹压升高，腹腔脏器、腹壁血液循环不畅，后方腰背部肌群拮抗性紧张，对脊神经产生刺激促使反射性腹痛加剧，导致恶性循环。

4. 腹内外斜肌、腹横肌起自腰背筋膜，所以腰部软组织病变常可牵及腹壁组织引起腹痛。

5. 腹痛的产生有时与腰部软组织劳损性病变相伴的内脏神经紊乱有关，某些软组织与腹腔脏器有反射性联系。肠道的痛觉神经传导由两部分构成，一部分为迷走神经的节前纤维分布，在肠壁间换元，分布于肠道肌壁间，对肠道壁的牵张刺激感知敏感。一部分为分布于肠道肌壁间的游离神经末梢，由相应脊柱节段发出，对肠道的化学刺激敏感。脊神经的感觉支存在前后同源性，腰部软组织损害刺激脊神经后感觉支可引起前支分布区疼痛感觉。如果是沿皮肤分布的，相应节段脊神经感觉是同神经元的。脊神经在感觉传导时通过脊髓固有神经元可产生泛化的区域性传导。

四、临床表现

1. **症状**　腹痛为必然出现的症状，疼痛的性质和部位及发作规律不一。部分患者腹痛与体位相关，腹痛会随着腹肌紧张的动作而加重，例如站立、坐着或咳嗽，而仰卧位时可能会好转。部分患者神经根受压或神经根受刺激会引起的神经根痛。患者的疼痛范围可沿脊神经支配范围放射且伴相应节段皮肤感觉减退或过敏。脊柱源性上腹痛可反复数年，部位并非固定，发作期可数日持续疼痛，程度不变，多数可忍，呈针刺样或烧灼样隐痛。多数伴有心身疾病：如失眠、神经官能症、多虑、疑患癌症。除此之外，可伴有恶性、呕吐等症状。

2. **体格检查**　部分患者出现腹部体征，如压痛、反跳痛，部分患者呈腹部游走性疼痛，定位不清晰。多数患者无腹部明显体征。可出现腰背部体征或者阳性的神经病理征。

3. **影像学检查**　腹部超声、X 线、CT 及内镜等辅助检查可排除腹部疾病。胸腰部 X 线片、CT、MRI 可发现相应病变，不能明确者可行增强 MRI 及脊髓血管造影检查。

五、诊断和鉴别诊断

目前尚无脊柱源性腹痛的诊断标准，主要依据排除性诊断。如患者已做过各种相关检查，服用过多种药物，腹痛仍然经久不愈，应首先考虑该病可能。通过询问发病特点、体格检查明确诊断。体格检查时应首先判断腹痛是来源于腹壁还是腹内器官。腹壁疼痛的诊断可参考以下诊断标准：如果疼痛的持续时间超过了 1 个月，且满足以下条件可诊断为慢性腹壁疼痛：①局部按压疼痛；②浅表压痛的位置固定；③点压痛深度小于 2.5 cm 或者卡耐特试验（Carnett test）呈阳性。此外，该病疼痛一般不跨越腹部正中线，同时检查相对应的脊柱旁压痛点。相关医师应加深对这类疾病的认识，在诊断腹痛时随时考虑到该病可能，减少误诊的发生。

腹部疼痛病因复杂，除了腹部本身脏器病变引起腹部疼痛外，肋间神经痛、第三腰椎横突综合征、心梗、大叶性肺炎等腹部外疾病均可引起相应症状。腹痛时，如腹腔脏器有病变，多依赖于 B 超、CT、MRI 和内镜的检查提示，对该病合并"胆囊炎、胆囊息肉、胃炎、肝硬化"就误诊为检查提示的疾病，可导致误诊误治。

应注意与下列疾病相鉴别。①右上腹疼痛者误诊：胆囊炎、胆囊息肉、胆石症、胆蛔、肝硬化等；②左上腹疼痛误诊：胰腺炎、胃炎等。

六、常规治疗

脊柱源性上腹痛是与脊柱相关的腹痛，通过保守治疗，患者腹痛可获得改善。而对于脊柱前方、脊柱及脊柱后方结构因感染、肿瘤、损伤引起的脊柱源性腹痛，主要是病因治疗。

1. **非手术治疗**　可适当予以镇痛药物短期内缓解患者疼痛程度。如合并失眠、焦虑等神经官能症患者可予以安定、谷维素、舒肝解郁胶囊等相应药物治疗。脊柱源性上腹痛所引起的腹壁疼痛多数由脊后神经被痉挛的肌肉卡压或慢性损伤引起；也可由腰三横突与腰大肌附着处慢性肌劳损所致。因此，对脊柱旁的压痛点，通过手法按摩、热敷或局部封闭后可获取一定疗效。

2. **手术治疗**　保守治疗效果不明显，可考虑手术治疗。可采用后外侧经胸入路和使用图像引导胸腔镜、内镜和新型牵开器系统等微创技术。

七、依据软组织外科学理论对脊柱源性腹痛发病机制的再认识

软组织外科的临床实践发现，原发性腰痛或腰骶痛还会向前传导而继发腹痛。当原发性 $L_1 \sim L_3$ 横突尖痛或并发第 12 肋骨下缘痛和 $L_1 \sim L_3$ 深层肌本身的损害时，会出现肋弓痛、上腹部

腰带样紧束感、腹痛、腹胀、嗳气、反酸、呃逆、食欲缺乏、胃纳不佳、腹壁怕受凉、习惯性便秘与慢性腹泻交替发生等征象。

由大腿根部或耻骨联合上缘软组织损害向上的传导痛不但会引起多见的下腹痛，还会向上发展引起上腹疼痛不适、食欲缺乏、胃纳不佳等。

腹壁浅层感觉由 $T_6 \sim T_{12}$ 的肋间神经支配，腰骶段软组织损害向上发展，继发胸脊柱段软组织损害，无菌性炎症刺激脊神经前支时，上腹痛也会发生。

下胸部（$T_6 \sim T_{12}$）脊髓侧角发出的节前纤维，通过 $T_6 \sim T_{12}$ 交感神经节后纤维，组成内脏大、小神经，到达腹腔神经节和肠系膜上神经节，在节中交换神经元，节后纤维随腹腔血管分布到腹腔器官。中、下胸段脊柱旁软组织损害性无菌性炎症若发展蔓延加重，可激惹邻近的内脏大小神经，而内脏大小神经节后纤维分布于肝胆胰脾、双肾、结肠左曲以上消化管，可引起季肋区范围内的腹痛、食欲缺乏、腹胀、腹泻、便秘等。

八、典型病例

1. **病史简介**　林××，女，60岁，农民，反复上腹痛1年，疼痛位于剑突下3横指，呈持续性胀痛，进行深呼吸、抬腿等腹部用力动作时疼痛加重，平卧休息可缓解，无明显腹泻、便秘，辗转多家医院，消化内科、肝胆外科、胃肠外科等，腹痛原因不详，予对症处理后，上腹痛未见缓解。

2. **体格检查**　专科查体：腹部平软，剑突下、上腹部深压痛、无反跳痛。软组织外科查体：脊柱无畸形，直腿弯腰指尖距地20 cm有僵腰，直腿伸腰明显受限，弯腰和伸腰均可引出腰背部酸胀感。双侧直腿抬高试验60°～70°，可引出臀部拉紧感。屈髋屈膝分腿试验，引出双侧大腿根部及髋外侧疼痛。腰脊柱侧弯试验，引出对侧腰肋部拉紧感。胸、腰椎棘突、关节突关节、横突尖、髂后上棘、骶骨背面、大腿根部、耻骨联合上缘、臀上皮神经、坐骨大切迹后缘、髂翼外三肌压痛，双侧均高度敏感压。按压双侧大腿根部引出高度敏感压痛后，上腹深压痛有放松感，按压 L_2 横突尖引出剧痛，上腹压痛也减轻。双下肢深浅感觉、肌力正常，病理反射（−）。在以上部位行强刺激推拿后，上腹痛消失。

3. **辅助检查**　血常规、生化、肿瘤标志物等检验结果未见异常。胃肠镜：慢性萎缩性胃炎；全腹彩超、胸、腰椎 MRI 均未见明显异常。

4. **传统诊断**　腹痛待查：脊柱源性上腹痛、慢性萎缩性胃炎？

5. **基于软组织外科学理论的分析和诊断**　患者持续性上腹胀痛，各种辅助检查未发现器质性病变，相关用力动作诱发腹痛加重，考虑系假性内脏痛。胸腰骶椎检得一系列高度敏感压痛点，直腿伸腰明显受限，弯腰伸腰均可引出腰背部酸胀感，进一步表明胸腰骶椎后部存在严重软组织损害性无菌性炎症。双侧大腿根部、髋臀部规律性压痛点均高度敏感，屈髋屈膝分腿试验，引出大腿根部及髋外侧疼痛。侧弯试验，引出对侧腰肋部拉紧感，提示大腿根部软组织附着处、髂翼外三肌罹患无菌性炎症。双侧直腿抬高试验60°～70°，可引出臀部拉紧感，提示臀部软组织存在缩短。以上体格检查表明躯干下部存在严重软组织损害性无菌性炎症病变。根据压痛点的制约性检查和强刺激推拿后的体验性反馈，上腹痛与软组织损害有关联。

软组织外科学诊断：椎管外软组织损害性上腹痛。

6. **治疗过程**　密集型银质针依次针刺双侧髂后上棘内上缘＋骶髂关节内侧缘→右侧大腿根部→左侧大腿根部→上腹痛有所缓解，胸背部紧胀感明显，行左侧胸脊柱段→右侧胸脊柱段→自觉腹痛程度进一步减轻，能够积极配合针刺，行耻骨联合上缘→双侧臀内侧＋臀后侧→双侧髋外侧→双侧腰脊柱段→患者左侧肩周炎已有1年余，请求对肩周炎进一步治疗，遂予针刺左侧冈下三肌，每日针刺1～2个部位。

7. **随访**　1年后随访，患者诉出院后针眼痛退却后，上腹痛完全消失，下地干活，弯腰等动作均不受影响，坚持肩部锻炼后，肩周疼痛明显好转，活动度明显改善。患者对治疗效果非常满意，属于治愈病例。

九、诊治经验体会

软组织损害内脏相关征象通常在椎管外软组织损害晚期出现，此时已形成全身性软组织损害立体致痛区，如果不实施大面积的消除压痛点治疗，疗效不彻底或容易复发。该患者能够获得满意的疗效，与其能坚持完整的疗程密不可分。治疗过程中，根据压痛点和患者的主诉痛情况，可以酌情决定先行针刺部位，以增强疗效，提高患者依从性，有利于患者接受进一步的银质针治疗。该患者针刺双侧髂后上棘内上缘＋骶髂关节内侧缘和大腿根部内收肌附着处后，直接针刺胸脊柱段就是根据患者的主诉背胸痛征象突出和压痛点高度敏感情况，考虑到有可能激惹了内脏大小神经导致上腹痛，而直接进行胸脊柱段的针刺治疗，治疗后腹痛暂时进一步缓解。由于胸脊柱段软组织损害来源于腰臀部的系列补偿调节，所以后续针对腰骶臀部软组织损害彻底针刺治疗。

下胸段和上腰段的软组织损害引起上腹痛的可能机制如下：由于 T_5 ～ T_9 胸交感神经节的节后纤维下行至 T_{10} 以下汇聚为内脏大神经，T_{10} ～ T_{12} 胸交感神经节的节后纤维下行而汇聚为内脏小神经，内脏大小神经在 T_{11} 和 T_{12} 椎体之间的侧面汇聚下行入 T_{12} 和 L_1 之间的腹腔神经节加入腹腔丛。另外，L_1 和 L_2 交感神经节的部分节后纤维进入腹主动脉丛。L_2 横突附着处的多裂肌、回旋肌向上跨越 2 ～ 4 个节段附着在胸椎棘突旁，起点在 T_2 横突而止点在 T_{11} ～ T_{12} 棘突旁。因此，在 T_{11} ～ T_2 椎体前侧面之间集中分布了与感知上腹部疼痛的内脏大小神经、腹腔神经节和腰交感节。因此，L_3 以上的软组织损害发展到后期，无菌性炎症可刺激以上自主神经，发生上腹痛。

腰源性腹痛在临床上并非少见。但过去缺乏认识，多被误诊，以致经久不愈。所以掌握本病的诊断依据，甚为重要。做出诊断以前，应完成各项必要检查，以排除内、外、神经、泌尿、骨、妇科等能引起类似疼痛且有因可查的疾病。然后，根据腰部高度敏感的压痛点决定诊断，其压痛点主要有三：腰椎横突尖；第12肋骨下缘；L_1 ～ L_3 椎弓板和关节突关节的肌附着处等。

检查方法：患者站立，在脊柱过伸位上，令患者以手压住上腹部的疼痛部位，然后检查者在其背后用两手拇指尖深入按压 L_2 横突尖。若患者感病侧横突疼痛剧烈，而上腹部疼痛与压痛立即消失者，多系腰椎横突软组织损害的传导痛；若仅感腹痛明显好转但仍有残余痛，而当顺序按压第12肋骨下缘与 L_1 ～ L_3 椎弓板和关节突关节高度敏感压痛点引出剧痛时腹部残余痛随之消失者，则多系腰部软组织损害的传导痛。若腰部按压时上腹痛无明显减轻，则应考虑腹腔内病变。对单侧腰腹痛患者，也可在侧卧位上检查，更为方便。此外，腰腹痛还需与腰大肌筋膜损害引起的上腹痛相鉴别。后者典型的临床表现除上腹部有明显的深部压痛外，患者髋部还因腰大肌筋膜的挛缩而处于前屈位，致使下肢不能完全伸直。每当被动伸直时会加重上腹痛；若将患髋超伸展，上腹部就会引出剧痛。

大腿根部内收肌损害向上传导引起的上腹痛必须与由腰部软组织损害向前传导的上腹痛作鉴别。前者通过大腿根部或耻骨联合上缘高度敏感压痛点的滑动按压引起局限痛而腹痛立即暂时性消失；以及后者通过上下段背伸肌群腰骶脊柱附着处高度敏感压痛点的滑动按压引起局限痛而上腹痛立即暂时性消失等体征，容易明确本病的诊断。

（刘荣国　庄宸麟　王震生）

第三节　慢性盆腔痛

一、定义

慢性盆腔痛（chronic pelvic pain，CPP）为盆腔器官或结构的疼痛症候群，持续时间超过 6 个月，疼痛通常与消极的认知行为、性行为和负面情感相关，也可与下尿路、生殖系统、胃肠道、盆底肌筋膜或性功能障碍有关。

脊柱源性盆腔痛是指由脊柱及周围软组织病变引起的盆腔痛，但无盆腔内部器质性病变。

二、流行病学

目前，未检索到完整的 CPP 的流行病学数据，有可能是因为临床定义缺乏共识或者临床研究设计较为复杂。研究表明，慢性内脏疼痛在成人人群中患病率可达 25%。其中关于盆腔痛的相关研究表明，14% ~ 22% 患有 CPP 的女性可能主要或继发于肌肉骨骼问题，另有研究发现，患有慢性盆腔或阴道疼痛的女性接受标准化的肌肉骨骼检查，肌肉骨骼功能障碍的患病率高达 50% ~ 90%，提示盆腔痛在部分患者与软组织损伤可能有着密切的联系。

三、对发病机制的传统认识

引起盆腔痛的疾病较多，CPP 的发病因素主要有以下 5 个。①盆腔炎性疾病：妇科较为常见，多为妇女性下生殖道感染向上生殖道扩散的结果，最终导致慢性盆腔炎从而引发疼痛。②盆腔粘连：盆腔粘连也会引起 CPP，其发病因素有术后粘连、阑尾穿孔、盆腔出现炎症反应等。盆腔粘连患者发生 CPP 的机制是，患者罹患盆腔粘连后其盆腔组织的张力可发生改变，导致其受牵拉的盆腔组织发生缺血，进而可使其发生 CPP。③脊柱源性盆腔疼痛：脊椎关节突关节病变，关节突关节位于椎弓根及椎管连接处，由相邻节段椎骨的上、下关节突及包绕在外部的关节囊共同构成，左右各一，两侧对称，与椎间盘共同组成"三关节复合体"，从而发挥支撑脊柱和应力的作用，这种组合结构两侧有脊柱韧带保护，关节突关节生物力学功能的损伤破坏了平衡导致其骨关节炎性改变，最终生物力学发生改变，这一病理改变也会影响相邻脊椎节段，导致脊柱源性疼痛的发生。④子宫相关疾病：例如子宫内膜异位症、子宫腺肌病等都可引起盆腔部的慢性疼痛。⑤盆腔部位恶性肿瘤：癌细胞侵蚀神经可以引起疼痛。

四、临床表现

CPP 的临床表现如同其定义：病程超过 6 个月的盆腔及周围组织疼痛，然而依据不同病因，疼痛可有各自特点。

1. 脊柱源性盆腔痛　①下腹疼痛是首发且必然出现的症状，疼痛的性质和部位及发作规律不一。②可伴随有恶心呕吐、腹泻、便秘等症状，部分患者有腰背痛，多与体位有关。③神经根受压或受刺激引起的神经根痛。沿脊神经支配范围放射且伴相应节段皮肤感觉减退或过敏。脊髓受压的表现：可出现不同程度和神经支配节段的运动障碍、感觉障碍和自主神经功能障碍。

2. 盆腔炎性疾病所引起的 CPP　除伴有不同程度的盆腔或下腹部疼痛外，还有异常阴道分泌物、月经期间或性交后出血、性交困难和排尿困难等症状，某些患者伴不同程度发热。

3. 子宫相关疾病所引起的 CPP　可影响月经周期或伴有痛经。

五、诊断和鉴别诊断

CPP 的诊断主要在依据其症状，即患者存在超过 6 个月的盆腔及周围软组织疼痛，可有明显反复的腰背痛及下腹痛，伴或不伴消化系统等症状即可确定诊断。

根据体格检查、实验室检查以及影像学检查可确定具体病因。

1. 脊柱源性盆腔痛　少数患者出现腹部体征，如压痛、反跳痛，绝大多数患者无腹部体征。可出现腰背部体征（腰椎的棘突旁、椎弓板、关节突关节、横突、骶骨背面、髂嵴缘、肋弓下缘和耻骨联合上缘等处可触及高度敏感压痛点）或者阳性的神经病理征；静脉滴注甘露醇和糖皮质激素常有效，解痉剂无明显效果；腹部超声、X 线、CT 及内镜等辅助检查可排除腹部疾病，腰部 X 线片、CT、MRI 可发现脊柱周围相应软组织或关节突关节病变，不能明确者可行增强 MRI 及脊髓血管造影检查。

2. 盆腔炎性疾病　盆腔器官如附件或子宫明显压痛，下生殖道炎症的征象包括宫颈黏液，宫颈内出现黄色或绿色渗出物，宫颈脆性增加（易诱发柱状上皮出血）等；实验室检查可发现阴道分泌物中白细胞数量增加。

3. 盆腔肿瘤　可通过下腹部增强 CT 和 MRI 检查进行鉴别。

六、常规治疗

CPP 的治疗方案根据病因不同，有较大的差异，由于盆腔病变（炎症、肿瘤等）所致疼痛，这里不做专业详述，本文仅介绍脊柱源性盆腔痛的治疗。

1. 物理治疗　脊柱旁强刺激推拿减轻患者疼痛，另外，体外冲击波疗法作为一种无创疗法，现多用于骨骼肌肉疾病的治疗，对于脊柱源性腹痛也有一定的疗效，且无明显并发症及不良反应，值得推荐应用。

2. 介入治疗　①硬膜外糖皮质激素注射：糖皮质激素可通过硬膜外途径输送，因为这个腔室接近假定的疼痛来源，超声引导下硬膜外糖皮质激素注射也是较为常见的治疗方法，尽管对于这种方法的临床指征、有效性和风险存在相当大的争议。②脊神经阻滞：超声引导腰部和骶部治疗包括选择性腰神经根注射、腰椎关节突关节注射、腰神经后内侧支阻滞、腰交感神经节阻滞等。

七、依据软组织外科学理论对 CPP 发病机制的进一步认识

宣蛰人教授在长期研究腰腿痛的临床实践中发现，一些慢性腰腿痛伴有 CPP 患者，经腰臀部软组织松解手术或大腿根部内收肌松解手术而治愈腰腿痛的同时，CPP 也不治自愈。因此，他提出 CPP 的病因在于软组织损害，而且是在软组织损害的晚期出现，长期慢性严重的无菌性炎症病变会刺激躯体感觉神经产生中枢敏化，痛阈下降，躯体感觉神经与自主神经耦联开放，晚期还会蔓延激惹盆腔的自主神经，引起调节功能紊乱等各种征象，因此，应将其归属于软组织损害并发盆腔痛，具体的发病机制如下。

1. 腹部肌群及相关组织有许多起源于腰背，如腹内斜肌、腹横肌均向内延续在 $L_1 \sim L_4$ 的横突上，由上而下分布有髂腹下神经、髂腹股沟神经，股外侧皮神经及股神经均位于髂腰筋膜之后，并穿行腹横肌筋膜、腹内斜肌、腹外斜肌之间，其中髂腹股沟神经进入腹股沟管中。上述腰丛的神经分支在腹壁肌肉间的走行呈多次曲折迂回，因此，腰部软组织损伤引起肌肉的痉挛、肌筋膜的挛缩或变性直接或间接地刺激或卡压这些神经，引起下腹/盆腔痛。

2. 由于 L_3 以下腰交感神经的节后纤维分布于结肠左曲以下的消化管、盆腔脏器及下肢，而骶交感神经节的节后纤维，支配盆腔脏器、会阴部及下肢，因此，由腰骶下部深层软组织损害无菌性炎症蔓延刺激腰交感干末节与骶前孔内侧的骶交感干时，可出现下腹部、盆腔疼痛不适等表现。

3. 原发性耻骨附着处软组织的无菌性炎症病变也就是大腿根部软组织损害经久不愈，日后有可能继发以下部分或全部征象：①生殖器痛、女性性交痛、性功能减退或消失、女性的性欲冷淡、不孕症、骶尾痛、肛门或会阴不适、尿意感、尿频、尿急、尿潴留、尿失禁等；②腹股沟痛、下腹痛、月经痛等。

针对在本文临床表现中提出的 CPP 的另外两个病因机制：盆腔炎性疾病所引起的 CPP，除伴有不同程度的盆腔或下腹部疼痛外还有异常阴道分泌物、月经期间或性交后出血、性交困难和排尿困难等症状，某些患者伴不同程度发热。子宫相关疾病所引起的 CPP 则可影响月经周期或伴有痛经。根据软组织外科学理论，以上有部分患者极有可能是耻骨附着处严重软组织损害性病变所引起。

八、典型病例

1. 病史简介　姜××，女，58岁，退休职工，反复下腹部疼痛2年，呈肚脐下与耻骨之间的

持续性隐痛、刺痛，逐渐加重，无明显诱发因素，多次就诊外院妇产科、泌尿外科，下腹痛原因不明，予对症处理后，下腹痛未见缓解。因下腹痛严重影响日常生活，为求进一步治疗，就诊我科。

2. **体格检查**　专科查体：下腹部平软，盆腔散在深压痛（＋）、但无反跳痛。软组织外科查体：脊柱无畸形，直腿弯腰指尖距地 15 cm 有僵腰，直腿伸腰明显受限，弯腰伸腰均可引出腰背部酸胀感及下腹坠胀感加重。双侧直腿抬高试验 60° 时，可引出臀部拉紧感。静息时双侧大腿与床面呈 30°，屈髋屈膝分腿加压试验，引出双侧大腿根部强烈疼痛不适感。侧弯试验（−）。双侧腰椎棘突、关节突关节、横突尖、髂后上棘、骶骨背面、大腿根部、耻骨联合上缘、坐骨大切迹后缘检得高度敏感性压痛点，双侧髂翼外三肌压痛，均中高度敏感。双下肢深浅感觉、肌力正常，病理反射（−）。

3. **辅助检查**　血常规、HLA-B27、生化全套、肿瘤标志物等检验结果未见异常。胃肠镜、腹部彩超、胸、腰椎 MRI，盆腔、腹部增强 MRI 检查，均未见明显异常。

4. **传统诊断**　慢性盆腔痛。

5. **基于软组织外科学理论的分析和诊断**　根据患者疼痛位置和深部散在压痛而无反跳痛的临床表现特点，结合检验结果及影像学检查，未发现明确器质性病变，考虑 CPP。直腿弯腰指尖距地 15 cm 有僵硬，直腿伸腰明显受限，弯腰伸腰均可引出腰背部酸胀感及下腹坠胀感加重，结合腰骶后部一系列高度敏感压痛点，提示腰骶后部存在无菌性炎症病变。大腿根部一系列详细检查结果提示大腿根部软组织附着处罹患严重无菌性炎症病变。双侧直腿抬高试验 60°，可引出臀部拉紧感，提示臀部软组织存在缩短。以上结果提示躯干下部存在广泛的软组织损害，以内收肌为甚。同时按压双侧大腿根部引出剧痛，患者诉下腹部有轻松感觉，行大腿根部、腰骶后部和臀部强刺激推拿后，下腹痛明显缓解。

软组织外科学诊断：腰骶部与大腿根部软组织损害并发盆腔痛。

6. **治疗过程**　密集型银质针依次针刺右侧大腿根部→左侧大腿根部→左侧腰骶脊柱段→右侧腰骶脊柱段→患者诉难以耐受密集针刺治疗，加之自感治疗效果不显著，配合治疗的意愿不强，改为双侧臀上皮＋臀上神经阻滞＋臭氧注射→查体发现大腿根部挛缩仍未放松，压痛明显，再行右侧大腿根部→左侧大腿根部，每日针刺 1 个部位。

7. **随访**　4 年后随访，患者诉出院后针刺部位疼痛退却后，下腹盆腔痛即感完全消失，2～3 个月后，盆腔痛有所反复，但范围明显缩小，程度也较住院前显著减轻，可以正常承担家中的日常家务，患者表示这种轻微少发作的疼痛对生活影响不大，拒绝进一步治疗。

九、诊治经验体会

CPP 是临床常见的病症之一，就诊疼痛科的 CPP 患者多数经历了许多专科的诊疗，排除了有明确病因的真性内脏痛及牵涉痛，这部分患者很多是软组织损害相关的 CPP。上述病例以大腿根部及腰骶段软组织损害为主，且大腿根部尤为严重，尽管行两次针刺，可能仍未能彻底松解，这也是该患者 CPP 治疗后轻微反复的重要原因之一。另外，该患者恐惧针刺，耻骨联合上缘未行针刺，非原发软组织损害部位采用神经阻滞、臭氧注射治疗无菌性炎症，导致治疗不彻底有关。本书中提供此病例的目的是给医师一个提示，为了尊重患者的治疗意愿，也可以根据软组织外科学思路采用其他消除无菌性炎症的治疗方法，既减轻治疗痛苦，又不违背治疗原理。

软组织损害并发 CPP 患者的基本特点是，此类患者无论有无各种各样的腰骶臀腿痛的主诉症状，但均需要检得特定部位（腰骶段或者大腿根部中的耻骨联合处、联合上缘）高度敏感的软组织损害性压痛点，通常病史时间较长，反复发作、迁延不愈，逐渐加重，在软组织损害的晚期出现。如果没有检得以上高度敏感的压痛点，就不存在严重软组织损害的客观依据，极大可能不是软组织损害相关的 CPP，需要继续深入查找病因，切勿误诊和漏诊。

通过大腿根部或耻骨联合上缘检得高度敏感压痛点，滑动按压引起局限痛而主诉下腹痛或下腹部压痛立即暂时性消失，可明确诊断内收肌损害的传导痛。通过滑动按压检得 $L_4 \sim S_2$ 椎弓板和关节突关节区高度敏感压痛点引出剧痛时，下腹部疼痛明显缓解或消失者，多为腰骶部软组织损害的传导痛。

（刘荣国　王震生）

参考文献

［1］Chronic pelvic pain: ACOG practice bulletin summary, number 218［J］. Obstet Gynecol, 2020, 135:744-746.

［2］Louwies T, Ligon CO, Johnson AC, et al. Targeting epigenetic mechanisms for chronic visceral pain: a valid approach for the development of novel therapeutics［J］. Neurogastroenterol Motil, 2019, 31（3）: e13500.

［3］Lamvu G, Carrillo J, Witzeman K, et al. Musculoskeletal considerations in female patients with chronic pelvic pain［J］. Semin Reprod Med, 2018, 36（2）: 107-115.

［4］Sedighimehr N, Manshadi FD, Shokouhi N, et al. Pelvic musculoskeletal dysfunctions in women with and without chronic pelvic pain［J］. J Bodyw Mov Ther, 2018, 22（1）: 92-96.

［5］Brunham RC, Gottlieb SL, Paavonen J. Pelvic inflammatory disease［J］. N Engl J Med, 2015, 372（21）: 2039-2048.

［6］郭雪娇，彭志友，冯智英，等. 脊椎关节突关节介入治疗在慢性脊柱源性疼痛应用进展［J］. 中国疼痛医学杂志，2016，22（11）: 801-805.

［7］Inoue N, Orías AAE, Segami K. Biomechanics of the lumbar facet joint［J］. Spine Surg Relat Res, 2019, 4（1）: 1-7.

［8］Garo-Falides B, Wainwright TW. Pseudoappendicitis: abdominal pain arising from thoracic spine dysfunction-a forgotten entity and a reminder of an important clinical lesson［J］. BMJ Case Rep, 2016, 2016: bcr2016216490.

［9］袁晓艳，汤浩，姜敏. 脊柱源性腹痛误诊患者的临床特点分析［J］. 中国全科医学，2013，16（22）: 2025-2027.

［10］王帅，陈凯雄，王震生，等. 基于软组织外科学理论体外冲击波治疗脊柱源性腹痛的疗效观察［J］. 中国疼痛医学杂志，2020，26（10）: 758-762.

［11］Zhang L, Fu XB, Chen S, et al. Efficacy and safety of extracorporeal shock wave therapy for acute and chronic soft tissue wounds: a systematic review and meta-analysis［J］. Int Wound J, 2018, 15（4）: 590-599.

［12］Schilling LS, Markman JD. Corticosteroids for pain of spinal origin: epidural and intraarticular administration［J］. Rheum Dis Clin North Am, 2016, 42（1）: 137-155.

［13］Finlayson RJ, Etheridge JP, Tiyaprasertkul W, et al. A randomized comparison between ultrasound- and fluoroscopy-guided c7 medial branch block［J］. Reg Anesth Pain Med, 2015, 40（1）: 52-57.

［14］叶海涛. 交感神经芽生对神经病理性疼痛大鼠的影响及其机制［D］. 广州: 广东药科大学, 2017.

［15］韩奇, 王晓雷, 陈萌蕾, 等. 循证综述: 慢性腰痛和软组织综合征存在神经病理性疼痛的证据［J］. 中国疼痛医学杂志, 2015, 21（10）: 721-731.

［16］董承海. 神经损伤后的异位电活动对慢性痛和背根神经节内交感芽生的作用［D］. 北京: 中国协和医科大学, 2001.

［17］王帅, 陈凯雄, 王震生, 等. 基于软组织外科学理论体外冲击波治疗脊柱源性腹痛的疗效观察［J］. 中国疼痛医学杂志, 2020, 26（10）: 758-762.

［18］Ishii M, Nishimura Y, Hara M, et al. Thoracic disc herniation manifesting as abdominal pain alone associated with thoracic radiculopathy［J］. NMC Case Rep J, 2020, 7（4）: 161-165.

［19］Kamboj AK, Hoversten P, Oxentenko AS. Chronic abdominal wall pain: a common yet overlooked etiology of chronic abdominal pain［J］. Mayo Clin Proc, 2019, 94（1）: 139-144.

［20］Xing L, Qu L, Chen H, et al. Clinical effect of traditional Chinese spinal orthopedic manipulation in treatment of Functional Abdominal Pain Syndrome［J］. Complement Ther Med, 2017, 32: 19-24.

［21］袁晓艳, 汤浩, 姜敏. 脊柱源性腹痛误诊患者的临床特点分析［J］. 中国全科医学, 2013, 16（22）: 2025-2027.

第十四章

慢性肌肉骨骼疼痛

第一节 颈椎病

一、定义

颈椎病是颈椎间盘退行性改变及其继发的相邻结构组织病理改变（如神经、血管等），并出现与影像学改变相应的临床表现的症候群。该定义强调了临床表现与影像学符合者方可确诊，仅有颈椎的退行性改变而无临床表现者则称为颈椎退行性改变。

二、流行病学

大多数影像学检查显示颈椎间盘退变的患者并无症状，40岁以下无症状人群中25%的人，40岁以上无症状人群中50%的人，60岁以上无症状人群中85%的人有颈椎退行性改变。最常受累的节段是$C_6 \sim C_7$，其次是$C_5 \sim C_6$。有症状的颈椎病最常见的表现为颈部疼痛。我国颈椎病患病率为3.8% ~ 17.6%，各地区的流行病学调查结果不一，但均呈逐年升高和年轻化趋势。45 ~ 60岁、伏案久坐、繁重的家务劳动、睡眠不足、肥胖、枕头过高等是颈椎病的危险因素，而性别、吸烟、饮酒等不良嗜好以及高血压、高脂血症、糖尿病、脑梗死等疾病与颈椎病患病率的关系存在争议。职业也与颈椎病患病率有关，飞行员、职业司机和操作振动设备人群的患病率较高。年龄大且有腰痛、颈部疼痛持续时间长、经常骑自行车、消极态度、生活质量差等因素，是急性疼痛转为慢性疼痛的诱发因素。

三、对发病机制的传统认识

颈椎病的发病机制涉及颈椎的退行性级联反应，导致颈椎生物力学改变，表现为神经和血管结构的继发性受压，角蛋白－软骨素比值增加促使蛋白多糖基质发生变化，导致椎间盘内水分、蛋白质和黏多糖流失。椎间盘的干燥导致髓核收缩并变得更具纤维性而失去弹性。当髓核丧失有效维持负重的能力时，它开始通过纤维环的纤维突出，导致椎间盘高度下降、韧带松弛、颈椎屈曲和受压。随着椎间盘进一步干燥，纤维环在扭力下出现机械性损伤，导致沿颈椎的负荷分布发生显著变化，最终导致正常的颈椎前凸被逆转。脊柱后凸的进展导致环状纤维和贯通纤维从椎体边缘脱落，导致反应性骨形成。这些骨刺或骨赘可沿颈椎的腹侧或背侧边缘形成，然后投射进椎管和椎间孔。此外，脊柱负荷平衡的破坏对钩椎关节和关节突关节产生更大的轴向负荷，从而引发关节肥大或增大，加速骨刺形成和进入周围神经孔。这些退行性改变导致颈椎前凸和活动的丧失，以及椎管直径的减小。

四、颈椎病分型及临床表现

根据解剖、病理生理、受累组织及临床表现，《中国颈椎病非手术治疗专家共识》将颈椎病分为颈型（软组织型）、神经根型、脊髓型、交感型、椎动脉型和混合型，但此分型一直存在争议。国外有少数研究提及颈椎病概念，并根据颈部疼痛及其伴随症状将颈椎病分为局部颈痛、颈脊髓病变和颈神经根病变三类。

1. **颈型**　该型以青壮年人群为主，多有长期低头工作的经历，与颈部长时间屈曲有关。临床表现颈部酸痛、肩部酸痛、颈部僵硬、颈部活动受限等，少数患者会出现头晕、头痛等症状。X线片表现为颈椎的生理曲度变直或者反弓征象。

2. **神经根型**　此型是几种颈椎病中最为常见的，是由于髓核突出、骨赘形成、颈椎不稳等因素使得单侧或双侧神经根受压，导致发病。临床主要表现为麻木、痛觉过敏、感觉减退等，并出现于受累神经根分布区域。神经根型患者一般臂丛神经牵拉试验显示为阳性，磁共振和CT扫描结果可提示髓核侧后方突出或脱出以及神经根受压。

3. **脊髓型**　主要原因是椎间盘突出、骨赘形成、后纵韧带和黄韧带骨化引起的椎管继发性狭窄，导致脊髓受压或缺血，进而出现脊髓损伤和传导功能障碍。常见的症状包括下肢无力、足底有踏棉花感、走路笨拙、束胸感等，四肢腱反射亢进或活跃，出现一些病理反射如霍夫曼征、踝阵挛、髌阵挛及巴宾斯基征等，重者还会出现排便功能障碍。通过磁共振检查，显示脊髓受压部位和范围，颈髓内可以看见信号改变。

4. **交感型**　交感型颈椎病主要发生于中年妇女，此型常常会与其他类型并存。这是因为颈椎和椎间盘病变影响到韧带、颈神经根、椎动脉等，可以反射性地刺激到颈交感神经进而引起一系列的症状，如头痛、颈部麻木、睁眼无力、眼睑下垂、视力下降等为其常见表现。患者常会感觉到胸前不适、胸闷和心前区疼痛，但心电图检查显示正常。另外，上肢还会出现发凉，指端会出现潮红、发热，并有疼痛或痛觉过敏表现。

5. **椎动脉型**　椎动脉型颈椎病是由于颈椎或椎间盘退行性改变或横突孔增生狭窄，刺激压迫椎动脉而引起的。常见表现有头痛、头晕、仰头转颈时诱发发作性眩晕、恶心、呕吐、视物不清、耳鸣等，还会晕倒。动脉血管造影由于对椎动脉的判定既安全又具有诊断价值，因此可用于早期诊断。

6. **混合型**　混合型颈椎病，顾名思义就是同时存在两型以上的上述颈椎病类型的一种颈椎病。严格意义上说，日常中较少会见到单一类型的颈椎病，大多是同时存在几种类型的症状，只不过是其中某一型的症状为主要表现而已。该型常发生于病程较长的老年人群中。

五、诊断和鉴别诊断

（一）颈椎病的诊断原则

1. 具有颈椎病的临床表现。

2. 影像学检查显示颈椎椎间盘或椎间关节有退行性改变。

3. 有相应的影像学依据，即影像学所见能够解释临床表现。

必须同时具备以上条件，方可确立颈椎病的诊断。各种影像学征象对于颈椎病的诊断具有重要参考价值，但仅有影像学检查所见的颈椎退行性改变而无颈椎病临床症状者，不应诊断为颈椎病。具有典型颈椎病临床表现，而影像学所见正常者，应注意排除其他疾患。

（二）各型颈椎病的诊断标准

1. **颈型**　①患者主诉枕部、颈部、肩部疼痛等异常感觉，可伴有相应的压痛点。②影像学检查结果显示颈椎退行性改变。③排除其他颈部疾患或其他疾病引起的颈部症状。

2. **神经根型**　①具有较典型的神经根症状（手臂麻木、疼痛），其范围与颈脊神经所支配的区域一致，体检示压颈试验或臂丛牵拉试验阳性。②影像学检查所见与临床表现相符合。③排除颈椎以外病变（胸廓出口综合征、网球肘、腕管综合征、肩周炎、肱二头肌腱鞘炎及肺尖部肿瘤等）所致以上肢疼痛为主的疾患。

3. **脊髓型**　①临床上出现典型的颈脊髓损害的表现，以四肢运动障碍、感觉及反射异常为主。②影像学检查所见有明确的脊髓受压征象，并与临床症状相应。③排除了肌萎缩侧索硬化症、椎管内占位、急性脊髓损伤、脊髓亚急性联合变性、脊髓空洞症、慢性多发性周围神经病等病变。

4. **其他型**　该分型涵盖既往分型中的椎动脉型、交感型颈椎病。①临床表现为眩晕、视物模糊、耳鸣、手部麻木、听力障碍、心动过速、心前区疼痛等一系列交感神经症状。体检可出现旋颈试验阳性。②影像学表现：X 线片可显示节段性不稳定，MRI 可表现为颈椎间盘退变。③排除眼源性、心源性、脑源性及耳源性眩晕等其他系统疾病。

六、常规治疗

颈椎病的治疗策略取决于患者体征和症状的严重程度。在没有危重症状或显著的脊髓型颈椎病的情况下，治疗目标是减轻疼痛，改善日常活动中的功能能力，并防止对神经结构的永久性损伤。有症状的应逐步处理，从非手术治疗开始。

1. **药物治疗**　急性期推荐应用解热镇痛抗炎药物，肌松剂、糖皮质激素以及脱水剂也可用于颈椎病的急性期，但应注意剂量及不良反应。抗抑郁药物、抗惊厥药物及前列腺素类药物对颈椎病也有一定的缓解作用。苯二氮䓬类药物对急性疼痛有缓解作用，度洛西汀则用于缓解慢性疼痛。

2. **运动疗法**　各型颈椎病症状缓解期及术后恢复期推荐进行运动疗法。运动控制模式改变是颈肩疼痛的主要原因，运动控制训练可通过中枢有意识的调控改善错误的控制模式而缓解颈痛。运动疗法有效的标志是疼痛症状减轻，并有向心化趋势，若疼痛加重或离心化则需停止当前运动疗法并至专业医师处就诊。

3. 牵引治疗　牵引对颈椎病有较好疗效，尤以神经根型颈椎病的疗效最佳。但长期疗效相关研究较少，且单用牵引治疗的证据等级偏低，大多为牵引结合其他治疗。牵引角度、重量及时间为牵引的三大要素，关于牵引重量，体重 7% 的拉力可使颈椎间隙分开，10% 体重的拉力不良反应最小，治疗效果优于体重 7.5% 或 15% 的拉力，但牵引力量不宜过大，超过 15 kg 的牵引力会加重颈部疼痛。

4. 手法治疗　常用的简易手法治疗包括颈椎上滑手法、下滑手法、后向前松动术、前向后松动术、枕下放松／抑制分离术等，颈椎病的手法治疗必须由专业医务人员进行，应因分型而异，切忌暴力。

5. 物理因子治疗　电疗方法最为常用，包括高频、中频和低频电疗等。经皮神经电刺激可通过特定的低频脉冲电流刺激皮肤感觉纤维，进而缓解疼痛。高强度激光与运动疗法相结合治疗颈椎病，颈部活动度、NDI 评分以及疼痛有明显改善。低强度激光联合非甾体消炎药的疗效比单用非甾体消炎药物的疗效更好。

6. 注射治疗　主要包括痛点注射法、穴位注射法和神经阻滞疗法。注射疗法的近期疗效较为显著，而远期疗效有待进一步确认。其他保守治疗无效的神经根型颈椎病，可采用椎间孔反复单次阻滞或置管连续注药。交感型颈椎病可采用星状神经节阻滞术，治疗效果较好，但疗效不持久，需多次阻滞。

7. 针灸治疗　针刺治疗具有活血通络的作用，对于各型颈椎病均有一定的疗效。针刺治疗的近端取穴主要集中在颈部和肩部穴区，远端取穴根据颈椎病的类型辨证取穴。

8. 手术治疗　对于严重或进行性脊髓型颈椎病的患者，以及非手术治疗失败后出现持续性颈轴性疼痛或神经根型颈椎病的患者，应考虑手术治疗。目前，采取手术治疗的主要是脊髓型颈椎病，其次是神经根型颈椎病。常见的颈椎手术入路主要有 3 种，即前路、后路以及前后联合入路手术。其中，前路手术包括前路颈椎间盘切除融合术和前路颈椎椎体次全切融合术，以及以人工颈椎间盘置换为代表的颈椎动态稳定手术；而后路手术主要包括椎弓板切除和椎弓板成形术。

七、软组织外科学理论提出颈椎病疼痛的临床实践新认识

《宣蛰人软组织外科学》中提出颈椎病临床表现实际是由极少数颈椎管内软组织损害和大多数的椎管外颈肩部结合锁骨上窝区软组织损害共同所致，椎管内外软组织无菌性炎症病变的化学性刺激是导致头颈肩背臂手痛的重要因素。颈椎间盘突出和颈椎管狭窄如同骨质增生，是生理性退变而不是直接的致痛因素。颈椎管内外无菌性炎症的鉴别，可以通过颈脊柱六种活动检查和强刺激推拿后的体验性感受，得以确定。除了脊髓型，颈型、神经根型、交感型、椎动脉型和混合型都是无菌性炎症刺激不同部位的神经感受器和肌痉挛后的补偿调节中出现的不同部位和不同程度的临床表现而已。

以神经根型颈椎病为例，颈背肩部和锁骨上窝软组织的急性损伤后遗或慢性劳损引起的原发性疼痛以及继发性肌痉挛或肌挛缩是本病发病机制的两个重要环节。两者可互为因果，造成恶性循环，使病变加重。病变范围深广，多涉及皮下组织、筋膜、骨骼肌以及神经和血管的周围脂肪结缔组织直至骨膜。颈背肩部软组织损害经久不愈，疼痛可向外发展，引起不同程度和不同部位的上肢传导痛。如果颈根部和肩胛部以及整个肩关节周围各层软组织的变性挛缩极为严重，其间通过的血管受

病变软组织的压迫时，会引出上肢远端的循环障碍；如果其间通过的周围神经急性受压时，也会引起功能障碍与颈神经根受急性压迫类似，同样表现为上肢的神经压迫征象。至于上肢传导痛也可以由颈神经根鞘膜外脂肪结缔组织罹患无菌性炎症病变所引起，但临床上发病率不高。临床最为常见的上肢传导痛或上肢传导麻好发于肩胛骨附着的冈下肌或大圆肌等严重损害。压准其痛点常会引出肩前方和上肢传导痛以及不同程度的臂神经触电样麻木、麻刺感加重（可达指端）。也有少数单独的 $C_5 \sim C_7$ 棘突、$T_{6/7}$ 棘突或肩胛骨上角附着处软组织损害同样会引起自肩至指的麻刺感。上述五处的病变软组织产生间接的臂神经刺激征象，需要用现代的病理生理学观点阐明其机制。

软组织外科学临床实践还发现，传统颈椎病的临床表现可以由人体其他部位的软组织损害发展而来，以腰臀部和大腿根部软组织损害为多见。机制如下，椎管外软组织疼痛引起肌痉挛会破坏身体的动力性平衡，机体为了保持重新平衡进行调节。一组肌肉的痉挛必将引起对应肌肉发生与其相适应的变化，以达到补偿原发部位肌痉挛引起的功能障碍和功能失调。以一侧腰痛引起上方的补偿调节为例，当对应补偿调节将脊柱腰段过度屈向病侧时，腰段以上脊柱旁的健侧背部肌肉就会出现继发性痉挛，病侧背部肌肉为适应其变化也出现相应的拉长，其目的是将胸脊柱重新纳入或接近身体重力线，进一步改善其功能和平衡。所以一侧的腰痛日久可继发对侧腰痛或腹痛，而单独的腰痛日久也可向上继发背、胸、肩胛、上肢、锁骨上窝、项颈、头等部位软组织损害性疼痛，且均会合并诸种征象，这就是低位软组织损害可以向高位颈椎发展的过程。腰或腰骶痛的部位处于身体中间位置，故常视为躯干的疼痛发展枢纽。

八、典型病例

1. **病史简介** 曹××，男，58岁，农民，左侧颈肩部酸痛不适4年，加重伴左上肢麻木6个月，尤以桡侧前臂，及桡侧三指为甚。就诊当地医院，诊断为"神经根型颈椎病"，建议手术治疗，患者手术意愿不强，自行口服镇痛药物控制，为求进一步诊治而入住我科。既往有20年的腰痛不适病史，无外伤史。

2. **体格检查** 脊柱外观无畸形，颈椎前屈、后伸，侧屈、旋转等活动功能部分受限，左侧屈及右旋时，诱发左上肢麻木感加重。双侧上肢同时外展高举，左侧稍受限，约170°，无明显疼痛。直腿弯腰指尖距地20 cm有僵硬，直腿伸腰未受限，直腿抬高左右各60°，左侧可引出臀部拉紧感。腰脊柱右侧弯试验，可引出左侧肋髂部紧胀感。屈髋屈膝分腿试验引出左侧大腿根部、左髋外侧疼痛。双侧髂后上棘、髂嵴缘、大腿根部、髋外侧、臀后侧压痛点，左侧高度敏感，右侧中度敏感。双项平面、左侧颈椎棘突旁、关节突关节、横突、冈上、冈下肌以及锁骨上窝压痛点，均高度敏感；右侧颈脊柱段和肩胛背面中度敏感。强刺激推拿枕颈背肩部敏感压痛点，颈肩部疼痛有所减轻，仅维持十余分钟。腰骶臀部、大腿根部敏感压痛点强刺激推拿后，颈肩部疼痛可进一步缓解。四肢肌力、肌张力及深浅感觉（−），臂丛牵拉试验（＋）、压颈试验（＋）、霍夫曼征（−）。

3. **辅助检查** 血常规、肿瘤标志物等检验结果未见异常。颈椎MRI：多发颈椎椎间盘突出，$C_{5/6}$、$C_{6/7}$ 右侧椎间孔神经根受压，$C_5 \sim C_7$ 椎体终板炎。

4. **传统诊断** 神经根型颈椎病。

5. **基于软组织外科学理论的分析和诊断** 根据临床表现、颈椎病特殊体征及颈椎MRI结果，传统的神经根型颈椎病可诊断，定位在左侧 $C_{6/7}$。根据颈肩部查体（颈椎六种活动功能部分受限，左侧屈及右旋时，左上肢麻木感更明显），强刺激推拿左枕颈背肩部高度敏感压痛点，颈肩臂痛有所缓解，但仅维持十余分钟，提示颈肩部椎管外软组织损害不是原发部位，颈椎管内软组织损害不能排除。双侧上肢外展高举，左侧稍受限，提示左侧冈下三肌痉挛缩短。根据直腿弯腰、伸腰，直腿抬高试验、腰脊柱侧弯试验、屈髋屈膝分腿试验，结合腰骶臀、大腿根部压痛点情况，及以上部位强刺激推拿后颈肩部疼痛显著减轻，提示腰骶臀大腿根部软组织损害参与此疾病的发生。

软组织外科学诊断：左腰臀部软组织损害继发颈椎管外软组织损害并发上肢痛。

6. 治疗过程　2021 年 8 月入院后先行"左侧 $C_{6/7}$ 突出物靶点臭氧消融 + 神经根射频 + 阻滞术"，目的在于治疗颈椎管内无菌性炎症病变，但是术后颈肩疼痛缓解不明显，上肢麻木有所好转，遂密集型银质针依次针刺左侧髂后上棘内上缘 + 骶髂关节内侧缘→左侧大腿根部→左侧臀旁→左侧臀后侧，左侧肩颈部疼痛已明显减轻→继续左侧冈下三肌→项平面→患者诉坐位颈部前屈时，仍感左肩胛与脊柱之间不适，颈胸脊柱段仅中度敏感压痛，根据直腿弯腰受限及腰脊柱段高度敏感压痛→左侧腰脊柱段。每日针刺 1 个部位。

患者诉在第一次住院治疗后，肩颈部疼痛及左上肢麻木显著减轻，但是夜间和长时间行走后出现腰背部紧胀不适，为彻底治疗而 2021 年 9 月再次入院。第二次住院期间，针刺治疗次序如下：左侧髂后上棘内上缘 + 骶髂关节内侧缘→左侧内收肌→对未治疗的左侧颈胸段规律敏感压痛点针刺→右侧髂后上棘内上缘 + 骶髂关节内侧缘→左侧臀内后侧→左侧腰脊柱段→左侧冈下三肌→左侧胸脊柱段→左侧髂翼外三肌，每日针刺 1 ~ 2 个部位。

7. 随访　5 个月后电话随访，左侧颈肩部疼痛及上肢麻木已完全消失，腰部轻松，劳作、睡眠均恢复正常。

九、诊治经验体会

传统的神经根型颈椎病，主要通过症状、体征及相符的影像学表现，而得以诊断，但是选择椎间盘摘除等手术处理后，仍有不少患者疗效不佳，甚至症状恶化，究其原因是忽略了椎管外软组织损害因素在该病中的重要作用。因为责任神经的任何节段出现炎症、受压，均会出现与神经根型颈椎病类似的表现，这使得诊断具有迷惑性。该病例符合神经根型颈椎病的传统诊断，但射频消融治疗的效果欠佳，可以推测即使行椎间盘摘除，亦是收效甚微，所以如何有效鉴别，避免不必要的手术干预，无疑十分重要。

对于椎管外软组织损害所致的颈肩痛、肢体麻木，部分原发于枕颈肩部和锁骨上窝区软组织损害，切不可被影像学检查所误导。相当部分症状严重，病程较长的病例来源于腰骶臀和大腿根部的软组织损害向上传导所致，在颈肩部仅发生肌痉挛时，针对腰骶臀、大腿根部的针刺治疗就可解除症状，而像该患者已在躯干上部形成继发性软组织损害时，还需系统性全面针刺枕颈肩部软组织损害，不可疏漏压高度敏感压痛部位，方能达到疗效稳定而彻底。该患者既往腰痛 20 年，第一疗程后出现腰背部紧胀不适，这是针刺治疗后，机体重新补偿调整中出现的旧病重现，可根据压痛点分布，继续针刺补课治疗。

颈椎病中除了脊髓型需要手术解除压迫，另外五种类型均可遵循软组织外科学理论的全身压痛点检查、制约性检查以及颈椎六种活动功能测定及结合强刺激推拿的方法加以鉴别颈椎管内外软组织损害和原发性软组织损害部位。由于禁忌银质针针刺锁骨上窝区和斜角肌间沟，可以采用强刺激推拿、发散式体外冲击波、超声波等物理方法进行治疗。痉挛性斜颈不同于传统的颈椎病，尽管软组织松解手术可以彻底治愈，密集型银质针针刺则不然，接诊医师需要慎重。对于鼻咽癌放疗引起胸锁乳突肌变性僵硬后疼痛，虽类似颈椎病，但银质针针刺难度大，失败概率增大。

（刘荣国　王震生）

第二节　肩关节周围炎

一、定义

肩周炎（Scapulohumeral periarthritis）是肩关节周围炎的简称，该病尚缺乏统一规范的命名，通常又被称为粘连性肩关节囊炎或冻结肩，是指肩关节周围肌肉、肌腱、韧带、滑囊、关节囊等软组织损伤、退变而引起的关节囊和关节周围软组织慢性炎症性粘连或纤维化，出现以肩关节疼痛、僵硬、活动功能障碍为主要特征的病症。

二、流行病学

肩周炎的好发年龄是 40 ~ 60 岁，大约84.4%的患者处于该年龄段，发病率为3% ~ 5%，也有调查显示高达20%。肩周炎患病率存在明显的性别差异，女性比男性发病率高 2 ~ 4 倍，有研究显示高达70%的肩周炎患者为女性。一般认为左右侧肩关节罹患肩周炎的概率相似，也有研究报道以非显性肢体（左侧）发病为主，双侧肩关节先后受累的比例也较高，约有10%的患者在一侧肩关节发病的 5 年内对侧肩关节也发病，双侧受累的比例高达40% ~ 50%。大多数情况下同一侧肩关节只发病一次，而不会多次受累。肩周炎的发病因素主要归结于肩部软组织的退变，而各种慢性致伤力则是肩周炎发病的重要激发诱导因素。近来研究表明，肩周炎具有一定的遗传易感性，白人、家族病史阳性和HLA-B27阳性者更容易发生肩周炎。

三、对发病机制的传统认识

目前，肩周炎的发病机制尚不明确，同时存在以下几种学说。①纤维变性学说：部分研究结果支持该病属于一种原发性纤维性疾病，因为肩周炎病变组织学标本中主要显示由 I 型和 III 型胶原混合而成的成纤维细胞，而这些成纤维细胞被观察到可转化为平滑肌表型（肌成纤维细胞），平滑肌表型被证实与包膜挛缩有关。另外，基质金属蛋白酶水平在病变组织中发生明显改变，可能参与了瘢痕组织的重塑。因此，肩周炎的发生与纤维生成过度和纤维重塑抑制有关。②炎症学说：大量研究发现，炎性细胞因子（如 IL-1α、IL-1β、TNF-α）、环氧化物酶（COX-1、COX-2）在肩周炎患者关节包膜和囊组织中显著上调，为该病炎性改变学说的有力证据。③遗传易感性学说：细胞遗传学分析研究显示，肩周炎患者纤维原性（MMP-3）和 IL-6 水平升高。进一步研究发现，IL-6 和 MMP-3 单核苷酸多态性与肩袖修复术后肩部僵硬的严重性和敏感性相关，提示继发性肩周炎的发生与患者个体基因易感性有关。

四、临床表现

肩周炎为自限性疾病，根据肩周炎临床症状发生发展的演变过程，通常将其病程划分为 3 个阶段。①急性期：持续约 2 ~ 9 个月，该阶段以肩部疼痛进行性加重为主要特征，尤为夜间或患侧卧位时明显；②冻结期：开始出现盂肱关节屈曲、外展、内旋和外旋功能的渐进性丧失，肩部活动逐渐受限，可持续 4 ~ 12 个月；③功能恢复期：该期患者肩关节的活动范围逐渐恢复，肩关节活动范围逐渐恢复至正常或接近正常，疼痛程度逐渐减轻，该期持续 5 ~ 26 个月。

五、诊断和鉴别诊断

肩周炎的诊断是基于其临床特征，即肩部和上臂出现疼痛，并伴随肩部活动逐渐受限，包括主动和被动运动，X 线检查可正常。体格检查可发现压痛范围广泛，喙突，喙肱韧带，肩峰下，冈上肌，肱二头肌长头腱，四边孔以及肩三点即肩胛提肌，大、小菱形肌在肩胛骨脊柱缘的附着处等部位均可出现压痛。

通常需要与颈椎病，特别是神经根型颈椎病进行鉴别，颈椎病患者的肩关节活动功能通常不受限，患肢上举可缓解症状。夜间症状加剧的老年患者，需要肩关节 MRI 检查，排除肿瘤骨转移。

六、常规治疗

目前，肩周炎的治疗目标是以缓解疼痛、改善患肢功能和提高生活质量为主，治疗方法包括非手术治疗和手术治疗两大类。

常用的非手术疗法有药物治疗（主要是非甾体消炎药）、运动疗法（功能锻炼）、物理治疗（体外冲击波、激光、热疗、磁疗、微波疗法）、关节腔内注射治疗（糖皮质激素激素、透明质酸钠等）、肩胛上神经阻滞、中医中药（针灸、推拿、拔罐、中药）、手法松解（Mulligan 手法、中医手法）等。通常而言，大多数患者经过一段时间的治疗可获得明显缓解。

外科手术相对创伤大、风险高，一般只针对难治性、顽固性肩周炎患者。手术方式有关节扩张法、开放或关节镜下关节囊松解术等。

七、软组织外科学理论提出肩关节周围炎发病的关键机制和拓展认识

在软组外科学理论形成的临床实践过程中，宣蛰人教授发现肩胛背面冈下三肌附着处在颈肩部软组织损害性疼痛，特别是传统诊断为肩周炎的发病机制中发挥关键性作用。冈下肌：起自冈下窝，肌束的一部分被三角肌和斜方肌覆盖，向外经肩关节后面，止于肱骨大结节的中部，作用是使肩关节外旋。小圆肌：位于冈下肌下方，起始于肩胛骨的腋窝缘上三分之二背面，经肩关节后部，止于肱骨大结节后方。该肌由腋神经支配，其作用是与冈下肌协同使肩关节外旋。大圆肌：位于小圆肌的下侧，其下缘为背阔肌上缘遮盖，整个肌肉呈柱状，起于肩胛骨下角背面，肌束向外上方集中，止于肱骨小结节嵴。作用是使肩关节内旋、内收和后伸（仅在做抗阻力动作时，它是原动肌），由于该肌对手臂的作用同背阔肌很相似，所以被称为"背阔肌的小助手"。

当肩胛背面冈下三肌损害，可以导致以下六个方面的传导征象。

1. 肩周疼痛 肩胛背面冈下三肌发生损害时，无菌性炎症刺激导致局部疼痛与肌痉挛。这种持续性肌痉挛会使肩周血管长时间受压，软组织损害处缺血、新陈代谢障碍，形成恶性循环，加剧肩关节疼痛、功能受限等症状。而长期的疼痛与功能受限导致肩周肌群挛缩，出现"冻结肩"。

2. 胸痛征象 原发性肩胛背面冈下三肌损害而痉挛后，肩胛骨被向外上方牵拉，日久继发斜方肌牵拉性损伤，头夹肌、肩胛提肌、冈上肌、项伸肌群、大小菱形肌、颈胸段深层的多裂肌与回旋肌等进行系列补偿调节，持续超载荷应力导致以上部位继发软组织损害。原发冈下三肌无菌性炎症继发背部软组织损害，向肋软骨处传导，从而出现类似"肋软骨炎"症状。晚期胸背部软组织损害严重者还会刺激自主神经，导致自主神经功能紊乱症状，如心悸、心律失常、假性心绞痛、胸闷等。

3. 头晕、头痛 如上文所述，肩胛背面三肌损害会导致头夹肌、肩胛提肌、上斜方肌等枕项肌群继发无菌性炎症，一方面刺激神经根，特别是其腹侧的运动神经根（前根）受到压迫或炎症侵袭时可引起反射性颈部肌肉痉挛；另一方面，持续性肌肉慢性痉挛会引起组织缺血，代谢产物聚集于肌肉组织，颈动脉和椎动脉受压或者痉挛时出现头晕、头痛。

4. 肱骨内、外上髁炎 当冈下三肌损害时，肱骨内外旋功能障碍，当肱骨内外旋角度不足时，就更多需要肘关节旋前和旋后进行代偿，从而使肱骨内、外上髁的肌腱附着处反复使用、牵拉，日久在该处继发无菌性炎症，出现肱骨内外上髁炎的症状。

5. 手臂麻木 冈下三肌损害会增加肩胛骨外上运动力度，此时胸小肌代偿性紧张收缩引起喙突下降，挤压其下方通过的臂丛神经，引起手臂麻木、无力症状。冈下三肌按压刺激时，手臂麻木会表现得更加明显，而胸小肌强刺激推拿后，这种加重的现象会被消除，证明了冈下三肌与胸小肌之间存在对应补偿调节关系。

6. 肩前痛 肩胛上神经在肩胛上横韧带近侧或其下方，发出上关节支至喙锁韧带、喙肱韧带、肩锁关节和肩峰下囊。故当冈下三肌缩短时，肱骨持续外旋，肩关节前侧关节囊及肩胛下肌受到牵拉，失代偿后，局部无菌性炎症刺激肩关节前侧关节囊，使这种疼痛感觉像位于肩关节前部的喙突处、肱骨小结节处或肩部前外侧，易被误认为"喙突炎"或"肱二头肌长头肌腱鞘炎"的症状。

八、典型病例

1. **病史简介**　刘××，女，53 岁，公务员，右肩部疼痛伴活动受限 10 个月而入院。肩前方和肩外侧呈持续性酸胀痛，夜间尤甚，VAS 8 分，右肩关节活动受限，严重影响日常生活与工作，当地门诊考虑"肩周炎"，曾予理疗、局部痛点注射，疼痛无明显缓解，转诊上级医院，查右肩关节 MRI 示：冈上肌腱损伤伴部分撕裂、肱二头肌长头肌腱损伤，右肩峰下、喙突下滑囊积液，考虑"肩峰撞击、肩袖撕裂、肩关节粘连"，行"关节镜下右肩峰成形＋肩袖修补＋外展功能重建术"，手术顺利，术后肩部疼痛反而加重，并出现右上臂疼痛，只能服用大量镇痛药物控制疼痛，经友人介绍，就诊我科。无明显外伤史。

2. **体格检查**　肩关节检查：右肩主被动活动度：外展 80°，前屈 110°，后伸 45°，内旋 50°，外旋 70°。冈上肌腱断裂试验（−）。疼痛弧试验无法完成。软组织外科查体：脊柱无畸形，颈椎前屈，左侧屈部分受限，可加重肩背部疼痛感。右侧枕颈部、锁骨上窝压痛点均高度敏感，双上肢外展高伸试验，左侧 180°，右侧 80°，引出右肩臂部强烈酸胀痛，右侧胸椎棘突、关节突关节、横突尖、肩胛背面、肱骨大结节、肱骨小结节、结节间沟、盂下结节压痛点均高度敏感。强刺激推拿以上高度敏感压痛点，肩部疼痛感短暂明显减轻，持续不到 10 min。直腿弯腰指尖距地 20 cm 有僵硬，直腿伸腰受限，均可引出腰背部拉紧感。双侧直腿抬高试验 70°，右侧可引出臀部吊紧感。屈髋屈膝分腿试验，引出右侧大腿根部及臀内侧疼痛。左侧弯试验，引出右侧腰肋部拉紧感。右侧腰椎棘突、关节突关节、横突尖、髂后上棘、骶骨背面高度敏感压痛点，右侧臀上皮神经、坐骨大切迹后缘、大腿根部压痛，均高度敏感。强刺激推拿以上高度敏感压痛点，肩背部疼痛可进一步减轻，且维持时间明显延长。四肢深浅感觉、肌力正常，病理反射（−）。

3. **辅助检查**　血常规、HLA-B27、肿瘤标志物、自身免疫等检验结果未见异常。右肩关节 MRI：冈上肌腱损伤伴部分撕裂、肱二头肌长头肌腱损伤，右肩峰下、喙突下滑囊积液。颈椎 MRI 未见明显异常。

4. **传统诊断**　右肩关节周围炎；肩关节镜术后。

5. **基于软组织外科学理论的分析和诊断**　颈椎前屈，左侧屈部分受限，可加重肩背部疼痛感。右侧枕颈部、锁骨上窝、肩胛背面压痛点均高度敏感，右上肢外展高伸 80°，引出肩臂部强烈酸胀痛，强刺激推拿上述高度敏感压痛点，肩部疼痛感明显减轻，提示右侧颈枕肩背部存在严重的软组织损害性病变，但镇痛持续时间短暂，加之既往各种局部治疗失败，提示不是原发软组织损害部位。直腿弯腰指尖距地 20 cm 有僵硬，直腿伸腰受限，均可引出腰背部拉紧感。右侧直腿抬高可引出臀部吊紧感。屈髋屈膝分腿试验，引出右侧大腿根部及臀内侧疼痛。左侧弯试验，引出右侧腰肋部拉紧感，结合右侧腰骶臀髋大腿根部一系列高度敏感压痛点，强刺激推拿以上高度敏感压痛点，肩背部疼痛可进一步减轻，且维持时间明显延长，提示右侧腰骶臀髋大腿根部软组织损害可能是原发部位。

软组织外科学诊断：右腰臀大腿根部软组织损害继发右颈肩部软组织损害并发右肩痛。

6. **治疗过程**　2020 年 11 月密集型银质针依次针刺右侧髂后上棘内上缘＋骶髂关节内侧缘→右侧大腿根部→因患者诉颈部活动时肩背部疼痛明显，遂针刺双侧项平面→因颈部高度敏感压痛，遂针刺右侧颈脊柱段→肩部疼痛似有好转，按压髂翼外三肌高度敏感压痛时，冈下肌压痛有减轻感，遂针刺右侧髂翼外三肌→屈髋屈膝分腿试验，臀内侧疼痛较大腿根部突显，骶髂关节针刺间隙仍有敏感压痛，遂针刺右臀肌＋部分骶髂关节→肩部疼痛虽已有好转，但活动度仍欠佳，结合冈上、冈下区域仍压痛敏感，最后行右侧冈上窝＋右侧冈下肩胛背面三肌附着处。以上每日针刺1～2个部位。

2020年12月再次住院。患者诉第一疗程结束后，疼痛明显缓解，基本不影响睡眠，但仍有间断性的疼痛加重，要求彻底治疗。直腿前屈、后伸腰部试验，仍有腰背部不适，针对首次住院未治疗的部位针刺，密集型银质针依次针刺右侧腰脊柱段→右侧胸脊柱段，再次针刺双侧项平面→右侧颈脊柱段→右侧冈下三肌→右侧冈上窝，针对上述部位的残余压痛点进行针刺补课。

7. 随访　1年后随访，诉第二疗程出院后，疼痛进一步缓解，遵医嘱进行肩部功能锻炼后，一个月疼痛完全消失，目前肩部活动度已经与健侧活动度相同，精神状态好，可胜任工作及日常家务，对疗效非常满意。

九、诊治经验体会

顽固性肩周炎患者的疼痛和肩部活动障碍症状严重影响其日常活动和生活质量，给患者带来巨大的身心痛苦，因此一旦明确诊断需要积极给予治疗干预。本例为典型的肩周炎，前期治疗艰难曲折，症状愈演愈烈，值得医者警醒和反思。肩袖本身的保护性强，对于没有明确外伤史的患者，是极难发生肩袖断裂的，而影像学上表现的部分撕裂是比较常见的，笔者认为可能与肱骨大结节附着点处的无菌性炎症刺激，使冈上肌出现保护性痉挛，减少了局部血供，加剧了冈上肌腱的退变有关，退变不是病变，更不是疼痛的原因，本例患者行肩袖修补术后，疼痛未缓解亦可佐证。另外，肩峰撞击综合征这个诊断也需谨慎使用，除了肩峰骨性增生、喙肩韧带明显肥厚等明确的狭窄因素外，大多数诸如肌腱腱鞘炎、滑囊炎之类，仍是无菌性炎症引起的疼痛，无需行肩峰成形术，只需肩峰下局部注射即可解决。值得说明的是，全身麻醉下肩关节功能重建术，临床中需尽量避免，这种麻醉状态下，机体的保护性反射消失，被动的撕扯意味着更大的损伤及炎症的暴发，无助于患者的功能锻炼的依从性，而无痛状态下的功能锻炼对于肩周炎患者至关重要。

冈下三肌易于发生损害的常见原因分析如下：冈下肌和小圆肌作为肩袖肌群的两部分，与冈上肌、肩胛下肌共同将肱骨头固定在关节盂中，即使上肢处于静息状态，它们也在不知不觉地"工作"。日常生活中的含胸驼背、头前倾等不良姿势会造成胸大肌、胸锁乳突肌、肩胛提肌等出现痉挛、挛缩，相对的菱形肌、中下部斜方肌、冈下肌和小圆肌则被过度拉长，也称为上交叉综合征；而站立或坐位休息时将手静置于身侧，此时整个肩袖肌群受重力向下的持续牵引力，这种肌肉被拉长或牵引的状态会导致肌肉持续做功，久而久之形成劳损。其中小圆肌的肌肉体积较小，为了提供相同的力矩达到平衡，则需要收缩增强，故出现劳损的程度加重，此时需要具有外旋肩关节功能的冈下肌进行代偿，冈下肌的劳损概率增大。冈下三肌最容易劳损的动作，通常是在无支撑状态下将肩关节以前屈、稍外展的姿势，即悬空置于身前并同时做功能活动，例如，长时间伏案写作、玩手机、敲键盘时，需要冈下肌与小圆肌主动等长收缩，保证肩关节的"近端稳定"；长时间操作鼠标、长途开车时，不仅需要冈下肌和小圆肌保持肩关节稳定，还需要大圆肌收缩使肩关节稍内旋，共同为上述活动提供动力，这种长期的肌肉收缩负荷是形成劳损的重要原因。日常生活中我们经常梳头或向上托举物体，此时肩关节在前屈的同时还附带了外旋的动作，故需要冈下肌与小圆肌的做功。而拖地、锤子敲击物体时，需要肩关节同时进行后伸和内旋，此时大圆肌做功增加。羽毛球、排球等体育活动需要肩关节反复前屈外展外旋，随后立刻后伸内收内旋进行击打；乒乓球比赛时肩关节反复外展外旋和内收内旋进行击打，上述动作均以肩关节迅速地内、外旋为主，以提供击打的力量与速度，此时要求冈下三肌长时间，高强度地主动收缩，如果没有进行充分的热身活动和运动后拉伸，会造成肌肉拉伤。

从解剖学角度分析，冈下三肌与肩胛骨骨面之间虽有疏松结缔组织存在，但无滑膜囊，当肩关节活动时，冈下三肌肌纤维与隆凸的骨面产生较大摩擦，故易出现急性或慢性劳损。

软组织外科学提出，肩胛背面冈下三肌附着处损害是引起肩臂痛的常见原因，其向前、向外侧传导日久继发肱二头肌长头腱鞘、三角肌、胸小肌、喙肱肌等损害并挛缩，则也需进一步处理以上部位，方可改善肩关节功能，切忌治疗次序主次倒错。可在针刺肩胛背面后，症状是否消除及压痛点检查做出判断。肩胛背面三肌附着处损害常伴随颈枕部、锁骨上窝软组织损害，在治疗时勿疏漏。

对于老年肩部疼痛，需要警惕肺癌和肿瘤骨转移的可能性，建议老年患者常规胸部 CT 检查和肩关节 MRI 检查，避免漏诊和误诊。对于肩部疼痛久治不愈的患者，需要注意可能存在严重的椎管外其他部位的原发性软组织损害，可以通过认真的病史询问，例如有无某部位的外伤史，压痛点强刺激推拿的体验性治疗，压痛点的制约性检查等进行综合判断和识别，借此有效治疗。

（刘荣国　王震生）

第三节　肱骨内上髁炎和肱骨外上髁炎

一、定义

肱骨内上髁炎又称高尔夫球肘，由于前臂屈肌起点反复牵拉累积性损伤而出现肱骨内上髁处肿痛和压痛，是软组织疼痛中较为常见的一类疾病。

肱骨外上髁炎又称为网球肘，是一种桡侧伸腕短肌的慢性损伤性疾病，主要表现为肘关节外上方疼痛，部分患者可伴有肘关节活动障碍，尤以握手或职业运动时症状为甚，是运动系统常见病与多发病。

二、流行病学

肱骨内上髁炎多见于特殊工种，如砖瓦工、木工、高尔夫球运动员等。肱骨外上髁炎普通人群发病率为 1% ~ 3%，职业运动员发病率为 7%，单侧肢体多见，常见于职业运动员，如网球、羽毛球运动员等人群。

三、对肱骨内、外上髁炎发病机制的传统认识

肱骨内外上髁部是前臂屈伸肌群的起点，长时间从事旋转前臂及屈伸肘关节者，由于肘、腕关节运动，反复用力、长期劳累或用力过猛过久等，使前臂伸肌群在附着点处，受到反复的牵拉刺激等应力作用，造成局部组织水肿，肌纤维发生撕裂、出血、粘连、机化、钙化，而产生的局部慢性无菌性炎症，甚至卡压血管、神经束，从而引起肱骨上髁炎。

四、临床表现

（一）症状

主要症状是肘关节内外侧疼痛。起病缓慢，常无急性损伤史。在伸腕、伸肘、用力握拳、提物、扭毛巾时可诱发疼痛或使疼痛加剧，休息可缓解，随着病情进展，疼痛加重，可表现为夜间痛。严重时握力下降，是该病的特点之一。疼痛性质常为钝痛、酸痛或疲劳痛，疼痛可放射至前臂。

（二）体征

检查时局部可无红肿，关节功能不受限。肘部于内、外上髁处有局限性明显压痛，仔细检查可发现敏感的压痛点，多以伸肌总腱附着处及肱桡关节处为甚，抗阻力痛，或半握拳、屈肘、腕关节尺偏、前臂旋前位伸肘时痛。伸肌腱牵拉试验（Mills试验）：肘伸直，握拳、屈腕，然后将前臂旋前，能诱发肘部剧痛者为阳性。

（三）辅助检查

1. X线一般无阳性发现，偶有钙化性腱鞘炎或者内外髁屈伸肌腱附着处白线增宽，其检查能排除感染、损伤、结核及肿瘤等疾病。

2. MRI检查可见T1WI和T2WI信号增强，提示肌腱水肿、增宽。

3. 高频彩色多普勒超声能动态观察肱骨内外上髁，了解附着处伸屈肌总腱的结构、回声及内部血流情况。肌腱损伤时，较健侧或者健康人增厚，纤维结构不清，局部回声减低，急性期病程短的患者以回声均匀减低为主，肌腱内血流信号增多，部分肌腱未见增厚，肱骨表面平整；慢性期病程长的患者肌腱有不同程度的增厚，回声不均匀，可见不规则的钙化，肌腱内血流信号未见明显增多，肱骨表面不平整，伴有骨刺形成。腱纤维的连续性中断时肌腱撕裂的超声表现。

五、诊断及鉴别诊断

（一）肱骨内上髁炎诊断标准

1. 起病缓慢，肱骨内上髁处疼痛，疼痛可向上臂及前臂发散。

2. 肱骨内上髁压痛，抗阻力屈腕及旋前时疼痛加剧。

3. X线检查一般无异常，部分可见肌腱或滑囊钙化或密度增高影。

（二）肱骨外上髁炎诊断标准

1. 肘关节外侧疼痛，疼痛呈持续进行性加重，可向前臂外侧放射。

2.检查见肘关节外侧压痛，握掌，伸腕及旋转动作可引起肱骨外上髁处疼痛加重。

3.前臂抗阻力旋后试验（Mills 试验）阳性。

4.X 线检查一般无异常，可见钙化阴影、肱骨外上髁粗糙、骨膜反应等。

（三）鉴别诊断

1. **肱桡滑膜囊炎**　肱桡滑膜囊炎除局部压痛外，肘部旋前、旋后受限。前臂旋前引起剧烈疼痛，其痛点位置比肱骨外上髁炎稍高，压痛比肱骨外上髁炎为轻，局部可有肿胀和触痛，穿刺可见有积液。

2. **桡神经卡压综合征**　桡神经卡压综合征常引起肘部外侧疼痛和放射痛，局部压痛明显，可出现支配肌肉乏力，一般没有感觉障碍。X 线检查，局部密度减低或肱桡关节骨性改变，有参考意义。

六、常规治疗

肱骨内 / 外上髁炎是一种自限性疾病，首选非手术治疗，手术治疗适用于症状较重、非手术治疗无效者。

（一）非手术治疗

休息及改变生活方式适当的休息对于急性损伤患者特别重要，然而改变生活方式则更为重要，避免引起疼痛的活动，疼痛消失前尽量不要运动。

1. **物理治疗**　包括冰敷、局部制动固定、热疗、超短波、磁疗、蜡疗、光疗、离子透入疗法等，以减轻疼痛、促进炎症吸收。

2. **药物治疗**　①口服药物：阿司匹林或非甾体消炎镇痛药（如布洛芬等）；②外用药物：消炎止痛（扶他林）、中药膏等贴敷在患处。

3. **针灸疗法**　中医称网球肘等属于"痹症"中的"肘痹"的范畴，针灸疗法具有行气活血、通经活络、驱邪散结等作用，通常取不同穴位或结合其他疗法对网球肘等具有独特的作用。

4. **注射治疗**　对于疼痛不能有效缓解者，行局部麻醉药注射有时可起到立竿见影的效果。具有见效快、疗程短、费用低等优点，但易复发，同一部位多次注射易造成肌腱脆性增加、肌腱断裂等不良反应。

5. **体外冲击波治疗**　在行体外冲击波治疗时，应包括对肘关节囊在上方的肱骨内、外上髁外侧缘附着处和桡骨环韧带和冈下三肌损害等敏感压痛点一并治疗，若经过 3 ~ 5 次冲击波治疗，症状反复，可进一步采用侵袭性微创松解疗法。

6. **小针刀疗法局部麻醉**　小针刀疗法局部麻醉后患侧伸肘位，术者左手拇指在桡骨粗隆处将肱桡肌拨侧，将小针刀沿肱桡肌内侧缘刺入，直达肱桡关节滑囊和骨面，做切开剥离 2 ~ 3 针刀出针，无菌纱布覆盖针孔后患肘屈伸数次。

（二）手术治疗

对于晚期或顽固性疼痛患者，经过正规保守治疗 6 个月至 1 年，症状仍然严重，影响生活，可采取手术治疗。手术方法有微创关节镜和创伤亦不大的开放性手术等。目的是清除坏死、不健康的组织，改善或重建局部血流循环，使肌腱和骨愈合。

七、软组织外科学理论对肱骨内外上髁炎发病机制的再认识和诊断鉴别

对于肱骨内上髁炎，软组织外科学理论提出两种不同的发病机制。①屈肌群（旋前圆肌、桡侧屈腕肌、掌长肌、屈指浅肌和尺侧屈腕肌）上端附着处多因慢性劳损形成原发性无菌性炎症病变，引起肘内侧痛；急性损伤后遗者甚为少见。痛度不重，一般多为肘内侧酸胀重等不适为主，并在屈肌群主动活动和使劲时征象明显。这种肌骨骼附着处的原发酸痛不适感可沿屈肌群走行方向传导，有的可直达第4、5指。由于肱骨内上髁在解剖关系上紧靠尺神经沟，屈肌群骨骼附着处的原发性疼痛很易波及肘管部形成肘内侧的传导痛。疼痛经久未消，会使肘管的纤维鞘罹患继发性无菌性炎症病变而变性挛缩，其过强的机械作用刺激尺神经。引起如下所述不重的压迫征象：从尺神经分布区麻木不适、手写字等精细动作不灵便直至小鱼际肌、骨间肌萎缩，出现爪状指畸形，尺侧腕屈肌及指深屈肌尺侧半（即屈无名指、小指深肌）可力弱或麻痹。②肱骨内上髁炎也有可能由原发性肩胛骨背面三肌附着处损害发出沿前臂内侧直至手指的传导影响，形成肘内侧传导痛和肱骨内上髁传导性压痛点。对这种传导痛为时过久，已形成屈肌群上端骨骼附着处继发性无菌性炎症病变的压痛点者，可诊断为继发性肘关节内侧软组织损害。它与原发性肱骨内上髁炎的鉴别在于前者的发病随着肩胛部软组织损害的剧烈传导痛而较早出现，常与整个臂部和肱骨外上髁痛一同发生，而后者原发性疼痛的发病缓慢，多属酸痛开始并不断加重。

对于肱骨外上髁炎，软组织外科学理论提出两种不同的发病机制。①伸肌群（桡侧伸腕长肌、桡侧伸腕短肌、伸指肌、伸小指肌、尺侧伸腕肌和旋后肌）在肱骨外上髁附着处因急性损伤后遗或慢性劳损，形成无菌性炎症病变时可引起肘外侧痛和延伸肌群走行方向的传导痛，也为人们所知晓，称为原发性肱骨外上髁软组织损害。②许多原发性头颈背肩部或肩胛部软组织损害，包括少数锁骨上窝、斜角肌损害的臂部传导痛，常在肘外侧部明显突出，并形成传导性压痛点。此痛经久未愈，会在肱骨外上髁的肌附着处形成继发性无菌性炎症病变的压痛点，称为继发性肱骨外上髁软组织损害。这两种不同的发病机制在诊疗上应该有所区别，不论原发性或继发性肱骨外上髁软组织损害，其绝大多数病例的伸肌群上端附着处的无菌性炎症病变，常伴随着桡骨环韧带和肱骨外缘肘屈侧关节囊附着处的损害，应该当作常规的压痛点检查而不可遗漏。

对于肱骨外上髁炎的诊断鉴别方面，先根据肘外侧主诉痛和延伸肌群走行方向的传导痛作肱骨外上髁、桡骨环韧带和肱骨外缘肘屈侧关节囊附着处等压痛点检查，这些阳性的征象和体征均属原发性与继发性"肱骨外上髁炎"共有的征象和体征。以肩胛背面三肌压痛点检查为例，鉴别原发性还是继发性肱骨外上髁炎。方法如下：检查者一手的拇指尖压准肱骨外上髁的压痛点，引出剧痛后固定不动和保持原有压力不变；另一手拇指尖滑动按压肩胛骨背面三肌附着处的压痛点，可以出现三种情况：①只有当肩胛部的压痛点不敏感或轻度敏感，其上滑动按压时不可能缓解肱骨外上髁的主诉痛或压痛者，才属真正的原发性肱骨外上髁炎；②如果肩胛部压痛点高度敏感而使肱骨外上髁的主诉痛和压痛点立即消失，但当去除肩胛部的滑动按压就使肱骨外上髁的主诉痛和压痛点立即重演者，则后者很可能是肩胛骨背面三肌附着处损害发出的传导痛和传导性压痛点，还未在肘外侧软组织附着处形成继发性无菌性炎症病变；③如果肩胛部的压痛点高度敏感而未能改变肱骨外上髁的主诉痛和压痛点者，则后者是肩胛部软组织损害的传导痛为时过久，已在肘外侧软组织形成

了继发性无菌性炎症病变的压痛点，其主诉痛不可能因传导痛的解除而自行消失这属继发性肱骨外上髁炎。

八、典型病例

1. **病史简介** 刘×，女，32岁，服装店老板，持续性右侧肘外侧疼痛2年，加重2个月影响休息就诊。患者于2年前搬运货物后出现右侧肘外侧疼痛，时轻时重，自行贴敷膏药未缓解，后逐渐加重就诊于某医院疼痛科，诊断为肱骨外上髁炎，进行局部注射治疗，治疗后略有缓解。1年前出现疼痛加重，针药无效，在某大医院骨科行右肘外侧肱骨外髁手术松解治疗。治疗后制动1个月，疼痛有所缓解，去除制动后，疼痛又逐渐加重，2个月前开始出现影响休息的持续疼痛，口服普瑞巴林、加巴喷丁无缓解，经人介绍来我院就诊。既往体健，除了这次手术，无明显外伤史，无心脑血管疾病及遗传病史。

2. **体格检查** 脊柱无畸形，颈脊柱六项运动不受限，直腿弯腰指尖触底无不适，直腿伸腰及腰脊柱侧弯试验（−）。右侧肘外侧可见一5 cm长手术瘢痕。右肘屈伸范围正常，屈伸过程中右肘外侧持续疼痛，屈肘极限时，肘内侧酸痛不适，患者述右肘内侧搬东西时也有疼痛，只是比肘外侧轻很多，可以不用治疗。压痛点检查：右侧颈部深层、冈下三肌、肘外侧、肘内侧高度敏感压痛，右侧腰骶后部、大腿根部、左侧颈部深层轻度敏感压痛。右侧颈部深层按压疼痛可使右肘内侧压痛减轻一半，其他部位无明显制约关系。强刺激推拿右颈部深层、冈下三肌后，患者感觉肘部疼痛轻松一些，但压痛仍然高度敏感。

3. **辅助检查** 血常规、风湿免疫组、胸部X线及右肘部X线未见异常。

4. **传统诊断** 右侧肱骨外上髁炎；右侧肱骨内上髁炎。

5. **基于软组织外科学理论的分析和诊断** 持续2年的右肘外侧疼痛，没有消瘦及关节形态改变，说明应属慢性软组织损害范畴。颈脊柱六项运动范围正常，排除椎管内软组织损害引起的肘外侧疼痛。腰脊柱运动无不适，暂时不考虑躯干下部软组织损害引起的传导痛。肘外侧局部已进行包括手术在内的多种治疗，不能缓解症状，提示患者的肘外侧疼痛原发部位不在肘外侧。肘内侧有同样高度敏感的压痛，及平时屈肘用力疼痛，说明肘内侧也有软组织损害。强刺激推拿颈部深层及冈下三肌后，感觉肘部疼痛轻松一些，提示肘部疼痛与颈肩部软组织损害有关。肱骨内髁仍有压痛，提示肘外侧软组织损害已经形成。

软组织外科学诊断：颈肩背部软组织损害继发右侧肱骨内外上髁炎。

6. **治疗过程** 2017年7月与患者沟通后进行密集型银质针尝试性治疗，第一次针刺右侧颈部深层，针刺后3 d复诊，夜间疼痛明显减轻，患者信心大增。第二次针刺冈下三肌，右肘部夜间疼痛基本消失，白天活动时疼痛未减轻。第三次针刺右肘外侧，白天活动时疼痛没有变化；重新查体，按压住右侧颈部深层，肘部活动疼痛明显减轻。第四次针刺颈部深层，右肘外侧活动疼痛明显减轻，右肘内侧活动疼痛较原来明显；查体冈下三肌按压疼痛，能缓解部分肘部活动时疼痛。第五次针刺冈下三肌，肘部活动疼痛有所减轻；肘内侧压痛点强刺激推拿后，肘外侧疼痛可减轻。第六次针刺肘内侧，肘部疼痛减轻一半；查体颈部深层压痛点按压可完全缓解肘部活动时疼痛，部分缓解肘外侧压痛。第七次针刺颈部深层＋肘外侧，肘部疼痛变得轻微。嘱观察1个月反馈。

7. 随访　患者 1 个月后复诊，肘部疼痛完全消失，不仅肘外侧，肘内侧的症状也消失，可以从事正常工作。自此，每年春节，患者都会发来祝福，对治疗非常满意。

九、诊治经验体会

肱骨内、外上髁炎为临床常见疾病，在治疗中，有些患者局部治疗即可痊愈，只有局部治疗效果不理想的患者才考虑银质针治疗。局部治疗效果不理想也说明了疼痛的原发损害部位不在肘部，更多的是传导而来。常见的传导部位有颈部深层、肩背部，有时还要查找胸脊柱段及腰臀和大腿根部。

对于传导痛引起的肱骨内外上髁炎，只要找到原发损害部位，治疗是较为顺利的，如果是原发于肘部局部的顽固软组织损害，肘部的银质针治疗要 5 次以上才能缓解症状。一定要重视查体的重要性，每次治疗前确认所要治疗的部位是否对主诉疼痛有帮助，避免治疗后无效的情况出现。在复杂的疼痛治疗过程中，其传导痛会发生变化，治疗过的部位不足 5 d，局部针眼疼痛可能掩盖压痛点制约关系，可以在按压可疑原发部位时，观察患者的运动诱发痛是否出现，如果运动诱发痛能缓解，也是制约关系的一种表现。另外，容易忽视的对应补偿调节关系，如肘内侧与肘外侧的屈伸关系，在一处软组织损害缩短时，另一处会增加劳动负荷，这样疼痛也不会很快缓解。

如果出现十分顽固的肱骨外上髁疼痛，可以考虑在肘外侧软组织松解的同时进行肘外侧感觉神经的离断手术，阻断疼痛反馈，达到无痛目的。

（王震生　刘荣国）

第四节　胸背肌筋膜炎

一、定义

胸背肌包括表层的胸背筋膜，以及下方的斜方肌、大菱形肌和小菱形肌等这些肌肉与肩胛带的冈上肌、冈下肌、小圆肌均以肩胛骨为附着点，由于长期伏案、重复的单上肢运动、肩背重物、受凉等各种原因而受到持续性牵拉所产生的非特异性炎症及疼痛的慢性肌肉骨骼系统疾病。

二、流行病学

近年来，随着我国社会经济水平的发展，生活方式改变，老龄化社会结构的形成，其发病率呈逐年上升的趋势。有研究表明，背肌筋膜炎在我国的发病率已达 9.75%，可发生于任何年龄段人群。在美国疼痛诊所中，前来就诊的胸背部痛患者中高达 85% 的比例被诊断为肌筋膜性疼痛。此类疾病虽不致命，但因其缠绵难愈的疼痛不适感给患者造成身体和心理的双重影响，越来越受到公众关注。

三、对发病机制的传统认识

肌筋膜炎是指由于外伤、劳损或经常遭受潮湿、寒冷等原因，导致机体筋膜、肌肉、肌腱或韧带等软组织发生非特异性炎症而引起慢性疼痛、活动受限等症状的疾病。肌筋膜的纤维组织十分丰富，在炎性病变时，肌筋膜中的纤维组织弹性减退，并出现退行性变。这时可在病变的纤维组织中找到炎性结节及压痛点，同时也不同程度地失去弹性。有炎性病变的纤维组织，不但不能迅速地把纤维组织拉长，而且即便由强力把纤维拉长了，也难恢复到正常，或即便能恢复到正常，也是既缓慢又困难。有炎性病变的肌筋膜，在其间感觉神经将受到炎症环境中致痛物质的刺激及炎性水肿组织的压迫而导致疼痛，并因此在肌肉牵拉、伸长或摩擦等活动时引起疼痛。疼痛带来的反射性肌肉痉挛可引起局部缺血，更加导致炎性病变的加剧，最终形成"疼痛－炎症－疼痛"的恶性循环状态。

四、临床表现

1. 局部肌肉痛患者出现慢性持续性酸胀痛或钝痛，疼痛呈紧束或重物压迫感。体检时发现局部肌肉紧张、痉挛、隆起、挛缩或僵硬。

2. 缺血性疼痛局部受凉或全身疲劳、天气变冷会诱发或加重疼痛，晨起患部僵硬疼痛，活动后减轻。但长时间工作后或傍晚时加重，当长时间不活动或活动过度甚至情绪不佳时也可加重疼痛。

3. 固定压痛点或扳机点体检时发现患者一侧或局部肌肉紧张、痉挛、隆起、挛缩或僵硬，出现小结节和条索状硬物，条索状硬物受刺激时出现颤动，触摸扳机点时出现牵涉痛，肌肉或邻近关节活动受限。

4. 可能有局部或邻近部位损伤史。

5. 睡眠障碍大多数患者常因严重的胸背部酸痛引发睡眠障碍，表现为难以正常入眠，或睡后容易痛醒，严重影响患者的睡眠质量及生活质量。

五、诊断与鉴别诊断

参照《临床诊疗指南骨科分册》中胸背肌筋膜炎的诊断标准：

1. 临床上多有长期劳损、轻度持续拉伤如伏案支肩低头作业或胸背部肌肉韧带急性损伤和受寒等病史。

2. 胸背部感觉酸痛、肌肉僵硬伴随沉痛感，疼痛常与气候变化相关，在阴雨天或劳累后症状加重。

3. 胸背部存在固定压痛点或压痛较广泛，胸背部肌肉组织僵硬，沿竖脊肌行走的方向可扪及条索状改变。

4. 胸背部功能活动可正常或受限，X线片检查示胸背部不存在阳性体征。

需与纤维肌痛综合征、强直性脊柱炎、风湿性多肌痛、慢性疲劳综合征等相鉴别。其中与纤维肌痛症的临床表现有相似之处，应注意鉴别。

六、常规治疗

1. **一般治疗**　注意休息、保暖、戒烟酒、适当的体育锻炼等。

2. **病因治疗**　祛除病因，如抗类风湿、抗炎、瘢痕松解等。

3. **物理治疗**　科学锻炼、物理按摩、透热疗法（热浴、红外线、超短波、微波等），是肌筋膜炎的基础治疗，对缓解疼痛有不错疗效，很多轻中度患者坚持理疗即可治愈。

4. **西药治疗**　抗炎镇痛、解痉类药物能迅速减轻症状和改善生活质量，尤其对急性期患者疗效肯定，常用的如芬必得、双氯芬酸、塞来昔布、复方氯唑沙宗片、乙哌立松等。痛点注射治疗对很多痛点局限的患者也有特效，但要注意可能的并发症。

5. **中医药治疗**　临床经验证实很多中药或外用膏药也能达到消肿、消炎和解痉镇痛的目的，还有中医按摩和手法（揉、压、拨、拿、搓、叩等）也对很多患者有效。

6. **介入或手术治疗**　对极少数临床上症状顽固，久治不愈的患者需介入或手术治疗。介入治疗属于微创治疗，其中超声引导下的小针刀或者射频等肌肉松解治疗效果肯定，如果疗效不佳则需开放手术切除病变组织。但肌筋膜炎常为多发性病变，手术只能解决一处症状，故应严格掌握手术指征。

7. **微创治疗**　神经阻滞、微创神经介入、射频热凝技术、外周神经刺激、神经调解技术、脊髓电刺激、中枢靶控植入技术等。

8. **抗抑郁治疗**　对于慢性疼痛的患者可给予抗抑郁药，这些药物包括三环类抗抑郁药、选择性5-羟色胺再摄取抑制药及5-羟色胺及去甲肾上腺素再摄取抑制药等抗抑郁药。

七、软组织外科学理论对胸背肌筋膜炎发病机制和传导痛的认识

软组织外科学理论中没有胸背筋膜炎这一概念，可以归属于胸背部软组织损害，此部位的软组织损害可以是局部原发，也可由全身其他部位的椎管外软组织损害发展而来，可以根据病史、体格检查、压痛点的制约性关系，进行细致鉴别。胸椎棘突压痛点、胸椎后关节压痛点、胸椎弓板压痛点、胸椎横突尖压痛点以及背伸肌群和背筋膜压痛点的5个部位是胸椎管外软组织损害的好发处，往往以 $T_5 \sim T_6$，$T_8 \sim T_9$ 或 $T_{11} \sim T_{12}$ 部位最为敏感。除引出各自部位的局限痛以外，还会引出如下的共有征象。

主要出现背痛、背部沉重感、吊紧感、麻木感、冷水浇背感、背挺不起等征象。每一棘突痛和棘突旁背伸肌群附着处损害的疼痛常会沿所属肋骨向前胸传导，在其肋软骨处形成高度敏感压痛点，常误诊为肋软骨炎，在这肋软骨处的痛区进行多种非手术疗法，最多只能暂时性减轻征象而不能治愈。

背痛经久不愈，可以向外传导而继发肩痛，先出现肩胛骨背面不适、扳紧感或吊紧感，肩胛骨活动发响，肩胛骨背面痛。此痛又会向肩前、外、后三个方向分别传导，继发肩关节前方痛（包括前胸外侧痛在内）、外方痛和后方痛。四者集合一起构成整个肩关节周围痛。肩胛骨背面痛经久不愈，会导致其上附着的冈下肌、大圆肌和小圆肌由痉挛变为挛缩，导致肩关节活动功能障碍。此时常会继发上臂、肘、前臂、腕、掌、指个别的或整个上肢的传导性痛、麻或痛麻、感觉减退、肌萎缩、

肌力减退、手或指发绀、发凉、水肿、脉搏减弱、肘、腕或指的活动功能障碍，包括持物落地征或举手无脉征等在内。

如果背痛经久不愈，还可以出现内脏相关紊乱征象，如继发胸闷、前胸痛、心前区痛、肋软骨痛、乳房痛、肋间痛、胸紧束感、心悸、心慌、期前收缩等假性冠心病征象、呼吸不畅、气急、不易深呼吸仅能叹息性呼吸、少数病例还会继发慢性支气管哮喘等。与冈下肌、大圆肌和小圆肌以及锁骨上窝等软组织损害一样，也会引起冠心病征象。

背肩痛经久不愈，又会向上传导而继发颈项痛，出现项扳紧感或吊紧感，颈项活动功能不同程度障碍（包括阵挛型或稳定型斜颈在内）或活动时感颈部发响等征象。颈项痛经久不愈，仍会向上、向前传导而继发头部、面部、五官、口腔、咽喉等功能失调等征象。

八、典型病例

1. **病史简介**　陈××，女，28岁，公司职员，反复背胸部疼痛4年，呈酸胀痛，背部沉重感，伴乏力、易疲劳，体力活动、劳累后加重，休息时缓解，就诊多家医院，诊断"脊神经后支卡压综合征、胸背筋膜炎"等，予局部推拿、拔罐、针灸、注射、针刀等治疗，仅缓解数天后复发，现背痛加重，严重影响工作，为进一步治疗，就诊我科。无明显外伤史和其他有因可查的疾病。

2. **体格检查**　脊柱无畸形，颈椎前屈部分受限，可加重背部疼痛感。双侧枕颈部、锁骨上窝压痛点均高度敏感，双侧胸椎棘突、关节突关节、横突尖、肩胛背三肌压痛点均高度敏感。强刺激推拿以上高度敏感压痛点，背部沉重感明显减轻。直腿弯腰指尖距地10 cm有僵硬，可引出腰背部拉紧感，直腿伸腰无受限。双侧直腿抬高试验60°，可引出臀部吊紧感。屈髋屈膝分腿试验，引出双侧臀内侧疼痛。腰脊柱侧弯试验（－）。双侧腰椎棘突、关节突关节、横突尖、髂后上棘、骶骨背面压痛均中高度敏感，双侧臀上皮神经、坐骨大切迹后缘压痛，均中度敏感。强刺激推拿以上中高度敏感压痛点，背胸部疼痛似有所减轻。双下肢深浅感觉、肌力正常，病理反射（－）。

3. **辅助检查**　血常规、HLA-B27、肿瘤标志物、自身免疫等检验结果未见异常。胸椎、骶髂关节MRI、心电图、胸片均未见明显异常。

4. **传统诊断**　胸背筋膜炎。

5. **基于软组织外科学理论的分析和诊断**　双下肢深浅感觉、肌力、病理反射（－），胸椎MRI未见占位，排除椎管内病变。结合其他辅助检查，排除心肺、肿瘤、自身免疫等相关疾病。患者曾行局部多种治疗，疗效不佳，提示原发软组织损害部位不在背胸部。颈椎前屈部分受限，可加重背部疼痛感。强刺激推拿枕颈背肩部和锁骨上窝一系列高度敏感压痛点，背胸部沉重感显著减轻，提示枕颈胸背部存在严重软组织损害无菌性炎症与临床症状直接相关。直腿弯腰指尖距地10 cm有僵硬，弯腰时可引出腰背部拉紧感，结合腰骶后部一系列中高度敏感压痛点，提示腰骶浅层肌存在无菌性炎症。双侧直腿抬高试验60°，可引出臀部吊紧感。屈髋屈膝分腿试验，引出双侧臀内侧疼痛，结合双侧臀上皮神经、坐骨大切迹后缘中度敏感压痛，提示臀肌附着处罹患无菌性炎症，不严重。强刺激推拿以上部位，背胸部不适似有所减轻，提示躯干下部软组织损害可能不是原发部位。

软组织外科学诊断：颈肩背部软组织损害继发胸椎管外软组织损害性背痛。

6. **治疗过程**　2018年7月密集型银质针依次针刺双侧项平面→双侧颈脊柱段→双侧胸脊柱段，

术后患者背痛较前显著缓解，沉重感仍存在，查体发现腰骶臀部中高度敏感压痛点变为高度敏感压痛点，考虑该处软组织损害上升为主要矛盾→双侧髂后上棘内上缘＋骶髂关节内侧缘＋髂嵴缘→双侧臀后侧→双侧腰骶脊柱段，每日针刺 1 ~ 2 个部位。

7. 随访　3 年后随访，患者诉出院针刺部位疼痛消退后，背胸痛和沉重感均消失，睡眠改善，仅高强度伏案加班后，休息欠佳时，会出现背部轻微不适感，不影响正常生活与工作，对疗效十分满意。

九、诊治经验体会

当前临床治疗胸背筋膜炎，通常针对胸椎脊神经后支、胸背部筋膜等局部的治疗，虽有一定疗效，但仍有很大一部分患者的症状未能得到彻底地解决，甚至丝毫没有疗效，本例患者也不例外。背痛病因除了原发的胸背部的软组织损害外，其常见的来源有枕颈肩部或是腰骶、大腿根部向胸背部传导引起，对于原发与继发的部位判断，可结合压痛点情况、发病先后时间及强刺激推拿后的缓解程度综合判断。另外，在银质针针刺治疗过程中，针刺过的软组织放松，而未针刺部位的软组织则可相对紧张，所以压痛点是动态变化的，原先的次要矛盾有可能会上升为主要矛盾，本例患者腰骶臀部压痛点在治疗过程中的转变亦是如此，这就要求每一位软组织工作者需要不厌其烦地进行压痛点检查，了解患者的最新情况，以此制订切实可行的治疗方案。3年后回访，尽管患者临床症状显著改善，但是伏案加班后可诱发背部不适，这可能是肩胛背面的软组织损害未进行银质针针刺治疗，以及锁骨上窝软组织未进行相应处理所致。

另外，原发性的胸背部软组织损害除了局部疼痛不适外，还可以向前传导，引起胸痛、胸闷不适等临床表现。以最多见的左 T_5 棘突痛可向左侧前胸部胸骨体外侧的第 5 肋软骨处传导，形成高度敏感的压痛点，常诊断为"冠心病"的"心区痛"。但当检查者一手拇指尖按压左前胸 5 肋软骨的显性压痛点引出剧痛后固定不动，并保持压力不变；再用另一手拇指尖在患者背部按压高度敏感的左 T_5 棘突潜性压痛点，引出高度敏感的压痛和强烈的主诉痛，就可使前胸部肋软骨的压痛点和主诉痛立即自行消失；若停止背部 T_5 棘突的按压，则肋软骨的压痛点和主诉痛又会立即重演。

胸背部软组织损害的银质针治疗，需要注意以下事项：①胸脊柱段软组织损害严重者，针刺治疗过程中的胸前部传导痛可加重胸闷不适或者呼吸困难，为了避免心脑血管意外的发生，禁忌同时双侧针刺治疗；②针刺前患者摆放舒适体位，针刺过程中吸氧、心电监测；③第二排针刺后关节和横突时，注意针尖咬紧骨面，勿落空过深，避免气胸；④针刺结束后，须常规双肺听诊，怀疑气胸，应及时拍片和诊治。

（刘荣国　王震生）

第五节　骶髂关节炎

一、定义

骶髂关节炎不是单一类疾病，其分为原发性骶髂关节炎和继发性骶髂关节炎。原发性骶髂关节炎是骶髂关节的无菌性炎症，属于各种脊柱关节病或未分化脊柱关节病的早期病症，疼痛是主要临床表现，慢性起病，以夜间或晨起较重，活动后多可减轻。

继发性骶髂关节炎常继发于强直性脊柱炎、股骨头病变、医源性因素、髋关节受损或结晶病变、内分泌失调和代谢功能障碍、髋关节结核等。

二、流行病学

原发性骶髂关节炎常导致慢性腰痛，从青少年到老年人均可发病，但常见于年轻人，可能是这个年龄段人群的骶髂关节因活动多而更易受到损害。值得注意的是，继发性骶髂关节炎常继发于强直性脊柱炎，且发病初期即可有骶髂关节的疼痛症状，强直性脊柱炎的患者多为男性，男女比例（2～3）：1，发病率在0.3%～1.4%。根据流行病学调查显示，在所有骶髂关节炎患者中有40%～60%的患者影像学无明显表现，易漏诊；强调该病诊断中体格检查的必要性。

三、对发病机制的传统认识

骶髂关节作为人体中轴重要的承重关节，是脊柱、上肢躯干与下肢联系的枢纽，躯干重力要经过骶髂关节传到两侧下肢，骶髂关节受到巨大的剪切力，故易发生劳损、退行性改变、失稳、错位而继发炎性反应。原发性骶髂关节炎与患者自身免疫能力因素密切相关，如年龄、遗传因素等，以关节软骨细胞活性降低、臀、髋部肌肉等软组织支持力量削弱、软骨呈现退行性病变为特征。由于妇女妊娠和分娩等因素使骶髂关节变得较为松弛，故在受到牵拉、碰撞、扭转时就更易发生退行性改变。在中老年人，由于韧带的松弛、关节面的错位，骶髂关节更易发生退行性改变。早期骶髂关节炎最常见的特征是软骨下血管翳的形成，血管翳的侵犯是病理变性的中心。

继发性骶髂关节炎常继发于强直性脊柱炎，全基因组关联研究已经发现了几个与强直性脊柱炎相关的基因，其遗传易感性可归因于主要组织相容性复合体（MHC）变异，主要是HLA-B27，还有HLA-B40、HLA-B51、HLA-B7、HLA-A2和HLA-DPB1。

四、临床表现

骶髂关节炎患者往往有全身乏力、腰背部疼痛、骶髂关节处疼痛等症状。腰痛是骶髂关节炎常见的临床表现，可伴随骶髂关节处疼痛、晨僵、黏着感等。疼痛严重时可放射至下肢后外侧、腹股沟、会阴部甚至大腿内侧。随着病情进行性加重，患者可出现关节强直。骶髂关节炎晚期容易得到准确诊断，但早期因症状较轻、不具特异性而被漏诊、误诊，延治误治。

五、诊断和鉴别诊断

可结合病史、体格检查、影像学检查（典型的 X 线、CT 和 MRI 表现）和实验室检查做出诊断。

1. **病史特点**　常表现为腰骶部疼痛及腰背部僵硬，严重时可放射至下肢后外侧、腹股沟、会阴部甚至大腿内侧。

（1）疼痛：疼痛是主要症状，也是导致功能障碍的主要原因。特点是隐匿发作、持续钝痛，多在夜间休息时明显，活动后缓解。随着病情进展，关节活动可因疼痛而受限。睡眠时因关节周围肌肉受损，对关节保护功能降低，不能和清醒时一样控制髋关节引起疼痛的活动，患者可能痛醒。

（2）晨僵和黏着感：晨僵提示滑膜炎的存在。但和类风湿关节炎不同，时间比较短暂，一般不超过 30 min。黏着感指关节静止一段时间后，开始活动时感到僵硬，如黏住一般，稍活动即可缓解。

（3）其他症状：随着病情进展，可出现关节挛曲、不稳定、负重时疼痛加重等症状，可发生功能障碍。

2. **体格检查**　骶髂关节区叩击痛、压痛明显，可放射至股骨后外侧甚至小腿后外侧，大腿内侧等。

3. **影像学检查**　采用 MRI 评估骶髂关节炎，活动性骶髂关节炎的主要表现为骨炎或骨髓水肿，也可以观察到其他炎症征象，如肌腱炎和滑膜炎等。另外，骶髂关节炎在 X 线平片上显示为退行性改变特点，CT 对骶髂关节早期骨质病变更为敏感，MRI 在骶髂关节滑膜及周围软组织早期炎症渗出时即可诊断。

4. **实验室检查**　血沉、CRP、自身免疫全套、HLA-B27、RF、布鲁杆菌抗体等实验室检查可进一步明确病因，精细诊断。

六、常规治疗

1. **药物治疗**　针对急性期骶髂关节炎主要有抗炎药物、肌肉松弛药和镇痛药等。目前，非甾体类抗炎药是临床常用的抗炎药物，能减轻炎症反应，具有镇痛作用，对急性发作的骶髂关节炎所致下腰痛有一定疗效。如果长期应用 NSAIDs 类药物控制疼痛，需要注意胃肠道的不良反应。

2. **注射治疗**　在骶髂关节内注射药物治疗可以迅速缓解疼痛。另外，注射臭氧可快速缓解骶髂关节炎所致疼痛并有可反复使用且无明显不良反应的优点（即使出现变态反应及时抗过敏治疗即可），值得临床推广应用。

3.**物理治疗**　例如热疗、牵引等，体外冲击波疗法被称为不流血的手术刀对于治疗骶髂关节炎疼痛有很大的潜力。

4.**中医药治疗**　患者配合活血通络药物，外用熏蒸，同时予以滋补肝肾、温经活血的药物内服，结合针刺等治疗方式综合治疗。

5.**介入及手术治疗**　介入疗法，例如射频消融去神经对于骶髂关节炎有一定的疗效。手术治疗主要包括后路骶髂关节钢板（螺钉）内固定、前路骶髂关节钢板（螺钉）内固定、传统开放及微创手术方式等，通常在保守治疗及介入治疗均无效时手术治疗则成为治疗骶髂关节疼痛的一种选择。

七、依据软组织外科学理论对骶髂关节炎的致痛机制和形成的认识

在形成软组织外科学理论的临床实践过程中，由于当时没有 MRI 等先进的检查设备，在《宣蛰人软组织外科学》一书中没有提出骶髂关节炎这一概念，但是在该书的第 210～213 页，他根据自己的临床实践对骶髂关节扭伤、骶髂关节半脱位、致密性骶髂关节炎和骶髂后韧带损伤做出了全面的否定，提出以上疾病的疼痛源于椎管外的腰臀部和大腿根部的软组织损害，骶髂关节炎是软组织损害的果而不是因，其典型的临床表现只是腰臀部和大腿根部的软组织损害的一种特定临床表现类型。而传统认为，大量的腰部疼痛和腿部疼痛病例与骶髂关节炎密切相关。那么，如何理解骶髂关节炎的成因以及其疼痛临床表现呢？

1.骶髂关节是一个微动滑膜关节，位于骶骨、髂骨耳状面之间，左右各一，成人关节软骨表层为纤维软骨，深层为透明软骨。骶髂关节弯曲，不规则，并且耳状面对合紧密互补，它们限制运动，增加关节强度，使来自脊椎的负重传递到下肢。由于骶髂关节的前面有骶髂前韧带连结固定，上部有髂腰韧带连结腰椎，后面有骶髂骨间韧带填充关节后下不规则的空间，其表浅部被骶髂后韧带覆盖。骶髂后韧带在外侧与部分骶结节韧带相延续，内侧续以胸腰筋膜后层。这些坚韧强大的韧带束缚固定骶髂关节，导致其正常情况下运动很小，不易产生损伤，出现无菌性炎症的概率很小，另外，由于软骨上没有神经支配，即使有炎症存在也不应该出现疼痛。但长期的骶髂关节高压力状态，容易出现软骨下骨的应力性改变，出现骨皮质下水肿，引发疼痛。在去除因骶髂关节周围软组织损害引起的高压力状态后，骶髂关节骨皮质下水肿也会随之消失。

2.根据宣蛰人教授创立的腰椎管外软组织松解手术治疗包括骶髂关节炎在内所致的腰骶、腰背和下肢疼痛，其手术方式并未进行骶髂关节的松解处理，后期采用银质针针刺导热疗法，而银质针的粗钝针尖更无法刺入关节面对合紧密、关节内空隙极小的骶髂关节内，以上反而取得了卓越的远期治痛疗效，提示骶髂关节炎所致的疼痛并非来自骶髂关节本身。

3.根据典型的腰骶痛，夜间或晨起为甚的静息痛，结合骶髂关节 MRI 检查，通常认为诊断骶髂关节炎无困难。但是令人疑惑的是，在部分患者的骶髂关节 MRI 检查发现，在炎症性信号表现的一侧没有临床症状，反而无炎症性高信号的一侧有临床症状。根据流行病学调查显示，在所有骶髂关节炎患者中，40%～60% 的患者影像学无明显表现易漏诊，强调该病诊断中体格检查的必要性。以上矛盾进一步提示，骶髂关节炎并非一定是就诊患者的疼痛病因。

4.临床上采用叩击骶髂关节出现明显叩击痛为诊断重要客观依据，但是认真思考叩击骶髂关节部位，实际同时叩击了髂后上棘内上缘、骶髂关节内侧缘以及腰骶结合部，叩击痛也极可能是上述

三个部位的无菌性炎症受到刺激而出现疼痛，并非骶髂关节炎。

5. 骶髂关节负责传导下肢附属骨骼向脊椎的轴向承重力，考虑到其对骨盆和整体承重的稳定性，骶髂关节接头容易受到臀腿功能障碍的影响。临床中横过此关节的所有肌肉作用在腰椎或髋关节上，提示横过此关节的软组织则有可能影响骶髂关节而出现疼痛。如果骶髂关节边缘也就是髂后上棘内上缘和骶髂关节内侧缘附着处的骶棘肌、多裂肌等发生软组织损害性无菌性炎症，由于骶棘肌、多裂肌是最为强大的承载软组织，所致肌痉挛可将骨盆向上牵拉，影响到腰臀部与大腿根部的静动力性平衡，使得大腿根部内收肌群附着处、髋外侧阔筋膜张肌与臀中、小肌附着处产生继发性软组织损害，当大腿根部内收肌附着处与髋外侧三肌附着处存在着损害病变时，其肌痉挛将大腿内收、骨盆向下牵拉的反向应力作用于腰骶部肌群而形成恶性循环。

6. 如何理解非腰骶痛、非腰背痛的骶髂关节炎不典型临床表现呢？这些不典型的临床表现，软组织外科学理论也能回答，这是由于系列补偿调节和对应补偿调节所引起的。在经过一段时间腰骶部疼痛后，腰骶臀部处于调节平衡稳定期，而新的向上系列补偿调节可引起背痛、胸痛，以及头颈痛，向下引起臀腿痛、膝关节痛等临床表现。以上机制在《宣蛰人软组织外科学》中已有详细阐述。不同的患者，由于对应补偿调节和系列补偿调节后出现继发性无菌性炎症的部位不同，导致出现不同的疼痛部位，甚至同一位患者不同时期出现不同的疼痛部位，也就是所谓的游走性疼痛。

7. 部分骶髂关节炎的患者会出现典型的坐骨神经痛，或者典型的腰椎间盘突出症的临床表现，相关机制可能如下：骶棘肌在骶髂关节内侧缘附着区域正与 L_5 神经根相邻，当此区域深层骶棘肌存在着软组织损害无菌性炎症刺激到 L_5 神经根时，其疼痛可传导至该神经支配区域的小腿外侧而出现剧烈的主诉痛。小腿外侧的疼痛程度与骶棘肌损害程度成正相关，当损害轻微，无菌性炎症刺激量小时，可出现小腿外侧的酸胀不适感，而损害程度严重炎性刺激大时，可表现剧烈的小腿外侧疼痛。在髂后上棘内上缘与骶髂关节内侧缘区域的严重软组织损害性无菌性炎症可直接刺激到该区域腰骶部神经根而出现小腿外侧疼痛症状，然而，对于骶棘肌等严重损害病史短的患者，大多其髂翼外三肌附着处与髌下脂肪垫无继发性软组织损害存在，只需重点处理骶棘肌等损害区域即可达到良好的临床疗效；但是对于严重损害病史较长久者，重点处理骶棘肌髂后上棘内上缘与骶髂关节内侧缘区域的同时，必须对继发的髂翼外三肌附着处、大腿根部内收肌附着处与膝关节髌下脂肪垫的治疗才解除剧烈的小腿外侧疼痛症状。

8. 骶髂关节的动脉血供来自髂腰动脉、臀上动脉和骶外侧上动脉，有相应静脉回流，沿着动脉淋巴回流至髂腰淋巴结。以上血管受到骶髂关节周围软组织损害无菌性炎症的刺激可能产生微循环毛细血管渗漏而出现骶髂关节内高信号性水肿。

八、典型病例

1. **病史简介**　吴××，男，51 岁，农民，反复腰骶痛 1 年，加重伴背胸部疼痛半年而入院，表现为双侧腰骶部、背胸部持续性酸胀痛，左重右轻，休息时可稍加重，伴有严重的睡眠障碍，就诊当地医院，予针灸、推拿等方法治疗，疼痛可稍缓解，但数天后即复发，无外伤史。

2. **体格检查**　脊柱四肢无畸形，直腿弯腰指尖距地 20 cm 稍僵硬。直腿伸腰可引出腰骶部酸胀痛加重。双侧直腿抬高试验各 60°～70°，左侧可引出臀腿交界处及腘窝吊紧感。屈髋屈膝分腿加压试验，引出左侧大腿根部及臀内侧疼痛。腰脊柱右侧弯试验，引出左侧腰肋部疼痛，胸腹联合垫枕试验及胫神经弹拨试验（−）。左侧骶髂关节叩击痛（＋），胸腰椎棘突、关节突关节、横突尖、髂后上棘、骶骨背面、臀上皮神经、坐骨大切迹后缘、髂翼外三肌、大腿根部、髂胫束、髌下脂肪垫、内踝、跗骨窦压痛，左侧高度敏感，右侧中度敏感。双下肢深浅感觉、肌力正常，病理反射（−）。

3. **辅助检查**　血常规、类风湿因子、HLA-B27、肿瘤标志物等检验结果未见异常。骶髂关节MRI提示：双侧骶髂关节退行性变，左侧骶髂关节炎症。腰椎、胸椎MRI均未见明显异常。

4. **传统诊断**　左侧骶髂关节炎。

5. **基于软组织外科学理论的分析和诊断**　患者胸腰背部疼痛，左侧骶髂关节明显叩击痛，结合骶髂关节MRI结果，可诊断左侧骶髂关节炎。双下肢深浅感觉、肌力正常，病理反射（−），胸腰脊柱影像学无特殊发现，腰脊柱三种试验阴性，提示无椎管内炎症。直腿弯腰指尖距地20 cm有僵腰，左侧直腿抬高试验可引出臀腿交界处及腘窝吊紧感，提示腰骶浅层肌和臀部软组织及髌下脂肪垫存在无菌性炎症病变。右侧弯试验，引出左侧腰肋部疼痛，提示左侧髂嵴缘附着处腹肌及髋外侧无菌性炎症性软组织受到激惹。直腿伸腰可引出腰骶部酸胀痛加重，提示腰骶部深层肌之骶骨背面和后关节区域附着处存在无菌性炎症病变。屈髋屈膝分腿加压引出左侧大腿根部及臀后内侧疼痛，提示内收肌大腿根部及臀部软组织罹患无菌性炎症。结合胸腰椎棘突、关节突关节、横突尖、髂后上棘、骶骨背面、臀上皮神经、坐骨大切迹后缘、髂翼外三肌、大腿根部、髌下脂肪垫的压痛，左侧（＋＋＋），右侧（＋＋），提示可能为椎管外软组织损害性疼痛。

软组织外科学诊断：左椎管外软组织损害并发腰骶背痛。

6. **治疗过程**　2019年9月密集型银质针依次针刺双侧髂后上棘内上缘＋骶髂关节内侧缘→左侧大腿根部→左侧腰脊柱段→次日查体发现左胸脊柱段压痛点转为轻中度敏感，左侧骶髂关节背面叩击痛仍明显，遂行左侧髂后上棘内上缘＋骶髂关节内侧缘第2次银质针针刺治疗，每日针刺1个部位。

患者诉第1次住院期间，因畏惧针刺痛苦而未能完成一疗程的治疗，出院后数天即感腰骶背部疼痛基本消失，对侧虽然没有系统治疗，但也显著好转，遂坚定了治疗信心，第2次住院主动配合。

2019年10月密集型银质针依次针刺左侧臀后侧→左侧髂翼外三肌→左侧大腿根部→左侧髌下脂肪垫＋股骨内上髁，每日针刺1个部位。

7. **随访**　2年后随访，出院后患者残余的腰背痛很快消失，原来未在意的下肢绷紧感也明显放松，睡眠显著改善，对疗效很满意。

九、诊治经验体会

结合临床表现及影像学检查，该患者诊断骶髂关节炎无疑，根据软组织外科学理论，腰骶臀部或大腿根部的软组织损害在此病疼痛中发挥重要作用，其向上传导出现骶髂关节炎的常见表现，如腰骶痛、胸背痛。此患者为农民，骶髂关节周围的无菌性炎症来自慢性劳损，这是银质针针刺治疗的理想适应证，因此，该患者进行银质针针刺髂后上棘内上缘和骶髂关节内侧缘针刺2次，其他臀髋部和大腿根部仅治疗1次，就能取得2年以上不复发的疗效。部分表现为腰骶臀腿痛以及膝踝足痛的患者，常需要对臀髋和下肢特定部位的压痛点进行多次系统性针刺治疗，方能达到长久不易复发的疗效。

对于《宣蛰人软组织外科学》一书中提出的不明全身因素所致无菌性炎症，也是笔者提出的由于患者自身免疫能力低下，微循环灌注不足，新陈代谢障碍所致的无菌性炎症，此类骶髂关节炎的治疗难度大大增加，根据笔者的临床观察，此类亚健康患者通常合并纤维肌痛综合征的临床表现，特别之处是骶髂关节叩击痛高度敏感，骶髂关节 MRI 检查发现炎症性信号改变。此类患者的治疗周期要长达半年以上，需要全身特定部位规律性压痛点多次针刺治疗，压痛程度减退后，方能疗效稳定，影像学检查出现改善迹象。

至于针刺部位的次序是否一定从髂后上棘内上缘＋骶髂关节内侧缘开始，可以根据体格检查中的压痛点检查和体态评估，进行灵活安排。例如，直腿伸腰出现主诉疼痛增剧者，可以首先腰骶段针刺；针刺髂后上棘内上缘＋骶髂关节内侧缘后而出现腰骶部僵硬不适者，可以先行臀大肌于骶骨外缘附着处和臀中肌附着处的针刺治疗等。不必固守成规，要根据压痛点的变化，主要矛盾与次要矛盾的转变，认真分析调整。

（刘荣国　王震生）

第六节　股内收肌损伤

一、定义

股内收肌损伤是指位于大腿内侧的耻骨肌、长收肌、短收肌、大收肌、股薄肌 5 块肌肉，在外伤或反复劳损后，股内收肌肌腹和附着处发生局部缺血缺氧、组织水肿等软组织无菌性炎症，继而产生腰腿痛等症状，主要表现为患肢呈股内侧根部疼痛，功能受限，下肢在进行内收、外旋、外展动作时疼痛加剧，严重者可影响行走等日常功能活动。

二、流行病学

股内收肌损伤是临床常见病，是职业运动员以及娱乐运动人群中最常见的运动损伤，发病率约占软组织损伤的 10.8%，占下肢软组织损伤的 1/3。随着软组织压痛点检查的应用，潜在股内收肌损伤的检出率明显增高，并且不局限于运动人群。

三、对发病机制的传统认识

股内收肌急性损伤发病急促，多因髋部过度外展、外旋，下肢踢、抬腿过度牵拉而引起，在运动员、舞蹈者训练过程中很常见，常由跌倒时下肢固定而身体扭向一侧而造成。股内收肌急性损伤后，轻者呈肌纤维痉挛，严重者可有部分肌纤维束撕裂，而导致局部肿胀、肌束隆起等病理变化。

股内收肌慢性损伤发病则多因患者以非正确的坐姿长时间伏案工作，造成阔筋膜张肌、股内收肌群和相关的肌肉筋膜之间呈持续性的对抗牵拉，形成积累性的劳损性炎症反应。此慢性劳损性炎症反应令肌群处于短缩状态，肌力平衡受到破坏，在肌肉的附着处产生无菌性炎症，使局部代谢障碍，造成局部组织纤维化、瘢痕化。

四、临床表现

1. **症状**　自觉患肢变短，足外翻不敢着地行走，上楼时加重，损伤严重者可牵扯下肢内侧窜痛、膝关节酸胀、抬腿无力，盘腿困难，取坐姿时患肢较难搭到健肢上，多伴有腰腿痛病史。

2. **体征**　跛行，下蹲困难，站立时可有脊柱侧弯，坐位时侧弯可消失；患肢内收及外展功能受限；"4"字征及分髋试验阳性；患肢股内收肌群肿胀、痉挛，呈条索状，压痛剧烈，并向膝关节放射。

五、诊断与鉴别诊断

1. 大腿外展、外旋位损伤史或者慢性劳损史。

2. 大腿根部疼痛，尤以耻骨部疼痛为甚，多伴有膝关节内侧疼痛。

3. 疼痛性质为持续性胀痛。

4. 股内收肌群起点压痛明显，并可向膝关节放射，部分可触及条索状硬节；屈髋屈膝分腿试验（+）；患侧"4"字试验（+）；股内收肌抗阻力试验（+）。

5. X线摄片排除骶髂关节和髋关节疾患。

六、常规治疗

目前针对股内收肌损伤的治疗，国内外均无特效方法，常用治疗方法主要包括以针灸、推拿、浮针、针刀、中药等中医药治疗技术和以封闭疗法、神经阻滞、手术治疗为主的西医治疗技术，治疗手段相对简单，疗效也不确切。

七、依据软组织外科学理论对股内收肌损伤的认识和诊治思路

在《宣蛰人软组织外科学》一书中，根据临床客观实际，急性股内收肌损伤和慢性劳损被统称为大腿根部内收肌损害，第1例软组织松解手术也是始于大腿根部内收肌松解术。在最终版第226～228页，230～233页，对股神经痛、髂腹股沟神经痛、股内收肌综合征、股内收肌管综合征、耻骨炎、耻骨联合分离、输精管结扎后疼痛、经腹输卵管绝育手术后疼痛的病因均归于大腿根部内收肌损害，并通过大腿根部内收肌松解手术而治愈。在《宣蛰人软组织外科学》第304～306页，归纳了内收肌损害所致的传导痛，为了进一步理解其发病和传导痛机制，笔者重新梳理和补充部分如下内容。

以慢性内收肌劳损患者为例，经常弯腰工作或长期坐位工作中，髋关节处于屈曲的职业性体位，

髋前方的软组织有可能出现下列情况，长期牵拉性刺激逐渐形成股内收肌群耻骨附着处的无菌性炎症反应，与急性损伤未彻底治愈所后遗的无菌性炎症反应也是完全相同，可逐渐发展成炎性粘连、纤维组织增生、组织变性和挛缩。这种原发性耻骨附着处软组织的无菌性炎症病变（亦可由腰骶部或周围软组织损伤疾病继发耻骨附着处软组织的无菌性炎症病变一样）也就是大腿根部软组织损害经久不愈，日后有可能继发以下的部分或全部征象。

较长时期的股内收肌群缩短，会导致患者髋外展肌群或伸展肌群的肌力不平衡导致继发性无菌性炎症而刺激臀上神经（源自 $L_{4/5}$ 和 S_1 的前支），股内收肌群挛缩也会增加臀部软组织的过度牵伸，导致臀部软组织髂骨附着处出现损害性炎症，刺激臀下神经出现臀痛，刺激坐骨神经出现自臀部传导至小腿外侧（或外后侧）、小腿后侧或足部的"放射性或根性坐骨神经痛"或"下肢牵涉痛"。

内收肌于大腿根部耻骨发生损害性无菌性炎症，刺激闭孔神经出现患者大腿内侧痛至股骨内上髁痛，可经系列补偿调节顺次向下发展出现膝内侧痛、小腿内侧痛、内踝后下方痛（日久会形成继发性内踝后下方软组织损害）、跟骨内侧痛、前足内侧痛、踇趾痛（从单一踇趾到五趾，均有可能）。

耻骨上支、耻骨结节附着处的无菌性炎症刺激患者髂腹股沟神经、髂腹下神经、生殖股神经出现腹股沟痛、下腹壁痛，阴囊前侧疼痛、大阴唇不适或疼痛。

大腿根部软组织损害所致的内收肌痉挛牵拉患者骨盆前倾，腹直肌、菱锥肌、腹内斜肌、腹外斜肌等代偿收缩，于远端肋骨、髂嵴等附着处形成继发性无菌性炎症后刺激穿行的肋间神经而引起腹壁、胸部不适或疼痛。

为了保持直立位平衡，脊柱后方的腰骶肌群必然发生对应和系列补偿调节，胸腰部肌群继发性软组织损害如发生严重无菌性炎症后可易化胸脊柱段侧前方内脏大神经引起患者中上腹痛或食欲缺乏、胃纳不佳；由于 $L_1 \sim L_3$ 部分交感节后纤维参加肠系膜下神经节，如刺激 $L_1 \sim L_3$ 交感神经节，可引起下腹痛。

腰骶肌群的挛缩牵拉使得患者骶髂关节下部的骶尾骨在矢状面方向向后上轴向微动，时间已久，盆底、盆壁肌群（肛提肌、闭孔肌等）于耻骨下支、坐骨支、坐骨结节内侧面附着处发生软组织损害性无菌性炎症。阴部神经由 $S_2 \sim S_4$ 神经前支组成，从骶前孔发出向前绕行骨盆壁至坐骨棘，继续沿盆壁前行入会阴神经管、坐骨结节、坐骨支、耻骨下支、耻骨结节、耻骨上支，沿途支配相应的组织和器官。耻骨下支、坐骨支和坐骨结节内侧面附着处的无菌性炎症刺激阴部神经（$S_2 \sim S_4$ 之前支）导致生殖器痛（阴道的前部受阴部神经支配，其后部受盆内脏神经支配），包括和龟头、阴茎、睾丸、阴蒂、小阴唇、阴道和尿道口的不适或疼痛，以及性交痛、骶尾痛、肛门或会阴不适、下垂感、刺痛、麻木感。

骶部副交感节前纤维起自 $S_2 \sim S_4$ 节段中间带的副交感核，随骶神经前根、前支出骶前孔至盆腔，然后离开骶神经前支，组成盆内脏神经参加盆丛，随盆丛分支到降结肠、乙状结肠与盆腔脏器，在器官旁节或器官内节换神经元。节后纤维支配这些器官的平滑肌与腺体。阴茎海绵体由平滑肌细胞和结缔组织构成海绵体小梁，阴茎海绵体神经含有交感和副交感两种成分，前者来自脊髓 T_{11} 到 L_2，后者来自脊髓 $S_2 \sim S_4$，刺激患者骶部副交感神经阴茎可胀大，刺激胸腰部交感神经则阴茎疲软。大腿根部内收肌发生软组织损害的晚期，盆底、盆壁区软组织损害性无菌性炎症会刺激盆丛神经调节功能紊乱，导致性功能减退或消失，如男性的阳痿、早泄、女性的月经不调、痛经、白带过多、不孕症、尿意感、尿频、尿急、尿潴留、尿失禁等。

八、典型病例

1. 病史简介　何××，女性，24岁，因"会阴部疼痛1年"而就诊住院治疗。患者1年来无明显诱因出现会阴部疼痛，尤以双侧小阴唇处疼痛为甚。疼痛为阵发性，性质为烧灼痛，无明显放射。平素体弱，伴有腰酸背痛、疲惫、畏寒、睡眠障碍、小便不利等不适，性行为可明显加重疼痛。曾多次就诊妇产科、神经科、中医科、消化科、康复科等科室治疗。先后予神经营养、镇痛药、抗抑郁药、盆底康复、理疗、阴部神经射频等治疗，疼痛无改善并逐渐加重，后来我院疼痛科住院治疗。

2. 体格检查　专科查体：脊柱四肢无畸形。双侧颈、胸、腰椎棘突旁、关节突关节压痛（+++），双侧髂后上棘、髋部、臀部梨状肌出口、膝关节、跗骨窦、内外踝的压痛（+++），双侧耻骨联合、耻骨下支、坐骨支内外侧的压痛（+++）。肛门、会阴区的浅感觉正常，腹壁、肛门反射正常对称。腰脊柱后伸引发腰骶痛和会阴部胀痛不适，脊柱前屈指尖距地10 cm，引发臀大腿部拉紧感。腰脊柱侧弯试验（-），NRS评分：8/10。

3. 辅助检查　盆腔MRI示：盆腔少量积液。

4. 传统诊断　阴部神经痛；纤维肌痛症。

5. 基于软组织外科学理论的分析和诊断　患者会阴区疼痛1年，逐渐加重并影响日常生活，经多个相关专科检查及诊断，未发现实质性脏器病变。专科查体发现：全身广泛性对称性压痛，特别是腰、骶、臀及大腿根部（包括耻骨联合上缘、耻骨下支和坐骨支的内侧面）高度敏感压痛点，伴有疲惫、抑郁、焦虑和睡眠障碍等症状，经过各种的保守治疗无效，提示无菌性炎症病变广泛而严重，不仅生殖股神经、阴部神经，而且盆丛也受到刺激，已经出现软组织损害晚期伴发的内脏相关征象现象，银质针的治疗周期长和治疗难度大。

软组织外科学诊断：大腿根部内收肌损害并发会阴痛。

6. 治疗过程　给予密集型银质针针刺导热治疗。首先，针对阴部神经走行范围（骶骨外侧缘、坐骨大切迹、坐骨棘、大腿根部）的针刺治疗，针刺骶骨背面外缘后向前内针刺约1 cm固定于骶骨前缘，针刺坐骨大切迹内上缘的梨状肌出口后固定，俯卧位下于尾骨水平线和经髂嵴最高点垂直线连线的交汇点体表定位为坐骨棘，针刺坐骨棘进行骶棘韧带的针刺，藉此松解治疗阴部神经近端的软组织损害。针刺大腿根部时，为了减少针刺次数，快速起效，采用改良针刺方法，沿着耻骨下支、坐骨支、坐骨结节定点针刺时，每两针间距缩短为1 cm，相邻两针，一针刺向耻骨外侧面，另一针刺向耻骨内侧面，在耻骨弓与耻骨下支结合处针刺时，针刺触及耻骨弓下缘向内进针少许，针刺坐骨结节内侧面时，针沿坐骨体，确保不离骨面。在针刺整个耻骨下支、坐骨支边缘时，患者均出现难以忍受的小阴唇方向的传导性刺痛。针刺耻骨上支和耻骨结节，出现小腹、大阴唇方向传导痛。治疗完毕，患者会阴部的烧灼痛、针刺样痛明显改善，患者的治疗依从性明显增强。再行（其他相关软组织损害区）腰骶脊柱段、髂后上棘内上缘和骶髂关节内侧缘、臀内侧、髂翼外三肌等部位针刺。针刺腰脊柱段出现强烈的腹部传导痛，其他部位则为下肢不同方向的传导痛，一疗程治疗后会阴痛显著减轻，精神状态好转，NRS评分：3/10，大小便时疼痛感基本消失。出院休整1个月后，再次入院行第2疗程的补针治疗，出院后1周随访，患者诉可正常性生活，痛经也明显改善，仅残余阴道轻度刺痛，NRS评分：1/10。患者担心日后疼痛复发，遂后续3次请求入院巩固治疗，针对残余高度敏感压痛点针刺，包括项平面、颈脊柱段、胸脊柱段、膝关节、踝关节等部位。该患者共住院 5 次，治疗周期 6 月余，共计 1700 余针。

7.**随访**　3 年后随访，患者疼痛完全消失、夫妻性生活满意，畏寒、疲惫、抑郁等均消失，一切正常，属于临床治愈。

九、诊治经验体会

大腿根部内收肌损害及相关征象的临床探索，在软组织外科学理论中占重要地位，对于急性损伤和典型临床表现，诊断并不困难，但是对于慢性的股内收肌损害，临床上多没有股内侧局部症状，只有在压痛点检查时才能发掘出来，与多种骨科、男科、妇科疾病有潜在性关系，在临床上经常被忽略。

对于股内收肌损害疼痛急性发作者，可以进行强刺激推拿解决运动功能障碍，提升患者对医者的信任度。对于慢性损害者，则通常需要密集型银质针针刺解决。我们发现，部分原发性内收肌损害引起会阴痛的患者，实际上与纤维肌痛综合征共病，除了关注整个骨盆区域的系统性治疗，尤其是大腿根部内收肌附着处的多次针刺外，绝大部分患者需要增加腰骶、下肢、颈胸部甚至全身各个部位的规律性压痛点针刺治疗，否则内收肌的压痛敏感度不易减轻，随着病情的好转，压痛点逐渐消退，疗效方可稳定。此患者为什么抑郁、睡眠障碍、畏寒、精力不济等不适在经历 1700 多针针刺治疗后均一并消失，其机制可以详见依据软组织外科学理论以无菌性炎症参与纤维肌痛症发病机制一节的内容。笔者发现，个别病情严重患者针刺胸脊柱段可以引起向会阴部的传导痛，可能是针刺胸脊柱段时刺激了胸交感链，导致远端相连的盆丛受影响所致。

对于内收肌损害的银质针治疗，建议针刺前进行骨盆 MRI 检查，排除局部病变，特别是老年人有转移性骨破坏的可能。治疗前务必认真进行屈髋屈膝加压试验，观察大腿距离床面的距离，藉此推测长收肌的挛缩程度，进行直腿抬高试验，观察大收肌有无缩短挛缩，进而预估银质针针刺治疗的困难程度。部分挛缩严重患者，银质针针刺治疗的松解力度不足，存在治疗失败的可能性增大。长收肌挛缩患者，由于大腿不能放平，治疗操作难度大，加热时大腿内侧存在灼伤可能。直腿抬高受限严重者，内收大肌需要加强针刺松解。一般而言，由于男性耻骨下支夹角较女性狭窄，针刺治疗难度增大。女性患者禁忌经期针刺。于耻骨上支、耻骨疏治疗时，为避免损伤股动脉、股静脉和股神经，针刺一定要越过股动静脉后朝向耻骨结节方向触及耻骨上支后，方可进行骨膜下针刺，针刺结束，须认真检查，压迫止血，避免发生盆腔内血肿。

（刘荣国　王震生）

第七节　臀肌筋膜炎

一、定义

臀肌筋膜炎（gluteal fasciitis）又称臀肌劳损、臀肌纤维织炎，是指臀肌及其筋膜发生的无菌性炎症改变。

二、流行病学

迄今为止，暂未发现关于臀肌筋膜炎的流行病学研究报道，只能由常发生臀部疼痛的几种软组织损害性疾病而进行推断。经检索发现，常导致臀部疼痛的疾病有梨状肌综合征、臀中肌综合征、腰椎间盘突出症等。有研究表明，梨状肌综合征的患病率为 12.2% ~ 27%；在慢性腰臀部痛或原发性腰臀部疼痛患者中，臀中肌综合征占 38% ~ 68%；腰椎间盘突出症的患病率为 5% ~ 15%。虽然臀肌筋膜炎可能不如腰背肌筋膜炎常见，但由于人们对腰臀部运动的解剖学和神经运动学的理解有所提高，臀肌筋膜炎已越来越为人们所认识。随着电子化、信息化时代的发展，人们的生活、学习、工作习惯的改变，臀肌筋膜炎的发病率呈日益上升且年轻化的趋势。

三、对发病机制的传统认识

长期缺少肌肉锻炼和经常遭受潮湿寒冷影响者，当慢性劳损、风湿、感染等因素作用于机体后，腰臀部白色纤维组织较易发生纤维织炎，表现为充血、水肿、渗出等早期炎症性改变。肌筋膜的纤维组织十分丰富，在炎性病变时，筋膜中的纤维组织弹性减退，并出现退行性变。这时可在病变的纤维组织中发现炎性结节及压痛点，同时也不同程度地失去弹性。发生炎性病变的纤维组织，不但不易被迅速地拉长，即便由强力拉长，后期也很难恢复到正常。有炎性变的肌筋膜，在其间感觉神经将受到炎症环境中致痛物质的刺激及炎性水肿组织的压迫而导致疼痛，并因此在肌肉活动、牵拉、伸长或摩擦时诱发或加重。疼痛带来的反射性肌肉痉挛可引起局部缺血，更加导致加重炎性。

四、临床表现

常表现为臀部酸痛，久坐后起立困难，可向下肢外侧及后侧放射，臀部肌肉可扪及较为固定的硬结及条索状物，触压激痛点有时可引发牵涉痛。

臀大肌筋膜炎常表现为上臀部疼痛，一般不超过臀部的范围。臀大肌筋膜炎有三个常见的激痛点，第一个位于骶骨旁，疼痛区域呈新月形，压痛也在此区，位于臀沟一侧；第二个位于坐骨结节略上方，是臀大肌激痛点最常见的位置，此区激痛点引起的疼痛通常涉及整个臀部；第三个位于最内侧下方的肌纤维，靠近尾骨，是尾骨痛的主要原因之一。臀中肌筋膜炎常表现为步行时疼痛。臀小肌筋膜炎主要表现为髋部疼痛，走路时呈跛行。梨状肌筋膜炎常引起坐骨神经放射、伴随腰痛或背部下方疼痛。为了避免激痛点受到压迫，患者睡觉常采取患侧在上的体位，严重时可致翻身引起夜间痛醒。查体可见直腿抬高试验阳性，加强试验阴性。神经系统及影像学检查常无特异性表现。

五、诊断与鉴别诊断

（一）诊断

1. 臀部有损史，或慢性劳损史。

2. 髂嵴及其以下深筋膜层可触及一个或多个结节，一半以上的患者有明确的激痛点，压之可诱发疼痛症状并向周围放射。在体形较胖的患者髂嵴附近可触及肌筋膜表层的"脂肪疝"。

3. 肌筋膜处局部压痛，肌痉挛及关节活动受限，有时可触及条索状物。

4. 无皮肤感觉减退，但可有烧灼感、寒冷等异常感觉。

5. 神经系统检查无异常发现。

6. 影像学检查阴性。

（二）鉴别诊断

主要是与有相似症状的疾病如腰椎间盘突出症、梨状肌疼痛综合征、髋关节炎等加以鉴别。

六、常规治疗

治疗原则包括消除病因、改善局部血液循环、抗炎镇痛、消除压痛和恢复运动功能。

1. 休息，局部热敷，改善微循环，同时配合锻炼，包括缓慢、持续地拉伸肌肉，逐渐恢复正常运动。

2. 深度按摩有助于改善血液流动，增加激痛点的淋巴引流，同时激活脑啡肽的释放，共同缓解并帮助预防复发。

3. 药物治疗通常被认为是物理治疗和其他非侵入性治疗禁忌或失败的患者的一线治疗。其中包括肌肉松弛剂、曲马多、三环类抗抑郁药、选择性 5- 羟色胺再摄取抑制剂、非甾体抗炎药等。

4. 当上述治疗失败时，可采取一些侵入性治疗，如激痛点注射，包括不注射药物和注射药物两种，其中不注射药物又称为干针疗法。常用的注射药物包括局部麻醉药如利多卡因及肉毒杆菌毒素 A 等。

七、软组织外科学理论对臀肌筋膜炎发病机制和传导痛的进一步认识

在《宣蛰人软组织外科学》一书中，臀后内侧软组织（臀大肌、部分臀中肌、梨状肌、上孖肌和下孖肌）损害和臀旁侧也就是髋部软组织（阔筋膜张肌、部分臀中肌和臀小肌）损害统称为臀部软组织损害，也是本文中的臀肌筋膜炎。对于臀部软组织损害的治疗，起于臀大肌的松解手术。在《宣蛰人软组织外科学》第 1 版第 213 ~ 219 页中的臀上皮神经痛、臀部皮下结节、臀中肌综合征、梨状肌综合征、坐骨神经出口狭窄症等病名均做出否定性阐述和说明，均归因于臀部或者腰臀部软

组织损害。

（一）臀后内侧软组织损害的发病机制和传导痛

该处软组织骨骼附着处急性损伤未彻底治愈，或经常弯腰工作或长期坐位工作中，髋关节处于屈曲位，因臀部软组织过度伸引产生臀肌骨骼附着处的牵拉性刺激，均会形成无菌性炎症反应产生原发性臀痛。如果经久不愈，日后则此臀部软组织和臀肌骨骼附着处的炎症反应可逐渐发展为炎性粘连、炎性纤维组织增生、炎性组织变性和挛缩，有可能继发以下部分或全部征象。

皮下组织的无菌性炎症反应刺激臀上皮神经鞘膜周围的神经末梢，会加重原发性臀痛和引出"反射性坐骨神经痛"自臀部传导至小腿外侧（或外后侧）或足部，与"放射性或根性坐骨神经痛"的临床表现完全一样。如果皮下组织的炎症反应发展成炎性粘连，则更会加重臀腿痛。

臀大肌内端上部骨骼附着处炎症反应演变成炎性粘连、炎性纤维组织增生、炎性组织变性和挛缩的结果，均会加重原发性臀痛并会引起"反射性坐骨神经痛"，多自臀内侧传导至大腿后侧，臀大肌内端下部骨骼附着处炎症反应演变成炎性粘连、炎性纤维组织增生、炎性组织变性和挛缩的结果，也会加重原发性骶尾骨背侧痛、肛门或会阴不适、下垂感、刺痛、麻木等，还会引出"反射性坐骨神经痛"，多自臀内下侧传导至大腿后内侧。如果臀大肌本身也继发组织变性和挛缩（或包括严重的肌痉挛）时，则更会加剧原发性臀痛和"反射性坐骨神经痛"的程度和范围，即自臀部至小腿外侧（或外后侧）或足部的传导痛，与"放射性或根性坐骨神经痛"的临床表现又是完全相同。

臀大肌深层面与臀上神经、臀下神经和坐骨神经等鞘膜外脂肪结缔组织的继发性无菌性炎症反应、炎性粘连、炎性纤维组织增生、炎性组织变性和挛缩，均会加重原发性臀痛和"反射性坐骨神经痛，其传导可以自臀部至膝部，也可以自臀部至小腿外侧（或外后侧）或足部。正常的梨状肌先天性变异不可能引起任何征象；如果变异的梨状肌筋膜外周与神经支鞘膜周围的脂肪结缔组织也罹患继发性无菌性炎症病变时，由于它增加了肌肉与神经干之间的炎性接触面，更会加重原发性臀痛和"反射性坐骨神经痛"，其传导可自臀部至小腿外侧（或外后侧）或足部，与"放射性"或"根性坐骨神经痛"也无区别。

（二）臀髋外侧软组织损害发病机制和传导痛

当阔筋膜张肌髂前上棘外侧骨面附着处出现一系列较轻的软组织损害性病理变化时，均会引起原发性臀痛和"反射性坐骨神经痛"，自臀部传导至膝外上侧，但当该处软组织发展为一系列严重的软组织损害性病理变化时，则会加重原发性臀痛和"反射性坐骨神经痛"，其传导就自臀部至小腿外侧（或外后侧）或足部，与"放射性或根性坐骨神经痛"也完全一样了。

当臀中肌髂翼外面后侧和坐骨大切迹附着处出现一系列较轻的软组织损害性病理变化时，均会引起原发性臀痛和"反射性坐骨神经痛"，自臀部传导至腘窝或膝外上侧；但当它发展为一系列严重的软组织损害性病理变化时则会加重原发性臀痛和"反射性坐骨神经痛"，自臀部传导至腘窝、小腿后侧或足部；或传导至小腿外侧（或外后侧）或足部。

当臀小肌髂翼外面旁侧，特别在股骨大粗隆内侧的髂骨附着处出现一系列较轻的软组织损害性病理变化时，均会引起原发性臀痛和"反射性坐骨神经痛"，自臀部传导至膝外上侧；但当它发展为一系列严重的软组织损害性病理变化时，则更会加重原发性臀痛和"反射性坐骨神经痛"，自臀部传导至小腿外侧（或外后侧）或足部，特别严重病例还会并发胫骨前肌不完全性或完全性麻痹。

较长时期的阔筋膜张肌等缩短，可逐渐形成阔筋膜张肌、臀中肌特别是臀小肌髂翼外面旁侧附着处的无菌性炎症反应。疼痛反复发作，则肌骨骼附着处的炎症反应会逐渐形成炎性粘连、炎性纤维组织增生、炎性组织变性和挛缩。这种原发性髂翼外面旁侧附着处软组织的无菌性炎症病变经久不愈，日后有可能出现大腿外侧痛或股骨外上髁痛；严重病例也可继续顺次向下发展出现膝外侧痛、小腿外侧痛、外踝后下方痛（日久会形成继发性外踝后下方软组织损害）、跟骨外侧痛、前足外侧痛（日久会形成继发性跗骨窦脂肪垫损害）、足趾痛（从单一小趾至五趾，均有可能）。

八、典型病例

1. **病史简介**　黄××，女，34岁，个体经营者，因左臀部内侧反复疼痛2年而就诊。诉2年前因"清宫术"后半月余开始出现左臀部内侧疼痛，呈闷胀样，间断、无规律发作，1～2个月发作一次，发作时坐立难安，自服"布洛芬"止痛，疼痛可稍控制，近期疼痛程度加剧，服用止痛药仍无法忍受，就诊莆田当地医院，考虑"坐骨神经痛"，予口服药物、神经阻滞等治疗，疗效欠佳，经他医介绍，转诊我科。

2. **体格检查**　脊柱四肢无畸形，直腿弯腰指尖距地15 cm稍僵硬。直腿伸腰未受限。左侧直腿抬高试验40°～50°，可引出臀腿交界处明显吊紧感。屈髋屈膝分腿加压试验，引出左侧大腿根部及臀内侧疼痛，以臀内侧明显酸胀痛为主。腰脊柱右侧弯试验，引出左侧腰肋部疼痛，胸腹联合垫枕试验及胫神经弹拨试验（−）。腰椎棘突、关节突关节、横突尖、髂后上棘、骶骨背面、臀上皮神经、坐骨大切迹后缘、髂翼外三肌、大腿根部、髂胫束、股骨内上髁压痛，左侧高度敏感，右侧中度敏感。双下肢深浅感觉、肌力正常，病理反射（−）。

3. **辅助检查**　血常规、生化全套、类风湿因子、HLA-B27、自身免疫全套等检验结果未见异常。骨盆平片：子宫节育环植入术后改变。腰椎MRI：L_5/S_1椎间盘突出（中央偏左）。骶髂关节MRI未见明显异常。

4. **传统诊断**　左臀肌筋膜炎。

5. **基于软组织外科学理论的分析和诊断**　尽管该患者腰椎MRI发现L_5/S_1椎间盘突出（中央偏左），但是腰脊柱三种试验（−），双下肢病理反射（−），排除了腰椎管内软组织损害性无菌性炎症和肿瘤压迫等病变的存在。腰骶段和髂棘痛点左侧高度敏感，右侧中度，直腿弯腰指尖距地15 cm稍僵硬，提示腰骶后部存在无菌性炎症病理改变所致肌痉挛或挛缩。左侧直腿抬高试验40°～50°，可引出臀腿交界处明显吊紧感，提示臀肌痉挛缩短，屈髋屈膝分腿试验，引出臀内侧明显酸胀痛，提示臀部软组织（臀大肌附着处）存在严重无菌性炎症性。屈髋屈膝分腿试验，还引出左侧大腿根部疼痛，提示此处存在无菌性炎症。腰脊柱右侧弯试验，引出左侧腰肋部疼痛，提示左髂峰缘附着处腹肌及髋外侧无菌性炎症性软组织受到激惹。腰骶臀髋部和大腿根部一系列规律性压痛点检查，左侧高度敏感，右侧中度敏感。以上提示，腰椎管外存在软组织损害性无菌性炎症，左重右轻。

软组织外科学诊断：左腰椎管外软组织损害并发左臀痛。

6. **治疗过程**　密集型银质针依次针刺左侧髂后上棘内上缘＋骶髂关节内侧缘→左侧髂翼外三肌→左侧大腿根部内收肌附着处→左侧臀内后侧→左侧腰骶脊柱段→左侧髂胫束→左侧股骨内上髁。患者诉住院期间，可能处于疼痛发作间歇期，仅有针眼痛，无法判断疗效。

7. 随访 1 年后随访，诉出院 3 个月内，仍有闷痛发作 3 ~ 4 次，但程度显著减轻，不服止痛药也不影响生活。3 个月后，疼痛未再出现，患者对疗效满意。

九、诊治经验体会

臀肌筋膜炎在软组织外科学中统称为臀部软组织损害，包括臀上皮神经痛、臀中肌综合征、梨状肌综合征等。依据软组织外科学理论，这类疾病并非独立存在的，乃是臀部或腰臀部结合大腿根部等软组织损害共同参与的结果。由于臀筋膜与胸腰筋膜相延续，此患者首先针刺髂后上棘内上缘和骶髂关节内侧缘的治疗可以放松胸腰筋膜而间接松解臀筋膜，臀部的牵拉性刺激减弱。由于臀大肌远端和阔筋膜张肌合并为髂胫束，针刺髂翼外三肌后，臀大肌的牵拉性应力减轻，内收肌针刺治疗后，髋臀部进一步得到放松。以上 3 个部位的治疗，间接放松臀大肌在骶骨外缘附着处的压力，此时再行臀内后侧的针刺治疗，不但患者的针刺过程中的疼痛反应减轻，而且术后疗效会凸显。为了达到彻底稳定的疗效，后续进行腰骶段针刺，可以进一步放松胸腰筋膜而降低臀筋膜的张力，最后行左侧髂胫束和左侧股骨内上髁，可以间接放松骨盆周围的拉应力。该例患者在外院针对臀部局部封闭治疗，效果欠佳也间接支持了这个论点。所以针对此类患者，仍需详细的体格检查，结合压痛点情况，对腰骶、臀部、髋外侧、大腿根部进行彻底的针刺才能获得满意的疗效。

软组织损害指的是肌肉、筋膜、脂肪、滑膜、滑囊、韧带等软组织在骨骼附着处发生无菌性炎症。从局部轻微损害到此后臀部肌群的慢性损伤（或劳损），臀肌局部发生代谢障碍、增生粘连、组织变性，其中某一处的始发无菌性炎症极易向附近蔓延，表现为一个特定臀部范围的疼痛区域。软组织松解手术早已证实附着处的无菌性炎症才是疼痛因素，若在激痛点邻近的臀肌附着处取活组织检查，极有可能获得阳性结果，这也证明了椎管外软组织（臀肌）损害的诊断代替臀肌筋膜炎能更好阐明该病的发病机制。

为什么前文中提到在肌筋膜学说中针对高张力的结节、敏感性肌梭或者腱索进行细针针刺引起传导痛，可以起到镇痛疗效，这是由于针刺结节或者腱索使其部分断裂或者反复刺激后肌腱疲劳而放松，导致软组织附着处的牵拉性刺激减轻，从而起到缓解疼痛作用，但是对于软组织损害范围广泛、肌挛缩严重、甚至继发顽固性软组织损害内脏相关征象的患者，其治疗力度明显不足，疗效不确切。

（刘荣国　王震生）

第八节　膝骨关节炎

一、定义

膝骨关节炎（knee osteoarthritis，KOA）是一种临床常见的以膝关节疼痛、活动受限为主要症状，晚期甚至出现关节畸形的慢性关节疾病，其主要病变是关节软骨的退行性变和继发性骨质增生，亦称为膝骨关节病、退行性关节炎、增生性关节炎和肥大性关节炎等。

二、流行病学

我国 KOA 患病率约为 8.1%，且女性（10.3%）高于男性（5.7%），该病多见于中老年人，随着年龄增高，KOA 的发病率也随之增高，并且存在一定的地区差异性，总体表现为农村患病率高于城市，受过教育和生活在较发达地区的个体患病率较低，中国北部和东部地区的 KOA 患病率最低（分别为 5.4% 和 5.5%），其次是东北地区（7.0%）、中南部（7.8%）和西北地区（10.8%），生活在西南地区的患病率最高（13.7%）。同时，高龄和肥胖也会增加 KOA 的发病率，KOA 患病率在过去几十年显著增加，并继续上升。另有一些特殊职业，如矿工、采棉花者、重体力劳动者、职业运动员、舞蹈员等也易患此病。

三、对发病机制的传统认识

KOA 的危险因素：年龄、既往膝关节损伤、肥胖（体重指数增加）、关节失调和不稳定导致的机械应力增加都是 KOA 发展的强危险因素，重复性动作，如经常跪着、举重以及专业运动（如长跑、足球、手球和曲棍球），由于更频繁的损伤，导致软骨缺损、半月板和前交叉韧带撕裂，此类人群患 KOA 的风险较高。

KOA 可分为原发性和继发性两大类。慢性劳损、长期姿势不良会导致膝关节软组织损伤；肥胖和 KOA 的发病成正比；骨密度减少，软骨下骨小梁变薄、变僵硬时，患骨关节炎的概率就相应增加；经常的膝关节损伤，如骨折、软骨、韧带的损伤，会出现软骨的退行性变；不同种族的关节受累情况是各不相同的，如髋关节、腕掌关节的骨关节炎在白种人多见，在有色人种及国人中少见，性别亦有影响，本病在女性较多见。另外，关节中滑膜受到损伤或者刺激时，可引起一系列反应，表现为滑膜血管的扩张及滑膜细胞的增生活跃，使滑膜增生肥厚、粘连，破坏关节软骨，因此，滑膜的炎症被认为是导致软骨降解引起患者临床体征和疾病症状进展的一个主要风险相关联的因素，膝关节滑膜炎可能是骨关节炎的超早期表现，滑膜炎的发展可能影响 KOA 的进展。

对于 KOA 发病机制的认识，人们起初认为 KOA 是一种单纯的软骨疾病。后来，这种看法被软骨下骨也受影响的观点所取代，可能是在力学因素和生物学的共同作用下，软骨细胞、细胞外基质及软骨下骨三者之间分解和合成代谢失衡的结果，关节软骨细胞与滑膜细胞受刺激，会致使炎症反应与损伤，同时产生较多细胞因子，并会释放氧自由基、溶酶体酶及组胺等，以此降解软骨基质。同时，还会诱导 B 细胞与 T 细胞活化，降低免疫力，加重机体损伤。病理学改变以关节软骨退行性改变为主要特点，退行性改变软骨组织细胞主要为成纤维软骨细胞和肥大软骨细胞，同时还可累及整个关节，包括关节囊、韧带、滑膜和关节周围肌肉，最终导致关节疼痛、僵硬、失用等活动功能障碍。

四、临床表现

1. 膝关节疼痛   疼痛是绝大多数 KOA 患者就诊的第一主诉，初期为轻中度疼痛，非持续性，受凉时可诱发或加重疼痛。随着疾病的进展，疼痛可能首先影响上下楼梯或蹲下起立动作，且与活动呈明显相关性。疾病进展到中期时疼痛症状会进一步影响到平地行走。晚期可以出现持续性疼痛、明显影响活动甚至影响睡眠及非负重活动。骨关节炎伴有滑膜炎时，关节内可有积液，关节肿胀明显，疼痛加重。

2. 膝关节活动受限   KOA 早期不明显影响膝关节活动，多表现为膝关节长时间固定姿势后改变体位时的短时间不灵活感。关节主动或被动伸屈活动时，不同程度地活动受限，关节间隙压痛，磨髌试验阳性，关节腔有积液时，浮髌试验阳性，晚期关节活动可明显受限。站立和步态分析可能会发现固定或动态的失调和不稳定。

3. 膝关节畸形   早期畸形不明显，但随着疾病进展、软骨层变薄、半月板损伤脱落或骨赘增生等变化都可导致膝关节出现明显内翻、外翻和（或）旋转畸形。

五、诊断和鉴别诊断

KOA 的诊断重点在于其临床表现，例如，与负重活动相关的膝关节疼痛、肿胀以及畸形、活动障碍等都是 KOA 主要诊断标准。病史和体格检查通常足以确定骨关节炎的诊断。

KOA 实验室检查一般在正常范围。关节液检查可见白细胞增高，偶见红细胞。

影像学检查中膝关节 MRI 软骨病变评分可以用来诊断 KOA。KOA 的影像学检查，早期通常无明显变化或仅表现为髁间隆突变尖。晚期关节间隙狭窄，关节边缘骨赘形成，骨端变形，关节面不平整，软骨下骨有硬化和囊腔形成。

KOA 可有轻微的红斑，发热和肿胀，但更明显的炎症则提示另一过程（如急性脓毒性或晶体相关性关节炎或慢性炎性关节炎）。应该检查其他关节，包括髋关节，以排除该部位的骨关节炎。

六、常规治疗

KOA 的治疗依据病变的严重程度分为 4 种：药物治疗、物理治疗、微创治疗和手术治疗。

1. 药物治疗   服用非甾体抗炎药可以缓解疼痛，活血化瘀中草药内服以及外部热敷、熏洗、浸泡等可缓解症状。近年来，KOA 逐渐从以药物治疗为主转变为多种方式复合治疗，由于前者的益处有限，而非药物治疗更有可能在长期内缓解症状，并推迟或防止膝关节的功能下降。

2. 物理治疗   被认为有利于减轻 KOA 患者关节疼痛及改善功能，且对患者膝关节造成的损伤小。首先，平时应注意保护关节，避免过度负重活动或损伤，严重时应卧床休息，适当的固定可有效地缓解疼痛。适当运动是治疗 KOA 的重要组成部分。对于超重或肥胖的患者，应建议减重。其他的物理疗法，如红外线、直线偏振光、磁疗等均有一定的抗炎止痛作用。值得注意的是，体外冲击波疗法用于医疗被称为不流血的手术刀，其在治疗 KOA 方面已经得到了验证，可以有效治疗早中期的患者。

3. 微创治疗　通常采用局部注射和关节腔注射治疗。膝关节周围痛点注射（糖皮质激素、医用臭氧）对缓解局部痛有良好的效果。关节内注射透明质酸钠，是利用它的流变学特性作为黏弹性物质的补充，起到润滑关节、保护关节软骨和促进软骨修复的作用。合并滑膜炎时，关节内注射糖皮质激素类药物有良好的效果，但多次注射会加重对软骨的损害。对于早期患者，可行关节清理术，在关节镜下清除关节内的炎性因子、游离体和增生骨膜，效果良好。

4. 手术治疗　晚期出现畸形或持续性疼痛，活动功能障碍，生活不能自理，疼痛不能通过其他干预措施控制，应考虑膝关节置换术。膝内翻畸形较重者，可行胫骨上端高位截骨术。

七、依据软组织外科学理论对 KOA 发病机制和诊治的认识

在《宣蛰人软组织外科学》中，并没有 KOA 这一诊断。在其最终版中的第 1149 ~ 1166 页，宣蛰人对膝关节的疼痛病因、发病机制、传导路线和鉴别方法均进行了系统性的创新性论述，他根据大量的临床实践和随访结果反馈，对髌骨软化症、髌骨软骨病、髌股关节软骨病和胫骨关节软骨病、股胫关节软骨病这些传统诊断均给予否定，笔者对其论述再次进行细致梳理，结合 KOA 的临床表现分析后发现，KOA 实际就是上述的髌股关节软骨病和胫骨关节软骨病。

（一）依据软组织外科学理论对 KOA 软骨退变的认识

宣蛰人认为，人体各组织随着年龄的增长或者其他原因均会发生退行性变，即所谓老化现象，半月板等软骨也不例外。当退变的半月板在膝关节活动中长期承受着传导负荷的垂直压力、向周缘移位的水平推移力和旋转时的剪式应力等作用，均有机会发生各种类型的半月板破损而不伤及滑膜组织时，临床上不出现损伤征象，患者就自觉无外伤史可联系。至于膝关节骨质增生、肥大性骨关节炎，也是老化的客观现象，不是疼痛的病因，无需特殊处理。

（二）依据软组织外科学理论对 KOA 中膝关节疼痛机制的新认识

宣蛰人提出，膝关节的疼痛主要源自髌下脂肪垫损害、小部分患者源于半月板损伤和游离体，另外，膝关节的疼痛可以继发于髋关节、踝关节的联动影响。特别是髌下脂肪垫损害为其重要的创新性发现，对指导 KOA 的有效治疗发挥极其重要的作用。

髌下脂肪垫是一种以弹性纤维为网状支架的脂肪组织结构，质地柔软，可移动，并会随关节不同状态而发生形变。其主要是起到衬垫作用，屈膝时膝关节腔前方空虚，脂肪垫被吸入而充填空隙，当股四头肌收缩时，脂肪垫内压升高，还可遏制关节超伸。并且髌下脂肪垫还具有润滑关节的功能，可以有效地防止摩擦、刺激并能吸收震荡。由于急性损伤、慢性劳损等因素导致髌下脂肪垫发生软组织损害性无菌性炎症，称髌下脂肪垫炎又称髌下脂肪垫夹挤综合征或 Hoffa 病，脂肪垫可发生增生、肥大、变硬等病理改变。脂肪垫位于胫股关节前方和髌骨下方，受到夹挤和撞击后将后方的滑膜向关节内推挤，突入髌股关节内的滑膜绒毛或滑膜边缘受到挤夹造成膝痛。根据发病原因分为原发性和继发性髌下脂肪垫损害。前者为脂肪垫髌尖粗面附着处因急性损伤后遗或慢性劳损形成的原发性无菌性炎症病变；后者由髋外侧的阔筋膜张肌和臀中、臀小肌髂翼附着处损害之原发性疼痛向外下方传导引起的膝外侧痛，结合大腿根部内收肌群损害的原发性疼痛向内下方传导引起的膝内侧痛，两者汇集于膝前下方的髌下脂肪垫上，日久形成髌尖粗面脂肪垫附着处的继发性无菌性炎症病变该

病起病缓慢，时轻时重，初为膝部不适、酸胀、凉感及隐痛，最后发展为持续性膝前痛，关节不稳，运动无力易跌跤。膝前痛尤其在上下楼梯时突出，严重者膝关节不能伸屈，静息时也痛，夜间更甚，以致影响睡眠。注意此病可引起膝关节五个方向传导痛。向前上方传导，引起股四头肌不适、无力、酸胀感；向前下方传导，引起沿胫骨起直至足背和第 2 ～ 4 趾背面酸痛、麻木、麻刺感等不适；向后传导，引起腘窝不适、酸痛，吊紧感等，影响行走。腘窝征象又可向后上方和后下方传导，前者引起大腿后方酸胀不适感，后者引起腓肠肌不适、酸胀、吊紧感、跟腱痛、后跟痛、跟底痛（常误诊为"跟骨骨刺痛"）等。

虽然半月板病损早期不会出现疼痛，但是破损半月板高低不平的裂隙，在膝关节活动中会惹起弹响、交锁等机械性障碍而影响膝功能，长期的机械性刺激必然导致滑膜出现无菌性炎症病变，特别在半月板外缘与滑膜连接处经常性扯拉所继发的无菌性炎症病变就会引起膝痛，也局限在病损侧的关节间隙部位。对于原发性半月板还是继发性半月板病损，在最终版第 1156 页进行了详尽论述。

在临床工作中，还有一部分膝关节疼痛与膝关节内侧间隙、膝关节外侧间隙、股骨内上髁、髌股关节间隙软组织损害有关，压痛点检查可以找到敏感压痛点，对压痛点进行强刺激推拿后，明显减轻主诉症状。膝关节内侧间隙疼痛常误诊为膝关节内侧半月板损伤或膝关节内侧副韧带损伤，与膝关节内侧半月板附着于内侧关节囊及膝关节外翻试验阳性有关。在强刺激推拿膝关节内侧间隙后，膝痛症状明显缓解可确定为膝关节内侧关节囊损害。膝关节外侧疼痛较内侧疼痛少，其损害的确诊操作与膝关节内侧相同。股骨内上髁附着软组织损害常向膝内侧间隙传导，并出现蹲膝痛，可在股骨内上髁找到高度敏感的压痛点。髌股关节间隙软组织损害主要表现为膝关节内部疼痛，可在髌骨周围查到高度敏感压痛，尤其内侧髌股间隙，强刺激推拿后可明显缓解临床症状。以上部位的原发软组织损害与髌股关节、胫股关节对位运动异常有关，存在踝、髋及躯干软组织损害传导的可能，仍然需要系统的压痛点检查进行鉴别。

对于膝关节内的游离体产生机制和致痛机制，宣蛰人自述无新的认识，遗憾的是，笔者团队也无创新性体会。

八、典型病例

1. **病史简介** 李××，女性，60 岁，因"左侧膝关节疼痛 3 年，加重 3 个月"住院治疗。患者 3 年前无明显诱因出现左膝关节疼痛，负重，活动时疼痛加剧，休息可缓解。3 个月前无明显诱因出现左膝关节疼痛加剧，行走、下蹲困难，严重影响日常生活，曾就诊福州市多家三甲医院骨科，均建议行左膝关节置换手术，但被拒绝。因针灸、理疗等多种保守治疗效果欠佳，最终至我院疼痛科寻求治疗。患者还诉伴有长期的肛门区湿疹瘙痒、尿频、尿急、时感胸痛等不适，多次就诊皮肤科、泌尿科、心血管内科。

2. **体格检查** 专科查体：脊柱无畸形和侧弯，跛行步态，左侧膝关节肿胀、皮温稍高，双侧腰骶部、臀髋部、髂胫束、大腿根部、股骨内外上髁、膝关节内外侧间隙、髌下脂肪垫等部位的压痛（+++），屈髋屈膝分腿试验引出左侧大腿根部疼痛。左膝关节 ROM 0°–10°–110°，左侧方应力试验、髌骨加压研磨试验（+）。NRS：8 分。

3. **辅助检查** 膝关节 X 线片：提示左侧膝关节退变，内侧关节间隙稍变窄。泌尿系彩超：间质性膀胱炎。心脏超声检查、冠脉 CTA：（－），ECG：正常；胸部 CT：（－）。MRI：膝关节腔内积液，软骨退变性改变。

4. 传统诊断　左膝关节骨关节炎；肛周湿疹；间质性膀胱炎；胸痛待查？

5. 基于软组织外科学理论的分析和诊断　该患者左膝关节疼痛 3 年，近 3 个月加重，查体发现腰骶臀及大腿根部、膝关节内外侧可触及高度敏感压痛点，提示腰骶臀及大腿根部软组织损害严重。左膝关节屈伸活动受限，结合膝关节 X 线片，可诊断"左膝关节骨关节炎"，但患者左膝关节无明显畸形，未达到必须手术的指征。根据软组织外科学理论，膝关节疼痛源于腰骶臀及大腿根部软组织损害向下传导形成继发性无菌性炎症所致。屈髋屈膝分腿试验引出大腿根部疼痛，则提示内收肌损害性无菌性炎症相对严重，膝关节内侧间隙长期应力增加，影响软骨组织的血运，加速其退变，与影像结果也相符。所以应先解决软组织痉挛变性、控制病因，综合治疗。

软组织外科学诊断：腰臀大腿根部软组织损害并发左膝关节痛和自主神经功能紊乱。

6. 治疗过程　依次行左侧髂后上棘内上缘＋骶髂关节内侧缘→左大腿根部→左腰骶段→左髋外侧→左股骨内上髁→耻骨联合上缘→左膝髌下脂肪垫，以上部位治疗完毕左膝关节疼痛明显减轻，但残留左膝关节弯曲不彻底，表现在弯曲小腿不能触及大腿后部，体检发现左臀大肌于骶骨外缘附着处、臀中肌和梨状肌出口处高度敏感压痛点，强刺激推拿后症状显著改善，遂行左臀大肌＋臀中肌附着处的密集型银质针针刺，治疗结束后，左膝关节疼痛缓解，活动自如。

7. 随访　出院后 1 个月复诊，患者诉左膝痛不再出现，肛周湿疹也奇迹般地消失了，夜尿次数明显减少，胸痛较治疗前也明显改善，睡眠质量提高，未服用镇痛药。基于此，可以认为患者肛周湿疹、尿频尿急、胸痛不适属于广泛软组织损害继发的自主神经系统调节紊乱征象。

1 年后电话随访，患者自诉银质针治疗前从卧室走到客厅都困难，现在已经可以轻松下楼到广场跳舞了，而且多年的肛周瘙痒、尿频尿急、心悸等问题，也一并解决了。

九、诊治经验体会

膝关节为人体最大，结构最为复杂的关节，疼痛症状表现多样，如膝上楼痛，膝下楼痛，膝外侧痛，膝内侧痛，膝下蹲痛，腘窝痛，膝前侧痛（膝前上，膝前下痛），膝后侧痛（膝后上与膝后下痛），膝关节肿胀、僵硬、活动受限，不能下蹲，不能伸直，关节畸形，关节弹响等一系列临床表现。为了提升临床疗效，有效规避风险，针对以上个性化的临床表现，需要具备"精通解剖，精确评估，精准治疗"的能力。例如，此例膝关节疼痛，治疗前根据体格检查和临床表现，进行腰骶大腿根部和髋外侧等部位治疗，尽管有效，但是功能改善不彻底，提示残余软组织损害部位，再次体检发现臀后部高度敏感压痛并针对其针刺而获痊愈。因此，膝痛的诊断治疗思路，不仅对膝关节疼痛的诊断及治疗有很大的帮助，对腰腿膝足诊断治疗都有帮助。

膝的疼痛和功能障碍膝痛是继发因素的，由于髋膝踝是联动的，需要检查的部位很多，例如腰骶后部、腰骶段、内收肌群、臀部的软组织、髂翼外三肌、髌下脂肪垫、内外踝等。至于是膝关节内侧半月板损伤性疼痛还是内侧副韧带损伤后疼痛，初学者容易混淆，要认真根据《宣蛰人软组织外科学》一书中提出的检查方法，进行压痛点的制约性检查，明确原发部位后，方可治疗，不可大意，笔者有这方面的失败教训。

对于多次局部注射糖皮质激素的膝痛患者，由于糖皮质激素对免疫能力的抑制作用，银质针针刺治疗后的平衡调整能力削弱，加之半月板损伤加重，此类患者治疗失败的概率增大。

（刘荣国　王震生）

第九节　跖痛症

一、定义

跖痛症是指前足横弓劳损或跖神经受压或刺激而引起的前足跖骨干及跖骨头跖面（即前足底部）的疼痛。跖骨痛定义为沿前足跖面一个或多个跖骨头以下的疼痛。由于踇趾和小趾的跖痛都有其特有的诊断，所以通常所说的跖痛症是指 2～4 跖趾关节跖侧的疼痛，又称为中间跖痛症。

二、流行病学

跖痛症在临床上多见于 40 岁以上的患者，尤其在女性中患者中 30～50 岁中老年妇女和足部狭瘦松弛者多见。近年来可能由于穿着高跟鞋、尖头皮鞋等造成前足负重异常增大，跖痛症患者出现年轻化趋势。足部问题在普通人群中的患病率为 10%，而在老年人中则为 50%～95%，据估计，90% 的足部疾病影响前足。跖痛症大多为踇外翻的并发症，临床调研发现，踇外翻患者常有 61.7% 的概率合并跖痛症。另有文献报道，踇外翻术后转移性跖痛症的发生率在 4%～33%。90% 的跖痛症患者的病因可用生物力学因素解释，所以目前推荐的一线治疗方式为保守治疗。但是矫正鞋垫治疗费用一般在 1000～3000 元 / 副，需要定期更换，大切口手术治疗费用则更加昂贵。以上给患者造成很大经济负担，随着国家医疗保障的全覆盖，我国的基本医疗保障制度覆盖近 13.5 亿人口，对医疗保险费用支出形成巨大压力。

三、对病因和发病机制的传统认识

跖骨属于长骨，共 5 块，由内侧向外侧依次为第 1～5 跖骨。前足是承受身体重量机械应力结构之一，当人直立及行走时，重力经足弓分散传达到前足的跖面。5 个跖骨头在正常负重时处于同一水平，在矢状面上，偏角从 M1（20°）减小到 M5（5°），压力比为 1∶0.76∶0.44∶0.29∶0.21，可见第一跖骨头是前足负重的重要解剖结构。跖骨由横跖骨间韧带连接，作为一个单一的功能单元一起工作。在跖趾关节，软组织由纤维软骨跖板加强，这是功能承重结构，防止第一趾骨背侧脱位。跖板位于足跖趾关节底，作为梯形的纤维软骨板参与跖趾关节构成。其结构类似手的掌板，厚度 2～5 mm，在横断面呈现中间厚两边薄的结构特点；背侧前层跖板紧贴跖骨头，并向内外侧延伸为跖趾关节侧副韧带附着点，深层有跖深横韧带附着，跖面有跖筋膜附着，并有屈肌腱腱鞘通过。跖板有支持与减震功能以及应力传导功能。

跖痛症的原因通常认为分为三组：原发性、继发性和前足手术后的医源性。原发性跖痛症是由于跖骨的解剖特征，影响了跖骨彼此之间的关系，甚至对脚的其他部分的也有影响。原发性跖痛症的发病原因可包括骨不连或锤状趾畸形引起的跖骨跖屈、踇外翻、踇强直、第二跖骨头缺血性坏死、Mortons 病等，其他造成原发性跖痛症的病因有跖骨头或软骨非正常增大，常由感染、肿瘤、先天性解剖畸形（如前足马蹄样畸形）或其他遗传性因素造成。其他原因包括 M2 或 M3 长度不成比例，先天性跖骨头畸形，腓肠肌或三头肌紧绷，足跖固定，高弓足，以及任何导致前足负荷过载的后足畸形。继发性跖骨痛是由通过间接机制增加跖骨负荷的情况引起的。其中一种机制是慢性滑膜炎，它会导致跖趾关节过度伸展和跖脂肪垫远端移位导致萎缩。因此，类风湿关节炎、痛风或银屑病患者可间接导致前足应力超负荷，诱发跖骨痛。继发性跖骨痛也可由神经系统疾病（如腓骨肌萎缩症）、跖骨畸形愈合或弗莱堡病后遗症引起。此外，前足外科增加了医源性跖痛的发生率。踇外翻手术可能导致第一跖骨过度缩短和（或）升高，从而使足中线部分负担过重。外侧跖骨截骨术可能导致过度缩短、抬高或凹陷，或限制扩展范围。分离切除跖骨头会导致邻近的跖骨头超载。

跖骨痛的潜在原因是在步态周期中力量和足底压力的重复转移到前足。目前主要介绍下面两种因素相关。

1. 解剖因素 足趾是跖骨头的远端功能性延伸。足趾的任何功能缺陷都会损害减震和推进力，同时也会增加施加在跖骨头上的压力。踇趾由强壮的肌肉提供动力，在脚趾着地时（第三个摇摆阶段）起着主要的推进作用。第一跖列的静态和动态机械动作在小跖骨疼痛的发展中发挥重要作用。

2. 导致跖骨头过载的因素 施加在跖骨头上的负荷和压力取决于跖骨的长度和它们的头端相对于地面的位置。涉及跖骨痛的机械因素，最好的理解是基于步态周期研究开发的摇摆概念。第二个摇摆阶段（或站立阶段，当脚平放在地面上，直到脚跟开始离开地面，占步态周期的 10% ~ 30%）是由腓肠肌的异常收缩控制的。在这个中间站姿阶段，如果一个或几个跖骨头比其他的更靠近地面，那么相应的 MTP 关节的压力就会增加。结果是站立或静止的跖骨痛（与前进性跖骨痛相反）。两个因素决定了跖骨头在冠状平面上的位置：跖骨坡度（跖屈），这取决于体质和（或）获得性解剖学因素；以及跖骨运动，跖骨运动是由跖跗关节控制的功能因素。跖跗关节有三个功能部件：①侧位关节（第 4 和第 5 跖列），主要提供背侧屈曲（10° ~ 25°），并有助于行走时的侧位减速；②中央（第 2 和第 3 跖列），它受到限制，活动范围有限，这解释了中央跖骨痛的频率；③内侧（第 1 跖列），提供足底屈曲（5° ~ 10°）和踇前倾所需的前进动作。跖跗关节的骨关节炎持续导致跖骨中央头超载。第三个摇摆阶段（步态周期的 30% ~ 60%）是推离阶段（从足跟抬高到踇趾推进的结束）。与跖骨长度相关的推进性跖骨痛可能发生在这个阶段。跖骨长度过长会导致软组织重复过载，尤其是跖板。

除上述原因外，跖骨头的跖面腓侧髁增生变尖；疼痛的跖骨头与相邻的跖骨头负重关系上的改变；足底 2 ~ 5 跖板的急慢性损伤；槌状趾畸形可合并跖面软组织移位；足原发或继发肌力不平衡导致足高弓仰趾；跖板的急慢性损伤，都可引发跖趾关节半脱位或全脱位，进一步跖趾关节处承受负荷增大，出现损伤处的痛性胼胝。

四、临床表现

1. **症状**　跖骨痛一般指局限于前足的疼痛。转移性跖骨痛是指在不同的跖列处开始疼痛，而不是机械损伤导致。患者感觉前足跖侧有持续性灼痛或阵发性放射性痛，行走加重，非负重后多可缓解。不能穿薄的硬底鞋或高跟鞋。有时，可有跖趾关节的肿胀。多伴有跖骨头跖侧的疼痛性胼胝。

2. **体格检查**　完整的病史和体格检查是诊断跖骨痛的必要条件。第一步是确定跖骨痛是原发疾病还是继发于先前的创伤或手术，并排除糖尿病、神经病变等。应在患者站立时检查下肢和（或）足的排列不齐情况。应详细描述足部的整体形状（如扁平足或高弓足）。重要的是评估足中旋前/旋后，以确定不易察觉的高弓足。观察腿长差异和步态分析，必须观察患者赤脚行走，以识别不同的病理步态模式，如趾长屈肌腱过度扩张的胫骨前肌虚弱，或跗僵直患者的后旋步态。患者有必要进行坐位检查，确定最痛的压痛点。应检查前足是否有跗外翻、跗僵直或跗内翻，因为它们会引起转移性跖骨痛。MTP 关节的背侧脱位或前后不稳（抽屉征）表明足底板受损，必须注意莫顿神经瘤，谨慎区分莫顿神经瘤和机械性疼痛。应记录踝关节、距下关节和足关节的被动活动范围。由于腓肠肌复合体挛缩已被证明与跖骨痛有关，因此应进行腓肠肌挛缩试验。

患者处于负重体位，再检查足趾及踝关节活动范围，评估伸屈肌腱和腓肠肌挛缩情况。检查患足有无爪形趾畸形或跖趾关节半脱位，确定足底角化病部位和范围，并注意有无脂肪垫移位，仔细评估血管神经情况。压痛的部位，大部分患者压痛位于跖骨头跖侧。肌腱和跖板的损伤，压痛可位于跖趾关节远方。跖间神经瘤压痛位于跖骨头之间。跖骨的直接压痛，应怀疑疲劳骨折的可能。类风湿关节炎患者的前足一般表现为跗趾外翻，其他足趾锤状趾畸形。对于跖趾关节的不稳定者，跖趾关节的 Lachman 试验表现阳性。

3. **实验室检查**　血沉、类风湿因子、C 反应蛋白、血尿酸等指标可出现异常。

4. **影像学检查**　① X 线：X 线片是一线筛查检查，对于诊断有重要意义。必须获得足部承重的正位、侧位和斜位视图。在评估 X 线片时，重要的考虑因素包括跗趾畸形、跗外翻、跖骨相对长度（第 2 跖列 X 线平均比第 4 跖列长 3.4 mm）、关节炎、跖趾关节脱位和应力性骨折。在侧位图上，应该评估跖骨的倾斜度。对于有些患者不能明确病变部位，可在疼痛部位放置标记，再照 X 线，以帮助确定病因。对于跖骨的疲劳骨折，症状出现的头 2 周内常在 X 线上无表现，需要再次复查。② MRI：当 X 线平片不能确定时，磁共振成像可以识别早期骨骼异常。MRI 可协助诊断隐匿性跖痛症，并有助于评价周围软组织情况。趾骨应力性骨折的影像学表现是不易察觉的，通常是隐蔽的，只有在回顾时才能发现。灰色皮质是胫骨应力性骨折的早期迹象，皮质内透明模糊，但没有离散的线性缺损。灰色骨皮质发生在骨重建的吸收阶段，在矿化骨膜和骨内膜骨痂形成之前。③超声：可发现滑膜炎、滑囊炎、Morton 神经瘤等病理变化，操作简单，准确性也较高。但是，目前超声诊断的可靠性，需要更多的研究将超声、X 线和 MRI 等成像方式进行比较，以证实其可靠性。

五、诊断和鉴别诊断

任何脚部疾病的诊断都要从全面的病史和体格检查开始。需要注意的重要部分是外伤史、既往手术史、糖尿病史或神经病变史。特别地，对于第一跖列功能不全导致的跖骨痛患者，必须注意体格检查中的发现。

体格检查的结果可能包括以小跖骨头为中心的足底角化病，各自的跖趾（MTP）关节压痛，小跖趾关节活动范围的压痛或疼痛，蹈僵直，蹈外翻和第一次 TMT 不稳。应始终进行全面的神经血管检查，包括运动强度测试、轻触感觉、振动感觉和足背和胫骨后脉的评估。由于腓肠肌复合体挛缩已被证明与跖骨痛有关，因此应进行腓肠肌挛缩试验。Slullitel 等发现了跖骨痛和以下因素之间的联系：跟腱缩短、体重指数增加和小脚趾畸形。

鉴别诊断：前足下疼痛包括跖筋膜炎、跗管综合征、足底神经纤维瘤、足底血管球瘤、跖骨跖侧骨性增生等。

六、常规治疗

（一）非手术治疗

一线治疗为保守治疗，可以使用半定制或定制的矫形器，增加跖垫或跖骨隐窝，以适应脚底方面痛的治疗是根据病因进行的。症状的缓解可以通过物理治疗，鞋子的修改和正确使用糖皮质激素注射。当腓肠肌紧绷导致跖骨痛时，可以制订伸展肌肉的计划。鞋子可以选择宽脚趾的鞋的压力区域。

（二）手术治疗

非手术治疗失败 6 个月以上才考虑手术治疗。须回顾所有影响患者的病因，并制订一个包括所有这些因素的术前计划。由于第一跖列功能不足导致的跖骨痛的手术治疗是针对跖骨痛的病因量身定做的，如果需要外翻的治疗，应根据外科医师的决定进行适当的外翻矫正治疗。对于蹈外翻矫正术远端截骨术和 Lapidus 手术后的足底前足压力的差异，两种手术均能降低蹈指和第二跖骨下的压力，但差异不显著。

七、依据软组织外科学理论对跖痛症发病机制的新认识

软组织外科学认为跖痛症与足部力学改变有关，一般发生于足部较为瘦弱的患者，由于足部软组织受超承重量和过长时间的持续性挤压的机械性刺激，使足底皮下组织和足底的肌肉和韧带因过度疲劳而松弛，以致跖骨远端形成的横弓前弓塌陷，从而使第 2～4 跖骨头挤压那些不应该过度承重的足底皮肤，出现较长时间的持续性供血紊乱而惹起足跖痛。

第 2～4 跖骨头的下沉与前足过度承重有关，正常情况下，后足与前足的承重比例为 2∶1，如果踝关节以上中心前移，会导致前足分力增加。前足为多关节结构，承重增多使关节分散，持续牵拉关节间韧带，形成前足塌陷的情况。由于第 2～3 跖骨较第 1 跖骨长，足部塌陷后，第 2～4 跖骨头成为支撑相后期足部弹起的滚动轴，较长的跖骨头承受更多的滚动时压力，是跖骨头底部软组织承重增多。如果足部偏瘦，脂肪层薄，缓冲功能差，则跖板及周围结构受到过度挤压刺激，形成无菌性炎症，产生疼痛。

对慢性足跖痛的诊断标准，除临床上检得横弓前弓塌陷、跖骨头压迫部位的压痛点或后期并发的胼胝形成以外，补充一简易的诊断方法：用纱布绷带适度紧缠前足 3 圈，外用短胶布条固定绷带

外端（禁止用长胶布条在前足环状固定），强制患足承重时横弓保持正常位置，致第 2～4 跖骨头不再过度承重，解除了其下软组织的机械性压迫以后，行走时立即出现由包扎前有痛变为包扎后无痛者，就可明确本病的诊断。

八、典型病例

1. **病史简介**　杨××，女，60 岁，小学老师，因右侧前足底部疼痛半年加重伴行走困难 1 个月前来就诊，半年前穿薄底鞋后出现右侧前足疼痛，自认为与鞋底薄有关，此后逐渐加重，热盐水烫脚、外用药膏、口服止痛药物均疗效不佳。前足垫薄棉垫，并用弹力绷带包扎可明显缓解症状，但不能去掉弹力绷带，去掉后疼痛就会加重。1 个月前长距离行走后，疼痛明显加重，并向小腿放射，影响正常生活，就诊当地医院，予针灸、推拿等方法治疗，疼痛可稍缓解，但很快复发，无外伤史。VAS 评分：8/10。患有 2 型糖尿病，血糖控制良好。

2. **体格检查**　脊柱四肢无畸形，直腿弯腰、直腿伸腰及腰脊柱侧弯试验均正常。双侧直腿抬高试验各 70°，右侧可引出腘窝吊紧感。踝背伸、跖屈灵活，活动范围正常。压痛点检查：右侧足部第 2 跖骨头下方压痛高度敏感，右跗骨窦、右髌下脂肪垫、右耻骨结节、右侧项平面压痛高度敏感，右髂后上棘内上缘压痛轻度敏感，左侧内收肌压痛中度敏感，左侧项平面压痛中度敏感，其余部位压痛不敏感。

右侧跗骨窦按压疼痛可使第 2 跖骨头下方压痛缓解 50% 以上，右耻骨结节压痛可使第 2 跖骨头下方压痛缓解约 30%，右髌下脂肪垫压痛对跖骨头压痛无影响，右项平面压痛可使跖骨头压痛缓解 50%。项平面、耻骨结节、跗骨窦之间无制约关系。髌下脂肪垫压痛可被耻骨结节压痛缓解。依次强刺激推拿跗骨窦、耻骨结节、项平面，跖骨头压痛逐渐减轻，嘱下地活动半小时，疼痛明显缓解。

3. **辅助检查**　血常规、类风湿因子未见异常。足部 X 线未见异常。下肢血管超声检查未见异常。

4. **传统诊断**　右第 2 跖骨痛；2 型糖尿病。

5. **基于软组织外科学理论的分析和诊断**　患者体形偏瘦，全身皮下脂肪层均较薄，足部更为明显，跗骨窦、耻骨结节、项平面损害均可引起躯干重心前移，构成前足承重增加因素。穿薄底鞋增加前足底部软组织的挤压力度，促使跖骨痛发作。患者虽有 2 型糖尿病，但血糖控制良好，下肢血管无狭窄、硬化等情况，足底垫薄棉垫并弹力绷带包扎可缓解行走疼痛，所以考虑应力异常引起的跖骨痛。

软组织外科学诊断：右侧椎管外软组织损害并发跖骨痛。

6. **治疗过程**　2018 年 9 月密集型银质针首先针刺右侧跗骨窦→复诊时，右跗骨窦肿胀明显，因针刺处疼痛减少了右足行走时支撑相时间，跖骨痛似有轻度减轻。针刺右侧耻骨结节及耻骨上、下支→再次复诊时，跗骨窦肿胀消退一半，行走时感觉跖骨痛程度减轻 1/3，针刺右侧项平面。共 3 次治疗，隔日治疗 1 次，治疗期间，嘱前足垫薄垫，并用弹力绷带适度包扎前足 1 个月。针刺结束后 1 周复诊，跗骨窦针刺肿胀全部消退，正常行走跖骨痛减轻 2/3，手指按压跖骨头，仍有明显压痛；针刺结束后第 2 周复诊，行走时跖骨痛已消失，手指按压跖骨头的压痛已显著减轻。1 个月后电话告诉跖骨头已完全无痛，询问是否继续包扎前足，嘱去掉弹力绷带继续观察。

7. **随访**　治疗结束后半年随访，患者一直从事家务劳动，前足痛未再出现。2 年后再次随访，诉参加过两次旅游，前足痛未复发，疗效稳定。

九、诊治体会

本患者足部脂肪层较少，足部狭长，在足部没有充分缓冲的情况下发病。跖骨头下方按压有高度敏感压痛，行走时疼痛加重，足底垫薄棉垫并弹力绷带包扎可缓解行走疼痛，影像学检查未见异常，可基本诊断跖骨痛。跗骨窦、耻骨结节、项平面均对跖骨头压痛有制约关系，但都不能完全制约，在治疗上遵循先局部后远端、先中间后两边、先前后再左右原则（不能完全制约主诉疼痛部位的多个压痛部位遵循离主诉疼痛部位近的开始治疗，逐渐向远处治疗。或先从中轴区域开始治疗，多部位压痛时，先前后对应治疗，如先腰骶后部、大腿根部，后臀旁侧，这样不会出现平衡失调，出现变症机会减少）。首先进行跗骨窦治疗，然后耻骨结节及耻骨上下支，最后项平面，使患者在有序缓解的基础上逐渐走向痊愈。

足跖痛患者需要排查糖尿病血管神经病变及跖骨骨折，尤其老年骨质疏松患者，曾接诊 1 例无诱因突然出现前足疼痛的老年患者，在第 2 跖骨头与跖骨体交界处疼痛，疼痛不是特别严重，X 线显示第 2 跖骨体骨折，明显骨质疏松。

单纯疼痛部位阻滞治疗可使部分跖骨痛缓解半年左右，因劳累而复发。在去除导致前足承重增多的因素后，前足承重恢复正常，跖骨头疼痛的复发会明显减少。常见引起跖骨痛的部位为跗骨窦、髌下脂肪垫、大腿根部、腰骶后部和项平面，顽固的跖骨痛患者可实施系统性银质针针刺治疗。

在进行足跖痛治疗前，一定要评价跖板局部损害程度，如果出现跖板及周围组织纤维化，则治疗恢复期会明显延长。有些患者因前足偏歪，跖骨头持续挤压趾神经，已形成神经瘤，则需要局部神经损毁或手术治疗。

（王震生　刘荣国）

第十节　足底筋膜炎

一、定义

足底筋膜炎是附着于跟骨内侧结节处的筋膜过度拉伸后发生的胶原蛋白变性和无菌性炎症。长时间的站立或跑步可引起附着于跟骨内侧结节处的足底筋膜重复性微撕裂和生物力学过度使用后的退化。软组织骨化形成的足跟骨刺也可以引起足底筋膜炎。

二、流行病学

足底筋膜炎是引起成人慢性足跟痛的最常见原因,终身发病率约 10%。仅美国每年就有 200 万名患者,40 ~ 60 岁为发病高峰期。足底筋膜炎可见于各种人群,尤其是长期站立的人,如运动员、长跑者,体重指数大于 30 kg/m² 、糖尿病患者和老年人。该病具有自限性,多数患者可在数年内缓解,但有 20% ~ 30% 患者发展为慢性疾病,疼痛迁延数年而不愈,严重影响生活质量和工作效率。危险因素有扁形足、足内翻、足外翻、脂肪垫老化、穿不合适鞋等。

三、对发病机制的传统认识

足跟部皮肤较厚,且有特殊的脂肪垫以缓冲压力,减轻震动。脂肪垫可自真皮伸展至跟骨下面纤维隔,形成许多小房,每个小房由斜行及螺旋排列的纤维所增强,小房中充满有特殊弹性的脂肪组织以抵抗压力。在压力下,小房形状改变,压力解除后,又恢复原来的形状。跟骨跖侧面有三个结节:前结节、外侧结节及内侧结节。前两者范围小,不负重,内侧结节较大,接触地面承负体重。内侧结节浅层有坚强的跖筋膜附着其上,深层有跖短屈肌,小趾展肌等附着。跖筋膜犹如弓弦,伸展向前,分成五股分别附着于每个足趾的近节趾骨的脂肪垫上,然后附在骨膜上。

足底筋膜炎的发生机制是足弓结构或力学异常引起足底筋膜跟骨止点的反复微损伤所引起的无菌性炎性反应。但是也有学者认为足底筋膜炎是一种生物力学过度使用的状态,是持续性微小撕裂和慢性损伤累计引起的退行性病变,组织学分析显示筋膜黏液样变性和胶原坏死,同时伴血管、成纤维细胞增生与基质钙化,所以认为称之为"跖筋膜病"可能更准确。人体正常步态行走时,跖筋膜受到 3 种牵伸力量,使之异常紧张:①体重下压,纵弓下沉,跖筋膜被牵伸,跖筋膜的附着点跟骨内侧结节承受相当大的力量;②趾短屈肌的收缩;③跖趾在行走时的背伸动作牵拉跖筋膜。可见跟骨内侧的结节既受体重的压迫,又受跖筋膜的牵拉。由于跖筋膜相对缺乏弹性,尸体研究发现最大限度可延长 4%,对其施加 90 kg 应力即可造成边缘部位微损伤。在步态周期中的推进期,伴随跖趾关节背伸,高能张力通过"卷扬机"效应集中于跖筋膜起点。所以任何施加在跖筋膜上的机械负荷都被认为是跖筋膜炎的危险因素,包括长期站立、肥胖、过度足内翻或扁平足、踝背伸受限、腓肠肌挛缩以及不合适的跑步姿势等。其中,高体重指数(BMI > 27 kg/m²)与踝关节背屈减少(踝关节正立位背屈 < 10°)是发生跖筋膜炎的最高风险因素。

四、临床表现和相关检查

1. **症状**   典型症状为足底内侧疼痛,患者常自述晨起第一步疼痛,休息一段时间后重新行走的最初几步疼痛最明显,负重时间延长后加重。行走时足部特征表现为轻度跖屈及内翻。疼痛特点可为搏动性、灼热、刺痛性。

2. **体格检查**   在跖筋膜炎的患者查体中,Windlass 试验具有 100% 的特异性和 32% 的敏感性,阳性结果为稳定踝关节时,被动背屈跖趾关节引起的足后跟疼痛;跟骨内侧结节处有明显局限性压痛，足跟内侧可发现明显肿胀。有时可触及肿胀或皮下的脂肪纤维块。

3. 实验室检查　一般都在正常范围。

4. 影像学检查　①X线片：X线可发现是否有足跟部钙化的存在，但是骨刺并不是足底筋膜炎的特异性表现，有研究表明，半数的足底筋膜炎患者和1/5的正常人都有跟骨骨刺。如果影像学发现跟骨骨刺，无论患者有无症状，常表明足底筋膜炎至少已经存在6个月。②超声检查：在二维超声中，正常足底筋膜的厚度小于 4 mm，当足底筋膜厚度大于 4 mm 并且回声减低，可提示为足底筋膜炎。这主要是由于患侧足底筋膜局部由于长期的慢性炎症反应，筋膜组织水肿，导致其筋膜厚度增加。③骨扫描：可显示跟骨的钙摄取增加。骨扫描有助于发现足底筋膜炎患者跟骨内侧结节的炎症，排除跟骨应力骨折，但不作为常规推荐的检查。④ MRI：MRI 检查可显示病变的筋膜厚度增加，并且内部存在异常的信号。病变的筋膜常位于足底筋膜跟骨附着处或其前方，T1WI 为高信号，T2WI 及 T2WI 脂肪抑制上呈稍高信号。

五、诊断和鉴别诊断

（一）虽然大多数情况下，临床症状和体格检查足以诊断足底筋膜炎，但是对于疼痛＞ 3 个月且治疗无效的患者，影像学有助于鉴别是否存在其他诊断。

（二）鉴别诊断

如果病史和体格检查发现足底筋膜炎不典型，则应寻找引起足跟疼痛的其他原因（表 14-1）。

表 14-1　足底筋膜炎的鉴别诊断

	病名	症状	诊断依据
骨性因素	距下关节或距舟关节炎	负重后僵硬、肿胀、疼痛加重；隐匿性的足跟外侧或内侧疼痛	X 线、CT
	骨肿瘤	足跟深部疼痛、休息时或夜间顽固性疼痛	组织学检查、X 线、CT、MRI
软组织因素	足跟脂肪垫萎缩	足后跟中心疼痛，可见红斑，触诊脂肪垫明显变薄、软化失去弹性	X 线检查可见跟骨骨小梁变细、稀疏；MRI、超声
	跟后部滑囊炎	足跟后区肿胀、疼痛	踝关节背屈外翻试验阳性，X 线检查跟腱前见透亮三角区消失
	止点性跟腱炎	进行性行走或运动时跟腱止点部疼痛、僵硬	X 线可见 Haglund 结节，提踵试验阳性
	跖筋膜破裂	突发足底"爆裂样"感觉、足底部可能触及肿胀伴疼痛、瘀斑	提踵试验阳性、MRI、超声
	胫后肌腱炎	足内翻受限；沿胫后肌腱与足底中部疼痛明显	MRI、超声
	足底纤维瘤	触及足底中部结节、疼痛	MRI、超声

六、常规治疗

目前足底筋膜炎治疗手段较多，但并无治疗方式的"金标准"。

1. 药物治疗　常口服非甾体抗炎药以减轻疼痛。

2. 物理治疗　休息并以物理治疗来改善足跟的疼痛，包括超短波、电疗等。久站或运动后引起的足跟疼痛，可在足跟部冰敷 10 ~ 15 min。

3. 矫形装置　矫形鞋垫能够承托足弓，使足底筋膜松弛，避免足底筋膜的进一步损伤，从而减轻疼痛、促进炎症的吸收。

4. 伸展运动　牵伸训练不仅在临床中能配合其他治疗方法（药物、冲击波、局部注射等），而且其自身也是安全、有效的治疗方式。牵伸训练包括牵伸腓肠肌、跟腱及跖筋膜本身或其组合。需要针对整个小腿前后肌群（包括小腿腓肠肌、胫前肌等）设计一套完整的伸展训练，才能达到更好的效果。

5. 注射治疗　①糖皮质激素注射：在保守治疗 6 个月以上不佳者，建议进行局部糖皮质激素注射。通常注射医师叩击足内侧面跟骨远端的软组织，寻找最大压痛点或者肿胀点进行定位，主观感觉针尖到达病变部位，然后一边退针一边缓慢而均匀地给药，要避免将药物注入脂肪垫，否则将导致脂肪垫萎缩、足底筋膜断裂等并发症。②富含血小板血浆（platelet-rich plasma，PRP）注射：PRP 是来自全血的富血小板血浆蛋白的浓缩物，含有多种血源性生长因子和细胞因子，可降低局部炎症水平，促进各种受损组织的愈合。近年来，PRP 局部注射逐渐用于足底筋膜炎的治疗，在中期随访中，局部注射 PRP 比局部注射糖皮质激素更能有效缓解足部和踝关节的疼痛和改善功能。③冲击波治疗：可降低骨内压和软骨下骨的水肿，减轻周围软组织的压迫，诱导足底筋膜炎侵袭的组织发生微创伤，从而刺激机体产生愈合反应，愈合过程引起血管生成和增加局部营养供应，刺激修复过程，最终缓解症状。

6. 手术治疗　对于顽固性跖筋膜炎，可外科手术干预。手术治疗包括内镜和开放治疗。其中开放、经皮或关节镜下跖筋膜切除与腓肠肌松解术为主要术式，主要是基于缓解足底筋膜处的张力和超负荷。与传统的开放手术相比，关节镜下跖筋膜松解创伤小、并发症少，现已成为流行的外科治疗方法。

七、软组织外科学理论对足底筋膜炎发病机制的新认识和诊治策略

足底筋膜为足底纵弓限制性结构，在足部承重时起到限制足弓过度扁平的作用。当前足分力增多时，前足的多关节结构分散，增加足底筋膜的被动牵拉，是足底筋膜炎的主要成因。各部位软组织损害因素引起的屈膝、屈踝、屈髋、驼背、头前探等改变，都是增加前足分力的因素。

除了原发性髌下脂肪垫损害和内外踝软组织损害可以引发足底筋膜炎外，务必关注大腿根部内收肌群和髋臀部的髂翼外三肌是否发生严重软组织损害。大腿根部内收肌群和髋臀部的髂翼外三肌的软组织损害向下传导，如果两者分别继发的膝内侧痛或膝外侧痛单独出现时，其疼痛部位必局限在膝内侧或膝外侧；如果膝内外两侧痛同时出现时，则两侧疼痛常会一起向前传导，汇集于膝盖部出现膝前下方痛（日久会形成继发性髌下脂肪垫损害），此时膝关节内外侧病变部位原有的主诉痛却完全消失，但其潜性压痛点仍保持高度敏感不变。此继发的与原发性髌下脂肪垫损害完全一样，也向后方或向后下方传导，出现腓肠肌酸胀或疼痛、跟腱痛（日久会形成继发性跟腱前脂肪垫损害）、跟骨痛、跟底痛（有退变性骨质增生者，传统概念误诊跟骨骨刺痛）。

如果两者继发的内踝后下方痛或外踝后下方痛单独出现时，其疼痛部位必局限于踝内侧或踝外侧；如果内外踝后下方两侧痛同时出现时，则两侧疼痛不论是继发性或原发性内外踝后下方软组织损害，其疼痛均会向下传导，汇集于跟骨底部，出现与髌下脂肪垫损害向后下方传导影响一样的跟

底痛（有退变性骨质增生者，传统概念也误诊跟骨骨刺痛），此时其内外踝后下方病变部位仅有高度敏感的潜性压痛点，也无主诉疼痛出现。

八、典型病例

1.**病史简介**　余××，男，46岁，自由职业者，反复双侧足跟部刺痛不适8个月余，以右侧为甚，晨起第一步明显，久行久站后加重，曾就诊当地医院，行理疗、局部注射、矫形鞋垫等治疗，疗效欠佳，无明显外伤史。

2.**体格检查**　脊柱无畸形，直腿弯腰指尖距地10 cm时动作稍僵硬。直腿伸腰时无明显受限，但可引出腰背部僵硬感。双侧直腿抬高试验各70°，可引出臀腿交界处及右侧腘窝吊紧感。屈髋屈膝分腿试验，引出双侧大腿根部疼痛。左侧弯试验，引出右侧腰肋部拉紧痛，胸腹联合垫枕试验及胫神经弹拨试验（－）。腰椎棘突、关节突关节、横突尖、髂后上棘、骶骨背面、臀上皮神经、坐骨大切迹后缘、大腿根部，双侧压痛均高度敏感，髂翼外三肌、髂胫束、髌下脂肪垫、股骨内上髁、内踝、外踝、跗骨窦等部位压痛，右侧高度敏感，左侧中度敏感。双侧跟骨跖筋膜附着处均高度敏感压痛。双下肢深浅感觉、肌力正常，病理反射（－）。

3.**辅助检查**　血常规、生化全套、类风湿因子、肿瘤标志物等检验结果未见异常。腰椎MRI、足正斜位片均未见明显异常。

4.**传统诊断**　足底筋膜炎。

5.**基于软组织外科学理论的分析和诊断**　腰脊柱三种试验阴性，双下肢病理反射（－），影像学无特殊发现，提示椎管外软组织损害。双侧腰骶段和髂后上棘压痛点均高度敏感，直腿弯腰指尖距地10 cm和直腿伸腰均引出腰部僵硬感，提示腰骶后部浅层和深层肌附着处均存在无菌性炎症病变并致肌痉挛。右侧臀髋部和下肢各个部位的规律性压痛点均高度敏感，左侧臀髋部和下肢压痛点中度敏感，直腿抬高可引出臀腿交界处及右侧腘窝吊紧痛，提示右侧臀部及右侧髌下脂肪垫的无菌性炎症病变重于左侧。左侧弯试验，引出右侧腰肋部疼痛，提示右侧髂嵴缘附着处腹肌及髋外侧无菌性炎症受到激惹。屈髋屈膝分腿试验，引出双侧大腿根部疼痛，提示内收肌附着处罹患无菌性炎症。以上提示腰臀部和大腿根部存在广泛软组织损害性无菌性炎症病变，右重左轻，结合无足踝部外伤史，考虑为足底疼痛并非原发。行右侧腰骶臀髋、大腿根部、膝踝部各个软组织损害部位的压痛点强刺激推拿治疗后，右侧足跟部痛感和压痛消失。

软组织外科学诊断：椎管外腰臀部软组织损害并发足跟痛。

6.**治疗过程**　2018年11月密集型银质针依次针刺双侧髂后上棘内上缘＋骶髂关节内侧缘→双侧大腿根部→右侧髋外侧→右侧臀内后侧→左侧臀内后侧→双侧腰骶脊柱段→右侧髂胫束，每日针刺1～2个部位。

2019年2月密集型银质针依次针刺右侧内踝后下方→右侧大腿根部→右侧外踝＋跗骨窦→右侧髌下脂肪垫→右侧股骨内上髁→右侧髋外侧→右侧腰脊柱段→右侧臀后侧，每日针刺1～2个部位。

7.**随访**　2年后随访，患者诉第1次出院后左侧足跟痛明显好转，右侧足跟痛有所好转，刺痛减轻，可以进行基本日常生活，但仍无法久站久行，遂再次入院，第2次出院时，右侧足跟痛也显著好转，特别是晨起下地时没有疼痛。目前跑步亦无疼痛，临床痊愈。

九、诊治经验体会

足底筋膜炎，虽然目前认为疼痛与足跟的无菌性炎症有关，但是对于引发无菌性炎症的原发部位没有深入探究，本病例患者外院行局部注射、物理治疗等，但效果欠佳，也说明了该观点。治疗时根据先原发后继发的治疗顺序进行依次治疗，此患者左侧治疗部位仅局限于腰骶臀、大腿根部，未进行膝踝、足部治疗，左侧足跟痛也基本消失，足见确定原发性损害部位的重要性。另外，由于足跟部末梢循环不佳，对于肢体远端的损害软组织，针刺后无菌性炎症消退较慢，这些部位重复治疗的间隔时间要长。

软组织外科学理论提出，腰骶臀、大腿根部的软组织损害可循大腿内外侧向下传导，在膝前方汇聚，无菌性炎症继续向后下传导，经内外踝到足底，出现足跟痛。对于长期运动劳损膝、踝关节的相关工作者，也可能出现原发于髌下脂肪垫、内外踝、足跟部的软组织损害情况。可以通过高度敏感的压痛点检查，压痛点的制约性试验对照进行综合判断。

根据压痛点检查，本病的诊断方法如下：助手紧压跟底部软组织引出剧痛时，保持拇指的压力和位置不变，检查者立即按照髌下脂肪垫损害的压痛点检查方法，在髌尖粗面脂肪垫附着处按压引出明显压痛，可使跟底部压痛消失；但当检查者的拇指尖停止滑动按压时，跟底部压痛又自行重演，说明髌下脂肪垫压痛与跟底痛有因果关系。如果髌尖粗面脂肪垫附着处并无压痛，或压痛明显而无跟底部压痛改善，说明此脂肪垫与跟底痛无因果关系。此时，检查者应更换检查部位，两拇指尖紧压内外踝后下方的胫骨后肌和腓骨长短肌的腱鞘时，引出两者的剧烈踝痛而使跟底部压痛自行立即消失；同样，去除两侧踝部压迫而使跟底部压痛又会立即重演。对膝部或踝部作如此三次反复检查的阳性病例，就可明确诊断，即前者为髌下脂肪垫损害并发传导性跟底痛，后者为内外踝后下方软组织损害并发传导性跟底痛。跖腱膜附着的"跟骨刺"不是跟底痛的致痛病因，不需鉴别。但对踝关节周围软组织损害起病者，常需 5 ~ 6 次不同部位的针刺把其发病的压痛点全部消除，才能完成治痛任务。

（刘荣国　王震生）

参考文献

［1］岳寿伟，魏慧，邵山．颈椎病评估与康复治疗进展［J］．中国康复医学杂志，2019，34（11）:1273-1277.

［2］Kuo DT, Tadi P. Cervical Spondylosis［M］. In: StatPearls［Internet］. Treasure Island（FL）: StatPearls Publishing, 2021.

［3］吴佳倩，陆一涵，张成钢．颈椎病的研究进展［J］．健康教育与健康促进，2018，13（1）：58-61.

［4］中华外科杂志编辑部．颈椎病的分型、诊断及非手术治疗专家共识（2018）［J］．中华外科杂志，2018，56（6）：401-402.

［5］张少群，李义凯．颈椎病研究的历史沿革［J］．中国康复医学杂志，2016，31（11）：1273-1276.

［6］Candela V, Giannicola G, Passaretti D, et al. Adhesive capsulitis of the shoulder: pain intensity and distribution

［J］. Musculoskelet Surg, 2017, 101（Suppl 2）：153-158.

［7］Le HV, Lee SJ, Nazarian A, et al. Adhesive capsulitis of the shoulder: review of pathophysiology and current clinical treatments［J］. Shoulder Elbow, 2017, 9（2）：75-84.

［8］Peach C, Rymaruk S. Indications for hydrodilatation for frozen shoulder［J］. EFORT Open Rev, 2017, 2（11）：462-468.

［9］Prodromidis AD, Charalambous CP. Is there a genetic predisposition to frozen shoulder?: a systematic review and Meta-analysis［J］. JBJS Rev, 2016, 4（2）：e4.

［10］Xu Q, Gai PY, Lv HL, et al. Association of MMP3 genotype with susceptibility to frozen shoulder: a case-control study in a Chinese Han population［J］. Genet Mol Res, 2016, 15（1）：1-7.

［11］Ryan V, Brown H, Minns Lowe CJ, et al. The pathophysiology associated with primary（idiopathic）frozen shoulder: a systematic review［J］. BMC Musculoskelet Disord, 2016, 17（1）：340.

［12］王玥，党晓谦，王坤正，等. 原发性冻结肩发病的分子机制及研究现状［J］. 中华关节外科杂志（电子版），2014，8（1）：113-115.

［13］Cher JZB, Akbar M, Kitson S, et al. Alarmins in frozen shoulder: a molecular association between inflammation and pain［J］. Am J Sports Med, 2017, 46（3）：671-678.

［14］陈文祥，包倪荣，王艺颖，等. 基质金属蛋白酶 -3 和 I 型胶原 α1 链基因多态性对原发性冻结肩易感性的影响［J］. 医学研究生学报，2017，30（3）：289-293.

［15］Kabbabe B, Ramkumar S, Richardson M. Cytogenetic analysis of the pathology of frozen shoulder［J］. Int J Shoulder Surg, 2010, 4（3）：75-78.

［16］Chan HBY, Pua PY, How CH. Physical therapy in the management of frozen shoulder［J］. Singapore Med J, 2017, 58（12）：685-689.

［17］Challoumas D, Biddle M, McLean M, et al. Comparison of treatments for frozen shoulder: a systematic review and Meta-analysis［J］. JAMA Netw Open, 2020, 3（12）：1-28.

［18］Yip M, Francis AM, Roberts T, et al. Treatment of adhesive capsulitis of the shoulder: a critical analysis review［J］. JBJS Rev, 2018, 6（6）：1-11.

［19］Miyazaki AN, Santos PD, Silva LA, et al. Clinical evaluation of arthroscopic treatment of shoulder adhesive capsulitis［J］. Rev Bras Ortop, 2016, 52（1）：61-68.

［20］Chen Y, Yang J, Wang L, et al. Explanation on evidence-based guidelines of clinical practice with acupuncture and moxibustion: periarthritis of shoulder［J］. Zhongguo Zhen Jiu, 2017, 37（9）：991-994.

［21］Wang W, Shi M, Zhou C, et al. Effectiveness of corticosteroid injections in adhesive capsulitis of shoulder: A meta-analysis［J］. Medicine（Baltimore），2017, 96（28）：1-8.

［22］Pushpasekaran N, Kumar N, Chopra RK, et al. Thawing frozen shoulder by steroid injection［J］. J Orthop Surg（Hong Kong），2017, 25（1）：1-5.

［23］Mukherjee RN, Pandey RM, Nag HL, et al. Frozen shoulder - A prospective randomized clinical trial［J］. World J Orthop, 2017, 8（5）：394-399.

［24］Chan HBY, Pua PY, How CH. Physical therapy in the management of frozen sho4ulder［J］. Singapore Med J, 2017, 58（12）：685-689.

［25］Taylor SA, Hannafin JA. Evaluation and management of elbow tendinopathy［J］. Sports Health, 2012, 4（5）：384-393.

［26］Cutts S, Gangoo S, Modi N, et al. Tennis elbow: a clinical review article［J］. J Orthop, 2019, 17: 203-207.

［27］Zhou Y, Chen C, Yang Y, et al. Acupuncture therapy for tennis elbow: a protocol for systematic review and meta-analysis［J］. Medicine, 2021, 100（5）: e24402.

［28］胥少汀，葛宝丰，徐印坎. 实用骨科学［M］. 北京：人民军医出版社，2015.

［29］中华中医药学会. 肱骨外上髁炎［J］. 风湿病与关节炎，2013，2（3）: 77-78.

［30］Dingemanse R, Randsdorp M, Koes BW, et al. Evidence for the effectiveness of electrophysical modalities for treatment of medial and lateral epicondylitis: a systematic review［J］. British J Sports Med, 2014, 48（12）: 957-965.

［31］龚悦诚. 针刀、艾灸联合消痹膏治疗胸背肌筋膜炎的临床研究［D］. 合肥：安徽中医药大学，2021.

［32］徐杰，吴铅谈，翁文水. 腰背肌筋膜炎近年治疗进展［J］. 按摩与康复医学，2018，9（17）: 92-94.

［33］卡热买提·阿布都克然木，刘俊昌. 推拿治疗筋膜炎的研究现状［J］. 新疆中医药，2018，36（3）: 97-100.

［34］Mansfield KE, Sim J, Jordan JL, et al. A systematic review and meta-analysis of the prevalence of chronic widespread pain in the general population［J］. Pain, 2016, 157（1）: 55-64.

［35］甘嘉亮，何锦添. 水针刀疗法治疗臀肌筋膜炎的疗效观察［J］. 微创学，2017，12（1）: 125-127.

［36］中华医学会. 临床诊疗指南骨科分册［M］. 北京：人民卫生出版社，2009.

［37］SieperJ, Poddubnyy D. Axial spondyloarthritis［J］. Lancet, 2017, 390（10089）: 73-84.

［38］Deodhar A, van der Heijde D, Gensler LS, et al. Ixekizumab for patients with non-radiographic axial spondyloarthritis（COAST-X）: a randomised, placebo-controlled trial［J］. Lancet, 2020, 395（10217）: 53-64.

［39］Leake I. Understanding immunopathology of sacroiliitis［J］. Nat Rev Rheumatol, 2018, 14（8）: 442.

［40］Ellinghaus D, Jostins L, Spain SL, et al. Analysis of five chronic inflammatory diseases identifies 27 new associations and highlights disease-specific patterns at shared loci［J］. Nat Genet, 2016, 48（5）: 510-518.

［41］Tenório APM, Faleiros MC, Junior GRF, et al. A study of MRI-based radiomics biomarkers for sacroiliitis and spondyloarthritis［J］. Int J Comput Assist Radiol Surg, 2020, 15（10）: 1737-1748.

［42］Carron P, Renson T, de Hooge M, et al. Immunoscintigraphy in axial spondyloarthritis: a new imaging modality for sacroiliac inflammation［J］. Ann Rheum Dis, 2020, 79（6）: 844-846.

［43］Slobodin G, Rimar D, Boulman N, et al. Acute sacroiliitis［J］. Clin Rheumatol, 2016, 35（4）: 851-856.

［44］Tai FWD, McAlindon ME. Non-steroidal anti-inflammatory drugs and the gastrointestinal tract［J］. Clin Med（Lond）, 2021, 21（2）: 131-134.

［45］蒋军辉，姜清田，苗志塾，等. 注射臭氧治疗强直性脊柱炎所致髋痛172例［J］. 中国中医骨伤科杂志，2010，18（12）: 47-48.

［46］中国研究型医院学会冲击波医学专业委员会. 中国骨肌疾病体外冲击波疗法指南（2019年版）［J］. 中国医学前沿杂志（电子版），2019，11（4）: 1-10.

［47］Simopoulos TT, Manchikanti L, Gupta S, et al. Systematic review of the diagnostic accuracy and therapeutic effectiveness of sacroiliac joint interventions［J］. Pain Physician, 2015, 18（5）: E713-756.

［48］Best R, Gild A, Huth J, et al. Patient-related outcome measurements after operative and conservative management of traumatic proximal adductor longus avulsion injuries［J］. Int Orthop, 2020, 44（5）: 965-971.

［49］张佩文.女子体操运动员股内收肌拉伤的按摩治疗［J］.中国运动医学杂志，1991（2）：107-108.

［50］Morrissey D, Graham J, Screen H, et al. Coronal plane hip muscle activation in football code athletes with chronic adductor groin strain injury during standing hip flexion［J］. Manual Ther, 2012, 17（2）：145-149.

［51］Zhong-tai L. clinical report Electroacupuncture at Qìhǎishū for 40 cases of adductor muscle of thigh injury［J］. WJAM, 2012, 1（4）：76-78.

［52］Shah SS, Consuegra JM, Subhawong TK, et al. Epidemiology and etiology of secondary piriformis syndrome: a single-institution retrospective study［J］. J Clin Neurosci, 2019, 59: 209-212.

［53］Cooper NA, Scavo KM, Strickland KJ, et al. Prevalence of gluteus medius weakness in people with chronic low back pain compared to healthy controls［J］. Eur Spine J, 2016, 25（4）：1258-1265.

［54］Murray CJ, Barber RM, Foreman KJ, et al. Global, regional, and national disability-adjusted life years（DALYs）for 306 diseases and injuries and healthy life expectancy（HALE）for 188 countries, 1990-2013: quantifying the epidemiological transition［J］. Lancet, 2015, 386（10009）：2145-2191.

［55］潘恒德，潘文亭，潘华杰，等.深层肌肉刺激结合手法肌肉放松治疗延迟性肌肉酸痛的疗效观察［J］.中国临床医学，2020，27（4）：598-602.

［56］中华医学会临床诊疗指南·疼痛学分册［M］.北京：人民卫生出版社，2007.

［57］Giamberardino MA, Affaitati G, Fabrizio A, et al. Myofascial pain syndromes and their evaluation［J］. Best Pract Res Clin Rheumatol, 2011, 25（2）：185-198

［58］Jafri MS. Mechanisms of myofascial pain［J］. Int Sch Res Notices, 2014, 2014: 523924.

［59］Pal US, Kumar L, Mehta G, et al. Trends in management of myofacial pain［J］. Natl J Maxillofac Surg, 2014, 5（2）：109-116.

［60］Tang X, Wang SF, Zhan S, et al. The prevalence of symptomatic knee osteoarthritis in China: results from the China health and retirement longitudinal study［J］. Arthritis Rheumatol, 2016, 68（3）：648-653.

［61］Nguyen US, Zhang YQ, Zhu YY, et al. Increasing prevalence of knee pain and symptomatic knee osteoarthritis: survey and cohort data［J］. Ann Intern Med, 2011, 155（11）：725-732.

［62］Primorac D, Molnar V, Rod E, et al. Knee osteoarthritis: a review of pathogenesis and state-of-the-art non-operative therapeutic considerations［J］. Genes（Basel），2020, 11（8）：854.

［63］丁呈彪，周云.膝骨性关节炎患者滑膜炎的发病机制及研究进展［J］.中国组织工程研究，2015，19（51）：8327-8332.

［64］王波，余楠生.膝骨关节炎阶梯治疗专家共识（2018年版）［J］.中华关节外科杂志（电子版），2019，13（1）：124-130.

［65］Alizai H, Virayavanich W, Joseph GB, et al. Cartilage lesion score: comparison of a quantitative assessment score with established semiquantitative MR scoring systems［J］. Radiology, 2014, 271（2）：479-487.

［66］Sharma L. Osteoarthritis of the knee［J］. N Engl J Med, 2021, 384（1）：51-59.

［67］Fransen M, McConnell S, Harmer AR, et al. Exercise for osteoarthritis of the knee: a Cochrane systematic review［J］. Br J Sports Med, 2015, 49（24）：1554-1557.

［68］Shan L, Shan B, Suzuki A, et al. Intermediate and long-term quality of life after total knee replacement: a systematic review and meta-analysis［J］. J Bone Joint Surg Am, 2015, 97（2）：156-168.

［69］武勇，范向阳，曹磊，等.生物力学矫形鞋垫治疗跖痛症的疗效［J］.足踝外科电子杂志，2019，6（3）：7-10.

［70］雷宗恒.跖痛症患者足底压力及步态特征的临床研究［D］.南京：南京中医药大学，2021.

［71］Chahal GS, Davies MB, Blundell CM. Treating metatarsalgia: current concepts［J］. Orthop Trauma, 2020, 34（1）: 30-36.

［72］白子兴.正骨手法与微创治疗拇外翻截骨端位移与跖痛症关系的有限元研究［D］.北京：中国中医科学院，2020.

［73］BesseJL. Metatarsalgia［J］. Orthop Traumatol Surg Res, 2017, 103（1S）: S29-S39.

［74］Lopez V, SlullitelG. Metatarsalgia: assessment algorithm and decision making［J］. Foot Ankle Clin, 2019, 24（4）: 561-569.

［75］Walker AK, Harris TG. The role of first ray insufficiency in the development of metatarsalgia［J］. Foot Ankle Clin, 2019, 24（4）: 641-648.

［76］Hodes A, Umans H. Metatarsalgia［J］. Radiol Clin North Am, 2018, 56（6）: 877-892.

［77］Charen DA, Markowitz JS, Cheung ZB, et al. overview of metatarsalgia［J］. Orthopedics, 2019, 42（1）: 138-143.

［78］Uğurlar M, Sönmez MM, Uğurlar ÖY, et al. Effectiveness of four different treatment modalities in the treatment of chronic plantar fasciitis during a 36-month follow-up period: a randomized controlled trial［J］. J Foot Ankle Surg, 2018, 57（5）: 913-918.

［79］白文博，鲁丽蓉，鹿军，等.跖筋膜炎的诊疗进展［J］.中华骨与关节外科杂志，2021，14（9）: 805-810.

［80］王欣，张惠卿，王晓磊，等.足底筋膜炎的诊断与治疗进展［J］.世界最新医学信息文摘，2017，17（A2）: 90-92.

［81］林玉梅.软组织外科学思路下发散式体外冲击波治疗跖筋膜炎的近期疗效观察［D］.福州：福建医科大学，2019.

［82］Fei X, Lang L, Lingjiao H, et al. Platelet-rich plasma has better mid-term clinical results than traditional steroid injection for plantar fasciitis: A systematic review and meta-analysis［J］. Orthop Traumatol Surg Res, 2021, 107（6）: 103007.

第十五章

其他疾病

第一节　股骨头坏死

一、定义

股骨头坏死（osteonecrosis of the femoral head，ONFH）是股骨头静脉淤滞、动脉血供受损或中断使骨细胞及骨髓成分部分死亡引起骨组织坏死及随后发生的修复，共同导致股骨头结构改变及塌陷，引起髋关节疼痛及功能障碍的疾病。股骨头坏死曾被称为股骨头缺血性坏死和股骨头无菌性坏死，是常见的难治性疾病。

二、流行病学

ONFH 易影响 30 ~ 50 岁人群，通常为双侧股骨头同时发病，男女发病比例为（2.1 ~ 3.8）: 1。根据相关文献报道，目前在全世界范围内，ONFH 患者为 2000 余万例，其中我国有 500 万 ~ 750 万例，而在包括北欧以及俄罗斯在内的很多国家，股骨头坏死在骨科疾病的占有率甚至已经达到了近 30% 的高位。在日本每年有 2500 ~ 3000 例的新发股骨头坏死病例，这个数字在美国为 1.5 万 ~ 2 万，在我国为 10 万 ~ 20 万。在我国开展的大规模非创伤性股骨头坏死流行病学调查结果显示，非创伤性股骨头坏死患者累计已达 812 万，男性患病率（1.02%）显著高于女性（0.51%），北方居民患病率（0.85%）高于南方居民（0.61%），城镇居民高于农村居民。

三、对发病机制的传统认识

股骨头坏死可分为创伤性和非创伤性两大类。创伤性股骨头坏死的主要致病因素包括股骨颈骨折、髋臼骨折、髋关节脱位、髋部严重扭伤或挫伤；非创伤性股骨头坏死的主要病因为糖皮质激素类药物应用、长期过量饮酒、减压病、血红蛋白病、自身免疫病和特发性疾病等，其中以糖皮质激素类药物的应用和长期过量饮酒较为常见。吸烟、肥胖、放射治疗、怀孕等因增加了发生股骨头坏死的风险被认为与股骨头坏死相关。

创伤通过机械性破坏股骨头的血液供应而导致 ONFH。糖皮质激素类药物的使用所导致的 ONFH 的发病机制是多种机制综合作用的结果。糖皮质激素类药物可通过使脂肪动员增加，进而导致脂质分布异常、微血管内脂肪栓塞、髓腔内脂肪堆积、脂肪细胞体积增大和髓腔内压力升高；激素的使用可能影响骨间充质干细胞的成骨潜能；激素可通过上调膜微粒体水平而与微循环高凝状态、血栓形成和炎症有关；激素可以通过诱导炎症因子如 IL-1β、IL-2、TNF-α 等的产生，从而激活破骨细胞导致骨破坏。酒精可促进骨髓基质细胞的异常脂质代谢，减少成骨，同时促进脂肪生成。这种异常代谢产生细胞内脂质沉积，导致骨细胞死亡，这可能与 ONFH 的发生有关。

无论根本原因是什么，股骨头的所有形式的损伤都与血流障碍有关。缺血发作后，骨髓坏死和骨细胞死亡的组织学迹象在 24 ~ 72 h 变得明显。然后，细胞外基质中出现游离脂肪酸皂化以及钙离子表达，导致炎症反应。最后，脱细胞骨小梁被不能承受正常载荷的编织骨替代，并可能发生塌陷。

四、临床表现

1. **疼痛**　是最早出现的症状，多以髋部、臀部或腹股沟区疼痛为主，偶伴膝关节疼痛，多数患者以此就诊。

2. **跛行**　与疼痛同时出现，早期为间歇性跛行，晚期单侧呈摇摆跛行，双侧呈"鸭步"。

3. **功能障碍**　早期髋关节活动正常或轻度外展、内旋受限，后期髋关节活动受限明显，以外展、内旋为主。严重者关节功能完全丧失，丧失劳动力，甚至卧床。

4. **体征**　早期可出现"4"字试验（＋），晚期可出现肌肉萎缩，Thomas 征（＋），重者肢体缩短，并出现半脱位征，部分患者轴叩击痛可呈阳性。

五、诊断和鉴别诊断

1. **病史**　有髋部外伤史、糖皮质激素药物应用史、长期嗜酒史或潜水员等职业史。

2. **临床表现和体征**　如上所述。

3. **影像学检查**　影像学检查是本病诊断、分期的主要手段与依据。① X 线检查是诊断股骨头坏死最简单、最实用的方法，在早期表现为硬化、囊变及"新月征"，坏死区与正常区域之间往往可见硬化征象等；晚期股骨头因塌陷失去原有球面结构，以及呈现退行性关节炎表现。② MRI 是早期诊断、定量评估股骨头内病变严重程度和疾病分期最有用的筛查工具。表现为 T1WI 局限性软骨下线样低信号或 T2WI "双线征"。③ CT 被认为是检测股骨头软骨下骨折最敏感的检查，但对于早期的病变敏感性低于 MRI，通常可见股骨头星芒征缺失，负重区骨小梁缺失断裂，骨硬化带包绕囊变区或软骨下骨断裂，坏死骨与修复骨交错存在等征象。④放射性核素扫描诊断敏感性高达 80%，可能比 MRI 和 CT 能更早地发现股骨头坏死征象，并预测股坏死进展，急性期骨扫描坏死区为冷区；坏死修复期表现为热区中有冷区，即"面包圈样"改变。

4. 骨髓功能检查　包括骨髓内压测定及骨内静脉造影，可发现早期股骨头坏死。

5. 数字图像分析　较 X 片可提早 9 ~ 18 个月诊断。用普通 X 线片置于多光谱彩色数据系统上，进行校正处理，坏死区在彩色图像上呈蓝色。

对具有股骨头坏死类似临床症状、X 线或 MRI 影像学表现的患者应注意鉴别，如中晚期髋关节骨性关节炎、髋臼发育不良继发骨关节炎、强直性脊柱炎累及髋关节等。

六、常规治疗

1. 治疗原则　①解决血液循环障碍，促进骨坏死修复（治疗本病的基本方法）；②防止塌陷（保留髋关节功能，防止晚期骨关节炎的关键）；③纠正塌陷和增生变形（针对晚期患者的治疗方法）。

2. 创伤性因素所引起的股骨头坏死　通常需要通过手术治疗，以减压囊内血肿并尽快恢复股骨头内的血流。

3. 非创伤性因素引起的股骨头坏死　对于早期阶段或手术禁忌的患者，多采取保守治疗，如限制髋关节承重活动、药物治疗、高压氧治疗等。限制髋关节承重活动通常用于缓解症状，但似乎对疾病进展没有任何影响。有一些药物被建议在严重缺血发生前开始使用，包括使用依诺肝素，以预防内皮功能障碍和血栓形成；他汀类药物可减小骨髓脂肪细胞的大小，并保护其免受肾上腺皮质激素诱导的肥胖。双膦酸盐可以增加破骨细胞凋亡，减少骨细胞和成骨细胞凋亡，理论上可以通过抑制坏死区域周围发生的骨转换增加来预防早期 ONFH 患者的股骨头塌陷。高压氧可以逆转细胞缺血，减少症状性早期 ONFH 的炎症反应，促进缺氧骨组织的氧合，并通过产生高浓度的溶解氧来减少水肿。对于晚期 ONFH 或非手术治疗不成功的患者，应考虑手术治疗。对于软骨下骨塌陷前的病变，可通过保留自身股骨头为主的修复重建术进行治疗。一旦发生软骨下骨塌陷，只能通过全髋关节置换术进行治疗。

七、软组织外科学理论提出 ONFH 疼痛机制的新机制和诊治思路

在《宣蛰人软组织外科学》第 1 版第 229 ~ 232 页中，宣蛰人教授根据其临床观察、实践体会、长期随访，系统总结了对成人股骨头缺血坏死的最新认识，股骨头缺血坏死本身不会引起疼痛只是患髋功能障碍，疼痛来源于髋关节周围及大腿根部的软组织损害。理论依据如下：①宣蛰人教授发现部分股骨头缺血坏死患者，从无疼痛，还有的坏死侧无疼痛，在无坏死的健侧出现疼痛，笔者在临床接诊的患者中也有上述发现。②在严重腰腿痛的临床研究中，发现伴有先天性髋关节脱位或者半脱位、髋关节骨关节病等畸形的患者，依据压痛点分布进行相应的椎管外软组织松解手术，也消除了疼痛。宣蛰人教授把这个认识应用到股骨头缺血坏死的疼痛病例上去，实施上述的软组织松解手术治疗，同样也取得了消除疼痛的满意临床效果。③坏死的股骨头只能根据不同的变形程度继发相应的功能障碍，而不是疼痛的原发病因。髋关节软骨没有感觉神经末梢，即使出现无菌性炎症的化学性刺激，也不会引起疼痛。这一新认识为疼痛科医师及相关诊治医师有效治痛提供了治疗的方向，为股骨头切除术和髋关节置换手术后针对软组织进行疼痛治疗提供了理论支持。

股骨头缺血坏死疼痛与髋关节骨关节病的发生机制基本相同，主要是髋关节周围的原发性软组织损害性病变发生无菌性炎症病理改变，刺激臀髋部肌组织痉挛，经久不愈发展为肌挛缩，髋关节受此持续性过强的拉紧压迫作用加重髋关节软骨的损害，又因为疼痛引起髋部血供不良，加重髋关节骨骼的退行性变，出现畸形骨关节病，最后出现骨性因素和肌性因素两者混在一起的股骨内收、前屈、外旋的髋关节畸形。

对于大腿内收、前屈、外旋畸形不严重和股骨头变形较轻（股骨头基本上保持圆形），估计解除疼痛后对髋关节功能影响不大，根据患侧软组织中高度敏感压痛点的分布实施椎管外软组织松解手术。对于大腿的内收、前屈、外旋畸形严重和股骨头变形严重的需要加行粗隆间成角截骨弯钉内固定手术。以上具体的治疗方法可以参见《宣蛰人软组织外科学》第 1 版第 984 ～ 996 页中的具体内容。

了解人体的运动平衡过程，可进一步认识 ONFH：股骨头的血液供应由三部分组成，股骨头动脉、关节囊动脉及骨滋养动脉。股骨头动脉源于闭孔动脉，走行于长收肌与短收肌之间，有同名静脉伴行，供应股骨头上 1/3 的血液。股骨头的上 1/3 为股骨头的主要承重部分，一旦发生血液循环障碍，出现的股骨头坏死容易出现骨皮质塌陷。长收肌与短收肌损害缩短引起股骨头静脉回流受阻，出现骨内压持续增高，继发供血障碍，出现 ONFH。关节囊动脉自髂股韧带间隙穿入髋关节囊，供应股骨头下 2/3 的血液，并有回流静脉伴行，发生血液循环障碍时，由于是次要承重部分，发生坏死后塌陷的现象比较晚。当股骨外旋增多，髂股韧带拉紧，造成静脉回流受阻，出现骨内高压，动脉血不能有效通过，进一步出现骨坏死。骨滋养动脉的股骨头血供只占 1%，不作为影响股骨头坏死的因素。

长收肌、短收肌或髋关节周围的其他软组织原发性和继发性损害都会影响到股骨头的血液供应，当存在静脉回流孔径小、管壁薄、静脉穿过的韧带间隙狭窄、血液黏稠度高等内在因素时，软组织损害进一步影响血液循环，出现 ONFH 并持续进展。去掉髋关节周围软组织原继发损害后，股骨头血液循环也会得到相继改善，从而在治疗软组织疼痛的同时，使股骨头得到不断地修复，有些患者甚至出现股骨头塌陷复原的情况。

八、典型病例

1. **病史简介**　刘 ××，女，42 岁，广告设计师，持续双髋部疼痛 4 个月，逐渐加重并影响休息半月来院就诊。4 个月前开始出现双髋关节疼痛，自认为久坐受凉引起，贴膏药无缓解，在附近中医诊所针灸，并口服活血止痛药物（具体不详），疼痛减轻两天又加重，始终未得到持续控制，并逐渐加重，夜间疼痛明显，影响休息。1 年前曾因脑瘤开颅治疗，未服用激素类药物，不饮酒，无髋部外伤史。

2. **体格检查**　脊柱四肢无畸形，直腿弯腰指尖距地 20 cm 动作稍僵硬。直腿伸腰试验可引出双髋部酸胀疼痛加重。腰脊柱侧弯试验引出髂骨边缘牵拉疼痛。双侧直腿抬高试验各 70°，双侧均有大腿后侧拉紧感。双侧 "4" 字试验均阳性。胸腹联合垫枕试验及胫神经弹拨试验（−）。颈脊柱六项运动（−），双侧颈部深层、冈下三肌、胸腰椎棘突、关节突关节、髂后上棘、骶骨背面、臀内后侧、坐骨大切迹后缘、髂翼外三肌、大腿根部均存在高度敏感压痛点，双侧髂胫束、髌下脂肪垫、内踝、跗骨窦压痛中度敏感。双下肢深浅感觉、肌力正常，病理反射（－）。腰骶后部、大腿根部均对臀髋部主诉区域酸痛有明显制约关系，腰骶后部与大腿根部没有制约关系，且腰骶后部压痛更明显，其他部位压痛对髋部疼痛制约关系不明显，强刺激推拿腰骶后部后，髋部疼痛缓解 1/2，强刺激推拿大腿根部后，髋部疼痛进一步缓解到 70%。

3. 辅助检查　血常规、类风湿因子、肿瘤标志物等检验结果未见异常。X 线提示：双侧股骨头透过度不均，右侧股骨头顶端局限性塌陷。髋关节 MRI 提示：双侧股骨头不均匀高密度影，软骨下骨新月形改变伴小囊性变，右侧股骨头顶部局限性塌陷，双侧股骨头缺血性坏死。腰椎 MRI 提示：腰骶部软组织附着处轻度水肿。

4. 传统诊断　双侧股骨头缺血性坏死（左侧 II 期，右侧 III 期）

5. 基于软组织外科学理论的分析和诊断　腰椎 MRI 只有轻度软组织水肿，腰脊柱三种试验阴性，提示无椎管内炎症。直腿弯腰指尖距地 20 cm 有僵腰，提示腰骶部软组织存在紧张状态；双侧直腿抬高试验各 70°，双侧均有大腿后侧拉紧感，提示腘绳肌群存在紧张状态；"4"字试验阳性，提示大腿内收肌群损害或髋关节囊缩短；腰脊柱侧弯试验引出髂骨边缘牵拉疼痛，提示腹内外斜肌附着处有无菌性炎症。结合双侧颈部深层、冈下三肌、胸腰椎棘突、关节突关节、髂后上棘、骶骨背面、臀内后侧、坐骨大切迹后缘、髂翼外三肌、大腿根部均存在高度敏感压痛点，双侧髂胫束、髌下脂肪垫、内踝、跗骨窦压痛中度敏感，提示患者存在广泛椎管外软组织损害。在原继发损害制约关系检查中，腰骶后部、大腿根部均对臀髋部主诉区域酸痛有明显制约关系，腰骶后部与大腿根部没有制约关系，且腰骶后部压痛更明显，其他部位压痛对髋部疼痛制约关系不明显。强刺激推拿验证诊断部位，强刺激推拿腰骶后部后，髋部疼痛缓解 1/2，强刺激推拿大腿根部后，髋部疼痛进一步缓解到 70%，提示髋部疼痛大多源于椎管外软组织损害。

软组织外科学诊断：椎管外软组织损害性髋部疼痛合并股骨头缺血性坏死。

6. 治疗过程　2019 年 10 月密集型银质针依次针刺双侧髂后上棘内上缘＋骶髂关节内侧缘→双侧大腿根部→患者主诉髋部疼痛减轻 70%，查体髋外侧髂翼外三肌仍然高度敏感，并对腹内外斜肌附着处有完全制约关系，强刺激推拿后，髋部疼痛基本消失，右侧髂翼外三肌→左侧髂翼外三肌→患者诉久坐后起立，双髋部有轻度疼痛，查体臀内后侧压痛仍然高敏，右侧臀部内后侧结合坐骨切迹→左侧臀部内后侧结合坐骨大切迹，因患者恐惧针刺，每周针刺两个部位，每个部位针刺两遍。患者髋部疼痛症状基本缓解。嘱患者做减重步行运动，因新冠疫情无法当面复诊，继续向后推迟 3 个月，电话随访，髋部疼痛已明显减轻，久坐工作后仍有明显疼痛。2020 年 4 月复诊，查髋关节 MRI 提示：双侧股骨头未见明显异常。查体腰骶后部、大腿根部、臀内侧、臀后侧、臀旁髂翼外三肌压痛中度敏感，冈下三肌、颈椎深层压痛高度敏感，腰骶后部、大腿根部压痛依然制约髋部主诉区域压痛，但不能缓解久坐起立时的髋部疼痛，强刺激推拿冈下三肌可以完全缓解久坐起立时的髋部疼痛。密集型银质针依次针刺双侧腰骶后部→双侧大腿根部→右侧冈下三肌→左侧冈下三肌，两日针刺 1 个部位。

7. 随访　1 年后随访，患者诉首诊治疗期间，疼痛明显减轻，只有第 1 个月做了不规律的减重运动，因为没有明显疼痛，并且需要印刷大量抗疫材料，很快恢复日常的工作状态。工作中只有久坐髋部疼痛稍明显一些，未再行其他治疗。复诊检查股骨头坏死灶消失，并且右侧股骨头形状恢复，所以主动配合治疗，完全消除临床症状，一直从事原有工作，未有疼痛复现，对疗效很满意。

九、诊治经验体会

髋关节影像学检查对股骨头缺血性坏死诊断有重要意义，X 线对骨结构改变的提示及 MRI 对早期股骨头坏死的提示是发现股骨头坏死的重要途径。患者没有外伤史及酗酒史，只有结合临床表现、"4"字试验阳性及影像学提示，才能诊断股骨头坏死，但坏死的原因不明确。根据软组织外科学理论，股骨头坏死不是引起疼痛的因素及查体压痛强刺激推拿后缓解症状，基本确定患者的疼痛来源于软组织。此患者在针刺后，髋部疼痛明显缓解，并且 6 个月后的复查提示股骨头坏死区消失，这是意外发现，也给股骨头坏死找到了原因，说明该患者的股骨头坏死与软组织损害有关。患者长期坐位工作，势必造成骨盆周围及腰骶部软组织损害，针刺后疼痛缓解，并且继续从事原有工作，没有明显复发，说明银质针治疗的稳定性很强。

临床工作中，确定存在骨盆周围有软组织损害的患者，进行软组织治疗后，在疼痛缓解的同时，股骨头坏死的影像学表现得到不同程度的改善，III 期以内的股骨头坏死甚至可以完全恢复正常。对于 ONFH，笔者认为存在动脉功能障碍和静脉功能障碍两种情况。各种原因导致的动脉功能障碍，出现 ONFH 时不会有明显的疼痛，因为股骨头内始终处于低压状态，直到坏死的股骨头塌陷，才可能出现症状。各种原因引起的静脉功能障碍，出现 ONFH 时会有明显疼痛出现，因静脉回流不良而产生股骨头内高压是引起疼痛的主要原因，并且由于炎症物质的释放而出现闭孔神经反射的顽固性膝关节疼痛。软组织损害对股骨头血供的静脉系统产生明显影响，成为 ONFH 的重要因素。

至于针刺部位的次序按压痛点检查敏感度、传导痛关系及强刺激推拿后缓解主诉症状程度确定，这样能较好控制治疗效果走向，增加患者的信心。对于 ONFH 患者，治疗开始就应该进行下肢减重运动，避免股骨头血液循环没有恢复、骨组织复建不良时出现股骨头大量塌陷，更多地保存股骨头的功能。在与患者沟通时，需要强调患者注意这些，尽量减少医患矛盾。人是协调运动的整体，主诉症状是需要解决的，但不代表只在局部治疗，全身的软组织损害都可能引起一个区域的主诉症状，详细的压痛点检查、传导痛检查及压痛点强刺激推拿是临床疗效的保障。根据每次的检查所得确定针刺部位，对增加患者依从性及临床效果有重要意义。

（王震生　刘荣国）

第二节　骨质疏松椎体压缩性骨折

一、定义

骨质疏松椎体压缩性骨折（osteoporotic vertebral compression fracture，OVCF）是指由骨质疏松症导致椎体骨密度（bone mineral density，BMD）和骨质量下降、骨强度减低，在轻微外力甚至没有明显外力的作用下即发生的骨折，是最常见的骨质疏松性骨折（脆性骨折）类型。临床上以胸 /腰背部疼痛为主，伴或不伴下肢神经症状为主要临床表现。

二、流行病学

OVCF 是最常见的骨质疏松性骨折，在 50 岁以上人群中的发病率为 30% ~ 50%。美国和欧洲每年约有 170 万例 OVCF。椎体是最常见的骨质疏松性骨折发生部位，50% 以上骨质疏松性骨折发生于椎体，好发于胸腰段。2017 年我国流行病学研究显示，北京绝经后女性影像学椎体骨折的患病率随年龄增加，50 ~ 59 岁患病率为 13.4%，80 岁以上高达 58.1%。一项应用模拟模型研究显示，2020 年我国 OVCF 达到约 149 万例，2050 年则可高达约 300 万例。

三、对 OVCF 发病机制的传统认识

正常人的椎体主要由骨小梁构成，它们纵横交错形成椎体的初级结构。当外力作用于脊柱时，产生压缩力通过椎间盘传导到椎体终板，由骨小梁中心向四周扩散，在椎体内部形成应力，一旦应力超过骨小梁能承受的强度，骨小梁的结构就会破坏，失去稳定性，局部的裂隙进一步发展就会发生椎体骨折。Keaveny 等通过分析椎体皮质与骨小梁的力学特性，发现骨小梁的机械强度与椎体表面密度的平方成正相关。另外，骨小梁的强度也与其组织形态结构有关，包括骨小梁的排列方向、连接方式、粗细、数量以及骨小梁的间隙。随着衰老和骨质疏松的发生，骨小梁的表面密度逐步下降，骨小梁的形态结构也受到影响。在一定的压缩力作用下，骨小梁结构失稳，出现局部碎裂继而发生骨折。

四、临床表现

OVCF的临床表现复杂多变,既可包含骨折的一般表现,有时也可呈现出根性放射痛等特殊表现,需与脊柱退行性疾患鉴别。骨质疏松的严重程度、骨折的严重程度及骨折的时期不同，会有不同的临床表现。早期治疗方法的差异同样会对临床表现产生影响。研究表明，只有 1/3 的 OVCF 患者即时得到临床确诊，这是由于部分患者考虑疼痛为骨关节病所致而未及时就诊，或者是由于患者疼痛不明显未及时就诊拍片检查。

OVCF 临床表现主要包括以下几个方面：

1. **腰背痛**　腰背部疼痛为 OVCF 最主要的临床表现和就诊的主要原因。①急性期：骨折后，大部分患者腰背部出现急性疼痛，疼痛部位即伤椎处，翻身时疼痛明显加重，以至不能翻身，不敢下床，可能为脊柱屈伸时骨折处不稳定，组织水肿造成的疼痛。②慢性期：部分患者早期短暂卧床休息后疼痛减轻，即下床负重活动，易导致骨折不愈合，假关节形成。还有部分患者骨质疏松严重，长期卧床，骨强度及密度难以迅速提高，骨折不断发生，此类患者多长期存在慢性腰背痛。

2. **远隔痛和相应神经分布区的放射痛**　大部分患者出现骨折部位棘旁疼痛和压痛，部分患者骨折部位疼痛、压痛不明显，表现为骨折部位以下棘旁疼痛及压痛，如胸腰段椎体压缩骨折，表现为

腰痛，患者由于腰背部疼痛，下腰段肌肉长时间痉挛，肌肉疲劳，引起远离骨折部位的疼痛及压痛等。某些 OVCF 的患者除了表现骨折部位的局限性疼痛外，常表现为沿骨折部位神经走行的放射痛。腰背部压痛可向胸前、腹前区及下肢放射。如胸椎压缩性骨折，背部疼痛沿肋间神经放射，多表现为胸前区或肋弓处疼痛；腰椎压缩性骨折的患者，腰部疼痛可向腹前区放射，或沿股神经或坐骨神经放射，相应神经支配区疼痛木胀感。其中肋腹部及前方放射痛常见（66%），下肢放射痛罕见（6%）。

3. 后凸畸形，脊柱矢状面失平衡　部分患者发生骨折后无明显疼痛不适，或经早期卧床及自服止痛药物治疗后疼痛减轻，仍能从事日常工作而未诊治。由于患者早期未制动，常导致骨折椎体继续压缩变扁，身高降低，发生进展性脊柱后凸畸形。

4. 背部肌肉的痉挛和抽搐　部分患者由于骨折部位疼痛，患者长期保持疼痛最小的体位，背部肌肉长时间痉挛，翻身或屈伸疼痛加重时，可发生抽搐。

5. 其他表现　如肺活量减少，呼吸功能障碍，腹部受压 – 食欲减退，腰椎前凸增大 – 椎管狭窄、腰椎滑脱等，健康状况恶化，失眠和抑郁症等。

五、诊断和鉴别诊断

OVCF 的诊断需要结合患者病史、临床表现、影像学、实验室检查作为判定标准，其中影像学检查是诊断 OVCF 的主要手段。

（一）影像学检查

1. **X 线**　胸腰椎 X 线侧位影像可作为判定 OVCF 首选检查方法。常规胸椎、腰椎 X 线侧位摄片范围应分别包括 $T_4 \sim L_1$ 和 $T_{12} \sim L_5$ 椎体。椎体压缩骨折时，有楔形或"双凹征"改变，伴骨小梁稀疏。部分可表现为椎体内"真空征"，有假关节形成。基于胸腰椎侧位 X 线影像并采用 Genant 目视半定量判定方法，椎体压缩性骨折分型：①在原椎体高度上压缩 20% ~ 25% 为轻度压缩骨折；②在原椎体高度上压缩 25% ~ 40% 为中度压缩骨折；③在原椎体高度上压缩 > 40% 为重度压缩骨折。通常轻度椎体压缩性骨折患者易被漏诊，对于有高危因素或明显临床症状的患者需要有经验的放射科医师协助判断。

2. **双能 X 线吸收检测法**　（dual energy X-ray absorptiometry，DXA）利用 DXA 侧位椎体骨折评估（vertebral fracture assessment，VFA）可显示脊柱 $T_4 \sim L_4$ 侧位像，并利用其判断椎体骨折的类型和程度。VFA 诊断椎体骨折的敏感性和特异性与 X 线半定量技术相一致。

3. **CT**　能够明确椎体周壁是否完整，椎体后缘是否有骨块突入椎管，以及椎管受累程度，能发现 X 线片不能发现的骨皮质中断。

4. **MRI**　广泛地应用于骨质疏松性骨折的诊断，具有重要价值。①对 X 线及 CT 都不能明确诊断的髓内骨折（微骨折），MRI 可依据髓内出血、水肿导致含水量的变化通过信号异常敏感地反映出来；② MRI 及其脂肪抑制技术可用于判定责任椎体，尤其是在多发椎体呈楔形变时；③可同时显示骨骼及周围的软组织病变，用于鉴别骨质疏松性骨折与骨肿瘤等引起的病理性骨折及其他疾病。

5. **全身骨骼核素成像**　可提示骨折椎体放射性核素浓聚。如患者不能进行 MRI 检查时，可作为替代方法。

已经发生 OVCF 者，即可做出骨质疏松症的诊断，并不依赖于 BMD 测定结果。但仍然推荐对

OVCF 患者进行 BMD 测定，以便于后续病情判断和疗效监测评估。

（二）实验室检查

1. **基本检查**　包括血、尿常规，肝、肾功能，血钙、磷和碱性磷酸酶等。

2. **选择性检查项目**　包括 ESR、血清 25-OH 维生素 D、甲状腺功能、甲状旁腺素、CRP、血清或尿蛋白电泳及肿瘤标志物等。

3. **骨转换生化标志物**　可通过检查骨转换生化标志物了解骨代谢情况，评估病情进展，判断再骨折风险，并可作为后续抗骨质疏松药物疗效评估监测的基线。国际骨质疏松基金会推荐首选血清 I 型原胶原 N– 端前肽（P1NP）和血清 I 型胶原交联 C– 末肽（S-CTX）分别作为骨形成和骨吸收的敏感指标。

（三）鉴别诊断

1. **OVCF 与其他因素导致的椎体压缩性骨折的鉴别**　引起椎体压缩性骨折的常见病因包括骨质疏松症、创伤和肿瘤（包括原发骨肿瘤、浸润癌和转移癌）等。X 线、CT 及 MRI 图像均有助于鉴别 OVCF 和其他原因所致椎体骨折。此外，OVCF 还需同时排除继发性因素引起的骨质疏松症。

2. **腰背部疼痛的鉴别**　OVCF 患者背部疼痛轻重不一，需与腰肌劳损、椎间盘和关节突关节退化等病因引起的背部疼痛相鉴别。通常 OVCF 患者腰背部疼痛在活动及体位变化时加重，且常伴有脊柱后凸畸形，压痛点多位于棘突部位。

3. **责任椎体的判定**　根据影像学、BMD、实验室检查及患者病史、症状体征，一般可明确 OVCF 诊断。无论是多节段椎体骨折还是单椎体骨折，都应确认引起疼痛的骨折椎体即疼痛责任椎体。一般责任椎体节段局部叩压痛明显，MRI 显示相应椎体有水肿信号。对无法行 MRI 检查的患者，可行骨核素显像与增强 CT 结合检查，如显示相应节段椎体放射性核素浓聚及 CT 显示骨折征象，可判定为疼痛责任椎体，即基于临床表现、影像学及两者吻合程度判定责任椎体。

六、常规治疗

OVCF 的治疗原则是复位、固定、功能锻炼和抗骨质疏松治疗。骨折的治疗应根据患者年龄、并发症、骨质疏松程度而定，以尽快缓解疼痛、恢复患者活动功能为主要原则。OVCF 以中老年人多见，复位和固定应以方法简便、安全有效为原则，以尽早恢复正常生活质量为目的；应尽量选择创伤小、对功能影响少的方法，着重于功能恢复。在 OVCF 症状控制及康复治疗的同时，须重视骨质疏松症本身的治疗。无论保守治疗还是手术治疗，都需与抗骨质疏松治疗结合，才能从根本上提高骨量及骨强度，避免发生再骨折。

（一）非手术治疗

目的是缓解疼痛，早期恢复活动，维持脊柱的稳定。适应证适用于症状较轻，影像学检查显示为轻度椎体压缩骨折，无神经压迫，无稳定性受损或不能耐受手术者。

急性期的综合管理包括短期卧床休息、药物镇痛、脊柱支具、早期恢复下床活动、抗骨质疏松药物等。OVCF 的急性期镇痛可首选口服镇痛药并按照世界卫生组织镇痛阶梯递进治疗，也可考虑联用降钙素；在疼痛控制后，可考虑在脊柱支具保护下开始适度的早期下床活动。

对采用保守治疗的患者，应密切观察。如果保守治疗效果不满意，骨折愈合不良，导致假关节形成、椎体进一步塌陷、脊神经损伤、脊柱畸形甚至脊髓压迫（如出现截瘫）、疼痛持续不缓解、日常活动受限、生活质量下降，则应及时考虑手术治疗。

（二）手术治疗

1.微创手术　椎体强化手术，包括椎体成形术和椎体后凸成形术，是目前最常用的微创手术治疗方法，适用于非手术治疗无效，疼痛剧烈；不稳定的椎体压缩性骨折；椎体骨折不愈合或椎体内部囊性变、椎体坏死；不宜长时间卧床；能耐受手术者。高龄患者宜考虑早期手术，可有效缩短卧床时间，减少骨折并发症的发生。

2.开放手术　对有神经压迫症状和体征、严重后凸畸形、需行截骨矫形以及不适合微创手术的不稳定椎体骨折患者，可考虑行开放手术治疗。

（三）后续的抗骨质疏松症治疗

OVCF 的病理基础是骨质疏松症，骨折后应积极采取规范的抗骨质疏松药物治疗，以缓解疼痛、抑制急性骨丢失、提高骨强度、改善骨质量，减少再次骨折。

1.基础措施　①健康的生活方式：戒烟、减少饮酒，富含钙质、低盐和适量蛋白质的均衡膳食，减少咖啡和碳酸饮料的摄入，多晒太阳和适当户外运动，慎用不利于骨健康的药物等。同时，应避免过度负重和身体过度扭曲等。②预防跌倒：跌倒是导致骨质疏松性骨折的重要原因，避免跌倒是预防骨折的有效措施，包括识别跌倒的危险因素（如环境因素、健康因素、神经肌肉因素等）及采取预防跌倒的相关措施（如改善视力、减少或避免服用影响神经功能的药物、在容易滑倒的地点增加扶手、使用保护器等）。

2.基础治疗　①钙剂：50 岁及以上骨质疏松患者，推荐补充钙 1000 ~ 1200 mg/d。②维生素 D：充足的维生素 D 水平能够提高患者对抗骨质疏松药物治疗的疗效，利于骨折愈合。推荐成人维生素 D 摄入量为 400 IU/d，65 岁及以上老年人推荐 600 IU/d，可耐受最高剂量为 2000 IU/d，用于骨质疏松症防治剂量可达 1000 ~ 1200 IU/d。钙剂与维生素 D 需要与抗骨质疏松药物联合应用，并贯穿整个治疗过程。临床应用中应该注意个体差异和安全性，定期检测血钙和尿钙，酌情调整剂量。

3.抗骨质疏松药物干预　抗骨质疏松药物最重要的作用是维持或增加 BMD，改善骨强度，降低不同部位的骨折和（或）再发骨折风险。

七、依据软组织外科学理论对骨质疏松椎体压缩后疼痛机制的解释

临床中发现，部分患者不经意检查发现骨质疏松伴椎体压缩性骨折，但是疼痛不严重或者无疼痛，部分疼痛患者经休息、针灸、理疗等方式治疗软组织，可以获得良好的治痛效果，且对于一些经过椎体成形术治疗后，疼痛再发的患者，以上治疗仍然有效。这提示软组织因素在该病中扮演重要的角色。

OVCF 的骨质疏松与椎体微循环功能不良及椎体承重应力异常有关。由于胸椎的过度后凸拉紧后纵韧带，或腰椎过度前凸挤压椎体后侧均可引起骨内静脉回流功能下降，出现骨内营养不良，骨小梁稀疏。在异常应力作用下，椎体的承重传递不均匀，受压明显的部位出现压缩性骨折。改变软组织张力，恢复骨结构的正常承重关系，有利于减缓骨质疏松的进展，有效预防压缩性骨折的进一步发展。同时对其伴随的疼痛和功能障碍有积极治疗作用。

该病造成疼痛和功能活动障碍的原因，主要与以下 4 个方面的因素有关：

椎体骨小梁的微骨折以及骨折处的骨膜及软组织发生急性炎性水肿，骨折周围软组织继发痉挛和功能障碍。

脊柱压缩性骨折后，脊柱前倾后凸加重，稳定性下降，椎间关节紊乱，脊神经后支受到周围软组织的牵拉性压迫刺激增强。

椎体压缩后引起椎间孔和神经根管狭窄，加重炎性物质对脊神经神经根的刺激，进而引起其支配软组织的痉挛和放射性疼痛的产生。

椎体压缩性骨折后期，由于脊柱的力线发生改变，机体软组织必将进行对应补偿调节和系列补偿调节，由此导致其他部位的疼痛或者加重已有的软组织损害性疼痛。

八、典型病例

1. **病史简介**　王××，男，79 岁，退休职工，搬重物后出现双侧背胸部及胁肋部疼痛 10 余天，呈胀痛、刺痛，夜间翻身时加重，就诊当地医院，查胸椎正侧位片：提示 $T_6 \sim T_9$ 椎体变扁，予口服药物，休息等处理，疼痛无明显好转，建议转上级医院进一步治疗，遂就诊我科。

2. **体格检查**　患者平车入院，脊柱生理曲度变直，胸脊柱段中段叩痛（+++），双侧胸椎棘突、关节突关节、肩胛背三肌压痛点（+++）。强刺激推拿以上高度敏感压痛点，胸背部及胁肋部疼痛明显减轻。直腿弯腰伸腰不能配合，双侧直腿抬高试验 70°。屈髋屈膝分腿试验（−）。腰椎棘突、关节突关节、横突尖、髂后上棘、骶骨背面、臀上皮神经、坐骨大切迹后缘中 − 高度敏感压痛点。双下肢深浅感觉、肌力正常，病理反射（−）。

3. **辅助检查**　血常规、HLA-B27、肿瘤标志物等检验结果未见异常。胸椎 MRI：T_7 椎体压缩性骨折（近期），邻近椎旁组织挫伤、水肿。心电图、胸片（−）。

4. **传统诊断**　骨质疏松伴椎体压缩性骨折（T_7）。

5. **基于软组织外科学理论分析和诊断**　根据患者临床表现及影像学特点，T_7 椎体压缩性骨折可诊断。双侧胸椎棘突、关节突关节、肩胛背三肌压痛点均高度敏感，强刺激推拿以上高度敏感压痛点，胸背部及胁肋部疼痛明显减轻，提示患者疼痛与胸背部软组织存在无菌性炎症有关。

软组织外科学诊断：胸椎管外软组织损害性背胸痛；骨质疏松伴椎体压缩性骨折（T_7）。

6. **治疗过程**　2018 年 4 月患者拒绝椎体成形术等手术治疗，遂行超声引导下双侧 $T_7 \sim T_8$ 椎旁神经脉冲射频＋阻滞术，联合胸背部物理治疗，"唑来膦酸"抗骨质疏松治疗，患者静息时疼痛稍减轻，但翻身动作仍能诱发剧烈疼痛，遂根据胸脊柱段一系列高度敏感压痛点，行双侧胸脊柱段密集型银质针针刺导热治疗。治疗后第 2 日，患者诉胸背部及胁肋部明显轻松，翻身时疼痛也显著好转。

7. **随访**　3 年后随访，诉出院后家中静养 1 个月，无明显不适，后出现轻微腰背部酸痛，经过 2 次发散式体外冲击波治疗，疼痛全部消失。

九、诊治经验体会

当发生新鲜椎体压缩性骨折时，骨折周围组织炎性渗出，刺激邻近软组织出现保护性痉挛制动，使得局部血液供应减少，加剧了受累软组织的缺血缺氧和新陈代谢障碍，导致了炎症的进一步加剧，疼痛加重。此患者出现双侧胸肋痛与神经根受到无菌性炎症刺激有关，实施脉冲射频责任神经和阻滞治疗后，背部疼痛没有明显好转，后续的密集型银质针针刺治疗，可以有效放松责任椎体旁痉挛的软组织，打断炎症致痛痉挛进程，减轻疼痛。银质针治疗其优势在于它对疼痛控制的快速、有效、安全无副作用。患者后期出现的腰背酸痛为系列补偿调节中出现，由于症状不严重，故而选择门诊体外冲击波代替银质针进行治疗。

　　根据脊柱损伤"三柱理论"，当脊柱受到屈曲压缩外力，主要是前柱承受压力，中后柱承受张力。前柱压缩超过 1/2 时，中柱受损，后柱分离，椎体不稳。这一病例的成功治疗提示，尽管椎体压缩骨折前后柱均损伤时，单纯治疗后柱损伤就可以缓解疼痛，也就是说，椎体压缩骨折所致的疼痛，病因以后柱为主，这也解释为什么有些椎体成形术的患者疼痛得不到有效缓解，因为椎体成形术后椎体高度恢复了，只是治疗了前中柱损伤，而后柱损伤依然存在。因此，对于椎体成形术后疼痛仍未缓解的患者仍然有效。另外，一般老年人骨质疏松所致的压缩骨折多是低能量损伤，很少涉及后柱。所以，在临床上经常会在影像学检查时偶然发现椎体压缩骨折，而患者还全然不知。

　　在脊柱压缩椎体旁软组织附着处行银质针松解术治疗，可改善病变局部的血液循环，促进无菌性炎症的消退，缓解骨质疏松症患者因活动而诱发的痉挛性疼痛。值得提出注意的是，并非仅仅针对骨折附近的椎旁软组织损害性压痛点进行针刺即可彻底缓解疼痛，仍有相当一部分患者残余痛明显，此时应按照软组织外科学整体思路，详细进行压痛点检查和传导痛检查后决定针刺治疗部位，例如，很多患者需要针刺髂后上棘内上缘 + 骶髂关节内侧缘、腹外斜肌及于耻骨附着的内收肌群，进一步放松胸腰筋膜和骶棘肌，其上方的胸脊柱段软组织方可进一步放松。

　　银质针治疗 OVCF 所致的疼痛虽然有效，但其还有一些不足。首先，不能恢复椎体的高度，不能治疗前中柱的损伤；其次，OVCF 是一个全身性代谢性疾病引起的并发症，银质针针刺不能代替骨质疏松的治疗，不能防止再发骨折的发生，只能作为缓解疼痛的一种手段，综合治疗仍不能摒弃。

（刘荣国　王震生）

第三节　强直性脊柱炎

一、定义

　　强直性脊柱炎（ankylosing spondylitis，AS）是一种慢性进行性疾病，是以骶髂关节和脊柱附着点炎症为主要症状的疾病，累及骶髂关节，引起脊柱强直和纤维化，严重者可发生脊柱畸形和关节强直，并可伴发关节外表现，属自身免疫性疾病。

二、流行病学

AS 的患病率在各国报道不一，新近流行病学回顾性研究发现，AS 在美国的患病率为 0.2% ～ 0.55%；在东南亚 – 太平洋地区，最低患病率为 0.01%，最高患病率为 0.49%；欧洲的患病率：法国为 0.08%，德国为 0.86%，白种人总体患病率为 0.1% ～ 0.9%；而在过去 15 年中，中国 AS 的患病率占 0.29%，并呈现出增长趋势，男性患病率比女性高出 2.8 倍。

三、对发病机制的传统认识

基因和环境因素在发病机制中均发挥作用。基因因素：HLA-B27（下称 B27）与 AS 的发病密切相关，并有明显家族发病倾向。正常人群的 B27 阳性率因种族和地区不同差别很大，B27 阳性者或有 AS 家族史者患 AS 的危险性增加。但是，大约 80% 的 B27 阳性者并不发生 AS，以及大约 10% 的 AS 患者为 B27 阴性。感染因素：泌尿生殖道感染是引起本病的重要因素之一，盆腔感染经淋巴途径播散到骶髂关节和脊柱，还可扩散到大循环而产生全身症状及周围关节、肌腱和眼色素膜的病变。免疫因素也是其中一个病因，某些微生物（如克雷伯菌）与易感者自身组织具有共同抗原，可引发异常免疫应答，有人发现 60% 的 AS 血清补体 C4 水平显著增高。此外年龄、体质、营养状况、气候、水土、潮湿和寒冷，其他包括外伤、甲状旁腺疾病、上呼吸道感染、局部化脓性感染等可能与本病也有一定关系。

四、临床表现

AS 一般起病比较隐匿，早期可无任何临床症状，有些患者在早期可表现出轻度的全身症状，如乏力、消瘦、长期或间断低热、厌食、轻度贫血等。

（一）关节病变

多有关节病变，且绝大多数首先侵犯骶髂关节，以后上行发展至颈椎。

1. **骶髂关节炎** 约 90%AS 患者最先表现为骶髂关节炎，以后上行发展至颈椎。表现为反复发作的腰痛，腰骶部僵硬感，间歇性或两侧交替出现腰痛和两侧臀部疼痛，可放射至大腿，无阳性体征，直腿抬高试验阴性。但直接按压或伸展骶髂关节可引起疼痛。

2. **腰椎病变** 腰椎受累时，多数表现为下背部和腰部活动受限。腰部前屈、背伸、侧弯和旋转运动均可受限。体检可发现腰椎脊突旁压痛，腰椎旁肌肉痉挛；后期可有腰肌萎缩。

3. **胸椎病变** 胸椎受累时，表现为背痛、前胸和侧胸痛和驼背畸形。如肋椎关节、胸骨柄体关节、胸锁关节及肋软骨间关节受累时，则呈束带状胸痛，胸廓扩张受限，吸气咳嗽或打喷嚏时胸痛加重。严重者胸廓扩张度较正常人降低 50% 以上，须靠腹式呼吸辅助。胸腹腔容量缩小，造成心肺功能和消化功能障碍。

4. **颈椎病变** 少数患者首先表现为颈椎炎，先有颈椎部疼痛，沿颈部向头部臂部放射。颈部肌肉开始时痉挛，以后萎缩，病变进展可发展至颈胸椎后凸畸形。头部活动明显受限，常固定于前屈位，不能后伸、侧弯或转动。严重者仅能看到自己足尖前方的小块地面，不能抬头平视。

5. 周围关节病变　约半数 AS 患者有短暂的急性周围关节炎，约 25% 有永久性周围关节损害。一般多发生于大关节，下肢多于上肢。

此外，耻骨联合亦可受累，骨盆上缘、坐骨结节、股骨大粗隆及足跟部可有骨炎症状，早期表现为局部软组织肿、痛，晚期有骨性粗大。周围关节炎可发生在脊柱炎之前或之后，局部症状与类风湿关节炎不易区别，但遗留畸形者较少。

（二）关节外表现

AS 的关节外病变，大多出现在脊柱炎后，偶有骨骼肌肉症状之前数月或数年发生关节外症状。AS 可侵犯全身多个系统，并伴发多种疾病。

1. 心脏病变　以主动脉瓣病变较为常见。当病变累及冠状动脉时可发生心绞痛。少数发生主动脉瘤、心包炎和心肌炎。

2. 眼部病变　25% 患者出现结膜炎、虹膜炎、眼色素层炎或葡萄膜炎，与脊柱炎的严重程度无关，有周围关节病者常见，少数可先于脊柱炎发生。

3. 肺部病变　少数 AS 后期可并发上肺叶斑点状不规则的纤维化病变，表现为咳痰、气喘，甚至咯血，并可能伴有反复发作的肺炎或胸膜炎。

4. 神经系统病变　由于脊柱强直及骨质疏松，易使颈椎脱位和发生脊柱骨折，从而引起脊髓压迫症。AS 后期可侵犯马尾导致马尾综合征，出现下肢或臀部神经根性疼痛的同时，骶神经分布区感觉丧失，跟腱反射减弱及膀胱和直肠等运动功能障碍。

5. 肾病变　AS 极少发生肾功能损害，但有发生 IgA 肾病的报告。

五、诊断和鉴别诊断

（一）AS 的纽约标准改良版

1. 临床标准　①腰痛和晨僵 3 个月以上，活动后改善，休息不能改善；②腰椎在矢状面和冠状面活动受限；③胸廓活动低于相应年龄和性别的正常人。

2. 影像学标准　双侧骶髂关节炎等级 ≥ 2 级或单侧骶髂关节炎等级 3~4 级。通常按 X 线片骶髂关节炎的病变程度分为 5 级：0 级为正常；1 级为可疑改变；2 级为轻度骶髂关节炎，关节有微小的局限性侵蚀、硬化；3 级为中度或进展性骶髂关节炎，关节侵蚀、硬化，间隙增宽或部分强直；4 级为严重异常，完全性关节强直，X 线提示脊柱呈竹节样改变。

符合影像学标准和 1 项及 1 项以上临床标准者可诊断为 AS；符合 3 项临床标准或符合影像学标准，但不伴任何临床标准者可能为 AS。

（二）鉴别诊断

需要与原发性腰背痛、腰椎结核、骶髂关节炎、胸腰椎肿瘤等鉴别。

六、常规治疗

目前尚无根治方法，治疗目的在于控制炎症，缓解症状，防止脊柱、髋关节僵直畸形或保持最佳的功能位置，避免治疗副作用。关键在于早期诊断、早期治疗，采取综合措施进行治疗。

（一）一般措施

1. 患者教育　对患者进行该病知识教育，有助于其主动参与各种治疗并调动其积极性，与医师密切配合，同时可帮助患者了解药物作用和可能产生的不良反应，指导患者用药，以免发生不必要的用药中断或不良后果。

2. 康复体疗　要想取得满意的疗效，最大程度保持关节功能，用药的同时，必须配合相应的康复体疗。患者应常做深呼吸、扩胸、屈膝、屈髋、弯腰和转头、转体等运动，以保持正确的生理姿势，切忌长久卧床，不愿活动，否则易使病情加重。

3. 物理治疗　一般可采用热疗，如热水浴、水盆浴或矿泉、温泉浴等，以增加局部血液循环，使肌肉松弛，缓解疼痛，有利于关节活动，保持正常功能，防止关节畸形。

（二）药物治疗

1. 非甾体抗炎药　所有非甾体抗炎药均可减缓疼痛和僵硬感，改善脊柱或外周关节疾病的症状，但非甾体抗炎药对骨性强直的进展过程无影响。

2. 缓解病情的药物　①柳氮磺胺吡啶：改善 AS 患者的晨僵时间、程度及腰痛程度以及血清 IgG 水平；②甲氨蝶呤：改善患者的临床症状，改善血沉；③沙利度胺：主要通过调节致炎因子基因，如 TNF、IL-1β、IL-6、MIP 等的表达而发挥作用。

3. 生物制剂　目前发现，抗肿瘤坏死因子治疗 AS 较 RA 更为有效，临床上常用的有依那西普、英利昔单抗、阿达木单抗等。

4. 糖皮质激素　只有当 AS 患者有严重关节炎症状、明显关节腔积液，以及内脏器官受累、严重血管炎等危重现象，才考虑使用，但宜小剂量，疗程不宜长，一旦有效，尽早撤减。并发顽固性肌腱端病和持续性滑膜炎可对局部关节或肌腱行糖皮质激素注射治疗，有较好的临床疗效。

（三）手术治疗

已发生关节畸形并达半年以上者，可根据具体情况手术治疗，如肌腱松解术、滑膜切除术、关节融合术、关节成形术及关节置换术等。

七、依据软组织外科学理论认识 AS 的特异性致痛机制

这里需要强调的是，AS 归属于自身免疫性疾病，基因和环境因素在发病机制中均发挥重要作用，与软组织损害无菌性炎症性质的骶髂关节炎，其炎症的发生原始病因迥然不同。在骶髂关节炎一节中，笔者对与疼痛有关的软组织损害病位、病因机制、对应补偿调节和系列补偿调节，均进行了系统性阐述，AS 的致痛病位、病理发展过程、典型临床表现与其基本一致，读者可以参看这一章节，但是 AS 对骶髂关节的破坏融合较骶髂关节炎常见。可能与骶髂关节应力改变的同时，免疫因素参与炎症反应有关，骶髂关节后间隙的感觉神经受到炎症刺激后出现竖脊肌的过度紧张，腰椎过度前凸，关节突关节压力异常增加，引起 AS 的系列脊柱关节病变。

八、典型病例

1. **病史简介**　庄××，男，38 岁，商人，反复腰背僵痛伴双下肢沉重感 1 年，表现为双侧腰背部持续性酸胀僵硬疼痛，严重时可出现双下肢明显沉重感，迈不开腿，自诉一个绿灯的时间也走不完人行道，熬夜、劳累后，更是起不了床。就诊当地医院，予口服药物、理疗、牵引等治疗，均效果不佳。无外伤史。为进一步治疗，就诊我科，以"腰背痛待查"收治入院。

2. **体格检查**　脊柱无畸形，直腿弯腰指尖距地 20 cm 时出现严重僵腰疼痛。直腿伸腰可引出腰背部酸胀痛加重。双侧直腿抬高试验各 40°～50°，均可引出臀部吊紧痛。屈髋屈膝分腿试验，引出双侧大腿根部疼痛。侧弯试验，胸腹联合垫枕试验及胫神经弹拨试验（−）。双侧骶髂关节叩击痛非常明显，胸腰椎的棘突、关节突关节、横突尖、髂后上棘、骶骨背面、臀上皮神经、坐骨大切迹后缘、大腿根部，双侧压痛均（+++）。双下肢深浅感觉、肌力正常，病理反射（−）。

3. **辅助检查**　HLA-B27（+）、CRP79 mg/L、血沉 41 mm/h。骶髂关节 X 线及 MRI：双侧骶髂关节炎。

4. **传统诊断**　强直性脊柱炎（急性发作期）。

5. **基于软组织外科学理论的分析和诊断**　直腿弯腰指尖距地 20 cm 僵腰疼痛明显，直腿抬高试验可引出臀部吊紧痛，提示腰骶浅层肌和臀部软组织存在严重无菌性炎症。直腿伸腰可引出腰背部酸胀痛加重，提示腰骶部深层肌之骶骨背面和关节突关节区域存在无菌性炎症病变。屈髋屈膝分腿试验，引出双侧大腿根部疼痛，提示内收肌大腿根部附着处罹患无菌性炎症。结合双侧骶髂关节叩击痛明显，胸腰椎棘突、关节突关节、横突尖、髂后上棘、骶骨背面、臀上皮神经、坐骨大切迹后缘、大腿根部压痛，双侧均（+++），提示炎症病变广泛和程度严重，再依据辅助检查结果，可以确诊。

软组织外科学诊断：椎管外腰臀大腿根部软组织损害合并强直性脊柱炎。

6. **治疗过程**　患者诊断为强直性脊柱炎，坦诚告知目前公认的治疗方式，患者表示理解，愿意接受银质针 + 镇痛药 + 抗风湿类药物综合治疗。2016 年 12 月选择密集型银质针依次针刺双侧髂后上棘内上缘 + 骶髂关节内侧缘→双侧大腿根部。两个部位治疗完毕，患者诉右侧症状改善，左侧腰骶臀部依然疼痛僵硬，活动受限。遂再次行左侧髂后上棘内上缘 + 骶髂关节内侧缘→左侧臀后侧→左侧腰脊柱段，每日针刺 1 个部位。2017 年 7 月再次入院，疼痛症状虽然明显改善，但腰椎前屈仍然受限、僵硬感，症状仍然左重右轻，密集型银质针依次针刺双侧腰骶脊柱段→左侧胸脊柱段→双侧臀后侧→双侧髂后上棘内上缘 + 骶髂关节内侧缘，每日针刺 1 个部位。

7. **随访**　4 年后随访，患者诉第一次出院后，坚持口服柳氮磺胺吡啶，戒烟戒酒，腰痛及下肢沉重感有明显改善，但劳累或熬夜后，次日疼痛即再度出现，坚持每月检测 CRP、血沉，围绕正常值上限波动。半年后再度入院，第 2 次出院后，患者坚持口服中药及柳氮磺胺吡啶 3 个月余，连续监测 CRP、血沉，均已在正常值范围内，腰背痛基本消失，下肢沉重感消失，后未再服用药物，每日坚持运动，夏季游泳、冬季跳操，并且自诉可以少量饮用白酒，一次 2 两以内，次日身体状况并不受影响，看到身边的病友均使用止痛药、生物制剂进行疾病控制，生活质量低下，医疗费用高昂，患者表示自己很幸运。

九、诊治经验体会

AS 容易导致脊柱强直或者关节融合，较骶髂关节炎病理损害更为严重。因此，本例患者反复多次针对骶髂关节周围软组织附着处进行针刺松解。该病例治疗经验的启示是：口服中药改善免疫力，坚持抗炎治疗，科学运动，保持肌肉的功能锻炼对于管理 AS 患者的疼痛也是极其重要的组成部分。另外，血沉、CRP 均异常增高，不是银质针治疗的绝对禁忌证。

AS 是一类自身免疫性疾病，病因不明，目前的治疗目标仍是解除急性疼痛，控制病情发展，预防畸形形成等。银质针治疗并不是该疾病的最佳治疗手段，但在解除附着点炎症、炎性粘连方面，银质针针刺导热具有独特的优势。对于主要表现为疼痛，无严重强直的 AS，可以配合使用密集型银质针针刺疗法，对于快速缓解疼痛和部分改善僵直等活动功能障碍，具有很大的帮助作用。结合我们的临床观察随访，绝大部分的 AS 患者在银质针治疗后，均能获得短期或中期的疼痛缓解以及功能改善，但根治难度大。

尽管骶髂关节炎和 AS 均能或者首先累及骶髂关节，临床表现有很多相似之处，但是银质针针刺的难度、治疗后的效果差异很大。对于脊柱关节严重强直的患者，银质针针刺的松解力度不易改善强直状态，需要慎重决定，必要时放弃选择银质针治疗。

（刘荣国　王震生）

第四节　痛风性关节炎

一、定义

当体内血尿酸超过其血液或组织液中的饱和度即可在关节局部形成尿酸钠晶体并沉积，继而诱发局部炎性反应和组织破坏，即痛风性关节炎。

二、流行病学

近年来，我国高尿酸血症的发病率呈明显上升和年轻化趋势，中国高尿酸血症的总体患病率为 13.3%，痛风为 1.1%，已成为继糖尿病、高血压、高脂血症后的"第四高"。痛风/高尿酸血症与多种慢性病（如代谢性疾病，心、脑血管病和肾脏疾病等）的发生、发展密切相关。痛风性关节炎好发于 40 岁以上的男性，足趾关节是好发的部位，以脚踇趾关节最为常见，其次为跗、踝、跟、手指关节，再次为掌指关节及腕、肘、膝关节等。较大的关节如髋、肩、骶髂关节受累机会较少。而下颌、胸锁、脊柱、胸肋等关节发生痛风性关节炎更为少见。

三、对发病机制的传统认识

（一）高尿酸血症形成

尿酸是嘌呤代谢的最终产物。痛风是长期嘌呤代谢障碍，血尿酸增高引起。如果血中尿酸浓度长期高于这个饱和点，医学上称为"高尿酸血症"。无症状高尿酸血症和痛风是一个连续的病理过程，血尿酸升高、尿酸盐沉积是痛风的关键病理过程。

1. **尿酸排泄减少**　包括肾小球滤过率降低、肾小管重吸收增多、肾小管分泌减少以及尿酸盐结晶沉积。80% ~ 90% 高尿酸血症具有尿酸排泄障碍，且以肾小管分泌减少最为重要。

2. **尿酸生成增多**　主要与酶缺陷有关，如磷酸核糖焦磷酸合成酶活性增高、磷酸核糖焦磷酸酰基转移酶浓度或活性增高、次嘌呤 – 鸟嘌呤磷酸核糖转移酶部分缺乏、黄嘌呤氧化酶活性增加等。前 3 种酶缺陷已被证实为 X 伴性连锁遗传。

（二）痛风形成

临床 5% ~ 15% 高尿酸血症患者发展为痛风，表现为痛风性关节炎、痛风肾和痛风石等。如果痛风相关的高尿酸血症治疗不充分，痛风发作的频率和严重程度通常会进展，并会出现慢性炎症性关节炎，导致持续疼痛、关节功能下降和永久性关节损伤。

急性关节炎是由于尿酸盐结晶沉积引起的炎性反应，因尿酸盐沉积可趋化白细胞，故在关节囊内尿酸盐沉积处可见白细胞显著增加并吞噬尿酸盐，然后释放白三烯 B4（LTB4）和糖蛋白等趋化因子；单核细胞受尿酸盐刺激后可释放 IL–1。长期尿酸盐结晶沉积导致单核细胞、上皮细胞和巨噬细胞浸润，形成异物结节即痛风石。

痛风性关节炎可分原发性和继发性两种。原发性痛风是由遗传因素和环境因素共同致病，大多数为尿酸排泄障碍，少数为尿酸生成增多，具有一定的家族易感性。继发性痛风主要由于肾脏疾病致尿酸排泄减少，骨髓增生性疾病及放疗致尿酸生成增多，某些药物抑制尿酸的排泄等多种因素所致。原发性高尿酸血症常伴有肥胖、糖尿病、高血压、冠心病等，目前认为与胰岛素抵抗有关。

四、临床表现和相关检查

（一）痛风性关节炎分期

1. **无症状期**　时间较长，仅血尿酸增高，约 1/3 患者以后有关节症状。

2. **急性关节炎期**　①多在午夜或清晨突然起病，关节剧痛，呈撕裂样、刀割样或咬噬样，难以忍受，数小时内出现受累关节的红、肿、热、痛和功能障碍；②单侧第一跖趾关节最常见，余为趾、踝、膝、腕、指、肘关节；③发作常呈自限性，多于数天或 2 周内自行缓解，受累关节局部皮肤脱屑和瘙痒；④可伴高尿酸血症，但部分患者急性发作时血尿酸水平正常；⑤关节液或皮下痛风石抽吸物中发现双折光的针形尿酸盐结晶是确诊本病的依据；⑥秋水仙碱可以迅速缓解关节症状；⑦可有发热等。常见的发病诱因有受寒、劳累、饮酒、高蛋白高嘌呤饮食、外伤、手术、感染等。

3. **间歇期**　为数月或数年，随病情反复发作间期变短、病期延长、病变关节增多，渐转成慢性关节炎。

4. 慢性关节炎期　由急性发病至转为慢性关节炎期平均 11 年，关节内大量沉积的痛风石可造成关节皮质破坏、关节周围组织纤维化、继发退行性改变等，表现为持续性关节肿痛、压痛、畸形、关节功能障碍。

（二）实验室及其他检查

1. **血尿酸鉴定**　成年男性血尿酸值为 208 ~ 416 μmol/L；女性为 149 ~ 358 μmol/L，绝经后接近男性。血尿酸存在较大波动，应反复检测。

2. **尿尿酸鉴定**　限制嘌呤饮食 5 d 后，每日尿酸排出量超过 3.57 mmol（600 mg），可认为尿酸生成增多。

3. **关节液或痛风石内容物检查**　偏振光显微镜下可见双折光的针形尿酸盐结晶。

（三）X 线检查

急性关节炎期可见非特征性软组织肿胀。慢性期或反复发作后可见软骨缘破坏，关节面不规则，特征性改变为穿凿样、虫蚀样圆形或弧形的骨质透亮缺损。痛风结石可为钙化阴影。

（四）CT

CT 扫描受累部位可见不均匀的斑点状高密度痛风石影像。

（五）MRI

MRI 的 T1 和 T2 加权图像呈斑点状低信号。

五、诊断与鉴别诊断

（一）临床诊断

临床表现、化验、X 线检查有助于诊断，由滑膜或关节液查到尿酸盐结晶后做出诊断，因为银屑病性关节炎和类风湿关节炎有时尿酸含量也升高。男性和绝经后女性血尿酸＞ 420 μmol/L、绝经前女性＞ 358 μmol/L 可诊断为高尿酸血症。如出现特征性的关节炎等表现伴有高尿酸血症考虑痛风，关节液穿刺或痛风石活检证实尿酸盐结晶可作为诊断。急性关节炎发作期诊断有困难者，秋水仙碱试验性治疗有诊断意义。

急性痛风性关节炎诊断多采用 1997 年美国风湿协会的分类诊断标准：关节液中有特异性尿酸盐结晶，或用化学方法或偏振光显微镜证实痛风石中含尿酸盐结晶，或具备以下 12 项（临床、实验室、X 线表现）中 6 项：①急性关节炎发作＞ 1 次；②炎症反应在 1 d 内达高峰；③单关节炎发作；④可见关节发红；⑤第一跖趾关节疼痛或肿胀；⑥单侧第一跖趾关节受累；⑦单侧跗骨关节受累；⑧可见痛风石；⑨高尿酸血症；⑩不对称关节肿胀（X 线证实）；⑪无骨侵蚀的骨皮质下囊肿（X 线证实）；⑫关节炎发作时关节液微生物培养阴性。

（二）鉴别诊断

1. **类风湿关节炎**　女性多见，常侵犯关节突关节，无痛风急性发作特点，软组织肿胀以关节为中心，呈梭形。

2. **足部急性蜂窝织炎**　为软组织的急性弥漫性化脓炎症，常有感冒史很少见于夜间突然发作；不侵及关节或具有关节症状；全身症状重，可见寒战及白细胞增多等症状。

3. **单纯踇趾滑囊炎**　常有外伤史或局部慢性损伤性刺激因素，在踇趾多见于踇外翻，鞋子大小等局部摩擦或足部负重不正所引起；不经治疗或病因纠正不易自行消退，发作时间，疼痛程度都没有痛风严重，对秋水仙碱治疗无效。

4. **其他**　应与假痛风鉴别，该病为焦磷酸盐代谢障碍所致，多见于老年人；主要侵犯部位以大关节为主（常见膝关节），四肢关节少见；急性发作很像痛风，也可夜间发作，但较轻；后期可致关节畸形 X 线片可见软骨钙化，关节穿刺液检查示雪花样焦磷酸盐钙结晶，对秋水仙碱治疗无效。

六、常规治疗

（一）非药物治疗

患者教育、适当调整生活方式和饮食结构是长期治疗的基础，要避免高嘌呤饮食，保持理想体重，适量饮水。知晓并终生关注血尿酸水平，始终将其控制在理想范围：240 ~ 420 μmol/L。了解疾病可能出现的危害，定期筛查与监测靶器官损害和控制相关合并症。

（二）药物治疗

1. **急性痛风关节炎治疗**　以下 3 类药均应早期、足量使用，见效后逐渐减停。①非甾体抗炎药：是首选起效快、胃肠道不良反应少的药物。各种 NSAIDs 均可有效缓解急性痛风症状，为急性痛风关节炎的一线用药。常用药物有吲哚美辛、双氯芬酸、依托考昔。②秋水仙碱：是急性发作的传统药物，痛风急性发作的一线用药。③糖皮质激素：治疗急性痛风性关节炎有明显疗效。对上述药物不耐受、疗效不佳或存在禁忌的患者推荐全身应用糖皮质激素。

2. **发作间歇期或慢性期处理**　主要是维持血尿酸正常水平，治疗目标是使血尿酸 < 358 μmol/L，以减少或清除体内沉积的单尿酸盐晶体。目前临床上降尿酸药物主要有抑制尿酸生成药（如别嘌醇）和促进尿酸排泄药（如苯溴马隆、丙磺舒）。

（三）手术治疗

如关节成形术、人工关节置换术等。

七、基于软组织外科临床思维对痛风性关节炎疼痛机制的认识

临床存在这样一种现象，已确诊足踇趾关节或膝、腕、掌关节的部分痛风性关节炎患者，虽然饮食控制严格，但疼痛仍然反复发作，进行尿酸检查，血尿酸水平并未超过正常值。而有些患者在例行检查时，血尿酸水平非常高，但没有痛风性关节炎出现，甚至没有任何临床症状。在典型的痛风性关节炎患者中，虽然存在多发的关节痛风石及关节肿胀，但主诉疼痛并不剧烈。以上的种种迹象表明，尿酸水平的增高只是疼痛产生的诱因，在已存在软组织损害的关节内及周围，滑膜衬里层的分子筛功能下降，易出现尿酸结晶渗出，诱发白细胞趋化介导的痛风石形成。

软组织外科学指出，软组织损害能引起对应补偿调节和系列补偿调节现象。通过对应补偿调节或系列补偿调节产生远离软组织损害部位的主诉症状，这一现象与远离软组织损害部位的骨、关节、肌肉过度应用有关。如腰骶后部或耻骨结节、耻骨上下支的软组织损害造成的躯干上部重心前移，在进行屈膝纠正重心的过程中，出现踝关节的背屈增多和前足支持力分力增加，长期应用导致踝及前足关节的损伤、水肿，局部血液循环缓慢、渗出增多。痛风性关节炎好发于踇趾、跗、踝及膝关节，

可能与下肢力线的改变有关。下肢承重力线的前移或前内侧移造成脚趾承受更多的力学负荷，出现关节磨损机会增加，在局部产生微小创伤。高的血尿酸水平在创伤处渗出机会增多，出现尿酸关节腔内沉积。尿酸的沉积还与局部血液循环缓慢有关，渗出增多又给尿酸沉积提供了条件，形成痛风性关节炎。根据软组织外科学体格检查发现，踇趾、跗、踝及膝关节压痛与大腿根部内收肌群及腰骶后部的软组织损害有关，通过对原发损害部位的银质针治疗，可以迅速缓解下肢的痛风性关节炎的疼痛症状，并且不易复发证明了这一点。腕、指部的痛风性关节炎与肩背及腰骶后部软组织损害有关，其他部位的痛风性关节炎同样可以通过体格检查找到原发软组织损害部位。通过对原发软组织损害部位的治疗，能明显降低痛风性关节炎的发生率。腰骶后部及大腿根部软组织治疗后，血尿酸水平多出现下降，可能与胸腰段脊柱曲度改变影响肾血流有关。腰骶后部或大腿根部的软组织损害都可引起腰椎曲度增加，胸腰结合部形成更大的水平倾角，使肾脏在肋骨承托的同时承受更大的腹腔内脏压力，肾血流受到影响，尿酸排出速度减慢，快速在损害关节腔沉积，出现痛风性关节炎表现，所以有些痛风性关节炎发作时，血尿酸并没有明显增高，实际上是一过性增高引起尿酸结晶沉积，发病时，血中的尿酸已经逐渐被排泄出去了。

手指关节存在同样特点，腰骶后部软组织损害引起的背阔肌紧张、冈下三肌损害引起的肩部周围肌肉拉力异常，都是导致肱骨旋转异常的重要因素。当手受到肱骨异常旋转的影响时，前臂的反向旋转纠正导致指伸肌与指屈肌的同时紧张，指间关节、掌指关节压力增加，损伤增多，局部血液循环下降、渗出增多，出现手指关节的痛风性关节炎。

八、典型病例

1. **病史简介** 邢××，男，45岁，安徽人，个体经商，因双侧踇趾关节红肿疼痛1 d来院就诊。患者因生意往来，2 d前来到天津，聚会饮酒后次日出现双侧踇趾关节红肿疼痛，不能下地行走，由朋友介绍至我院诊治。既往有痛风性关节炎病史，每年发作1~2次，自服秋水仙碱后逐渐缓解。无心脑血管疾病及糖尿病。

2. **体格检查** 专科查体：患者双脚第一跖趾关节红肿，皮温升高，触痛敏感，左重于右。站立位因踇趾痛需要扶持桌子或椅背。

软组织外科查体：直腿弯腰指尖距地20 cm伴有僵硬，踇趾疼痛加重；直腿伸腰出现腰骶部酸胀感，踇趾疼痛减轻；腰脊柱侧弯试验（−）。压痛点检查：双侧耻骨结节、耻骨上支、耻骨下支、髂后上棘内上缘、髂嵴缘、骶髂关节内侧缘、骶骨背面、胸腰段椎旁均高度敏感压痛；双侧坐骨结节、坐骨支、臀旁侧、臀后侧、臀内侧、髌下脂肪垫中度敏感压痛；腰骶部椎旁及冈下三肌轻中度敏感压痛。压痛点制约性检查：髂后上棘内上缘压痛完全制约胸腰段椎旁、臀内后侧压痛，部分制约臀旁侧压痛；耻骨结节压痛完全制约坐骨结节、坐骨支、髌下脂肪垫压痛，部分制约臀旁侧压痛。髂后上棘内上缘与耻骨结节之间没有明显制约关系。按压耻骨结节引出疼痛后，嘱患者活动踇趾，疼痛明显减轻；按压髂后上棘内上缘引出疼痛后，嘱患者活动踇趾，疼痛也能明显减轻。耻骨结节压痛较髂后上棘内上缘压痛更明显。强刺激推拿耻骨结节、耻骨上下支后，患者即能下地行走，疼痛减轻80%，继续强刺激推拿腰骶后部，患者疼痛变得很轻微。

3. **辅助检查** 血尿酸426 μmol/L，血常规正常。

4. 传统诊断 痛风性跖趾关节炎。

5. 基于软组织外科学理论的分析与诊断 患者查体发现双侧腰骶后部和耻骨结节、耻骨上支存在高度敏感压痛点，提示严重软组织损害存在。根据压痛点的制约性检查，耻骨结节和髂后上棘内上缘可能是原发立体致痛区，而耻骨结节、髂后上棘内上缘压痛点强刺激推拿可缓解主诉疼痛，表明这两个部位推拿后，患者的双足承重部位发生了改变，关节压力有了明显下降，进一步提示此次疼痛发作与上述软组织损害有关。患者有痛风性关节炎病史，跖趾关节局限性红肿疼痛，血尿酸水平升高，血常规正常，应为痛风性关节炎。

软组织外科学诊断：椎管外腰骶部大腿根部软组织损害合并痛风性关节炎。

6. 治疗过程 患者感受到体格检查期间实施强刺激推拿后的显著疗效，遂要求实施银质针进一步治疗。后续分别进行了双侧耻骨结节、耻骨上下支及腰骶后部的银质针针刺导热治疗。针刺后即可下地活动，未服用秋水仙碱，第 2 天红肿消散 90%，疼痛消失。此次治疗后，患者跖趾疼痛很少发作，即使发作，疼痛也很轻微。

7. 随访 每年来天津时都会前来复诊，并做压痛点检查，压痛点变为轻度敏感，其间饮食未做过多节制。嘱有加重随时复诊。5 年来仅发作 3 次，症状都很轻微。疗效稳定。

九、诊治经验体会

如何识别原发性软组织损害引起的痛风性关节炎，需要系统的软组织压痛点检查及强刺激推拿预示性诊断，常见的足趾及手指的痛风性关节炎通常在腰骶后部、大腿根部、肩胛冈下检得高度敏感压痛点，对这些高度敏感压痛点进行强刺激推拿后，疼痛症状可明显减轻。或在压痛敏感部位进行大量盐水、低浓度利多卡因（0.2% 左右，5 ~ 8 ml）多点注射，主诉疼痛减轻，即可诊断为软组织损害引起的痛风性关节炎发作。哪个部位治疗后，痛风症状缓解的明显，就对这个部位进行银质针治疗，治疗后疼痛症状会明显减轻，两三天后症状消失。在进行腰骶后部的治疗后，尿量增加，需多饮水以增加尿酸排泄。

腰骶后部针刺涉及皮下浅筋膜、背阔肌连接的胸腰筋膜后叶、骶棘肌、腰方肌、部分骶骨背面的多裂肌、骶角周围的臀大肌。针刺时，针尖紧咬骨面、反复提插，以松为度。当存在明显的耻骨结节、耻骨上下支软组织附着处损害时，腰骶后部的针刺后可能出现骶角周围疼痛，与内收肌损害引起的骨盆前旋转增加了骶结节韧带和骶棘韧带的拉力有关，宜尽快针刺大腿根部的内收肌。如果盲目认为局部治疗不彻底，再行针刺会加重骶尾部疼痛症状。

大腿根部针刺涉及耻骨肌、长收肌、短收肌、股薄肌和闭孔外肌，这些肌肉的损害、张力增高，都会导致骨盆前旋转。耻骨上支针刺时要注意男性精索、变异的闭孔动脉，进针时须指压进针，提插幅度要小，针刺完毕后，局部加压 3 ~ 5 min。一旦出现血肿，立即加压使其分散，24 h 内冷敷或压沙袋，24 h 后热敷，可口服活血化瘀药物加快吸收。

肩胛背面冈下三肌附着处采取三面合围一面向外的针刺方法，即肩胛冈下缘、肩胛骨内侧缘、肩胛下角三面向冈下窝的围刺，肩胛骨外侧缘向外的骨膜下刺。冈下窝中间部分采取直刺加短距离骨膜下刺。注意冈下窝有先天缺损或骨质菲薄的情况，多出现在冈下窝中部或肩胛下角外上方，少数出现在肩胛冈根部。针刺深度超过周围进针深度或有脆性突破时，须提起针体，改变方向再进针。

（王震生　刘荣国）

第五节　类风湿关节炎

一、定义

类风湿关节炎（rheumatoid arthritis，RA）起源不明，属于自身免疫性疾病，其特征为对称性炎症性多发性关节炎，但关节以外部位的炎症改变较少发生，其基本病理改变为滑膜炎、血管翳形成，并逐渐出现关节软骨和骨破坏，最终可能导致关节畸形和功能丧失。

二、流行病学

RA 是最为常见的一类系统炎症性关节炎，在世界范围内，其患病率可高达 1%，女性、吸烟者和有家族病史的人最容易受影响。尽管该病可发生在任何年龄，但发病高峰是在 50 岁。本病呈全球性分布，是造成人类丧失劳动力和致残的主要原因之一，所以早期诊断、早期治疗至关重要。

三、发病机制

RA 的发病机制较为复杂，为自身免疫性疾病，一些细菌、支原体和病毒可能通过感染激活淋巴细胞，分泌致炎因子，产生自身抗体，影响 RA 的发病以及病情进展，自身免疫组织破坏表现为滑膜炎，是一种由滑膜、滑膜液和各自的骨骼组成的关节囊的炎症。这种关节炎症是由不同树突状细胞亚型、T 细胞、巨噬细胞、B 细胞、中性粒细胞、成纤维细胞和破骨细胞之间复杂的相互作用引发和维持的。由于普遍存在的 RA 特异性自身抗原无法完全清除，这种持续的免疫细胞激活导致关节中持续的慢性炎症状态和滑膜肿胀，患者将产生疼痛和关节肿胀，另外，关节炎关节中的这种慢性炎症环境反过来导致称为"血管翳"的滑膜病变，其侵入软骨 - 骨连接处，最终导致骨侵蚀和软骨退化。

四、临床表现

RA 的临床表现个体差异大，从短暂、轻微的个别关节症状到急剧、进行性多关节炎及全身性血管炎表现均可出现，少数可有高热、乏力、全身不适、体重下降等症状，以后逐渐出现典型的关节症状。少数则急剧起病，在数天内出现多关节症状。

1. **晨僵** 持续时间超过 1 h 意义较大，是关节炎症的一种非特异性表现，其持续时间与炎症的严重程度成正比，常被作为观察该病活动的指标之一。

2. **关节痛与压痛** 关节痛往往是最早症状，最常出现在腕、掌指、近端指间关节，其次是足趾、膝、踝、肘、肩关节。多呈对称性、持续性疼痛，并常常伴有压痛，受累关节皮肤可出现褐色色素沉着。

3. **关节肿胀** 多因关节腔内积液或关节周围软组织炎症引起，反复受累的关节均可肿胀，常见的部位与关节痛部位相同，亦多呈对称性。

4. **关节畸形** 多见于晚期患者，最常见的是"天鹅颈"样及"纽扣花样"。重症患者关节呈纤维性或骨性强直失去关节功能，致使生活不能自理。

5. **特殊关节** 如颈椎、肩、髋、颞颌关节疼痛、活动受限等。

6. **关节功能障碍** 关节肿痛和结构破坏都引起关节活动障碍。美国风湿病协会将因本病而影响生活的程度分四级。I 级：能照常进行生活和各项工作；II 级：可进行一般的日常生活和某种职业工作，但参与其他项目活动受限；III 级：可进行一般的日常生活，但参与某种职业工作或其他项目活动受限；IV 级：日常生活的自理和参加工作的能力受限。

7. **关节外表现** ①约 25% 的患者存在典型的类风湿结节，这是 RA 最常见的关节外特征，其属于肉芽肿，与高滴度 RF、严重的关节破坏及 RA 活动有关，好发于上肢的鹰嘴突、腕部及下肢的踝部等关节隆突部及经常受压处；②皮肤病变：在 RA 的患者中皮肤病变也较为常见，这些患者出现弥漫性皮肤萎缩，指间关节和指尖可有蓝色阴影，通常慢性 RA 患者的皮肤会萎缩并变得更加脆弱，特征性的近端指间肿胀可能与周围皮肤萎缩有关，类似于硬皮病；③心脏受累可有心包炎、心包积液、心外膜、心肌及瓣膜的结节、心肌炎、冠状动脉炎、主动脉炎、传导障碍，慢性心内膜炎及心瓣膜纤维化等表现；④肺受累是疾病期间发病率和过早死亡的主要原因之一，呼吸系统受累可有胸膜炎、胸腔积液、肺动脉炎、间质性肺疾病、结节性肺病等；⑤神经系统除周围神经受压的症状外，还可诱发神经疾病、脊髓病、外周神经病、继发于血管炎的缺血性神经病、肌肥大及药物引起的神经系统病变。

五、诊断与鉴别诊断

根据以上临床表现结合实验室检查、影像学检查，可以确定诊断。

（一）实验室检查

1. **血象** 有轻至中度贫血。活动期患者血小板可增高，白细胞及分类多正常。

2. **炎性标志物** 血沉和 C 反应蛋白是 RA 的非特异性指标，可作为判断其活动程度和病情缓解指标，活动期升高，缓解期降低。

3. **自身抗体** ①类风湿因子：目前常用的凝集法检测的是 IgM，RF > 1∶1.6 为阳性。75% 的患者可检测到 RF 阳性，且滴度在 1∶80 以上。②核抗原抗体（抗 RANA 抗体）：近来发现 RA 协同核抗原抗体阳性是诊断 RA 的一项有力量证据，阳性率在 15% 以上。③抗环瓜氨酸抗体（anti-CCP）：抗环瓜氨酸抗体（抗 CCP）酶联免疫吸附测定在早期关节炎是一个很好的检测指标。目前认为抗 CCP 抗体对 RA 诊断灵敏度为 15% ~ 78%，特异度为 96%，早期患者阳性率达 80% 以上。

4. **免疫复合物和补体** 70% 的患者血清中出现各种类型的免疫复合物，尤其是活动期和 RF 阳性患者，在急性期和活动期，患者血清补体均增高，只有少数患者有血管炎出现低补体血症。

5. 关节滑液 正常人关节腔的滑液不超过 3.5 ml。在关节有炎症时滑液增多，滑液中的白细胞明显增多，达（2 ~ 75）×10^9/L，且中性粒细胞占优势，其黏度低，含葡萄糖量低（低于血糖）。

（二）影像学检查

X 线检查对 RA 诊断、关节病变分期、病变演变的检测均很重要。初诊至少应摄手指及腕关节的 X 线片主要分四期。I 期：关节周围肿胀影、关节端骨质疏松；II 期：关节间隙变窄；III 期：关节面虫蚀样改变；IV 期：关节半脱位和关节破坏后的纤维性和骨性强直。另外，有研究表明 MRI 可检测出早期 RA 关节炎症的变化。

1987 年美国风湿病协会修订的 RA 诊断标准，符合以下 7 项中 4 项或 4 项以上者可诊断为 RA。

1. 关节内或周围晨僵持续至少 1 h（病程 ≥ 6 周）。
2. 至少同时有 3 个关节区软组织肿胀或积液（病程 ≥ 6 周）。
3. 腕、掌指或近端指间关节至少 1 处关节肿胀（病程 ≥ 6 周）。
4. 对称性关节炎（病程 ≥ 6 周）。
5. 类风湿结节。
6. 类风湿因子（RF）阳性：所用方法检测血清类风湿因子在正常人群中的阳性率小于 5%。
7. X 线改变（至少有骨质疏松和关节间隙狭窄）。

2010 年美国风湿病协会 / 欧洲抗风湿联盟（ACR/EULAR）关于 RA 新的分类标准：有至少一个关节具有明确的临床滑膜炎（肿胀），用其他疾病不能得到更好解释的，可应用下列评分系统（表 15-1），评分在 6 分或以上者可以分类为 RA。

表 15-1 2010 年美国风湿病协会 / 欧洲抗风湿联盟类风湿关节炎分类标准

项目	评分
关节受累情况（0 ~ 5 分）	
1 个中到大关节	0
2 ~ 10 个中大关节	1
1 ~ 3 个关节突关节	2
4 ~ 10 个关节突关节	3
超过 10 个关节突关节	5
血清学（0 ~ 3 分）	
RF 和 CCP 抗体均阴性	0
RF 或 CCP 抗体低滴度阳性	2
RF 或 CCP 抗体高滴度阳性	3
急性期反应物（0 ~ 1 分）	
CRP 和 ESR 均正常	0
CRP 或 ESR 异常	1
症状持续时间（0 ~ 1 分）	
＜ 6 周	0
≥ 6 周	1

受累关节指关节肿胀疼痛，关节突关节包括：掌指关节、近端指指关节、第 2～5 跖趾关节、腕关节、不包括第一腕掌关节、第 1 跖趾关节和远端指间关节；大关节指肩、肘、髋、膝和踝关节。血清学高滴度阳性指＞ 3 倍正常值。

鉴别诊断需要与关节结核、化脓性骨髓炎、骨关节炎、痛风、银屑病性关节炎、强直性脊柱炎、结缔组织病所致的关节炎等进行鉴别。

六、常规治疗

治疗的主要目标是达到临床缓解或疾病低活动度。应按照早期、达标、个体化方案治疗原则，密切监测病情，减少致残。治疗措施包括：一般治疗、药物治疗、外科手术等，其中以药物治疗最为主要。

1. **一般治疗**　包括患者教育、休息、关节制动（急性期）、关节功能锻炼期（恢复期）、物理疗法等，卧床休息只适宜于急性期、发热以及内脏受累的患者。

2. **药物治疗**　①改变病情抗风湿药：甲氨蝶呤（MTX）是改变病情抗风湿药的首选用药，其他药物还有来氟米特、柳氮磺吡啶、羟氯喹等。但 MTX 用于类风湿关节炎中高活动度的患者效果较羟氯喹好，可明显改善和缓解病情进展，部分患者单用 MTX 即可有理想疗效。②糖皮质激素：在改变病情抗风湿药起作用之前，短期应用糖皮质激素通常是必要的，以缓解症状。糖皮质激素的治疗应注意限制应用的剂量和时间，因为其相关的毒性被认为大于潜在的益处。③非甾体抗炎药：具有镇痛抗炎作用，是改善关节炎症状的常用药，但不能控制病情，应与改变病情抗风湿药同用。④生物制剂靶向治疗：TNF-α 拮抗剂、IL-6 拮抗剂、CD-20 单克隆抗体、细胞毒 T 细胞活化抗原 -4（CLT-4）抗体等。

3. **外科治疗**　虽然存在一定的风险，但是全关节置换术依然经常被应用来改善关节活动度。

七、基于软组织外科学理论采用银质针治疗 RA 患者疼痛的思考

RA 为自身免疫性疾病，普遍存在的 RA 特异性自身抗原无法完全清除，这种持续的免疫细胞激活导致关节中持续的慢性炎症状态和滑膜肿胀，患者将产生疼痛和关节肿胀；另外，关节炎关节中的这种慢性炎症环境反过来导致称为"血管翳"的滑膜病变，其侵入软骨 – 骨连接处，最终导致骨侵蚀和软骨退化。

虽然 RA 的发病疼痛机制不同于软组织损害性无菌性炎症致痛，但根据软组织外科学临床实践研究发现的无菌性炎症与骨骼附着处伤害感受神经末梢的关系可知：只需运用物理或化学方法消除病灶区域的无菌性炎症化学性刺激或阻断这些密度增加、对机械性刺激表现超敏感的伤害感受神经末梢向中枢传导通路，即可解除软组织损害源性的慢性疼痛。另外，关节软骨本身没有神经末梢感受器，其疼痛来源于关节周围的软组织附着处的炎症刺激而不是关节本身。这些新观点在软组织松解手术和密集型银质针针刺有效治疗各种临床表现的髋关节炎、膝关节炎、踝关节炎等各种慢性关节炎而得到反复验证。银质针治疗 RA 虽然不能直接针对 RA 的自身免疫性炎症进行消除，但是此项技术根据软组织损害病变部位的压痛点 / 敏感区作为针刺点，选取软组织的起、止点及筋膜、挛

缩变性肌腹进针进行密集针刺松解，可以达到一定程度的镇痛和改善关节障碍的作用。具体的机制如下：密集针刺操作中，小幅度提插、捻转可损伤病变的感受神经末梢，针尖区域 39～41℃是最佳温度恰好可以诱发病变细胞程序性死亡，42～44℃产生"可逆性损害"，这种可逆性热损伤可改变神经细胞的功能，但不会导致结构上永久传导阻滞。热损伤也可阻断这些痛觉纤维传递，从而促使新的肌细胞再生，一般经 1 周后治疗部位疼痛锐减，肌肉、筋膜及肌腱痉挛逐渐放松，1～3个月绝大多数消除疼痛症状（包括压痛），关节功能改善或恢复正常。温热对受损靶点肌细胞的再生修复时间 1 个月才能完成。银质针导热后的温度是人体最佳治痛温度，最佳免疫系统激活温度，最佳酶激活温度，而且银质针治疗可以改善局部血液循环，使紧张的肌肉、筋膜松弛，从而减轻由于局部牵拉刺激引发的疼痛。

八、典型病例

1. **病史简介**　孙××，女性，56 岁，黑龙江人，家庭主妇。因"类风湿关节炎 12 年"，加重并影响日常生活 1 年就诊。患者 12 年前出汗受凉后出现全身多关节疼痛，经治疗后反复发作，并出现对称性双手、腕、肘、双足、膝及颈腰部疼痛，于当地医院化验检查，RF 阳性，诊断为类风湿关节炎，给予糖皮质激素和非甾体抗炎药治疗，患者症状缓解，但出现严重胃肠道症状，后停用非甾体抗炎药，间断服用小剂量糖皮质激素。病程中尝试应用甲氨蝶呤和柳氮磺胺吡啶，均因白细胞明显下降而停用。近 1 年来，四肢关节疼痛明显加重，并影响日常生活，身高由原来的 1.56 m变为现在的 1.48 m，双手关节明显变形缩短，腕部尺偏。仍服用糖皮质激素，但症状控制不理想。来诊时由女儿抱进诊室放到诊察床上。

2. **体格检查**　专科查体：瘦弱，驼背，腰脊柱段过度前凸。双肩关节外展 70° 有疼痛，并受限。双肘关节不能完全伸直，最大伸直角度 30°。双腕关节肿胀，尺偏变形。双手掌指关节、指间关节肿胀，呈"天鹅颈"样，并有手指明显缩短。双膝关节肿胀，不能完全伸直。双足趾关节轻度肿胀，疼痛不明显，活动尚可。各肿胀关节无皮温升高。双侧颈、胸、肘、腕、掌指、指间关节、腰椎棘突旁、关节突关节的压痛（+++），双侧髂后上棘、臀、髋、膝关节、跗骨窦、内外踝的压痛（+++），双侧耻骨联合、耻骨下支、坐骨支内外侧的压痛（+++）。全身各压痛部位没有制约关系。颈脊柱六项运动均有疼痛，活动范围轻度变小，强刺激推拿颈椎、项平面、冈下三肌后，颈部疼痛及肩、上肢症状有明显缓解。腰脊柱前屈、后伸均有疼痛，但不影响活动范围。强刺激推拿腰骶部软组织后，腰部疼痛明显缓解，同时大腿后侧有轻松感。强刺激推拿大腿根部，双膝、踝关节感觉轻松。

3. **辅助检查**　X 线示：双手多关节肿胀，关节端骨质疏松，腕关节、掌指关节、指间关节间隙明显变窄，部分关节面虫蚀样改变；颈椎退行性改变；双膝关节内侧间隙变窄，关节边缘骨质增生，关节腔积液。类风湿因子阳性。ESR：42 mm/h。

4. **传统诊断**　类风湿关节炎。

5. **基于软组织外科学理论的分析和诊断**　患者 12 年前即诊断为类风湿关节炎，不规律服用药物，四肢关节疼痛为主，形变明显。心血管系统检查无异常发现。专科查体发现：全身广泛性对称性压痛，特别是颈、肩、腰、骶、臀及大腿根部（包括耻骨联合上缘、耻骨下支和坐骨支的内侧面）高度敏感压痛点，在上述压痛点强刺激推拿后，上肢及下肢症状有明显短时缓解，判断现有主诉疼痛与上述部位免疫源性的无菌性炎症刺激游离神经末梢有关。对上述压痛部位进行有序治疗，很可能缓解现有症状。虽然类风湿关节炎是免疫性疾病，但其侵犯的是以疏松结缔组织为主的软组织，通过软组织银质针治疗改善局部微循环，能相应改善症状，但患者病变范围大，治疗周期长，同时还要注意患者的耐受度。

软组织外科学诊断：全身泛发关节周围软组织损害合并类风湿关节炎。

6.**治疗过程**　因上肢症状重，强刺激推拿颈椎、冈下三肌能大部分缓解上肢症状，首先对颈部深层棘突旁及关节突关节针刺，然后对肩胛背面冈下三肌针刺，上肢疼痛得到明显缓解。以后依次腰骶后部→大腿根部→右侧臀旁侧→左侧臀旁侧→双侧冈上窝→双侧肩外侧→双侧肘关节→双侧膝关节（髌下脂肪垫、内收肌结节、膝关节内侧间隙、髌骨周围分次治疗）→双侧腕关节→双侧跗骨窦，每日治疗 1 ～ 2 个部位。压痛明显的部位间隔 5 d 重复针刺 1 次，在上述治疗顺序中间完成。

上述各部位均完成两次治疗后，患者已能下地行走，腰臀部疼痛消失；颈肩部疼痛缓解，肩部外展可达 120°，肘关节疼痛缓解，伸直功能有所改善。完全自理日常生活。治疗过程中已停用糖皮质激素。治疗完成后观察 1 个月，双肘关节、腕关节、掌指关节、指间关节仍有疼痛，较治疗前明显减轻，但双手活动多了会加重掌指、指间关节疼痛。双膝关节肿胀消退，双足趾关节疼痛消失。1 个月后行第 2 疗程的残余压痛部位补针治疗，较第 1 疗程治疗增加手指关节突关节细银质针治疗。

7.**随访**　2 个月后随访，已能正常生活，并可做少许家务，双手关节疼痛轻微。2 年后随访，患者病情稳定，劳累或天气变冷会有疼痛加重，不影响正常生活，患者对疗效满意。

九、诊治经验体会

详细了解 RA 病史，包括发病的起因、病程、征象、病情演变、外院诊疗等情况。对 RA 是否合并主要脏器如心血管系统、泌尿系统、呼吸系统、神经系统、消化系统、血液系统、眼、皮肤等疾病进行详细的了解。RA 侵蚀骨关节程度、范围，关节活动范围、畸形、僵硬程度及对日常生活影响程度等项，综合整体评估病情。

详细检查关节及软组织压痛点，重视躯干部软组织损害对四肢关节的影响，四肢肌肉张力增高对已发生免疫炎症的关节有推波助澜的作用，先消除躯干部软组织损害对神经系统的影响，再改善关节突关节的微环境，对于稳定病情有积极意义。以骨关节周围软组织损害性压痛明显部位为中心，对骨关节周围肌腱、韧带、神经解剖顺序逐一进行检查，以确定疼痛的部位性质、程度和范围。

（一）针刺治疗要求

1.**针刺数量特点**　为了"完全、彻底"消除软组织病灶部位的炎症和继发的痉挛或挛缩，密集型是需要的。新近文献报道，筋膜医学的基础研究中发现人体软组织内的肌筋膜、毛细血管和神经形成一种网络结构，需要广泛密集针刺治疗。对多靶点面积较大采用集中密集型针刺（细针距 0.5 ～ 1.0 cm，粗针 1.0 ～ 2.0 cm）。根据病变部位最多单次布针 60 ～ 80 针，病灶面积较大部位采用分割进行针刺。在加热源、进针深度及银质针长度相同条件下，多针密集针刺的温度热效应要优于单针散在的针刺温度。

2.**针刺深度和留针长度**　为针刺直达筋膜、肌肉附着骨面处，肌腹处要穿透痉挛的肌肉，力求局部有强烈的酸麻胀感和向四周放射感，留针 30 min。在临床上应根据不同治疗部位的进针深度选择合适长度的银质针。体外留针长度：粗针艾球加热控制在 100 ～ 120 mm，电加热控制在 40 ～ 50 mm，细银质针加热控制在 30 ～ 40 mm，可达到体内留针部位理想温度，又能保证针刺部位不被灼伤。

（二）RA 腕关节、掌指关节和指间关节靶点布针

1. **腕关节治疗区布针**　①腕背部：根据腕背部压痛点的分布情况，定针距为 1 cm 的 2 ～ 3 排进针点，针尖直刺或斜刺达骨面，并可做小幅度提插（图 15-1）。②腕背桡侧压痛点区：即桡骨茎突的腕关节滑膜附着处的周围，做间距 1 cm 的 2 ～ 3 排进针点，进针后直刺或斜刺向桡骨茎突及周围骨面，可做小幅度提插，也可做以桡骨茎突附着滑膜为目标的直刺、斜刺或平刺（图 15-2），尺侧部的针刺与之相似。

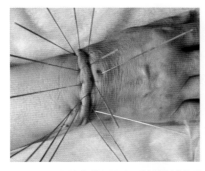

图 15-1　腕关节背侧细银质针针刺全貌

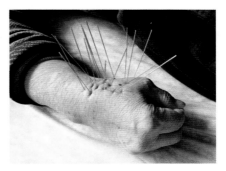

图 15-2　腕背桡侧细银质针针刺全貌

2. **掌指关节指间关节治疗靶点区**　①掌指关节：在受累掌指关节双侧及背侧布 2 ～ 3 针，直刺或斜刺入关节囊达骨面，以减轻肿胀关节囊内的压力，促进炎症的消退（图 15-3）；②指间关节，由于关节较小，可根据患者的耐受，在受累关节双侧及背侧布 2 ～ 3 针，针尖刺入关节囊达骨面即可（图 15-3）。

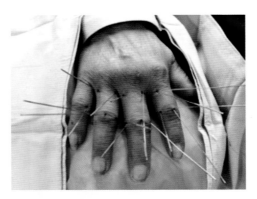

图 15-3　掌指关节和指间关节细银质针针刺全貌

总之，根据 20 年的临床实践观察，密集型热银质针治疗 RA 既有镇痛作用，又有改善功能的疗效，部分患者疗效可保持 3 ～ 5 年，或更长时间康复。

（王震生　彭丽岚　刘荣国）

第六节 原发性高血压

一、定义

高血压（hypertension）是指以体循环动脉血压［收缩压和（或）舒张压］增高为主要特征（收缩压 ≥ 140 mmHg，舒张压 ≥ 90 mmHg），可伴有心、脑、肾等器官的功能或器质性损害的临床综合征。高血压是一个症状，不是独立的疾病，可以分为原发性高血压和继发性高血压。能够发现导致血压升高的确切病因，称之为继发性高血压；反之，不能发现导致血压升高的确切病因，则称为原发性高血压，原发性高血压又称高血压病，约占高血压患者的 90% 以上。

二、流行病学

高血压是一个世界性的难题，也是全球的主要健康负担。无论是单独还是与其他代谢性疾病同时存在，都会增加心血管疾病的风险。中国高血压调查最新数据显示，2012 ~ 2015 年我国 18 岁及以上居民高血压患病率 27.9%，与之前进行过的 5 次全国范围内的高血压抽样调查相比，虽然每次调查总人数、年龄和诊断标准不完全一致，但患病率总体呈增高趋势，且随着年龄的增长而逐渐增加，估计有 10% 的患者 20 ~ 44 岁时出现高血压，75 岁或以上患者中占 78%。我国成年人中高血压患病率为 25.2%，每年新增约 1000 万人。《中国心血管健康与疾病报告 2019》显示，我国高血压患者数已达 2.45 亿。世界上 26.4% 的成年人患有高血压，美国约有 30% 的成年人受高血压影响持续超过 20 年。

三、对发病机制的传统认识

原发性高血压的病因为多因素，尤其是遗传和环境因素交互作用的结果。但是遗传和环境因素通过何种途径升高血压尚不明确。研究表明，高血压不是一种同质性疾病，不同个体间病因和发病机制不尽相同；其次，高血压病程较长，进展一般较缓慢，不同阶段始动、维持和加速机制不同，各种发病机制之间也存在交互作用。

目前公认的发病机制主要包括：①神经机制。各种原因使大脑皮质下神经中枢功能发生变化，各种神经递质浓度与活性异常，包括去甲肾上腺素、肾上腺素、多巴胺、神经肽 Y、5- 羟色胺、抗利尿激素、脑啡肽和中枢肾素 – 血管紧张素系统等，最终使得交感神经系统活性亢进，血浆儿茶酚胺浓度升高，阻力小动脉收缩增强而导致血压升高。②肾脏机制。各种原因引起肾性水、钠潴留，增加心排血量，通过全身血流自身调节使外周阻力和血压升高，启动压力 – 利尿钠机制再将潴留的水、钠排泄出去。也可能通过排钠激素分泌释放增加，例如，内源性类洋地黄物质，在排泄水、钠的同时使外周血管阻力增高而使血压增高。③激素机制：肾素 – 血管紧张素 – 醛固酮激活。肾组织缺血会产生肾素，肾素可激活在肝脏合成的血管紧张素原，从而形成血管紧张素 I，后者在血管紧张素转换酶的作用下，转化成血管紧张素 II，血管紧张素 II 可引起血压升高。④血管机制：大动脉和小动脉结构与功能的变化，也就是血管重构在高血压发病中发挥着重要作用。覆盖在血管壁内表面的内皮细胞能生成、激活和释放各种血管活性物质，调节心血管功能。年龄增长以及存在各种心血管危险因素，导致血管内皮细胞功能异常，使氧自由基产生增加、扩血管物质灭活增强等影响动脉的弹性功能和结构。

四、临床表现

高血压病的症状因人而异。早期可能无症状或症状不明显，常见的是头晕、头痛、颈项板紧、疲劳、心悸等。仅仅会在劳累、精神紧张、情绪波动后发生血压升高，并在休息后恢复正常。随着病程延长，血压持续升高，逐渐会出现各种症状，此时被称为缓进型高血压病。缓进型高血压病常见的临床症状有头痛、头晕、注意力不集中、记忆力减退、肢体麻木、夜尿增多、心悸、胸闷、乏力等。高血压的症状与血压水平有一定关联，多数症状在紧张或劳累后可加重，清晨活动后血压可迅速升高，出现清晨高血压。

当血压突然升高到一定程度时甚至会出现剧烈头痛、呕吐、心悸、眩晕等症状，严重时会发生神志不清、抽搐，这就属于急进型高血压和高血压危重症，多会在短期内发生严重的心、脑、肾等器官的损害和病变，如脑卒中、心梗、肾衰等。症状与血压升高的水平并无一致的关系。

五、诊断与鉴别诊断

（一）诊断标准

1. 以诊室血压测量结果为主要诊断依据。首诊发现收缩压 ≥ 140 mmHg 和（或）舒张压 ≥ 90 mmHg［"和（或）"包括 3 种情况，即收缩压 ≥ 140 mmHg 且舒张压 ≥ 90 mmHg、收缩压 ≥ 140 mmHg 且舒张压 < 90 mmHg、收缩压 < 140 mmHg 且舒张压 ≥ 90 mmHg］，建议在 4 周内复查 2 次，非同日 3 次测量均达到上述诊断界值，即可确诊。

2. 诊断不确定，或怀疑"白大衣高血压"或"隐蔽性高血压"，有条件的可结合动态血压监测或家庭自测血压辅助诊断；无条件的建议转诊。

诊室血压、动态血压监测和家庭自测血压诊断高血压的标准见表 15-2。

表 15-2　诊室血压、动态血压监测和家庭自测血压的高血压诊断标准（mmHg）

分类	收缩压		舒张压
诊室测量血压	≥ 140	和（或）	≥ 90
动态血压监测			
白天	≥ 135	和（或）	≥ 85
夜间	≥ 120	和（或）	≥ 70
24 h	≥ 130	和（或）	≥ 80
家庭自测血压	≥ 135	和（或）	≥ 85

（二）鉴别诊断

初诊高血压应与继发性高血压相鉴别。常见有肾动脉狭窄、原发性醛固酮增多症、嗜铬细胞瘤引起的高血压等，大多数继发性高血压可通过原发病的治疗或手术得到改善。

六、常规治疗

治疗的主要目标是血压达标，降压治疗的最终目的是最大限度地减少高血压患者心、脑血管病的发生率和死亡率。降压治疗应该确立血压控制目标值。不同人群的降压目标不同，一般患者的降压目标为 140/90 mmHg 以下，对于高危患者，应酌情降至更低。

1. **改善生活行为**　①减轻并控制体重；②减少钠盐摄入；③补充钙和钾盐；④减少脂肪摄入；⑤增加运动；⑥戒烟、限制饮酒；⑦减轻精神压力，保持心理平衡。

2. **血压控制标准个体化**　由于病因不同，发病机制不尽相同，临床用药应个体化，选择最合适的药物和剂量，以获得最佳疗效。

3. **药物治疗**　常用的降压药物可分为以下五类：①利尿药；②β受体阻滞剂；③钙通道阻滞剂；④血管紧张素转换酶抑制剂；⑤血管紧张素 II 受体阻滞剂。

应根据危险因素、靶器官损害及合并临床疾病的情况，选择单一用药或联合用药。选择降压药物的原则如下：①使用半衰期 24 h 及以上、每日 1 次服药能够控制 24 h 的药物，避免因治疗方案选择不当导致的医源性血压控制不佳；②使用安全、可长期坚持的药物，提高患者的治疗依从性；③使用可真正降低长期心脑血管事件的药物，减少心脑血管事件，改善高血压患者的生存质量。

七、从软组织外科学角度对原发性高血压形成机制的拓展认识

在《宣蛰人软组织外科学》一书中，虽然没有针对高血压病的研究和治疗，但是在软组织松解手术有效治疗慢性痛的同时，发现高血压能够恢复到正常的现象，病例 739 就是典型病例。宣蛰人认为全身性椎管外骨骼肌的痉挛或挛缩所致机械压迫严重，以及这种软组织损害性疼痛的影响剧烈，两者作用于血管会促使血压增高，他称之为紧张性高血压症。

对于软组织损害引起的原发性高血压可以从以下 4 个方面理解。

1. **急性损伤后遗或慢性劳损形成**　其原发病变部位在骨骼肌、筋膜、韧带、关节囊、脂肪等软组织于骨附着处。早期这些部位的软组织仅有充血、水肿等一般性无菌性炎症反应，以后逐渐形成不同程度的炎性粘连、炎性纤维组织增生，最后形成不同程度的软组织的痉挛、变性和挛缩。如果没有得到及时有效治疗，于骨骼附着的软组织发生持续性痉挛，最终加剧穿行中的血管压迫，受压血管远端的供血减少，机体为了代偿以上所致的远端血供减少，则会升高血压而增加远端的血流灌注。

2. **颈枕部软组织损害对脑循环的影响**　大脑的耗氧量占全身耗氧量的 20%，需要含氧动脉血液持续供给，而静脉回流动力主要来自重力及呼吸运动的虹吸作用。当枕颈部软组织出现无菌性炎症后，头颈前移成为避让颈部不适和维持重力稳定的重要姿势。肩胛舌骨肌在正常姿势时可拉开颈筋膜，降低颈血管鞘压力，增加颈内静脉回流通畅度，而头颈前移使肩胛舌骨肌成为挤压颈血管鞘的因素，此时颈内静脉受影响最大，出现颅内静脉回流瘀滞，中枢神经系统处于慢性缺氧状态，反馈

性交感神经兴奋，抗利尿激素、促肾上腺激素释放增多，升高收缩压，改善慢性脑缺氧。

3. 软组织损害对交感神经系统的影响　广泛的软组织损害性无菌性炎症刺激游离神经末梢，兴奋交感神经，对血压产生影响。脊柱周围的软组织无菌性炎症刺激感觉神经，也会反射性兴奋相应节段交感神经节，同时脊柱曲度的改变对其侧前方的交感神经链产生牵拉或放松，拉紧的交感神经链会引起交感神经节内部压力升高而兴奋。不同节段的交感神经节受到牵拉或脊神经后支受到无菌性炎症刺激都可能出现血压升高的情况。

枕颈部软组织损害引起头颈前移时，颈交感神经链拉紧，由于颈上神经节调节颈部动脉及颅内动脉平滑肌兴奋而收缩，引起颅内血流供应量下降。星状神经节过度兴奋时，引起心率加快。上述情况都会引起血压升高。

颈交感的低级中枢源于 $T_1 \sim T_4$ 脊髓节段，上胸脊柱段的椎周软组织无菌性炎症刺激传导同样可以引起反射性高血压。内脏神经源于 $T_5 \sim L_2$ 脊髓节段，这个节段脊柱曲度改变或存在椎周软组织无菌性炎症刺激时，相应交感神经兴奋，动脉血管壁收缩。影响比较明显的是肾上腺和肾动脉，肾上腺节前纤维兴奋，肾上腺素分泌增加，直接升高血压。肾动脉收缩刺激肾素分泌，血管紧张素前体转化增加，血压升高。

4. 其他　慢性炎症可促进血管内皮细胞紊乱、增生、迁移、动脉内膜增厚，动脉粥样硬化的形成，引起血管重构，循环阻力增加，血压升高。

八、典型病例

1. 病史简介　朱××，女，56岁，家庭主妇，因头晕、心慌、血压升高1周来诊。1周前因劳累后出现头晕，呈昏沉、晕船感，伴头胀，轻微疼痛；心慌阵发性发作，休息时减轻；自测血压176/102 mmHg。口服拜新同、厄贝沙坦、丹参滴丸、氟桂利嗪、阿司匹林肠溶片、辛伐他丁，症状减轻不明显。自认为是颈椎病引起的症状，遂来我院就诊。既往高血压5年，规律服用降压药物。否认糖尿病、遗传病。

2. 体格检查　血压180/105 mmHg，心率84次/分，律齐，体重70 kg，身高168 cm，体重指数 28.04 kg/m²。软组织外科学查体：头颈前移，轻度驼背，腹型肥胖，双膝轻度外翻。直腿弯腰指尖距地15 cm引发腰背部拉紧感，直腿伸腰末期背部疼痛。腰脊柱侧弯时，两侧髂嵴缘牵拉感。双侧直腿抬高75°/75°，有大腿后侧牵拉感。颈脊柱前屈、后伸、左右旋转均有头晕加重。双侧的项平面、颈椎深层、胸脊柱段、腰骶后部、臀部、大腿根部、跗骨窦均存在高度敏感压痛，以耻骨结节、耻骨上下支压痛最为剧烈。双侧的肩胛背面冈下三肌、髌下脂肪垫中度敏感压痛。

压痛点制约性检查：颈部深层按压能完全缓解冈下三肌压痛；耻骨结节按压疼痛能明显缓解颈部深层、项平面压痛；腰骶后部按压疼痛能使胸脊柱段压痛减轻50%；腰骶后部按压痛可使臀内后侧压痛完全缓解；腰骶后部按压疼痛对耻骨结节按压疼痛无明显影响。耻骨结节按压疼痛能轻度减轻臀旁侧按压疼痛；跗骨窦按压疼痛不能明显缓解耻骨结节按压疼痛；臀旁侧按压疼痛与跗骨窦按压疼痛无明确关系；跗骨窦按压疼痛能使颈部深层按压疼痛减轻50%；髌下脂肪垫与其他部位无明显制约关系。

3. 辅助检查　头部MRI示脑组织散在缺血灶。颈部X线示颈椎生理曲度变直，椎体前缘骨质增生。心电图：左室高电压、$V_2 \sim V_4$ ST 段轻度压低。血常规及 CRP 未见异常。血液生化检查未见异常。

4. 传统诊断 原发性高血压病；高血压性心脏病。

5. 基于软组织外科学理论的分析与诊断 患者在体格检查过程中完成了压痛点及传导痛检查时，立即感觉到头脑清醒，心里舒服很多，遂考虑此次高血压病发作可能与软组织损害密切相关。随后对耻骨结节、耻骨上下支、腰骶后部、跗骨窦、胸脊柱段进行了强刺激推拿的体验性治疗（为避免突发脑血管病，颈椎深层及项平面未做强刺激推拿），推拿治疗完毕，患者的主诉症状减轻 90%，休息半小时后测血压为 170/102 mmHg。嘱回家观察 1 d，第 2 天复诊时，头晕、心慌症状没有明显复发，血压为 156/98 mmHg，进一步提示此次患者血压升高及伴随症状的出现与软组织损害有关，尤其是伴随症状明显改善。

软组织外科学诊断：椎管外全身多发性软组织损害并发高血压；高血压性心脏病。

6. 治疗过程 患者强烈要求进一步治疗，消除头晕、心慌等不适症状（奢望治愈高血压病）。严肃告知患者，只能解决头晕、心慌症状，血压可能下降，也可能不下降。为避免躯干上部针刺刺激引发现有症状加重，遂从躯干下部开始治疗。基于跗骨窦压痛不能完全缓解大腿根部耻骨结节压痛，只能缓解颈部压痛一半，为稳妥起见，先从大腿根部开始治疗，双侧大腿根部耻骨结节、耻骨上下支→针刺后第 2 天头晕消失，在原有口服药物基础上血压下降到 150/96 mmHg，停氟桂利嗪，双侧腰骶后部→针刺后有背部轻松感，血压与前次一致，左侧臀旁侧→针刺后心慌发作频率稍有增加，可能与另一侧臀旁侧没有针刺有关，血压稳定，右侧臀旁侧→心慌发作频率降低，血压 150/92 mmHg，双侧跗骨窦→头脑清醒，开始步行锻炼计划，血压 150/88 mmHg，上胸脊柱段椎旁→心慌消失，血压 143/88 mmHg，颈部深层→所有症状消失，血压 132/82 mmHg，患者收缩压从未降到 140 mmHg 以下，强烈要求继续治疗。重新查体：跗骨窦、耻骨结节、耻骨上下支、腰骶后部、臀旁侧、胸腰段、颈部深层、项平面压痛程度有减轻，但依然中高度敏感。针对上述部位继续进行银质针治疗，双侧耻骨结节、耻骨上下支 + 跗骨窦→双侧腰骶后部→左侧臀旁侧→右侧臀旁侧→双侧胸腰段→项平面→双侧颈部深层依次治疗，每日 1 次。治疗完成后测血压 125/82 mmHg，嘱锻炼观察 2 个月，每日测血压。

7. 随访 2 个月后复诊，诉头晕、心慌症状未再出现，血压 118/82 mmHg，每日快步行走半小时。自测血压时有时会出现低于正常的血压，令减掉厄贝沙坦，密切观察血压变化。半年后随访，每日测量血压，血压一直稳定，体重减低 5 kg。3 个月后自行将拜新同停掉，血压没有上升。体检心电图未见异常，无心慌、胸闷，已停丹参滴丸。只保留阿司匹林肠溶片和辛伐他丁继续口服。

3 年后随访，诉每周测量血压 1 次，血压一直稳定，患者对治疗非常满意。近期属治愈。

九、诊治经验体会

此例高血压患者经系统的银质针治疗使血压恢复到正常，这与查体时的意外发现及患者的强烈坚持有关。患者存在一系列有规律的高度敏感压痛点，强刺激推拿后，主诉症状明显减轻，并且有血压的轻度下降，说明软组织损害与本例患者的主诉症状有关联，患者的强烈治疗需求成为能将治疗进行下去的动力，治愈虽有偶然性，但又有必然性，血压的逐渐下降，一步步明确患者的高血压与软组织损害存在因果关系，是治疗成功的关键。

有研究表明，解除颈部软组织损害对血压波动及顽固性高血压有治疗作用，而软组织外科学更重视人体结构的整体性，深究颈部软组织损害的结构基础，很多与腰臀及下肢的软组织损害有关。通过针对损害软组织的治疗，结合适度有氧运动，改善人体结构，使此种类型的高血压恢复正常是完全可行的。

需要注意的是，有时单纯的压痛点检查或强刺激推拿很难确定两者间的关系，只有在针刺治疗后才能确定，这一点很难被患者所接受。只有具有强烈意愿的患者，沟通充分后，才能尝试这方面的工作。虽然临床中确有一些原发性高血压病例被治愈，但后期的血压监测，良好的生活方式也是非常重要的。有些患者在治疗后停药一两年又出现血压升高，再次治疗难度就增大了。银质针针刺导热治疗作为高血压病治疗的探索方式具有积极的临床意义，如果能够精准识别出软组织损害因素是患者高血压的主要病因，并把高血压病患者的发病年龄向后推移，必将具有重要的临床应用和推广价值。

需要再次强调，高血压病因是多因素、多基因、复杂的，不是所有高血压病都适用银质针针刺导热治疗。生活方式的改变、健康意识提高、积极配合医师合理用药，在识别出软组织损害与高血压病存在密切关系时，方可在这个基础上尝试高血压病的软组织损害治疗，不可滥用银质针治疗技术。

（王震生　刘荣国）

参考文献

［1］中国医师协会骨科医师分会骨循环与骨坏死专业委员会，中华医学会骨科分会骨显微修复学组，国际骨循环学会中国区.中国成人股骨头坏死临床诊疗指南（2020）［J］.中华骨科杂志，2020，40（20）:1365-1376.

［2］杨帆.长海地区高危人群股骨头坏死发病率流行病学调查［D］.贵州：遵义医学院，2014.

［3］Zhao DW，Yu M，Hu K，et al. Prevalence of nontraumatic osteonecrosis of the femoral head and its associated risk factors in the Chinese population: results from a nationally representative survey［J］. Chin Med J（Engl），2015，128（21）：2843-2850.

［4］Choi HR, Steinberg ME, Y Cheng E. Osteonecrosis of the femoral head: diagnosis and classification systems［J］. Curr Rev Musculoskelet Med, 2015, 8（3）:210-220.

［5］HoudekMT, WylesCC, Packard BD, et al. Decreased osteogenic activity of mesenchymal stem cells in patients with corticosteroid-induced osteonecrosis of the femoral head［J］. Arthroplast, 2016, 31（4）:893-898.

［6］Wu Z, Ji C, Li H, et al. Elevated level of membrane microparticles in the disease of steroid-induced vascular osteonecrosis［J］. J Craniofac Surg, 2013, 24（4）:1252-1256.

［7］Tian L, Zhou DS, Wang KZ, et al. Association of toll-like receptor 4 signaling pathway with steroid-induced femoral head osteonecrosis in rats［J］. J Huazhong Univ Sci Technolog Med Sci, 2014, 34（5）:679-686.

［8］Petek D, Hannouche D, Suva D. Osteonecrosis of the femoral head: pathophysiology and current concepts of treatment［J］. EFORT Open Rev, 2019, 4（3）:85-97.

［9］Mont M, Zywiel M, Marker D, et al. The natural history of untreated osteonecrosis of the femoral head［J］. Bone Joint Surg, 2010, 92:2165-2170

［10］Ajmal M, Matas AJ, KuskowskiM, et al. Does statin usage reduce the risk of corticosteroid-related osteonecrosis in renal transplant population？［J］. Orthop Clin North Am, 2009, 40:235-239.

［11］Mont M, Cherian J, Sierra R, et al. Nontraumatic osteonecrosis of the femoral head: where do we stand today? A ten-year update［J］. Bone Joint Surg Am, 2015, 97:1604-1627.

［12］Camporesi EM, Vezzani G, Bosco G, et al. Hyperbaric oxygen therapy in femoral head necrosis［J］. Arthroplasty, 2010, 25:118-123.

［13］丁悦，张嘉，岳华，等 . 骨质疏松性椎体压缩性骨折诊疗与管理专家共识［J］. 中华骨质疏松和骨矿盐疾病杂志，2018，11（5）：425-437.

［14］Chang M, Zhang C, Shi J, et al. Comparison between seven osteoporotic vertebral compression fractures treatments: a systematic review and network Meta-analysis［J］. World Neurosurg, 2020（prepublish）.

［15］印平，马远征，马迅，等 . 骨质疏松性椎体压缩性骨折的治疗指南［J］. 中国骨质疏松杂志，2015，21（6）：643-648.

［16］Xu ZW, Hao DJ, Dong L, et al. Surgical options for symptomatic old osteoporotic vertebral compression fractures: a retrospective study of 238 cases［J］. BMC Surg, 2021, 21（1）：22.

［17］刘强，胡永成 . 骨质疏松性骨折诊疗指南［J］. 中华骨科杂志，2017，37（1）：1-10.

［18］Zhao JL, Huang CY, Huang H, et al. Prevalence of ankylosing spondylitis in a Chinese population: a systematic review and meta-analysis［J］. Rheumatol Int, 2020, 40（6）：859-872.

［19］HwangMC, RidleyL, Reveille JD. Ankylosing spondylitis risk factors: a systematic literature review［J］. Clin Rheumatol, 2021, 40（8）：3079-3093.

［20］DuanZ, GuiY, LiC, et al. The immune dysfunction in ankylosing spondylitis patients［J］. Biosci Trends, 2017, 11（1）：69-76.

［21］van der Linden S, ValkenburgHA, Cats A. Evaluation of diagnostic criteria for ankylosing spondylitis. A proposal for modification of the New York criteria［J］. Arthritis Rheum, 1984, 27（4）:361-368.

［22］TamLS, WeiJC, AggarwalA, et al. 2018 APLAR axial spondyloarthritis treatment recommendations［J］. Int J Rheum Dis, 2018, 22（3）：340-356.

［23］Ward MM, Deodhar A, Gensler LS, et al. 2019 update of the American College of Rheumatology/Spondylitis Association of america/spondyloarthritis Research and Treatment Network recommendations for the treatment of ankylosing spondylitis and nonradiographic axial spondyloarthritis［J］. Arthritis Rheumatol, 2019, 71（10）：1599-1613.

［24］林淑芃 .《中国高尿酸血症与痛风诊疗指南（2019）》解读［J］. 临床内科杂志，2020，37（6）:460-462.

［25］黄晶，杨婷，王雨，等 . 痛风病的国内外认识及治疗进展与思考［J］. 世界中医药，2021，16（1）:1-7.

［26］Dalbeth N, Bardin T, Doherty M, et al.Discordant American College of Physicians and international rheumatology guidelines for gout management: consensus statement of the Gout, Hyperuricemia and Crystal-Associated Disease Network（G-CAN）［J］. Nat Rev Rheumatol, 2017, 13（9）：561-568.

［27］中华医学会，中华医学会杂志社，中华医学会全科医学分会，等 . 痛风及高尿酸血症基层诊疗指南（2019年）［J］. 中华全科医师杂志，2020，19（4）:293-303.

［28］Scherer H, Häupl T, Burmester G. The etiology of rheumatoid arthritis［J］. J Autoimmun, 2020, 110: 102400.

［29］England B, Thiele G, Anderson D, et al. Increased cardiovascular risk in rheumatoid arthritis: mechanisms and implications［J］. BMJ（Clin Res），2018, 361: k1036.

［30］Wasserman A. Rheumatoid arthritis: common questions about diagnosis and management［J］. Am Fam Physician, 2018, 97（7）: 455-462.

［31］van der Woude D, van der Helm-van Mil A. Update on the epidemiology, risk factors, and disease outcomes of rheumatoid arthritis［J］. Best Pract Res Clin Rheumatol, 2018, 32（2）: 174-187.

［32］Lin Y, Anzaghe M, Schülke S. Update on the pathomechanism, diagnosis, and treatment options for rheumatoid arthritis［J］. Cells, 2020, 9（4）:880.

［33］Conforti A, Di Cola I, Pavlych V, et al. Beyond the joints, the extra-articular manifestations in rheumatoid arthritis［J］. Autoimmun Rev, 2021, 20（2）: 102735.

［34］薛太平. 影像学诊断对类风湿关节炎的诊断、治疗及预后评估［J］. 中国 CT 和 MRI 杂志，2015，13（8）: 105-107.

［35］Fraenkel L, Bathon J, England B, et al. 2021 American College of Rheumatology guideline for the treatment of rheumatoid arthritis［J］. Arthritis & Rheumatology（Hoboken, N.J.），2021, 73（7）: 1108-1123.

［36］Goodman S, Springer B, Guyatt G, et al. 2017 American College of Rheumatology/american Association of Hip and Knee Surgeons guideline for the perioperative management of antirheumatic medication in patients with rheumatic diseases undergoing elective total hip or total knee arthroplasty［J］. J Arthroplasty, 2017, 32（9）: 2628-2638.

［37］中国高血压防治指南（2018 年修订版）［J］. 中国心血管杂志，2019，24（1）:24-56.

［38］Whelton PK. The elusiveness of population-wide high blood pressure control［J］. Annu Rev Public Health, 2015, 36:109-130.

［39］2018 Chinese Guidelines for Prevention and Treatment of Hypertension-A report of the Revision Committee of Chinese Guidelines for Prevention and Treatment of Hypertension［J］. J Geriatr Cardiol, 2019, 16（3）:182-246.

［40］中国心血管健康与疾病报告编写组. 中国心血管健康与疾病报告 2019 概要［J］. 中国循环杂志，2020，35（9）: 833-854.

［41］Rivas AM, Larumbe E, Thavaraputta S, et al. Unfavorable socioeconomic factors underlie high rates of hospitalization for complicated thyrotoxicosis in some regions of the United States［J］. Thyroid, 2019, 29（1）:27-35.

［42］国家心血管病中心国家基本公共卫生服务项目基层高血压管理办公室，国家基层高血压管理专家委员会. 国家基层高血压防治管理指南 2020 版［J］. 中国循环杂志，2021，36（3）:209-220.